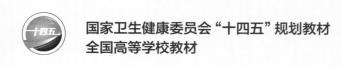

国家卫生健康委员会"十四五"规划教材

全国高等学校教材

供医学影像技术专业用

U0304177

医学影像检查技术学

Medical Imaging Examination Technology

第2版

主　　编　余建明　马新武

副 主 编　张修石　黄小华　周学军　周高峰

数 字 主 审　余建明

数 字 主 编　马新武　周学军

数字副主编　王世威　李锋坦　张志伟　毛德旺

人民卫生出版社

·北 京·

版权所有，侵权必究！

图书在版编目（CIP）数据

医学影像检查技术学 / 余建明，马新武主编 .
2 版. -- 北京 ：人民卫生出版社，2024. 7. --（全国
高等学校医学影像技术专业第二轮规划教材）. -- ISBN
978-7-117-36585-7

I. R445

中国国家版本馆 CIP 数据核字第 2024MH9050 号

人卫智网	www.ipmph.com	医学教育、学术、考试、健康，购书智慧智能综合服务平台
人卫官网	www.pmph.com	人卫官方资讯发布平台

医学影像检查技术学

Yixue Yingxiang Jiancha Jishuxue

第 2 版

主　　编：余建明　马新武
出版发行：人民卫生出版社（中继线 010-59780011）
地　　址：北京市朝阳区潘家园南里 19 号
邮　　编：100021
E - mail：pmph @ pmph.com
购书热线：010-59787592　010-59787584　010-65264830
印　　刷：三河市国英印务有限公司
经　　销：新华书店
开　　本：850×1168　1/16　印张：28.5
字　　数：804 千字
版　　次：2016 年 8 月第 1 版　2024 年 7 月第 2 版
印　　次：2024 年 9 月第 1 次印刷
标准书号：ISBN 978-7-117-36585-7
定　　价：95.00 元
打击盗版举报电话：010-59787491　E-mail：WQ @ pmph.com
质量问题联系电话：010-59787234　E-mail：zhiliang @ pmph.com
数字融合服务电话：4001118166　E-mail：zengzhi @ pmph.com

编 委

(以姓氏笔画为序)

马新武 (山东第一医科大学附属省立医院)　　张修石 (哈尔滨医科大学附属肿瘤医院)
王世威 (浙江中医药大学附属第一医院)　　　欧阳雪晖 (内蒙古自治区人民医院)
毛德旺 (杭州医学院附属人民医院)　　　　　尚　滔 (贵州医科大学附属医院)
邢海群 (北京协和医院)　　　　　　　　　　周学军 (南通大学附属医院)
刘义军 (大连医科大学附属第一医院)　　　　周高峰 (中南大学湘雅医院)
刘丹丹 (首都医科大学附属北京同仁医院)　　赵应满 (海南医科大学附属海南医院)
刘泉源 (滨州医学院附属医院)　　　　　　　姚飞荣 (苏州大学附属第一医院)
孙　静 (西安医学院)　　　　　　　　　　　徐　惠 (山东第一医科大学)
李大鹏 (南京医科大学第一附属医院)　　　　徐绍忠 (江西中医药大学附属医院)
李锋坦 (天津医科大学总医院)　　　　　　　高之振 (蚌埠医科大学第一附属医院)
杨　明 (华中科技大学同济医学院附属协和医院)　唐鹤菡 (四川大学华西医院)
吴　波 (武汉大学中南医院)　　　　　　　　黄小华 (川北医学院附属医院)
吴　颋 (赣南医科大学第一附属医院)　　　　彭文献 (上海健康医学院)
余建明 (华中科技大学同济医学院附属协和医院)　暴云锋 (河北省人民医院)
张志伟 (重庆医科大学附属第一医院)

编写秘书
杨　明 (兼)

数字编委

(数字编委详见二维码)

数字编委名单

全国高等学校医学影像技术专业
第二轮规划教材修订说明

2012 年,教育部更新《普通高等学校本科专业目录》,医学影像技术成为医学技术类下的二级学科。为了推动我国医学影像技术专业的发展和学科建设,规范医学影像技术专业的教学模式,适应新时期医学影像技术专业人才的培养和医学影像技术专业高等教育的需要,2015 年,人民卫生出版社联合中华医学会影像技术分会、中国高等教育学会医学教育专业委员会医学影像学教育学组共同组织编写全国高等学校医学影像技术专业第一轮规划教材。第一轮规划教材于 2016 年秋季顺利出版,是一套共有19 个品种的立体化教材,包括专业核心课程理论教材 8 种、配套学习指导与习题集 8 种,以及实验课程教材 3 种。本套教材出版以后,在全国院校中广泛使用,深受好评。

2018 年至 2020 年,人民卫生出版社对全国开设了四年制本科医学影像技术专业的高等医学院校进行了调研。2021 年成立了全国高等学校医学影像技术专业规划教材第二届评审委员会。在广泛听取本专业课程设置和教材编写意见的基础上,对医学影像技术专业第二轮规划教材编写原则与特色、拟新增品种等进行了科学规划和论证,启动第二轮规划教材的修订工作。通过全国范围的编者遴选,最终有来自全国 80 多所院校的近 300 名专家、教授及优秀的中青年教师参与到本轮教材的编写中,他们以严谨治学的科学态度和无私奉献的敬业精神,积极参与本套教材的编写工作,并紧密结合专业培养目标、高等医学教育教学改革的需要,借鉴国内外医学教育的经验和成果,努力实现将每一部教材打造成精品的追求,以达到为专业人才的培养贡献力量的目的。

本轮教材的编写特点如下:

（1）**体现党和国家意志,落实立德树人根本任务**。根据国家教材委员会印发的《习近平新时代中国特色社会主义思想进课程教材指南》要求,本轮教材将结合本学科专业特点,阐释人民至上、生命至上思想;培养学生爱国、创新、求实、奉献精神;建立学生科技自立自强信念;引导学生全面认识医学影像技术在保障人类健康方面的社会责任,提升学生的社会责任感与职业道德。

（2）**坚持编写原则,建设高质量教材**。坚持教材编写三基（基本理论、基本知识、基本技能）、五性（思想性、科学性、先进性、启发性、适用性）、三特定（特定对象、特定目标、特定限制）的原则。党的二十大报告强调要加快建设高质量教育体系,而建设高质量教材体系,对于建设高质量教育体系而言,既是应有之义,也是重要基础和保障。本轮教材加强对教材编写的质量要求,严把政治关、学术关、质量关。

（3）**明确培养目标,完善教材体系**。以本专业的培养目标为基础,实现本套教材的顶层设计,科学整合课程,实现整体优化。本轮修订新增了 5 种理论教材:新增《医学影像技术学导论》,使医学影像技术专业学生能够更加全面了解本专业发展概况,落实立德树人的育人要求;新增《核医学影像技术学》,满足核医学相关影像技术的教学;新增《医学影像图像处理学》,提升学生对医学影像技术人员必须具备的医学影像图像处理专业技能的学习;新增《口腔影像技术学》,满足了口腔相关特殊影像技术的教学;新增《医学影像人工智能》,推动"医学 +X"多学科交叉融合,体现人工智能在医学影像技术领域中的应用。

（4）**精练教材文字,内容汰旧更新**。内容的深度和广度严格控制在教学大纲要求的范畴,精练文字,压缩字数,力求更适合广大学校的教学要求,减轻学生的负担。根据医学影像技术的最新发展趋势进行内容删减、更新,涵盖了传统医学影像技术（如 X 线、CT、MRI 等）以及新兴技术（如超声、核医学、人工智能等）的基本原理、临床应用和技术进展。做到厚通识,宽视野。

（5）**实现医工融合，注重理论与实践相结合。** 编写过程中注重将医学影像技术与医学工程学科有机结合，深入探讨医学影像仪器设计与制造、影像质量评价与优化、图像处理与分析等方面的内容，培养学生的综合素质和跨学科能力。教材编写注重理论与实践相结合，增加临床实例和案例分析，帮助学生将理论知识应用于实际问题解决，培养他们的实践能力和创新思维。

（6）**推进教育数字化，做好纸数融合的新形态教材。** 为响应党的二十大提出的"加强教材建设和管理""推进教育数字化"，本轮教材是利用现代信息技术及二维码，将纸书内容与数字资源进行深度融合的新形态教材。特色数字资源包括虚拟仿真、AR 模型、PPT 课件、动画、图片、微课以及电子教材。本套教材首次同步推出电子教材，其内容及排版与纸质教材保持一致，支持手机、平板及电脑等多终端浏览，具有目录导航、全文检索等功能，方便与纸质教材配合使用，进行随时随地阅读。

第二轮规划教材将于 2024 年陆续出版发行。希望全国广大院校在使用过程中，多提宝贵意见，反馈使用信息，为下一轮教材的修订工作建言献策。

主编简介

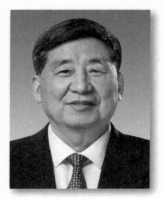

余建明

余建明,男,1957年11月生于湖北省孝感市。华中科技大学同济医学院附属协和医院三级教授、主任技师、硕士研究生导师。中国医师协会医学技师专业委员会第一届主任委员,中华医学会影像技术分会第七届主任委员、青年委员会主任委员,中国医学装备协会普通放射装备专业委员会副主任委员。全国行业职业教育教学指导委员会委员,第一届全国高等学校医学影像技术专业教材评审委员会主任委员;第二届全国高等职业教育医学影像技术、放射治疗技术专业教育教材评审委员会副主任委员;全国科学技术名词审定委员会医学影像技术学名词审定分委员会主任委员。《中华医学影像技术学》系列丛书编辑委员会主任委员。主编和副主编国家级本科规划教材30本,专著18部。

从事教学工作40余年,担任华中科技大学"医学影像技术学"精品课程负责人,培养硕士研究生22人。获湖北省科学进步二等奖一项,武汉市科学进步三等奖一项。获中华医学影像技术学科建设终身成就奖、首席专家及伦琴学者称号。

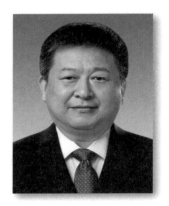

马新武

马新武,男,1966年8月生于湖北省武汉市,主任技师、硕士研究生导师。山东第一医科大学放射学院医学影像技术系主任、附属省立医院医学工程管理办公室科主任;中华医学会影像技术分会候任主任委员,中国医师协会医学技师专业委员会第一届委员会常委兼融合发展学组组长;中国医学装备协会放射影像装备分会副会长;中国医学装备协会磁共振应用专业委员会常委;国家卫生健康委人才交流服务中心全国卫生人才评价领域特聘专家;山东省医学会放射技术分会主任委员;山东省医学会医学工程学分会副主任委员;山东省医师协会临床工程师分会副主任委员。中华医学会影像技术分会"伦琴学者"和人民网人民好医生"大医精诚"称号获得者。

从事医学影像技术及医学工程工作35年。主编《医学影像技术质量管理》《影像检查技术学》等著作6本,副主编、参编著作10余部。国家级精品资源共享课"医学影像技术"课程主讲人。承担省级科研课题10余项,获得山东省科技进步奖三等奖一项。目前承担山东省科技攻关专项课题"大孔径CT研发"。

副主编简介

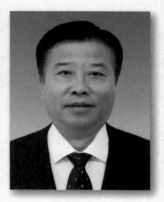

张修石

张修石,男,1964年9月生于黑龙江省东宁县。主任医师、教授、医学博士、博士研究生导师,哈尔滨医科大学附属肿瘤医院影像中心主任,医学影像学教研室主任。兼任中国抗癌协会肿瘤影像专业委员会常务委员,中国医疗保健国际交流促进会影像医学分会常务委员,黑龙江省医学会放射学会副主任委员。

从事医学影像教学、科研、医疗工作35年,培养硕士研究生34名,博士研究生4名,发表核心期刊及SCI收录论文40余篇。参编人民卫生出版社全国高等学校教材,担任医学本科生《肿瘤学概论》副主编,《医学影像检查技术学》第4版副主编,成人教育《医学影像学》副主编。

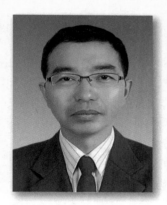

黄小华

黄小华,男,1966年11月出生于四川省广安市。三级教授、主任技师、硕士研究生导师,任川北医学院医学影像技术专业负责人,附属医院放射科副主任,四川省卫健委学术技术带头人。获2022年度人民好医生(医学技师)特别贡献奖。中华医学会影像技术分会委员,中国医师协会医学技师专业委员会常务委员,四川省医师协会放射影像技师分会会长,四川省医学会医学影像技术专业委员会前任主任委员。

从事教学工作30余年,培养硕士研究生30余名;主编及参编教材及专著近30部;获省、厅级科技成果奖10余项;以第一或通信作者发表论文80余篇,其中SCI收录10余篇。

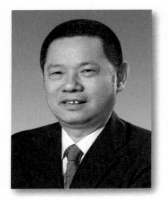

周学军

周学军,男,1965 年 10 月生于江苏省南通市。现任南通大学附属医院主任技师、硕导,影像技术学教研室副主任。兼任中华医学会影像技术分会常委,中国医师协会医学技师专业委员会常委,国家卫生健康委人才交流服务中心全国卫生专业技术资格考试题库建设专家,国家基层影像技术能力提升项目专家委员会委员,全国高等学校医学影像技术专业第二届教材评审委员会委员,江苏省医师协会医学技师分会会长,江苏省医学会影像技术分会前任主委。

从事影像技术工作 38 年。主编、副主编、参编国家级规划教材 10 部,获 2022 年度人民好医生(医学技师)特别贡献专家,获市厅级科技进步奖 4 项。

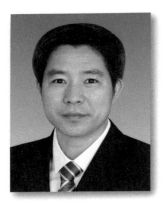

周高峰

周高峰,男,1972 年 10 月生于湖南省溆浦县。现任中南大学湘雅医院放射科放射技术中心主任,中华医学会影像技术分会委员,中国医师协会医学技师专业委员会委员,湖南省医学会影像技术专业委员会主任委员,《中国医学工程》杂志常务编委,《中国医疗设备》杂志编委,湖南省医疗器械专家库专家。主持湖南省自然科学基金资助课题 2 项,主持湘雅医院医疗新技术新项目 2 项;以第一作者或通信作者发表学术论文 20 余篇,参编医学影像专业和医学影像技术专业国家规划教材 3 部;获湖南省科学技术进步奖二等奖 1 项,湖南医学科技奖二等奖 2 项。

前　言

　　本教材是国家卫生健康委员会"十四五"规划教材，以国务院办公厅《关于加快医学教育创新发展的指导意见》《普通高等学校教材管理办法》和《普通高等学校本科专业类教学质量国家标准》等文件的精神为指导，遵循教材体现国家事权的政治站位，心怀对专业未来人才培养高度负责任的精神，注重思政课程的内容，培养具有家国情怀的专业技术人才，推进新医科建设。

　　本教材的编写要遵循教育部医学影像技术本科专业的培养标准，强化以临床实际问题为导向；坚持教材的思想性、科学性、先进性、启发性、适用性的编写原则；本着基本理论、基本知识和基本技能的编写思路；遵循医学影像技术学二级学科下各个亚学科的应用技术更新周期不断变短的现状；紧跟其各个亚学科新技术日新月异的发展步伐。面对眼下医学影像技术学科的新设备、新技术和新方法不断涌现的态势，教材内容要紧跟影像技术快速发展的步伐，与时俱进和吐故纳新地进行教材中新旧内容的更替；强调本教材编写内容的实用性，避免与临床脱节。教材编写力争做到图文并茂，便于学生理解，增加教学效果。

　　本教材共十七章，分为绪论部分1章，数字X线检查技术部分1章，计算机断层扫描（CT）检查技术部分6章，数字减影血管造影（DSA）检查技术部分2章，磁共振（MR）检查技术部分6章，核医学检查技术部分1章。与上一版教材相比：绪论部分删除了普通X线和计算机X线摄影（CR）的发展史及应用评价；数字X线检查技术部分删除了高千伏摄影、CR检查技术及图像质量控制、婴幼儿X线摄影检查技术和人体不用或少用的摄影部位，并将人体不常用的摄影部位和临床专科特殊摄影体位编写后放入教材的数字内容中，便于学生查询自学，增加了乳腺对比增强检查技术、数字X线摄影（DR）特殊检查技术、救援医学中的X线检查技术等；CT部分删除了过时的检查技术，增加了创伤性急重症CT检查技术、胸廓入口CT检查技术、肺动脉CT血管成像（CTA）检查技术、多部位"一站式"CT检查技术、冠状静脉CT检查技术、下肢动脉和静脉CT血管造影检查技术、融合CT成像技术；DSA部分删除了过时的理论和检查技术，增加了DSA特殊应用技术、放射介入治疗的相关技术，增加了人体各个部位的相关病变介入治疗的DSA技术；MR部分删除了过时的检查技术，增加了纵隔磁共振成像（MRI）检查技术、冠状动脉磁共振血管成像（MRA）检查、胎儿MRI检查技术、融合磁共振成像技术等；核医学部分删除了过时的检查技术，增加了临床应用技术。本教材按照国家卫健委《关于印发医疗机构检查检验结果互认管理办法的通知》精神，强化全链条的影像医学图像质量控制，从影像设备的硬件和软件的要求，检查时成像序列和参数的优选，到受检者检查前准备和检查时的配合等入手，全方位地撰写各种影像检查设备和人体各个部位成像质量的控制。这是本教材修订的另一个创新点。

　　由于编写时间紧、任务重以及编者水平所限，本教材的不足在所难免，恳请广大读者不吝赐教，提出宝贵的改进意见。

余建明

2023 年 5 月

目 录

数字资源

数字彩图

第一章　绪　　论

医学影像技术学是医学技术一级学科下的二级学科。在循证医学和精准医疗广泛应用于临床医学的今天，医学影像技术学是临床诊疗的"透视眼"，在疾病诊断和转归以及治疗方案制订中发挥着举足轻重的作用。医学影像技术学是临床的支撑学科，目前发展十分迅猛，其下的数字 X 线成像技术、乳腺数字 X 线成像技术、计算机断层扫描（CT）成像技术、数字减影血管造影（DSA）成像技术、磁共振（MR）成像技术、对比剂临床应用和医学图像质量控制等亚学科基本形成。本章主要介绍医学影像技术学相关亚学科的发展及应用评价。

第一节　数字 X 线检查技术的发展及应用评价

一、数字 X 线检查技术的发展

数字 X 线检查技术是由传统模拟的 X 线检查技术发展而来，随着医学影像设备不断地更新换代，新的检查方法及检查技术不断涌现。数字 X 线检查技术逐步取代了模拟 X 线的检查。

1895 年，德国物理学家威廉·康拉德·伦琴（Wilhelm Conrad Röntgen，1845—1923 年）发现了 X 线，在医学上第一次使医生能够观察到人体内部结构，为疾病的诊断提供了直观的影像信息，因此他于 1901 年获得了诺贝尔物理学奖。1896 年，美国物理学教授 Edwin B.Frost 制造出了第一台 X 线设备。其后，由于 X 线管、变压器和相关的仪器、设备以及对比剂的不断开发利用，尤其是硝酸铋 X 线造影（1898 年）、热阴极 X 线管（1913 年）、滤线器（1921 年）、旋转阳极 X 线管（1929 年）、增感屏（1930 年）、X 线体层摄影装置（1930 年）、光电限时器（1942 年）、X 线影像增强器（1948 年）、自动洗片机（1956 年）、六脉冲高压发生器（1963 年）等技术的应用，到 20 世纪 60 年代中末期，传统 X 线检查技术发展到了鼎盛时期，在临床医学的检查中发挥着重要的作用。

（一）CR 的发展史

1981 年成像板（imaging plate，IP）研制成功，1982 年计算机 X 线摄影（computed radiography，CR）正式发布，使得普通的 X 线检查进入数字化影像的年代。这是模拟 X 线摄影的一次革命，开创了数字化 X 线检查的新纪元。

CR 是计算机和 X 线摄影的结合产物。它利用成像板取代传统的屏-胶系统，利用荧光体的光激励发光（photostimulated luminescence，PSL）特性，通过激光扫描，读取信息后，再经模/数转换器转换成数字信号，在显示器上显示图像。随着 CR 成像技术的不断研发，CR 的激光源螺旋前进页面扫描、成像板双面阅读、光激励发光晶体的针状矩阵排列、相位对比成像、频率依赖性与曝光依赖性的双重联合图像处理法、行扫描技术、快速线阵列扫描等技术也被应用于临床。

与使用屏-胶系统的传统 X 线摄影技术相比，CR 具备以下优点：可重复使用的 IP 成像；可与原有的 X 线摄影设备匹配使用，设备成本较低；数字化成像曝光宽容度大；可进行图像后处理等。然而，CR 属于过渡性的数字化技术，与之后迅速发展起来的数字 X 线摄影（DR）技术相比，存在 IP 为消耗性器材、成像操作繁杂、工作效率低、量子检出效率（DQE）低等不足，因此 CR 逐步被取代。

（二）DR 的发展史

1980 年数字 X 线摄影（digital radiography,DR）研制成功,并被广泛应用于临床,使得医学影像检查全面进入数字化时代。

DR 主要由 X 线摄影系统、X 线探测器、图像信息处理器、存储器、图像显示器和系统控制器等组成。X 线照射人体后被探测器接收并转换为数字化信号,获得 X 线衰减后的不同组织密度信息的数字矩阵,经计算机处理,重建出图像。DR 摄影成功地实现了 X 线影像的数字化采集、处理、传输、显示和存储的一体化。

在经过电荷耦合器（charge-coupled device,CCD）、互补金属氧化物半导体（complementary metal oxide semiconductor,CMOS）器件、线扫描和多丝正比室等数字化成像技术之后,在 20 世纪 90 年代后期,薄膜晶体管（thin film transistor,TFT）阵列等新技术的应用使数字 X 线摄影的探测器研制取得突破性进展,多种类型的固态一体化平板探测器（flat panel detector,FPD）投入临床应用。目前临床应用的 FPD 主要以非晶硅（a-Si）间接转换型平板探测器为主,兼以非晶硒（a-Se）平板探测器。

与 CR 成像相比,DR 成像改变了图像信息形成的基础,X 线信号的载体不再是屏-胶系统,而是被 X 线探测器取代,也不需要 CR 复杂的成像过程。DR 检查简化了工作流程,实现了 X 线影像的数字化采集、处理、传输、显示和存储的一体化,图像生成快速,即摄即得。DR 摄影具有较大的动态范围、更高的 DQE、较宽广的曝光条件选择、快速的传输影像特点和灵活多样的数字化图像后处理,且辐射剂量低,显示组织的层次结构和微小病灶的能力更强。

近年来,可插拔移动式平板、自动曝光、全脊柱拼接摄影、组织均衡技术、多频滤过技术、虚拟滤线栅技术、同步辐射相位对比成像（phase contrast imaging,PCI）技术、断层融合成像技术、三维立体 DR 摄影、能谱成像技术等相继被应用于临床。特别是动态数字 X 线摄影（dynamic digital radiography,DDR）技术,通过每秒数帧的连续动态数字化 X 线摄影,实现了骨关节和肺部的动态与功能成像,对关节病变的运动下状态、慢性肺部病变和急重症肺部病变的肺血及含气的判断等,发挥着其他影像检查方法不可替代的作用。

二、数字 X 线检查技术的临床应用评价

数字 X 线检查技术已被广泛应用于人体系统各个部位的 X 线摄影和造影检查。X 线摄影对骨骼系统、呼吸系统、消化系统和泌尿生殖系统疾病有良好的诊断和鉴别诊断价值（图 1-1）。静脉肾盂造影、子宫输卵管造影、尿道造影等造影技术也得到广泛应用。硫酸钡胃肠道造影仍是胃肠道疾病的主要诊断方法之一。

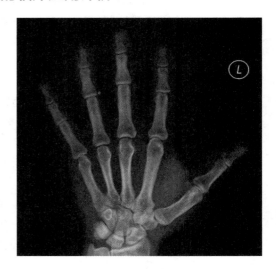

图 1-1　DR 手正位片

（一）数字 X 线检查技术的优点

1. 简便快捷,费用低　数字 X 线检查是脊柱骨关节疾病和外伤、肺部病变和急腹症等病变诊断的主要检查方法。

2. 辐射剂量低　胸部 X 线摄影辐射剂量通常仅为胸部 CT 的数十分之一。

3. 量子检测效率高　DR 的 DQE 可达 60%~75%,检查敏感性高。

4. 空间分辨力高　目前,DR 平板的矩阵通常大于 2 200×2 600,像素尺寸≤140μm,空间分辨力≥3.5LP/mm。

5. 新技术层出不穷　随着动态数字 X 线摄影技术被应用于临床,数字 X 线摄影也进入功能成像领域,包括全脊柱和全下肢摄影、运动中的骨关节成像、移动 DR 动态摄影观察重症卧床患者肺血及肺通气状态等。这是 CT 和 MRI 检查难以做到的。

（二）数字 X 线检查技术的不足

1. 数字 X 线摄影为二维成像,组织结构前后重叠,容易造成漏诊和误诊。
2. 与 CT 和 MR 成像相比,数字 X 线检查技术密度分辨力和软组织分辨力较低。
3. 与超声和 MR 相比,数字 X 线检查技术仍为有辐射损伤的检查技术。在检查时应注意在保证图像质量的前提下,尽量减少曝光剂量和检查次数。

（杨明　余建明）

第二节　乳腺数字 X 线检查技术的发展及应用评价

一、乳腺数字 X 线检查技术的发展

1913 年德国医生 Salomon 开始研究乳腺 X 线摄影(mammography,MG);1930—1960 年采用工业用 X 线胶片(无增感屏)摄取乳腺影像;直到 20 世纪 60 年代末,乳腺摄影都是使用普通钨靶 X 线管,大大限制了对乳腺组织结构的分辨力;1967 年乳腺摄影专用钼靶 X 线管和圆锥形压迫器的开发实现了乳腺摄影的重大突破;1972 年乳腺摄影专用增感屏-胶片系统诞生;1973 年法国人 Gros 将旋转阳极钼靶 X 线管应用到乳腺 X 线机;1976 年乳腺摄影专用稀土增感屏-胶片系统及暗盒诞生;1978 年乳腺摄影系统首次采用滤线栅;1981 年 0.1mm 焦点 X 线管启用;1994 年美国正式颁布了《乳腺摄影质量标准法案》(Mammography Quality Standards Act,MQSA),是国际公认的最严格的乳腺摄影质量控制标准;1996 年电荷耦合器件(CCD)被应用于乳腺摄影机;1998 年计算机辅助诊断系统(computer aided diagnostic system,CAD system)用于乳腺影像;2000 年全数字化乳腺摄影(full field digital mammography,FFDM)投入使用;2001 年 FFDM 三维定位穿刺装置被开发;2002 年数字合成体层成像技术被用于乳腺 X 线检查;2003 年数字乳腺时间减影血管造影技术和能量减影技术诞生;2006 年,第 92 届北美放射学年会正式展出相位对比乳腺摄影(phase contrast mammography,PCM)系统;2007 年量子计数技术(photon-counting technology,PCT)被应用于乳腺 X 线检查;2010 年数字对比增强能谱乳腺摄影(contrast enhancement spectral mammography,CESM)应用于 X 线检查;2011 年数字乳腺体层合成技术(digital breast tomosynthesis,DBT)被应用于临床;2017 年数字化三合一(乳腺断层摄影技术、对比增强技术、立体定位活检技术)乳腺 X 线机首次亮相。

二、乳腺数字 X 线检查技术的临床应用与评价

据统计,乳腺癌在我国的发病率占女性恶性肿瘤的第二位,有年轻化发病趋向,早发现对及时治疗至关重要。钙化是乳腺癌的常见征象,表现为乳腺内细微团簇状、沙砾样、小杆状钙化。乳腺 X 线摄影使用专用设备,因操作简单,易于显示微小钙化,辐射剂量小,结果可靠,成为乳腺疾病检查和健康查体的首选方法。

钼靶 X 线检查可以发现几个毫米的乳腺病灶,敏感度和特异度都很高。早期应用于乳腺检查的红外线照相已被淘汰。超声检查方便快捷,无辐射,对囊性与实性肿物的鉴别准确率较高,但对微小钙化检出率低。CT 检查对肿块的位置、大小、形态、边缘毛刺、钙化、病灶强化特点均能有效地显示,但对癌肿内微小钙化灶的显示不如钼靶,且空间分辨力较低,辐射剂量大。磁共振成像(MRI)具有良好的软组织分辨力,对乳腺癌具有较高的敏感性,但其特异度较低,不能显示癌肿

内微小钙化灶,且价格昂贵。核医学乳腺检查费用高,辐射剂量大,不能被广泛应用于临床。

随着影像数字化的进程,钼靶X线机已经取代了CR摄影和屏-片系统成像。双面阅读CR乳腺摄影系统的IP使用了透明基板,提高了图像的信噪比。2000年FFDM技术的出现,使钼靶X线摄影进入普及化阶段。FFDM具备数字图像便于后处理,即时成像工作效率高,图像对比度高,影像结构、层次清晰,摄片条件宽容度大,辐射剂量低等优点,尤其是在脂肪型乳腺和显示微小钙化方面具有明显优势,提高了乳腺癌诊断的正确率(图1-2)。

FFDM拓展了乳腺检查和治疗的新领域。DBT通过扫描中旋转X线管,获取不同角度的乳腺影像,并重建为三维断层影像,有效避免组织重叠,提高良/恶性鉴别能力。全数字化乳腺X线立体定位细针活检(stereotactic needle localized biopsy,SNLB)是通过计算机立体定位仪的引导,将乳腺定位针刺入可疑病变区,引导外科医师进行切除和活检的方法。SNLB对临

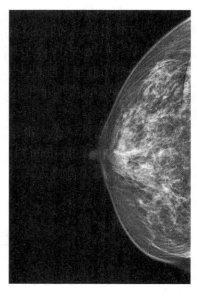

图1-2　乳腺钼靶X线成像

床触诊阴性而影像学表现异常的乳腺微小病变进行术前准确定位及病理诊断有重要价值。乳腺导管造影,对诊断伴有溢液的导管癌,尤其对导管内癌或癌前病变具有定位、定性的诊断价值,并对外科医师确定手术切除范围有指导意义。

乳腺CAD系统的应用提高了乳腺X线诊断医师对乳腺肿块及钙化的检出率。对比增强能谱乳腺摄影(CESM)是在数字化乳腺X线摄影的基础上,通过摄取低能、高能两幅图像进行能谱分析的一种新成像技术。相位对比乳腺摄影通过X线折射时的相位改变原理进行乳腺成像。FFDM的空间分辨力高,像素尺寸通常≤25μm,像素矩阵可达7 000万以上。

乳腺X线检查也有其不足。其密度分辨力较低,组织结构前后重叠,成像质量受乳腺的组织结构和发育情况、受检者的年龄、生理期、发病情况等诸多因素的影响。对疑诊的患者需要进行MR成像的进一步检查。

(杨明　余建明)

第三节　CT检查技术的发展及应用评价

一、CT检查技术的发展

计算机断层扫描(computed tomography,CT)是1963年美国物理学家Allan Macleod Cormack研究用X线投影数据重建图像的数学方法。20世纪60年代末,英国工程师Godfrey Newbold Hounsfield做了大量的研究工作。1971年9月,第一个原型CT设备(仅能做头部检查)被安装在英国伦敦的Atkinson Morley医院。1972年11月,芝加哥北美放射学会(RSNA)年会向全世界宣布CT设备研制成功。CT技术开创了医学诊断的新纪元,在临床上得到了迅速的普及和推广。1974年,美国工程师Ledley设计了全身CT扫描机。此时期的CT处于非螺旋的逐层步进扫描阶段。Cormack和Hounsfield获得1979年诺贝尔生理学或医学奖。

在CT发展的几十年间,硬件和软件技术经历了几次革命性的进步。第一次是在1989年,CT采用滑环技术,实现了螺旋扫描。第二次是在1998年,多层螺旋CT(multi-slice spiral CT,MSCT)问世,使机架X线管围绕人体旋转一周,能同时获得多层断面图像,大大提高了扫描速度。第三

次是 2004 年推出的 64 层螺旋 CT（helical or spiral CT），开创了容积数据成像的新时代；2005 年推出了双源螺旋 CT，通过两套 X 线管和探测器系统来采集图像，极大地提高了时间分辨力。这两种技术的发展，逐渐使心脑血管 CT 检查成为常规，是 CT 发展史上的第三次飞跃。第四次飞跃是 2009 年推出的能量成像技术，使 CT 设备从解剖成像发展为功能成像及对物质定性、定量检查的阶段。

近年来，CT 技术不断推陈出新，更新换代。从 64 层发展到 128 层、320 层、384 层、640 层，CT 进入了动态容积扫描时代。探测器从 1987 年发现的稀土陶瓷探测器发展到宝石探测器、双层探测器、光子计数探测器。探测器单元宽度减小到 0.5mm，Z 轴增宽至 16cm，甚至可以覆盖整个器官，X 线管旋转一圈即可成像；X 线管的热容量增大、散热量增高以及飞焦点技术的应用，使得 X 线管的使用寿命和图像质量得到很大的提高；Z 轴空间分辨力达到了 0.23mm，X、Y、Z 轴三轴空间分辨力各向同性，密度分辨力达到 0.3%/2mm；机架转速达到 0.25s/r，时间分辨力可达 44~75 毫秒，使得 CT 具备了 4D 扫描能力。4D 扫描实现了在不降低图像质量的前提下的大范围（超过 300mm）、全器官、低剂量动态 4D 成像，使 CT 从静态的二维、三维成像进入动态功能成像领域，可以应用于动态 4D 血管成像、组织器官成像、肿瘤灌注血供功能评估、栓塞血流动力学动态评估。能量成像技术的成熟使 CT 从宏观形态学领域进入了微观物质成分识别及浓度测量领域。锥形束 CT（cone beam CT，CBCT）影像导航技术也被应用于外科手术。

多平面重组、容积重组等后处理技术、集成化探测器技术、"0" 焦点技术、共轭采集技术、立体散射线滤线器、3D 锥形束反投影重建技术、数字精控摇篮床技术、低剂量技术、能谱成像、不断更新的迭代重建技术和智能 CT 等技术的采用使 CT 技术的临床应用价值不断提高。

目前，CT 的技术向着更快的扫描速度、更高的分辨力、更好的重建算法、更大的扫描孔径、更低的剂量、功能 CT、定量 CT 的方向不断进步。

二、CT 检查技术的临床应用评价

自 20 世纪 80 年代初期全身 CT 投入临床应用以来，加上 CT 硬件和软件的更新发展，CT 检查已成为多种临床疾病诊断的主要检查手段。检查范围几乎包括人体的每一个器官和部位。

（一）CT 检查技术的优势

1. CT 图像的密度分辨力高 CT 图像的密度分辨力显著高于普通数字 X 线摄影，可以通过调节窗宽和窗位满足观察各种病变的需要。

2. 横断面图像对病灶的定位准确 和普通 X 线检查技术相比，CT 检查可获得无组织结构重叠的横断面图像，病灶定位清晰（图 1-3）。

3. 增强扫描提供了更多的诊断信息 CT 增强扫描（含动态增强扫描）反映了组织器官血供的特点和肿瘤的血供状态，是临床不可或缺的检查技术。

4. 后处理功能强大 CT 有多种后处理功能，如多平面重组（multiplanar reconstruction，MPR）、曲面重组（curve planar reconstruction，CPR）、容积重组（volume reconstruction，VR）、仿真内镜（virtual endoscopy，VE），还有专用的冠状动脉成像、灌注成像软件等，可获得多种二维或三维图像，大大提高了 CT 检查结果的直观性。此外，CT 的迭代重建技术极大地降低了辐射剂量。

5. 具备一定的定量分析功能 除了病变大小形态的分析，还可以通过 CT 值的测量，进行疾病的定性诊断。骨矿含量和冠状动脉钙化积分（coronary artery calcification score，CACS）的定量测定，有助于临床对骨质疏松和冠心病的诊断。血流灌注成像可以进行血流性能的测定等。

6. CT 与 DSA 导引下的介入治疗、放射治疗和核医学深度融合，不断扩展 CT 的应用领域。

（二）CT 检查技术的进展

1. CT 血管成像（CT angiography，CTA） 64 层以上 MSCT 的发展，使得 CTA 基本取代

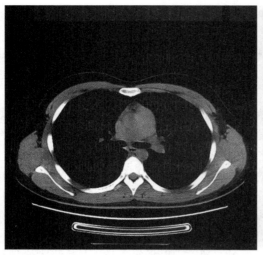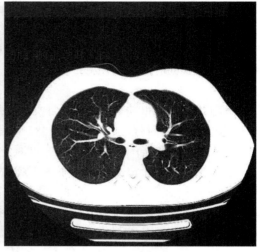

图 1-3 胸部 CT 横断面

数字减影血管造影（DSA）的诊断功能,成为心脑血管检查的首选检查方法。心脏成像是 CT 临床应用的划时代突破,为影像学开拓了全新的领域（图 1-4）。尤其是双源 CT 和 320 层动态容积 CT 的使用,对心率过快和心律不齐患者的成像开辟了新途径,为冠心病的准确诊断提供了强大的依据。近年来推出的能谱成像技术可以有效去除冠状动脉支架和钙化斑块硬化伪影,更拓宽了 CTA 的适用范围。冠状动脉、颈动脉及脑血管一站式扫描,可全方位评价心脑血管病,为临床早期干预提供更多信息。

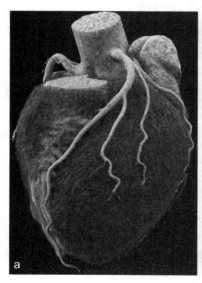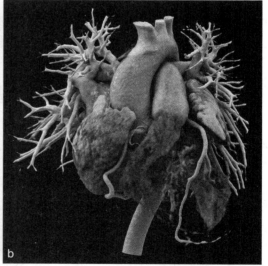

图 1-4 冠状动脉、肺动脉、胸主动脉 CTA 成像（数字彩图）
a. 冠状动脉 CTA 成像；b. 肺动脉、胸主动脉 CTA 成像。

2. CT 灌注技术 传统的 CT 影像学只是对形态学进行诊断,而 CT 灌注技术可以对组织的血流动力学进行诊断分析。CT 灌注技术最主要用于急性脑梗死和肿瘤的诊断、治疗及预后评价。CT 心肌灌注成像、CT 血流储备分数（CT fractional flow reserve,FFR-CT）也开始走向临床,可以对冠状动脉狭窄、心肌梗死及其活性检测和左心功能进行全面、准确的一站式评估。

3. 低剂量扫描技术 多层螺旋 CT 的大剂量扫描,特别是灌注成像多次扫描的辐射危害,已成为严重的医疗问题和社会问题。国际放射防护委员会经研究认为 CT 扫描增加了癌症发病率,并提出了辐射防护最优化（as low as reasonably as achievable,ALARA）原则,要求在图像质量和辐射剂量方面取得平衡。Naidich 等于 1990 年提出了低剂量肺部 CT 扫描的概念。

目前采取了多种低剂量优化技术。在图像扫描环节,低剂量优化技术主要包括自动毫安调节技术;智能最佳管电压扫描技术;心脏滤线器、大螺距、前瞻性心电门控代替回顾性心电门控;根据患者的体重指数（BMI）确定个体化扫描参数等。在图像重建环节,使用基于硬件水平提升的迭代重建技术（又称 ASiR、iDose4、SAFIRE 和 AIDR）。在图像处理环节,推出了 2D 或 3D 降噪技术等。通过各种低剂量技术配合个性化扫描方案,可大大降低辐射剂量,如冠状动脉 CTA 的辐射剂量可从以往的 13~15mSv 降低到 1mSv 以下。

4. 能量成像 又称双能 CT（dual-energy CT,DECT）,是指在同一次扫描中,CT 机产生两种不同能量的射线（80kV、140kV）进行数据采样,探测器接收后进行单能量重建,除了产生传统混合能量图像外,还能产生单能量图像、基物质（水、碘、钙等）图像、能谱曲线以及有效原子序数等,并能进行物质分解和组织定性。能量成像可以提高小病灶的检出率,利于对肿瘤、斑块成分的鉴别,消除金属、钙化等的硬化伪影,观察支架管腔,优化图像质量和对比噪声比等。

能量成像技术主要分为双源双能量成像和单源能谱成像两大类。双源双能量成像依赖双源 CT,单源能谱成像使用单 X 线管 CT。单源能谱成像可通过快速管电压切换、双层探测器和变换管电压两次扫描等方式实现。

能量成像技术使 CT 从单参数（CT 值）、单图像（混合能量图像）时代进入了多参数（CT 值、能谱曲线、基物质图、有效原子序数）和多图像（单能量图像和混合能量图像、虚拟平扫图）时代,使 CT 从宏观形态学领域进入了微观物质成分识别及浓度测量领域。

5. CT 导航（CT-based navigation） 是影像医学、空间定位和计算机相结合的医疗技术。它的临床应用使微创介入手术操作可视化、精确化。CT 导航系统主要包括空间定位系统、计算机以及相应的数据处理和图像处理软件,还可以有机器人辅助。空间定位方式有机械定位、光学定位和电磁定位。目前 CT 导航系统在外科的应用较多,如 CT 导航下椎弓根螺钉植入、机器人辅助脑立体定位活检、CT 导航下的肿瘤穿刺活检与消融治疗等。

（杨明 余建明）

第四节 DSA 检查技术的发展及应用评价

一、DSA 检查技术的发展

数字减影血管造影（digital subtraction angiography,DSA）是 20 世纪 80 年代继 CT 之后出现的一项医学影像学新技术,是通过计算机将造影区域的蒙像与系列造影像相减,以消除造影区域的骨与软组织影像,突出系列血管影像的一种检查方法,是介入微创治疗不可缺少的影像导航技术。

1896 年瑞士的 Haschek 和 Lindenthal 在截肢的手上进行了动脉血管造影的实验研究;1923 年 Berberich 和 Hirsh 首次在人体上做了血管造影检查;1931 年 Forsmann 从自己的上臂静脉将导尿管插入右心房,首创了心导管造影术,并因此获得诺贝尔生理学或医学奖。20 世纪 50 年代的 Sones 和 60 年代的 Judkins 开展了选择性冠状动脉造影。1953 年 Seldinger 的经皮股动脉穿刺术,使血管造影的风险性、创伤性大为减少,至今仍在使用。1962 年 Ziedes des Plantes 发明了 X 线照片减影术,获得了无骨骼重叠的脑血管减影图像。1978 年,德国的 Heintzen Brenndeke 教授领导的研究小组,研制成了第一台可实时减影的设备,对狗的心脏进行了实时减影。1979年威斯康星(Wisconsin)大学Kruger领导的一个研究小组最先设计出数字视频影像处理器。DSA由美国的威斯康星大学的Mistretta小组和亚利桑那大学的Nadelman小组首先研制成功,于1980年11月在芝加哥召开的北美放射学会上进行展示,并在布鲁塞尔召开的国际放射学会上受到推荐。

DSA检查技术随着临床上放射介入治疗微创技术的发展而得到广泛应用。经过多年的发展,DSA设备的性能不断改进,功能不断增加。目前数字化平板探测器的DSA设备已经逐步取代影像增强器型DSA,成为该设备发展的主流;旋转DSA、3D-DSA、步进DSA、虚拟支架功能、图像融合技术、实时动态路径图、自动最佳角度定位技术等已经应用于临床。3D-DSA原理类似于螺旋CT,得到组织结构的容积数据,可进行多种2D、3D的图像后处理,可清晰地显示血管及病变的位置、形态和毗邻关系;步进DSA即下肢血管造影的跟踪摄影,通过控制床面移动速度,分段采集血管造影图像,经计算机减影后拼接连成整体图像;旋转DSA技术已经被用于全脑血管造影、冠状动脉造影和头颈胸腹四肢血管的诊断和介入治疗;图像融合技术可以实现血管造影图像与CT、MR、正电子发射断层显像(PET)图像的融合,为介入治疗提供了更多的图像参考;实时动态路径图以透视时靶血管的图像作为基图像,引导导管和导丝沿着血管轨迹准确进入目标血管;自动最佳角度定位技术可根据3D血管最佳观察角度自动定位机架位置,保证操作者得到想要的最佳角度。

血管造影历来被认为是诊断血管疾病的"金标准",但是它只能对血管病变进行影像学评价,对血管外的周边结构则不能显示,近年来,将DSA与腔内影像整合可使结构成像和功能测量融为一体。血流储备分数(fractional flow reserve,FFR)可以从功能的角度对狭窄病变进行评价,准确地评估狭窄对心肌缺血的影响。血管内超声技术(intravascular ultrasound,IVUS)可显示管腔、管壁及管周超声影像,诊断动脉粥样硬化、斑块破裂、血栓、夹层、动脉瘤等病变,并显示管腔狭窄、真假腔、肌桥等结构。光学相干断层成像技术(optical coherent tomography,OCT)可以超高分辨力(约10μm)对斑块类型和血栓进行分析,准确评估术前、术后的血管情况。

目前,DSA技术已经成为集诊断与治疗一体化的影像检查技术,是微创介入治疗中不可缺少的导引工具,在临床的介入治疗中发挥着不可替代的作用。

二、DSA检查技术的临床应用评价

(一)DSA检查技术的应用

介入放射学是在现代医学影像学的基础上,充分吸收传统医学和现代医学的诊断方法、治疗原理而发展成熟的一门新兴学科,融医学影像诊断和临床治疗于一体。其涉及人体神经系统、心血管系统、消化系统、呼吸系统、泌尿生殖系统和骨骼等多个系统的疾病诊断和治疗,针对临床诊治中长期存在和不断出现的疑难问题创立了简便、有效的诊疗方法,尤其对以往认为难以治愈的复杂疾病开创了新的治疗途径,如肿瘤和心血管疾病等。

DSA作为介入治疗的影像导引,较传统的心血管造影具有较大的优势:①图像的密度分辨力高,可使密度差值为1%的影像显示出来;②能消除造影血管以外的结构,仅留下造影的血管影像,图像清晰且分辨力高;③图像系列的摄制、储存、处理和传递都是以数字形式进行,便于图像的各种处理和储存及图像远程传输与会诊;④能做动态性能研究,如确定心脏功能参数(射血分数、体积变化等);⑤具有多种后处理功能;⑥对微量碘敏感性高,对比剂用量少,所需浓度低;⑦成像速度快,时间分辨力高,充分满足心脏、冠状动脉等活动组织器官的检查。

DSA检查技术具有微创、实时成像、密度及空间分辨力高、安全、简便等特点,对多种疾病的确诊和介入性治疗起着无法替代的作用,被广泛应用于心脑血管等全身血管的检查,可以清楚地显示病变的部位、性质、范围及严重程度。经皮腔内血管成形术(percutaneous transluminal angioplasty,PTA)、经皮腔内支架植入术(percutaneous transluminal stenting,PTS)及经皮斑块旋切术是治疗动脉狭窄、闭塞性病变的常用方法;经导管栓塞、溶栓等技术是消化道出血和急性心、脑梗死的有效治疗手段;脑血管瘤可通过 DSA 动脉瘤栓塞术进行治疗;经导管动脉化疗栓塞术(transcatheter arterial chemoembolization,TACE)是不能手术切除的中晚期恶性肿瘤的重要治疗方法;经导管主动脉瓣置换术(transcatheter aortic valve replacement,TAVR)是指通过介入方式,经血管路径,利用导管植入/置换人工瓣膜治疗主动脉瓣狭窄,其已成为不能耐受手术的严重主动脉瓣狭窄患者的生存希望。

(二)DSA 检查技术的应用限度

1. 有创诊疗手段　DSA 检查作为放射介入治疗的导引工具仍然属于有创检查,且有多种并发症的可能。

2. DSA 检查容易出现运动性伪影　DSA 检查是采用造影图像与蒙片进行减影获得的无重叠的影像,在减影中必须使被检查的部位保持不动,才能获得高质量的图像。对于心脏、胃肠道和不易配合的受检者,若不做好检查前准备和对应的检查方法,就会出现运动性伪影而使图像模糊(图 1-5)。

3. DSA 不易显示成像区域的解剖结构　DSA 检查可以显示无组织重叠的血管减影图像,对血管病变区域的解剖结构则不能全面显示。近年来使用的 3D-DSA 技术可以弥补这种不足。

4. 辐射剂量大　DSA 检查技术作为放射介入治疗的影像导引,在整个介入的诊疗过程中,必须在 X 线发射下进行操作,故医患双方均接受 X 线的辐射。因此在保证为介入治疗提供优质图像质量的前提下,应尽量通过各种措施降低辐射剂量。

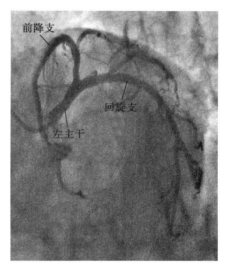

图 1-5　冠状动脉血管造影

(杨明　余建明)

第五节　MRI 检查技术的发展及应用评价

一、MRI 检查技术的发展史

磁共振现象于 1946 年第一次由布洛克(Bloch)领导的美国斯坦福研究小组和普塞尔(Purcell)领导的哈佛大学研究小组分别独立发现,因此布洛克和普塞尔共同获得了 1952 年的诺贝尔物理学奖。1970 年,美国纽约州立大学的物理学家及内科医生达马迪安(Raymond Damadian)发现了小鼠正常组织和病变组织的 MR 信号明显不同,奠定了磁共振成像(magnetic resonance imaging,MRI)在医学领域应用的基础。1977 年达马迪安与其同事建成了人类历史上第一台全身磁共振成像装置,并获得了第一幅全身轴位质子密度加权像。1980 年,诺丁汉大学的摩尔等人获得了第一幅具有诊断价值的人体头部磁共振图像,世界上第一台 0.04T 的商用 MR 机问世,拉开了 MRI 进入临床应用的序幕。1984 年,美国食品药品监督管理局(FDA)正式批准 MRI 应用于临床。1985 年,超导 MR 面世。1989 年,安科公司生产出我国第一台永磁型磁共振机。1993 年功能 MRI(function MRI,fMRI)将人脑功能信息图像化显示。MRI 进入临床 40 余年以来,已成为各级医院诊断的必备工具。同时,技术进步推动了 MRI 设备的发展,从永磁型 MR 到超导型 MR,从低场 MR 到高场、超高场 MR,扫描速度和空间分辨力得到了极大提高。1998 年前后,

3T MR 进入市场,1.5T 和 3T MR 成为 MRI 的主流设备。2017 年,7T MR 获得 FDA 临床使用许可。9.4T、11.7T 的超高场强 MRI 设备有利于细小解剖结构的显示,在科研及临床应用中取得了可喜的成果。

目前 1.5T 的磁共振成像系统最短磁体长度仅为 1.2m,超导开放式磁体的场强已达到 1.0T。用于关节、心脏、乳腺、血管等部位的专用 MRI 设备陆续上市。显微线圈(microscopy coil,MC)可以获得小视野(field of view,FOV)、高空间分辨力、高信噪比的图像,应用于小器官的 MR 成像。

梯度系统、射频系统、信号采集技术、重建系统等技术的不断提升,各种新的扫描序列的开发,多通道多采集单元的相控阵线圈、全景成像矩阵(total imaging matrix,TIM)线圈、并行采集技术(parallel acquisition techniques,PAT)的应用,高分辨力扫描、螺旋桨技术、压缩感知技术(compressed sensing technology,CST)、磁共振指纹成像(magnetic resonance fingerprinting,MRF)、三段移床步进式扫描的实现,不断提高成像速度,改善了图像质量,扩宽了 MR 的临床应用。磁共振波谱(magnetic resonance spectrum,MRS)进行化合物定量分析。灌注加权、扩散加权、扩散张量成像、动脉血质子标记技术、脑功能成像、分子影像学技术的发展,使得组织器官功能和代谢的分析成为可能,而且可以从细胞学、分子水平乃至基因水平反映靶器官的功能和代谢。随着磁共振成像系统硬件的发展和各种新的应用软件不断进入临床,MR 的应用领域不断扩展。另外,MRI 设备向多元化发展,如:多模式一体化 PET/MRI、SPECT(单光子发射计算机断层成像)/MRI、超声聚焦治疗和靶向治疗与 MRI 结合等设备的出现;静音 MRI 也是各厂家追求的目标。

二、MRI 检查技术的临床应用评价

MRI 检查技术的不断进步,使 MRI 的应用范围不断扩大,在临床医学的诊断中发挥越来越大的作用。

(一)磁共振成像检查技术的特点

1. 多参数成像 MRI 的信号强度与组织的弛豫时间(T_1、T_2)、氢质子的密度、血液(或脑脊液)流动、化学位移及磁化率有关。MRI 的信号是多种组织特征参数的可变函数,其多参数成像为临床提供更多的诊断信息。

2. 多方位成像 基于 Gx、Gy 和 Gz 三个方向的梯度场的应用,磁共振系统能进行任意层面的选择性激励,可获得任意方向断面的图像。

3. 软组织分辨力高 MRI 对软组织的分辨力远高于 CT,能清楚地显示脑灰质与白质(图 1-6)。

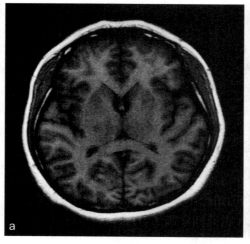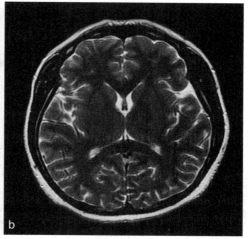

图 1-6 颅脑横断面 MR 图像
a. T_1 加权图像;b. T_2 加权图像。

4. 无电离辐射 MRI 系统的激励源为短波或超短波段的电磁波,波长在 1m 以上(小于 300MHz),无电离辐射损伤。成像所用的频率远低于推荐的非电离辐射的安全标准,是一种安全的检查方法。

5. 多种成像技术 除了早期的 MR 水成像、3D 时间飞跃法(TOF,图 1-7)、2D 相位对比法(PC)、磁共振血管成像(MRA)、脂肪抑制、流动抑制等技术外,近年来,MRI 还发展了多种成像技术。

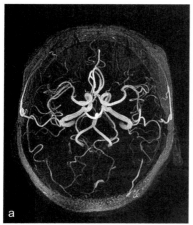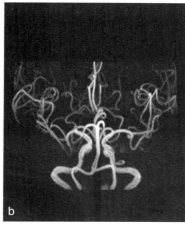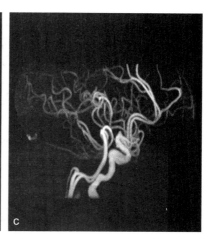

图 1-7 脑血管 3D TOF-MRA
a. 横断面 MIP 图;b. 冠状面 MIP 图;c. 矢状面 MIP 图。

MR 波谱(MRS)可以进行化合物的定量和半定量分析,主要有 ^{1}H MRS 和 ^{31}P MRS;脑扩散加权成像(diffusion weighted imaging,DWI)通过观察组织中水分子各向异性的变化,对于脑血管性疾病、脑肿瘤和部分脑神经元退行性疾病具有重要的价值;扩散张量成像(diffusion tensor imaging,DTI)和扩散张量纤维束示踪成像(diffusion tensor tractography,DTT)技术可提供活体神经纤维的病理状态,并能提供直观的纤维束示踪图像。高清脑扩散加权成像、弥散峰度成像(diffusion kurtosis imaging,DKI)功能有了新的扩展;全身扩散成像结合背景抑制技术(diffusion weighted whole body imaging with background body signal suppression,DWIBS)可用于全身检查,可显示肿瘤的远处转移,其成像效果与 PET 类似,故又称为"类 PET"。磁敏感加权成像(susceptibility weighted imaging,SWI)对低流量血管畸形及血管瘤、脑内微出血、脑梗死并发出血等具有普通 MRI 及 MRA 无可比拟的优越性。

动脉自旋标记(arterial spin labeling,ASL)技术、流动敏感交互反转恢复(flow-sensitive alternating inversion recovery,FAIR)、三维动脉自旋标记技术(three dimensional artery spin labeling,3D ASL)等灌注成像技术不需对比剂,可敏感地反映脑血流灌注的变化;磁共振冠状动脉成像(coronary magnetic resonance angiography,CMRA)、三维对比增强磁共振血管成像(three-dimensional contrast enhanced MRA,3D CE-MRA)、灌注加权成像(perfusion weighted imaging,PWI)、MRI 电影(cine MR imaging)等通过注射顺磁性对比剂和快速扫描,可以清楚地观察心脑血管的形态、走行和功能;动态对比增强 MRI(dynamic contrast-enhanced MRI,DCE-MRI)的普及大大提高了肝脏等实质性脏器小病灶的检出能力和鉴别诊断能力。

全景成像矩阵(TIM)、磁共振温度成像技术、磁共振弹性成像(MR elastography,MRE)、定量磁敏感图(quantitative susceptibility mapping,QSM)、基于体素的形态测量学分析(voxel-based morphometry,VBM)、体素内不相干运动(intravoxel incoherent motion,IVIM)、不对称回波最小二乘迭代估算法水脂分离技术(iterative decomposition of water and fat with echo asymmetry and least-squares estimation, IDEAL）、纵向弛豫时间定量（MR T$_1$ mapping）、横向弛豫时间定量（MR T$_2$ mapping）等新技术层出不穷。

血氧水平依赖功能 MRI（blood oxygenation level-dependent functional MRI, BOLD fMRI）是基于血红蛋白氧饱和水平改变的成像技术，对脑组织功能研究、术前功能区定位以制订个体化手术方案有重要指导意义。除了经典的任务态 fMRI 研究，静息态功能磁共振成像（resting state fMRI, rs-fMRI）还可以对神经网络功能连接进行分析。

6. 可进行功能性成像 许多 MR 技术已远远超出了解剖结构成像的范围：MRS 可以进行化合物定量分析；DWI 相关技术可以反映组织的水分子弥散功能；ASL、PWI 等各种灌注成像显示了组织灌注功能情况；心脏 MR 成像可以测量相关血流参数；血氧水平依赖（blood oxygenation level dependent, BOLD）可以揭示功能活动相关脑区和功能连接。

7. MR 介入 开放式 MRI 设备在 MR 介入穿刺活检和治疗方面具有巨大优势。各种磁兼容性介入设备和专用的快速成像序列相继出现，使 MR 引导下的介入操作得到发展。

8. 分子水平成像 分子影像学是 1999 年由美国哈佛大学的 Weissleder 提出的，是指运用影像技术来显示组织水平、细胞和亚细胞水平的特定分子，反映活体状态下分子水平变化，通过影像学对其生物学行为进行定性和定量研究的科学。

MR 分子成像（molecular MRI, mMRI）的出现为基础研究、疾病的诊断及治疗提供了一种全新的研究和检查方法，代表着未来 MRI 的发展方向。分子成像是借助于引入体内的分子探针（molecular probe）来实现的。分子探针是一种能与活体细胞内某一靶目标特异性结合，可以检测其结构、性质并能产生信号，在原位及体内实时被特定的设备监测的一种分子结构。分子探针的 MR 成像组件主要是以钆为代表的顺磁性物质和以氧化铁为基础的超顺磁性物质，如超顺磁性氧化铁（superparamagnetic iron oxide, SPIO）纳米颗粒、单晶氧化铁（monocrystalline iron oxide nanoeompound, MION）纳米颗粒等，目前常用于干细胞成像、基因成像、血管生成成像、受体-配体成像、巨噬细胞成像、凋亡成像等。

（二）磁共振成像检查技术的局限性

1. 成像速度慢 MRI 系统成像速度慢是相对于 CT 的成像速度而言的，它对运动性器官以及危重、躁动、无自制能力等患者的检查有一定局限性。

2. 对钙化灶和骨皮质病灶不够敏感 钙化灶在发现病变和定性诊断方面均有意义，但 MR 图像上钙化却通常表现为低信号。另外，骨质中氢质子（或水）的含量较低，骨的信号弱，骨皮质病变不能充分显示。

3. 图像易受多种伪影影响 MRI 的伪影主要来自设备、运动和金属异物三个方面。常见的有化学位移伪影、卷褶伪影、截断伪影、运动伪影、流动伪影、干扰伪影和金属伪影等。

4. 有禁忌证 装有心脏起搏器和动脉夹的患者是严禁进行磁共振检查的。由于射频对人体的热生物效应，高热、散热功能障碍的患者在进行 MRI 检查时也要谨慎。肾功能不全者注入含钆对比剂可能引起肾源性系统纤维化（nephrogenic systemic fibrosis, NSF），应谨慎进行增强扫描。

（杨明　余建明）

第六节　对比剂的临床应用评价

一、X 线对比剂的临床应用

以医学成像为目的，为增强影像显示效果而注入（或服用）到人体组织或器官的物质称为对比剂（contrast media, CM）。对比剂的引入提高了病灶与正常组织的对比度，扩大了 X 线的检查范围,为临床影像提供了更多的诊断信息。

X线对比剂可分为高密度对比剂和低密度对比剂两大类。常用的高密度对比剂有硫酸钡和碘制剂。硫酸钡一般用于胃肠道造影检查;碘制剂主要有水溶性有机碘化物、碘化油或脂肪酸碘化物。低密度对比剂主要是气体,如CO_2和空气,目前已很少使用,仅在消化道胃肠道造影时使用,通常同时引入气体和硫酸钡,以达到气钡双重对比造影(air-barium double contrast radiography)的对比效果。

在1898年,硝酸铋就被用来观察胃肠。后来使用硫酸钡作为对比剂进行食管、胃和肠道检查。1912年外科医师丹第通过腰穿注入空气进行气脑造影。1921年碘化油对比剂被用于临床,目前主要用于介入栓塞治疗。20世纪50年代,泛影酸(amidotrezoic acid)被发现,这是对比剂史上的第一个飞跃。20世纪60年代末,瑞典放射学家Almen提出了非离子型对比剂概念,并于1971年报道了第一个非离子型单体对比剂——甲泛葡胺(metrizamide amipaque),这是对比剂史上的第二个飞跃。离子型对比剂很快被非离子型单体对比剂所取代,从1974年到1982年,有多种对比剂出现,如碘帕醇、碘海醇、碘普胺、碘佛醇等;这类对比剂渗透压低,耐受性好,性能稳定,得到广泛应用。20世纪70年代末,非离子型二聚体对比剂的出现成为第三个飞跃,对比剂的渗透压进一步降低,如碘曲仑、碘克沙醇等;其缺点是相对分子质量大,黏稠度较高。

离子型和非离子型水溶性对比剂在化学结构上都是三碘苯环的衍生物,可分为单体或二聚体两类。单体对比剂指一分子对比剂仅有一个三碘苯环,二聚体对比剂指一分子对比剂含有两个三碘苯环。二聚体分子对比剂的含碘量高于单体分子对比剂的含碘量,分子结构中含碘量越高,人体的造影图像对比度就越好。

离子型对比剂都是三碘苯甲酸的盐,主要是钠和葡甲胺盐,其苯环上1位侧链为羧基盐(—COOR),具有此结构的碘对比剂水溶性高,在水溶液中可解离成阴离子(含三碘苯环)及阳离子(葡甲胺、钠、钙、镁),并分别以原形排出体外,故称为离子型对比剂。离子型对比剂的渗透压可高达1 400~2 000mmol/L,比血液渗透压(313mmol/L)高数倍,故又称为高渗对比剂(high osmolar contrast media,HOCM)。高渗透压是导致对比剂不良反应的重要因素之一。

非离子型对比剂是单体或双聚体三碘苯环碘对比剂,其苯环上1位侧链为酰胺衍生物(—CONH),它不是盐类,在水溶液中保持稳定,不离解,不产生带电荷的离子,故称为非离子型对比剂。单体对比剂渗透压在634~800mmol/L范围内,故称为次高渗对比剂;双聚体对比剂渗透压几乎等于血液渗透压,故称为等渗对比剂。非离子型对比剂的低渗透压和非离子化,使其对红细胞、血液流变学、血脑屏障的影响较小,对比剂不良反应发生率也大为减少。

目前非离子型碘对比剂被广泛地应用在X线造影、DSA检查和CT增强扫描中,已成为必不可少的影像专科用药。然而,对比剂不良反应时有发生,所以具有高危因素的患者应慎用碘对比剂。碘对比剂也可以引起对比剂肾病。

二、MR对比剂的临床应用

MR对比剂按体内分布分为细胞外对比剂和细胞内对比剂;按组织特异性分为肝细胞特异性对比剂和非特异性细胞外对比剂(血池对比剂);按磁化强度分为顺磁性、超顺磁性及铁磁性对比剂。

1. 非特异性细胞外对比剂 主要为含顺磁性物质——钆的对比剂。1988年美国FDA批准的第一种离子型MR对比剂,钆喷酸葡胺(Gd-DTPA)正式应用于临床。其主要在细胞外液分布,适用于全身所有器官和组织的检查。之后出现了非离子型对比剂钆双胺(Gd-DTPA-BMA)、钆布醇。非离子型对比剂渗透压低,安全性得以进一步提高,更适用于肾功能不全的患者。

2. 肝细胞特异性对比剂 缩短组织的T_1WI时间,由肝细胞摄取,主要包括含锰对比剂锰福地匹三钠(Mn-DPDP)、含钆的对比剂钆贝葡胺(Gd-BOPTA)和钆塞酸二钠(Gd-EOB-DTPA),能提高肝脏病灶的检出率。

3. 超顺磁性对比剂 以超顺磁性氧化铁（SPIO）为代表的磁性纳米颗粒（magnetic nanoparticles，MNs），直径为 10~5 000nm，在血液中主要由肝、脾的单核-巨噬细胞系统清除，可以提高肝癌，特别是小肝癌的检出率。近年来 SPIO 主要用作 MR 分子成像分子探针的信号组件。

MR 分子探针是指与靶组织具有较强亲和力，能与体内细胞和组织特异性结合，并产生 MR 信号的对比剂或标志物的分子联合体。结构上一般由靶向组件与信号组件组成。靶向组件是分子探针的核心组成部分，信号组件由转运体和/或磁性材料组成。SPIO 由氧化铁晶体 Fe_2O_3、Fe_3O_4 及亲水性表面被覆物组成，缩短组织 T_2 时间，根据粒径的大小可分为标准超顺磁性氧化铁、较小的超顺磁性氧化铁、超小顺磁性氧化铁、单结晶氧化铁纳米粒子（MION）。目前纳米级氧化铁颗粒在肿瘤、炎症、免疫反应、退行性病变、干细胞治疗、细胞凋亡的分子成像研究方面得到了广泛应用。

含钆或含锰的对比剂在 MR 分子成像中也有使用，但含钆对比剂敏感性相对低，而含锰对比剂具有较强的生物毒性。MR 对比剂也偶尔发生不良反应。

（杨明　余建明）

第七节　医学影像图像质量控制

质量控制（quality control，QC）主要采用数理统计方法将各种统计资料汇总、加工、整理，得出有关统计指标、数据，来衡量工作进展情况和计划完成情况，找出偏差及其发生的原因，采取措施达到控制的目的。医学影像的图像质量控制涉及整个成像链，从影像设备的硬件和软件、参数设置和选用、检查方法、操作技术、图像后处理与受检者状态及配合程度等各个环节，其中任何一个环节出问题都会影响最终的图像质量。

一、质量控制的内涵

质量控制（质控）是一个系统工程，是整个影像成像链和影像诊断报告链的质控，也包含法律法规和医疗安全及相关制度的质控，其内容涉及方方面面。一般来说，质量控制可分为医技护人员资质和内涵的质控，医疗安全和各项规章制度的质控，影像设备正常运行的质控，各种影像检查技术方法和图像的质控，各类影像诊断报告的质控等。根据以上的质控内容，首先要有影像技术检查规范和影像诊断报告书写规范，再次要有影像检查技术和影像诊断报告的质量控制标准，并在实际运行中不断地加以修正和完善。一般来说，医学影像技术管理的质量应包括三个层次的内容，即影像质量、工程质量和工作质量。

（一）影像质量

不同的设备成像方法各异，最终形成的影像要通过显示器或图像反映出来。对此，评价的内容和标准也不尽相同，如：CR、DR 影像的分辨力、线性度、灵敏度、动态范围等；CT 影像的密度分辨力、空间分辨力、噪声与伪影、部分容积效应、周围间隙现象等；MR 影像的信噪比、空间分辨力、均匀度及畸变率、对比度与对比噪声比等。总之，影像质量的确定和评价是建立在信息理论及多种学科基础上的复杂的系统工程。

（二）工程质量

"工程"是指为保证获得高质量影像而必须具备的全部条件和手段。工程质量则是指它们实际达到的水平。影响因素包括影像技术人员素质、影像设备性能、材料的选择、评价方法、检测手段和环境等，其中人的因素最重要。

（三）工作质量

工作质量就是指影像技术人员的技术工作、组织管理工作和思想工作对获得高质量影像的保证程度。围绕影像质量这个中心，全面推进质量管理工作。

二、质量控制的方法

质量保证（quality assurance，QA）和质量控制是医学影像质量管理（quality management，QM）的两个重要组成部分。QA 是一个整体性概念，包含制订的所有管理实践计划，力求在尽可能减少 X 线辐射剂量和医疗费用的同时，不断改进医学影像技术，以获得最佳影像质量来满足临床诊断的需要。QC 是一系列独立的技术步骤，以确保影像质量的满意，即通过特定的方法和手段，对影像诊断设备及其附属设备的各项性能指标进行检测和维修，以及对影像获取过程进行监测和加以校正，从而保证获得高质量的影像。

（一）建立质量保证体系

1. 成立组织机构 质量管理组织人员应包括科室行政管理者、影像诊断医师、主管质量工作的技术人员、工程师和医学影像物理师等。QA 程序的首要部门是质量保证委员会（quality assurance committee，QAC），负责 QA 程序的整体规划和评估等。

2. 建立质量信息系统 质量信息系统是质量保证体系的基础，通过多方面的信息反馈，做出决策，组织实施，并通过质量控制，达到提高影像质量的目的。

3. 制订质量保证计划 为执行 QA 所制订的详细计划，被称为质量保证计划（quality assurance plan，QAP），主要包括质量目标、功效研究、继续教育、质量控制、预防性维护、设备校准和改进措施等。

通过制订质量保证计划并组织实施，达到提高诊断质量的目的，确保患者和工作人员的辐射剂量达到规定的最低水平，有效地利用资源，节约医疗费用，并确保有关影像技术质量管理及放射防护的各项法令、法规严格执行。

4. 实行管理工作的标准化、程序化 包括：①科室全体人员参与，实行岗位责任制；②对各类诊断设备及其附件必须实行质量控制；③购买新设备的程序及验收要求；④对设备使用期间的检测和维修计划；⑤技术资料档案的保存和各种数据的收集与汇总分析；⑥规定各类专业人员的培训与考核；⑦对检测结果的评价及采取的行动；⑧制定相关影像质量标准与受检者的辐射剂量限值；⑨对质量保证计划实施情况的检查和效果的最终评价。

（二）实施质量控制技术

质量控制的主要内容包括设备的检测、影像质量标准的监测、质量控制效果的评价。

1. 设备检测的内容 主要包括以下三种。

（1）验收检测（acceptance test）：设备安装调试或大修后，应根据要求对设备的各项性能指标按设备的验收规范进行检测验收。

（2）状态检测（status test）：设备在使用过程中应对其基本性能进行确定，同时要进行状态检测，即对其现状定期进行各种性能指标的检测。

（3）稳定性检测（constancy test）：设备在影响放射诊断以前性能改变的判断，即在使用期对其稳定性进行检测（一致性检测）。

每一种检测都有一定的具体要求和适用范围及所需的测试工具。检测后，必须对设备性能的劣化原因进行分析并加以校正。

2. 影像质量标准的监测 制定医学影像质量标准，以最优的成像技术条件为保证，达到合理的最低辐射剂量水平，为临床提供满足诊断要求的高质量影像。

X 线影像质量标准包括两部分内容：人体各部位影像质量标准和标准图像必须遵循的一般准则。

（1）人体各部位影像质量标准：包括影像显示标准、体位显示标准、患者剂量标准、成像技术标准等。

（2）标准图像必须遵循的一般准则：①影像显示必须能够满足临床的诊断学要求；②图像影像中的注释完整、齐全、无误，包括检查日期、影像序号、定位标志及单位名称等；③照片统一，尺寸合理，照射野大小控制适当；④图像放大比例一致、分格规范，影像整体布局美观，无失真、变形；⑤对检查部位外的辐射敏感组织和器官应尽可能加以屏蔽；⑥特殊检查体位应标注。

3. 质量控制效果的评价 若通过检测发现设备性能超过了所规定的误差限，则必须及时维修，重新检测，并对检测结果加以评价，使设备保持良好的稳定状态。

通过对人体各摄影部位影像质量标准的检验并加以评价，进行分析和总结，找出工作中的失误并加以改进，不断提高影像质量。

（三）运用 PDCA 循环方法，实施全面质量管理

全面质量管理方法是由密切相关的四个阶段组成的，即计划（plan）、实施（do）、检查（check）、总结（action），简称 PDCA 循环方法，并被应用于影像质量管理活动中，效果显著。

1. 计划（plan）阶段 包括工作目标、人员组织分工、设备材料购置方案、技术路线与方法、质量控制标准和目标管理项目等。计划的制订要保证可行性、科学性、稳定性、可定量性和严肃性。

2. 实施（do）阶段 按计划内容进行具体工作，形成惯性运行。必须做到：各级各类人员在整个计划中的任务、职责要明确具体，规章制度合理可行，人员任务配置合理，具有良好的工作作风。

3. 检查（check）阶段 利用客观的物理评价和统计学手段，将实施结果与计划相比较，了解进展情况，及时发现问题。

4. 总结（action）阶段 根据上一阶段提供的数据、图表及反映出的问题进行分析，找出问题的主次并加以纠正。

（杨明　余建明）

第二章　数字 X 线检查技术

本章叙述了 X 线检查基础知识、乳腺数字 X 线检查技术、数字 X 线造影检查技术、人体各部位的 DR 检查技术、DR 特殊检查技术、救援医学中的 X 线检查技术、DR 图像质量控制和口腔数字 X 线检查技术。

第一节　X 线检查技术基础知识

X 线检查是医学成像检查中的一种基础检查方法，在临床上得到广泛应用。它以人体解剖学、病理学为基础，借助于 X 线的穿透性，以体表解剖标志和 X 线检查基准线为参照，按照一定的成像方位，在 X 线机上选择合适的成像参数，遵照一定的检查原则和步骤，摄取被检部位的 X 线影像。

一、X 线检查定位的基本依据

进行 X 线检查时，以人体标准解剖学姿势、方位、轴与面作为定位的基本依据。

（一）人体标准解剖学姿势

人体标准解剖学姿势（anatomical position）是指身体直立，两眼平视前方，两足并拢，足尖向前，双上肢下垂于躯干两侧，掌心向前。X 线检查技术中，描述任何人体结构、进行 X 线检查及阅片时，无论受检者处于何种体位，均以人体标准解剖学姿势作为定位的依据（图 2-1）。

（二）解剖学方位

一般性的解剖学方位，有上下、前后、内侧外侧、内外、近远等。近头侧者为上（superior），近足侧者为下（inferior），上、下也可分别用颅侧（cranial）、尾侧（caudal）来对应；近身体腹侧面者为腹侧（ventral）或前面（anterior），近身体背侧面者为背侧（dorsal）或后面（posterior）；近正中矢状面为内侧（medial），远离正中矢状面为外侧（lateral）；对于空腔器官，近内腔者为内（internal），离内腔远者为外（external）；在四肢，距肢根部较近者为近侧（proximal），反之为远侧（distal）。也有部分特定部位的方位，如：前臂靠近尺骨者为尺侧（ulnar），靠近桡骨者为桡侧（radial）；小腿靠近胫骨者为胫侧（tibial），靠近腓骨者为腓侧（fibular）。

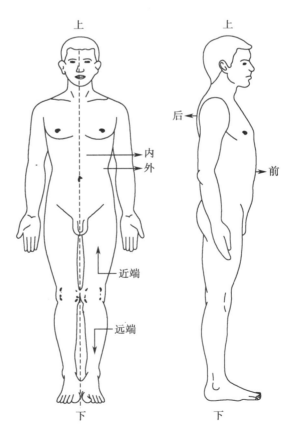

图 2-1　人体标准解剖学姿势与方位

（三）轴与面

1. 轴 垂直轴（vertical axis）是垂直于地平面，贯穿人体上下的连线，亦称长轴；冠状轴（coronal axis）是平行于地平面，贯穿人体左右两侧的连线；矢状轴（sagittal axis）是平行于地平面，贯穿腹部和背部的连线。垂直轴、冠状轴和矢状轴均互相垂直（图 2-2）。

2. 面 矢状面（sagittal plane）是指前后方向，垂直于地平面，将人体分为左、右两部分的平面；正中矢状面（median sagittal plane）是经过人体正中的矢状面；水平面（horizontal plane）是与地平面平行，将人体分为上、下两部分的平面；冠状面（coronal plane）是指左右方向，将人体分为前、后两部分的平面；矢状面、水平面、冠状面均互相垂直（图 2-2）。

（四）关节运动

1. 屈、伸 关节沿冠状轴运动，组成关节的两骨之间的角度变小称为屈；反之，角度增大称为伸。

2. 内收、外展 关节沿矢状轴运动，骨向正中矢状面靠近为内收，远离正中矢状面为外展。

3. 旋转 关节环绕矢状轴或冠状轴做回旋运动称旋转。肢体的前面向内旋转为旋内，向外旋转为旋外。

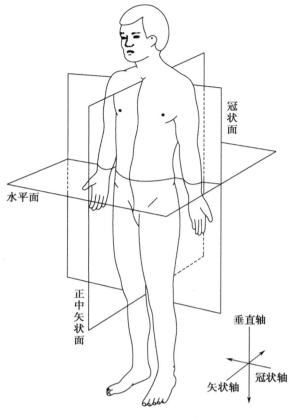

图 2-2　人体的轴与面

二、体表解剖标志

体表解剖标志是指在人体表面上可看到或扪到的固定标志点，与体内的解剖部位或器官有对应的位置关系。在人体表面上划定的径线也可作为解剖标志。X 线检查时以这些体表标志作为依据，对应体内的解剖部位来进行检查定位。

（一）头颅

1. 头颅体表标志

（1）鼻根：鼻骨根部，两侧眼眶之间。其深部为筛骨、筛窦。

（2）外耳孔：外耳门。外耳孔前方约 1cm 处为下颌骨髁突的下颌头，张/闭口运动时可扪及其活动。外耳孔前上方各约 2.5cm 处深部对应正中矢状面处为蝶鞍。

（3）乳突：位于外耳孔的后下方，是颞骨岩部后下方肥厚的突起。内有含气的乳突小房。

（4）枕外隆凸：是枕骨后下方粗糙的突起，位于枕骨大孔后方。

2. 头颅的体表定位线 是 X 线检查的重要基准线。

（1）听眶线（orbitomeatal line，OML）：常记作 ABL，即人类生物学基线（anthropological base line，ABL），又称大脑基底线或 Reid 基线（Reid's base line），指外耳孔上缘与同侧眼眶下缘的连线，为人体解剖学的水平线，与解剖学水平面平行。

（2）听眦线（orbitomeatal base line，OMBL）：又称眦耳线、X 线检查基线（radiographic base line，RBL），为外耳孔与同侧眼外眦的连线，听眦线与同侧听眶线成 12°~15°。听眦线是头颅 X 线检查和 CT、MR 颅脑扫描的基准线。

（3）听鼻线（acanthiomeatal line，AML）：外耳孔中点与同侧鼻翼下缘的连线，与同侧听眦线约成25°。

（4）瞳间线（interpupillary line，IPL）：两侧瞳孔间的连线，与水平面平行。

（5）听眉线（glabellomeatal line，GML）：又称上眶耳线（supraorbitomeatal line，SML），是外耳孔与眉间的连线，与同侧听眦线约成10°。以此线为基线的平面与颅底平面基本一致(图2-3)。

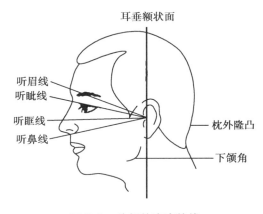

图 2-3　头颅体表定位线

（二）颈部

1. 舌骨 位于颈中线最上方，相当于第4颈椎水平。

2. 甲状软骨 成人男性在甲状软骨上缘处构成高突的喉结，其后方正对第5颈椎。

3. 环状软骨 位于甲状软骨下方。临床上常在此处做急救气管切开，或用粗针头穿入以解救窒息。环状软骨平第6颈椎，是喉与气管、咽与食管的分界点。

4. 胸骨颈静脉切迹 相当于第2、3胸椎椎间盘水平。

（三）胸部

1. 胸骨 胸骨角为胸骨柄与胸骨体相交处向前的突起，两侧连接着第2肋骨，可作为计数肋骨的标志。胸骨角向后平对第4胸椎体下缘，后方对着气管分叉处。胸骨柄中分处相当于主动脉弓的最高点。剑胸关节相当于第9胸椎水平，可表示胸膜正中线的分界，也可作为心下缘膈肌和肝上面的前分界线。

2. 喙突 锁骨中外1/3交界处下方的锁骨下窝内可触及喙突。肩关节做屈伸运动时，可扪及喙突在移动。

3. 肋骨 锁骨下方自第2肋骨开始可摸到各肋。第2、3肋骨呈水平，往下各肋骨逐渐斜行，第2前肋间最宽，第5、6肋骨最狭。肋骨的最低点相当于第3腰椎水平。

4. 乳头 男性乳头对第4肋骨，相当于第7、8胸椎水平。女性乳头位置低，个体差异较大，不宜做体表定位点。

5. 心尖搏动点 在左侧第5肋骨间锁骨中线内侧约2cm处，可见心尖搏动点。当左侧卧位时，心尖位置移往左侧，仰卧位心尖搏动点可升高一肋。

6. 肩胛骨 位置介于第2至第7肋之间。肩胛下角平第7胸椎。

7. 胸部的径线 有前正中线、锁骨中线等。

（1）前正中线：沿身体前面正中线所作的垂直线。

（2）锁骨中线：经锁骨中点所作的垂直线。

（3）腋前线：沿腋窝前缘所作的垂直线。

（4）腋后线：沿腋窝后缘所作的垂直线。

（5）腋中线：沿腋前线、腋后线之间连线的中点所作的垂直线。

（6）肩胛线：两臂下垂时，经肩胛下角所作的垂直线。

（7）后正中线：经身体后面正中线，即沿各椎骨棘突所作的垂直线。

（四）腹部

腹部外形与腹腔器官的位置因人而异。矮胖型的人，膈、肝脏、盲肠与阑尾等位置较高，胃趋于横位；瘦长型的人则与此相反。小儿因各系统发育不平衡，膈位置较高，肝脏比例大于成人，骨盆比例小于成人，因此腹部外形比例较大。老年人因肌肉乏力，韧带松弛，故内脏下垂，位置低下，下腹部呈明显隆凸状。体位改变对腹腔器官位置的影响也很明显：卧位器官上移，膈上升;直立时则相反。

腹部的体表标志有剑突、肋弓、第 11 肋前端,在下方有耻骨联合、坐骨结节、髂前上棘、髂嵴、脐等。

1. **髂嵴** 两侧髂嵴最高点连线约平第 4 腰椎棘突。

2. **坐骨结节** 是坐骨最低部,是坐位时的承重点。

3. **脐** 位置不恒定,约相当于第 3、4 腰椎之间。

(五) 脊柱

脊柱的体表定位标志汇总见表 2-1。

表 2-1 脊柱的体表定位标志

部位	前面观对应平面	侧面观对应平面
C_1	上颚	—
C_2	牙齿咬合面	—
C_3	下颌角	—
C_4	舌骨	—
C_5	甲状软骨	—
C_6	环状软骨	—
C_7	环状软骨下 2cm	颈根部最突出的棘突
T_{2-3} 椎间盘	胸骨颈静脉切迹	肩胛上角
T_4 椎体下缘	胸骨角	—
T_7	胸骨体中点	肩胛下角
T_{11}	胸骨剑突末端	—
L_1	剑突末端与脐连线中点	—
L_3	脐上 3cm	肋弓下缘(最低点)
L_4	脐	髂嵴
L_5	脐下 3cm	髂嵴下 3cm
S_2	髂前上棘连线中点	
尾椎	耻骨联合	—

三、X 线检查的体位与方向

(一) X 线检查术语

1. **中心线** 在 X 线束中,居中心的那一条线称为中心线。

2. **斜射线** 在 X 线束中,中心线以外的线称为斜射线。

3. **源-像距** 即焦-像距,是指 X 线管焦点到成像探测器的距离。

4. **源-物距** 即焦-物距,是指 X 线管焦点到被检体的距离。

5. **物-像距** 是指被检体到探测器的距离。

(二) 受检者体位

1. **立位**(erect position) 身体直立,分站立位和坐立位两种。

2. **卧位**(recumbent position, decubitus position) 检查床水平,受检者卧于台面上,包括仰卧位、俯卧位和侧卧位等。

3. 头低足高位　受检者仰卧于台面上,台面倾斜使头侧比足侧低。

(三)X线检查体位(位置)命名原则

1. 根据中心线入射的方向命名　如中心线经胸部后方射入,穿过胸部前方,垂直射入探测器的体位称为胸部后前位。

2. 根据被检体与探测器的位置关系命名　如左前胸部紧贴探测器的斜位称左前斜位。

3. 根据被检体、中心线与探测器之间的与空间关系命名　如乳突双45°位。

4. 根据被检体姿势命名　如胸部前弓位、小儿双髋的蛙式位。

5. 根据某部位的功能命名　如颈椎的过伸、过屈位,颞颌关节的张口位与闭口位。

6. 根据检查体位创始人的名字命名　如乳突劳氏位、髋关节谢氏位等。

(四)X线检查体位(位置)

1. 正位　包括前后位(anteroposterior position,AP)和后前位(posteroanterior position,PA),被检部位冠状面与探测器平行,中心线经其前方(或后方)入射,从其后方(或前方)射出,如胸部后前位、腰椎前后位、四肢的前后位等。

2. 侧位(lateral position,LP)　被检部位冠状面与探测器垂直,中心线从另一侧入射,穿过被检部位,垂直射入探测器的体位,包括左侧位和右侧位。

3. 斜位(oblique position)　被检部位一侧贴近探测器,冠状面不与探测器平行或垂直,如胸部左前斜位、颈椎右后斜位等。

4. 轴位(axial position)　中心线与被检部位长轴平行的检查体位,如髌骨轴位、跟骨轴位等。

5. 特殊位　如枕顶位、鼻颏位、额鼻位、前弓位、切线位等。

四、X线检查条件及其影响因素

X线检查条件是指在X线成像过程中的相关成像因素。狭义的X线检查条件是指管电压、管电流、曝光时间、成像距离等;广义的X线检查条件还包括影像设备、受检者、探测器、X线管等。这些因素都影响着X线的感光效应。感光效应是指有效照射距离内成像探测器对透过人体组织的X线照射的感光效率。X线检查时,X线束经不同密度和不同厚度的人体组织吸收衰减,透过不同强度的X线使成像探测器感光,其感光量用E表示,可用感光效应公式计算。

$$E=k\frac{V^n \cdot i \cdot t \cdot s \cdot Z}{d \cdot z \cdot \rho \cdot r^2} \tag{2-1}$$

其中,k为常数,V代表管电压,n代表管电压指数,i代表管电流,t代表曝光时间,s代表成像探测器的感光效率,Z代表X线管靶物质的原子序数,d代表被检体的厚度,z代表被检体的有效原子序数,ρ代表被检体的密度,r代表摄影距离。

从式(2-1)可以看出,影响感光效应的因素众多。具体到某个受检者在某台X线机的某次检查,探测器的感光效率,X线管靶物质的原子序数,被检体组织的密度、厚度和有效原子序数等,都是相对固定的成像因素,而管电压、管电流、曝光时间、摄影距离等四个参数需要根据检查部位、受检者的生理和病理情况等进行灵活调节,是X线检查成败的关键。

将相对固定的因素包含在常数k中,感光效应公式则可简化为

$$E=k\frac{V^n \cdot i \cdot t}{r^2} \tag{2-2}$$

式中的管电压、管电流、曝光时间和摄影距离这四个感光因素中,如果某一因素改变,要使成像探测器达到与原来相同的感光效应,可对其他因素作相应的调整,使得所需的感光效应基本不变,这就是X线检查条件的选择。

（一）管电压

管电压（tube voltage）是指加在 X 线管两极间的电压。X 线检查中管电压的单位是千伏特（kilovoltage，kV），管电压决定 X 线波长的长短，也代表 X 线的穿透能力。管电压越高，产生的 X 线波长越短，穿透能力越强。管电压是影响影像对比度、影像层次、影像信息量多少的主要因素，也是影响影像密度值的重要因素。感光效应与管电压的 n 次方成正比，n 一般为 2~6，这一指数函数关系反映了管电压在 X 线检查中的重要作用。管电压越高，成像探测器的感光量增加，产生影像的层次越丰富，影像上组织结构信息量越多；管电压增高，所需要的管电流和曝光时间可相应减小和缩短，可减少肢体抖动和呼吸运动所导致的图像移动模糊（movement unsharpness）。同时，管电压升高，散射线含有率升高，影像灰雾增加。X 线检查时，应根据检查部位病理生理情况及临床需要和肢体部位厚度等因素来选择管电压值。管电压增加 15%，相当于曝光量增加 1 倍。常规 X 线检查时管电压多在 40~120kV 之间。

（二）管电流

管电流（tube current）即感光效应公式中的 i，是 X 线检查时的 X 线管电流，单位是毫安（milliampere，mA）。常规 X 线检查管电流范围一般在 100~360mA。较小的管电流通常使用 X 线管小焦点，反之则使用大焦点。

（三）曝光时间

曝光时间（exposure time）即感光效应公式中的 t，是指 X 线管产生 X 线的时间。曝光时间长短的选择，一般由被检部位的情况决定：固定不动部位的检查可选择较长的曝光时间；容易运动部位的检查须选择短的曝光时间，以减少检查部位图像的移动模糊。曝光时间的单位是毫秒（millisecond，ms），常规 X 线检查曝光时间通常在 15~140 毫秒之间。

（四）管电流量

管电流量指在 X 线检查中管电流与曝光时间的乘积，单位是毫安秒（milliampere second，mAs）。管电流量代表单位面积内 X 线量的多少，管电流量与感光量成正比。管电流量的大小直接影响成像探测器接收的 X 线光量子数量的多少，因此是决定 X 线图像密度的主要参数。管电流量增加，成像探测器接收到的光量子数增多，影像的密度增大，噪声减少；管电流量减小，则成像探测器接收到的光量子数减少，影像的密度降低，噪声增加。常规 X 线检查用管电流量范围通常在 5~50mAs。

（五）源-像距

源-像距（source to image-receptor distance，SID）即感光效应公式中的摄影距离 r，是指 X 线管焦点至成像探测器之间的距离，单位是 cm。在有效的摄影距离内，探测器上得到的 X 线量与 SID 的平方成反比。若其他检查条件不变，当 SID 增加 1 倍时，要得到原来同样的感光效果，则管电流量需增加至 4 倍。腹部、脊柱及四肢等的 X 线检查 SID 为 100cm，胸部 X 线检查 SID 为 180cm。

（六）X 线探测器

X 线探测器是指 X 线透过人体组织后的接收装置。X 线照射被检体后，因被检体不同的位置组织密度和厚度不同，对原发射线的衰减形成差异，所以透过人体组织的 X 线携带有被检体不同位置的组织密度和厚度信息，探测器接收后通过一系列转换和图像处理，即可产生 X 线影像。数字成像探测器有 CR 的成像板（IP）和 DR 成像的平板探测器（FPD）。FPD 有无线探测器和有线探测器两种。

（七）滤线栅

滤线栅（grid）是为了消除散射线的影响，减轻 X 线图像的灰雾度，提高影像质量而设计的一种辅助装置。近年来新发展起来的一种虚拟滤线栅技术也能起到物理滤线栅的消除散射线的作用。

1. 物理滤线栅的结构　物理滤线栅呈薄板状，安装在检查床床面（或胸片架的面板）与成像探测器之间。滤线栅是由许多薄铅条和填充物（如铝）交替排列而成的平板。薄铅条与滤线栅面板垂直或稍成一定角度,可吸收散射线,填充物易透过 X 线,可使原发 X 线射入成像探测器。滤线栅的两面用薄铝板封闭固定。

2. 物理滤线栅的种类 滤线栅可按性能划分或按运动状态划分。

(1)按性能划分:滤线栅有平行式、聚焦式和交叉式三种。

聚焦式滤线栅铅条排列成聚焦状,即中心两侧的铅条对称排列,向中心逐渐倾斜一定的角度,将这些铅条延长后会聚成一条直线。该线与滤线栅中点垂直线的交点叫作聚焦式滤线栅的焦点(图 2-4)。

平行式滤线栅的铅条互相平行,间距相等,垂直于滤线栅面板;交叉式滤线栅是由两层平行式滤线栅相互垂直交叉叠放而成。

目前 X 线设备所用滤线栅多为聚焦式。

(2)按运动状态划分:滤线栅可分为固定滤线栅和活动滤线栅两种。

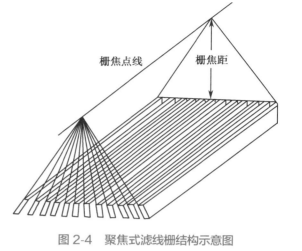

图 2-4 聚焦式滤线栅结构示意图

固定滤线栅是指在曝光时固定不动的滤线栅。固定滤线栅的使用比较方便,要求栅密度较高,目前使用广泛。

活动滤线栅是指滤线栅在 X 线曝光的同时进行运动的滤线栅。滤线栅运动方向与铅条方向垂直,这样既能吸收散射线,铅条又不会固定地吸收某些位置的原发 X 线,探测器上不会留下铅条阴影。通常栅密度低的滤线栅需作为活动滤线栅,目前应用较少。

3. 物理滤线栅的技术参数 主要有栅焦距、栅比和栅密度。

(1)栅焦距:是指聚焦式滤线栅的焦点与滤线栅中心的垂直距离。X 线检查时,焦点至探测器的距离与滤线栅的焦距应相等或接近,原发 X 线才可顺利通过滤线栅,否则将被大量吸收。常用滤线栅的焦距有 80cm、90cm、100cm 和 120cm 几种。

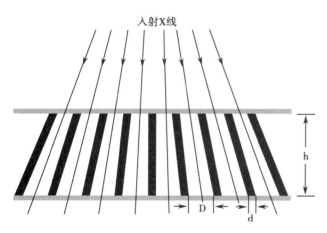

图 2-5 聚焦式滤线栅的栅比
h. 滤线栅铅条高度;D. 铅条间距离;d. 铅条宽度。

(2)栅比(grid ratio):是滤线栅铅条高度(h)和铅条间距离(D)之比。栅比越大,吸收散射线的效果越好。目前常用的滤线栅栅比有 6:1、8:1、10:1、12:1、14:1 等(图 2-5)。

(3)栅密度:是指每 1cm 中所含铅条数目。常用滤线栅的栅密度为 40~80 条/cm。

4. 使用物理滤线栅的注意事项

(1)使用滤线栅的基本原则是:当被检体厚度超过 15cm,组织密度主要为骨密度,管电压高于 60kV 时,一般应使用滤线栅。

(2)使用聚焦式滤线栅时,要避免滤线栅反置。

(3)使用聚焦式滤线栅时,焦点至滤线栅的距离应在允许的范围内。如某型号焦距 100cm 的检查床下滤线栅可允许的距离为 90~120cm;某型号焦距 180cm 的胸片架滤线栅可允许的距离为 145~245cm。

(4)X 线中心线应对准滤线栅中线,左右偏移不超过 3cm。

(5)需要倾斜 X 线管检查时,倾斜方向应该与铅条排列方向一致。

（6）根据所用管电压的高低来选择合适的滤线栅。较低管电压的X线检查选用栅比在5：1~8：1之间,高管电压的X线检查多选用栅比在10：1~12：1之间的滤线栅。

（7）因为滤线栅的铅条不仅吸收散射线,也会吸收部分原发X线,所以使用滤线栅需适当提高管电压和管电流量。

（8）中心线对滤线栅的距离、角度不当,会产生切割效应,图像上产生栅条影。

5. 虚拟滤线栅技术（virtual grid technology） 是近几年发展起来的新技术,它是在数字X线成像中,通过对平板探测器成像单元采集的数据进行处理来区分焦点发出的有用射线和不利的散射线成分,并对散射线加以抑制的影像处理技术。它不需使用物理滤线栅,仅通过数字处理技术有效地过滤散射线,可提升影像的对比度,达到物理滤线栅的图像效果,既简化了设备构造,又在同等效能下,大幅度降低了X线曝光剂量,保护了受检者。

（八）照射野

照射野（radiation field）是指从X线管准直器窗口发出的射线束在成像平面的覆盖范围。照射野通过束线器或称准直器进行调节。照射野增大,受检者受辐照的X线增多,同时散射线也增多。一般10cm厚的散射体,照射野在100~200cm²时,散射线含有率急剧增加,到600~700cm²时趋于饱和。因此,曝光时需适当有效减小照射野,以保护受检者,同时减少散射线,提高图像对比度,提高影像质量。

综上所述,进行X线检查时需根据受检者的具体情况、检查目的来选择合适的检查条件,使用恰当的检查体位,采取合理的检查方案,获得优质的X线影像,以符合影像诊断学的要求。优质的X线影像需具备合适的光学密度、良好的对比度和锐利度、较高的空间分辨力和密度分辨力、较少的噪声和伪影,完整显示需摄取的组织结构,解剖结构空间位置关系准确,清晰显示需观察组织和器官的细微结构。

五、X线检查步骤

1. 阅读检查申请单 在医院信息系统（hospital information system,HIS）或放射信息系统（radiology information system,RIS）上找到受检者资料,或者在X线机上登记受检者资料。认真核对受检者姓名、年龄、性别,了解病史,明确检查部位和检查目的。

2. 确定检查位置 根据申请单和检查目的确定检查位置。

3. 检查前准备 进行腹部、下部脊柱、骨盆和尿路等部位检查时,须提前清除肠道内容物,否则影响诊断。常用的方法有口服泻药法（如口服番泻叶或25%甘露醇）或清洁灌肠。

4. 衣着的处理 X线检查前须除去衣物或身体部位上可能影响图像质量的高密度物体,如发卡、纽扣、胸罩、饰物、膏药等。检查敏感部位时要注意受检者的隐私保护。关闭检查室房门,无关人员不得进入检查室。受检者身着衣物要适当,技师的动作要规范,避免误会,不得有侵犯受检者权益的动作。

5. 呼吸训练 曝光时受检者呼吸会导致移动模糊,使影像质量受到严重影响。一般不受呼吸运动影响的部位,如四肢骨,不需屏气曝光,而受呼吸运动影响的部位,如胸腹部,需要屏气曝光。需屏气曝光的部位,X线检查前应做好受检者呼气、吸气、屏气的训练,取得受检者合作。

（1）平静呼吸下屏气:检查心脏、上臂、肩、颈部及头颅等部位,呼吸动作会使胸廓肌肉牵拉以上部位发生颤动,故检查时可平静呼吸下屏气。

（2）深吸气后屏气:用于胸部及膈上肋骨的检查,这样可使肺内含气量加大,对比更鲜明,同时膈肌下降,肺野及肋骨暴露于膈上较广泛。

（3）深呼气后屏气:深吸气后再呼出屏气,这样可以增加血液内的氧气含量,延长屏气时间,达到完全制动的目的;常用于腹部或膈下肋骨的检查,呼气后膈肌上升,腹部体厚减薄,影像较为清晰。

（4）缓慢连续呼吸：在曝光时，受检者行浅慢的呼吸动作，目的是使重叠组织因呼吸运动而模糊，感兴趣部位可清晰显示，常用于胸骨斜位检查。

（5）平静呼吸不屏气：用于四肢及脊柱等部位。

6. 摄影体位　根据检查部位和检查目的选取相应的体位，固定好检查部位，尽量减少受检者的痛苦。为避免肢体移动，应在使肢体处于较舒适的姿势后给予固定。同时向受检者解释，取得密切配合，保持肢体不动。当被检部位厚度相差悬殊时，利用 X 线管阳极效应或在体厚较薄的一侧放置楔形铝板进行补偿。位置摆好后应迅速曝光。

7. 中心线与源-像距的确定　通过手动或自动定位方式对准中心线。一般中心线应垂直于探测器，并对准检查部位的中心。当检查部位不与探测器平行而成角时，中心线应垂直肢体和探测器夹角的分角面。倾斜中心线的检查体位，应使中心线倾斜方向平行于滤线栅条，以避免栅条切割 X 线。

根据检查部位的要求选择合适的源-像距，如胸部为 180cm，心脏为 200cm，其他部位一般为100cm。检查时应尽量使肢体贴近探测器，并且与探测器平行。肢体与探测器不能靠近时，应根据 X 线机负荷相应增加源-像距，同样可得到放大率小、清晰度高的效果。肢体与探测器不能平行时，可运用几何学投影原理尽量避免影像变形。

按照检查部位的大小和源-像距选用合适的遮线器（铜片或铝片等）过滤对成像无益的软 X线。体厚超过 15cm 或应用 60kV 以上管电压时，需加用滤线栅，并按滤线栅使用的注意事项进行操作。

探测器要放置稳妥。X 线管对准检查部位后，固定各个旋钮，防止 X 线管移动。

8. 辐射防护　做好受检者局部 X 线的防护，特别是对性腺、晶状体、甲状腺等敏感器官的辐射防护。可使用铅衣、铅帽、铅围裙、铅围脖等防护用品。

9. 选择曝光条件　确认受检者信息，根据检查部位的位置、体厚、生理、病理情况和机器条件，选择检查部位、体位、焦点、管电压、管电流、曝光时间、照射野等，或者使用自动曝光程序。

在控制台上检查部位、体位的选择必须与受检者的实际体位一致，以保证图像方位标记的正确。选取错误会导致图像左右翻转。

（1）焦点的选择：X 线检查时，在不影响 X 线管负荷的原则下，尽量采用小焦点，以提高 X 线图像的清晰度，减小图像的几何学模糊。小焦点一般用于四肢、鼻骨的 X 线检查。大焦点一般用于胸部、腹部、脊椎等较厚部位的 X 线检查。

（2）曝光条件的选择：X 线检查前需了解受检者的病史和检查目的，根据检查部位的密度和厚度，选择合适的管电压、管电流和曝光时间。在不影响图像质量的前提下，一般采用高电压、低电流、厚过滤，以减少 X 线辐射剂量。对受呼吸影响大的检查部位、婴幼儿及不合作受检者，应尽可能缩短曝光时间。

（3）照射野的选择：X 线检查时，尽量缩小照射野，以减少受检者的辐射剂量及散射线的影响。照射野不应超过探测器范围。

10. 曝光　以上步骤完成后，再次确认控制台各曝光条件无误，需屏气曝光部位的检查需控制呼吸，然后曝光。

11. 数字图像处理　曝光完成后及时查看图像质量及图像相关信息，确认无误后，进行图像处理，如调节窗宽、窗位，空间频率处理，裁剪、旋转，做标记等，使图像的密度、对比度等符合临床要求。

12. 打印图像，并将图像传到影像存储及传输系统（picture archiving and communication system，PACS）供医生诊断。

13. 告知受检者领取检查结果的时间和方式。

六、图像信息显示与标记的基本原则

图像信息显示与标记应满足:正确显示受检部位;符合影像诊断的要求;适应常规读片顺序;图像布局美观。

图像排版及打印胶片:尺寸与受检体大小相适应,不能过大或过小;正位图像的显示需与受检者面对面站立的解剖学姿势一致。因此,正位像图像的左侧应显示受检者的右侧,而图像的右侧应显示受检者的左侧,切不可图像左右翻转。摄取同一部位的正位及侧位(斜位)时,通常将其排版显示在一张照片上,横向两分格排版布局。按照读片顺序,正位像在左,侧位(斜位)像在右。两张图像的上下方位应一致(一般为被检部位的头侧在图像上方),解剖部位对齐,正、侧位关节显示在同一水平面上,两幅图像保持相同的缩放率。

图像信息及标记应放置于影像的边角处,不与诊断区重叠。图像四角分别显示医疗机构名称,检查日期及时间,受检者姓名、性别、年龄、X线编号,管电压,管电流,管电流量,照射野,窗宽,窗位,缩放率等,图像一侧通常显示有标尺。

照片的左右标记:一般头颅五官、胸部、脊柱、腹部、骨盆及四肢双侧的正位检查将右字放置在其右侧部位影像的右上方;四肢单侧等偏侧部位的正位检查将右字或左字放置在影像的右上方。各部位侧位摄影均根据摄影的方位将右字或左字放置在影像的前上方。被检部位的左、右方位标记千万不能出错,在手动标记时务必注意,否则将直接影响影像诊断和临床的诊疗。同时,应注意方位标记应该放置在照片的空旷区,不要遮挡影像诊断区域。

七、X线自动曝光控制技术

目前有两种自动曝光控制(automatic exposure control,AEC)技术,即以荧光效应控制的光电管自动曝光控制和以X线对空气的电离效应为基础的电离室(ionization chamber)自动曝光控制。其原理都是采用对X线敏感的探测器,把X线剂量转换成电流或电压,并正比于X线剂量率,在时间积分后的电压就正比于所接收的X线剂量。当把积分电压与一个正比于图像密度的设定电压进行比较,由一个门限探测器给出剂量到达设定值的曝光终止信号,以切断高压,就形成了自动曝光控制。目前数字X线检查主要使用电离室自动曝光系统。

电离室自动曝光系统是利用电离室内气体电离的物理效应,电离电流正比于X线强度。当探测器检测到的X线量达到理想值时,自动切断曝光。

电离室的结构主要包括两个金属平行极,中间为气体。在两极间加上直流高压,空气作为绝缘介质不导电。当X线照射时,气体被X线电离成正负离子,在强电场作用下,形成电离电流。利用这一物理特性,将电离室置于人体与探测器之间,在X线照射时,穿过人体的X线使电离室产生电离电流,此电流作为信号输入到控制系统。电离室输出的电流正比于所接受的X线剂量率,经过多级放大后,在积分器内进行时间积分。这种积分后的电压就正比于电离室接收的X线剂量率与时间的乘积,积分电压经放大后送到门限探测器。当积分电压达到预设的门限时,X线剂量达到设定值,输出信号触动触发器,送出曝光结束信号,立即切断高压。

为了提高电离室控制时的准确性和稳定性,要选用高原子序数的金属作为电极材料,使金属吸收X线量子后释放出来的电子再次激发气体电离;电离室的厚度应尽量小,表面积稍大,因为过厚会增加受检者至探测器之间的距离,造成影像的几何模糊。前置放大器可将微弱的电离电流放大。在电离室表面装两三个测量野。测量野即用喷雾法将导电物质喷涂在塑料薄片上,夹在一些密度低的泡沫塑料中,周围的保护环与连接线也都喷涂导电物质,以保证在图像上不留任何阴影。整个电离室除测量野外,都用泡沫塑料填充,并用两块薄铜板夹住,以保证电离室的表面机械强度。

(徐惠　马新武　刘泉源)

第二节　乳腺数字 X 线检查技术

乳腺数字 X 线摄影检查可以清晰显示乳腺组织,较好地发现乳腺各种良、恶性肿瘤以及其他占位性病变,是早期发现并诊断乳腺癌的有效检查方法。

一、乳腺摄影的基础知识

(一)乳腺解剖基础

乳腺为成对器官,由皮肤、皮下脂肪、纤维组织和腺体构成。一般乳腺的上界在第 2、3 前肋,下至第 6、7 前肋,内侧缘至胸骨旁线,外侧缘可达腋中线。乳腺的中央为乳晕,乳晕的中央为乳头,乳头顶端有乳导管的开口。乳腺主要由乳导管、乳腺叶、乳小叶、腺泡以及它们之间的间质构成。乳腺为复泡管状腺体,分为腺泡和乳导管两部分,每一乳导管的分支及所属腺泡组成乳腺小叶,若干小叶汇集成一个乳腺叶,整个乳房共有 15~20 个乳腺叶。乳腺叶以乳头为中心呈放射状排列。每一乳腺叶均有一条导管引流至乳头,15~20 条乳导管自乳房各个方向辐射状向乳头中心汇集(图 2-6)。

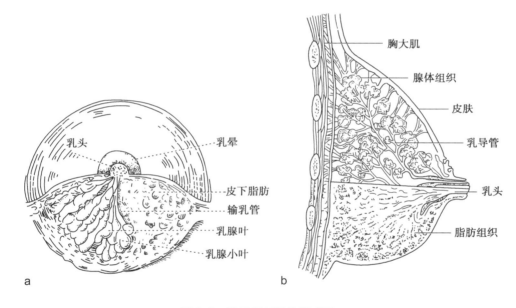

图 2-6　乳腺解剖结构模式图
a. 前面观;b. 侧面观。

(二)乳腺定位方法

将乳腺划分成一些小区域,一是方便诊断医生定位,二是方便技师体位操作。乳腺的定位方法一般采用以下两种。

1. 四象限法　按照四象限分区法将乳腺分成 5 个区域:外上象限(外上 1/4)、内上象限(内上 1/4)、外下象限(外下 1/4)、内下象限(内下 1/4)以及中央区(图 2-7a)。

2. 时钟法　把乳腺比喻成一个时钟,即按照指针指向的时间位置,将乳腺分成 12 份小区域,例如 6 点钟的位置即乳头垂直向下的位置(图 2-7b)。

(三)乳腺不同时期的结构特点

1. 胚胎期　乳腺大约从胚胎第 4~6 周开始发育,3 个月乳导管乳腺管逐渐形成,8 个月以后乳腺管腔发育完成。

2. 幼儿期　乳腺从外表到体内均处于相对停滞发育,乳头微小且乳晕颜色浅淡,只有微突

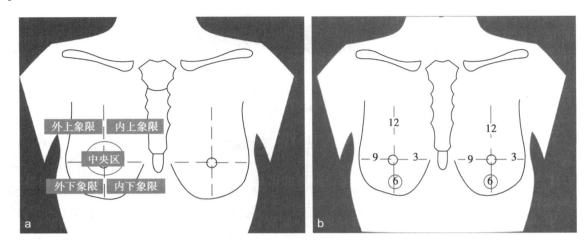

图 2-7　乳腺定位方法
a. 四象限法；b. 时钟法。

出胸部的脂肪组织和少量的乳腺管。

3. 青春期　女性进入青春期后卵巢开始发育，子宫逐渐长大。乳腺也逐渐隆起，发育成均匀的半圆形，在乳头下可触及盘形"肿块"，乳头和乳晕的着色也逐渐加深。乳腺的增大主要是由纤维间质的增生、脂肪的存积以及乳管支的延长、分支和扩张所致。

4. 月经期　乳腺随正常月经周期而有所变化。在每个月经周期中，其组织学变化可分为月经、增殖和分泌三个时期。

（1）月经期：月经来潮一般历时 4~5 天，经前和经期乳腺会出现增大、发胀、变硬，触及小结节并伴有疼痛。经期后，乳腺即变软及变小，疼痛及触痛减轻或消失。

（2）增殖期：正常于月经周期的第 5~14 天左右，此期卵巢中卵泡生长，血液中的雌激素水平逐渐升高，子宫内膜逐渐增厚，子宫腺体也随之生长。乳腺导管系统逐渐扩张，脂肪纤维组织也逐渐增生。

（3）分泌期：正常于月经周期的第 15~28 天左右，开始于卵巢排卵之后，雌激素水平逐渐降低，成熟的卵泡排卵后生成黄体，黄体分泌的孕激素促使血液中的孕激素水平迅速达到高峰。孕激素的升高也促使乳腺腺体增生，组织增厚。此期如果受孕，乳腺组织将会在雌激素和孕激素的双重作用下，持续增生，为产后哺乳做好准备。此期若未受孕，黄体将发生萎缩，并停止分泌孕激素，增厚的子宫内膜出现坏死、出血和脱落。乳腺组织由于失去激素的支持，也发生组织水肿，乳导管和腺泡内液体潴留，甚至出现胀痛、变硬等不适感。

5. 哺乳期　一般在产后到泌乳前，乳腺会出现显著的胀痛感，一旦哺乳开始，症状顿消。授乳期中，由于婴儿的吸吮会加速乳汁的分泌，乳腺小叶极度扩张并向皮下脂肪膨突。断乳后的乳腺呈松软或下垂状。

6. 绝经期　进入更年期的妇女，其乳腺的上皮结构及间质开始出现退化。绝经之后，卵巢和子宫萎缩，排卵停止。此时可因皮下脂肪量的增加，乳腺的皮下脂肪也伴随增厚，乳腺小叶和各乳腺叶之间的脂肪等间质组织也开始增加，逐渐替代乳腺实质的空间，乳腺外形开始下垂，呈退行性改变。

（四）正常乳腺的 X 线表现

目前，美国及欧洲等普遍接受将乳腺实质的构成分为 4 型：①脂肪型。乳腺几乎全由脂肪组织组成，腺体占全乳的 25% 以下。②少量腺体型。有散在纤维腺体致密影（fibroglandular density），其量占全乳的 25%~50%。③多量腺体型。乳腺内有众多的不均质致密影（heterogeneously dense），致密的腺体影占全乳的 51%~75%，此类型乳腺可能会影响小肿块的检出。④致密型。腺体组织占全乳的 75% 以上，此型乳腺会明显降低乳腺病变检出的敏感性（图 2-8~图 2-11）。

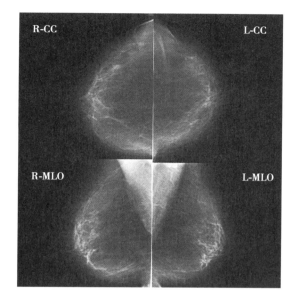

图 2-8 脂肪型乳腺
CC. 头尾位；MLO. 内外侧斜位。

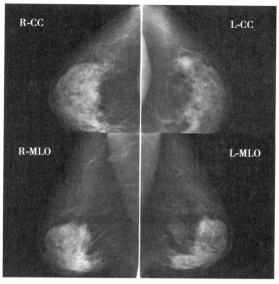

图 2-9 少量腺体型乳腺

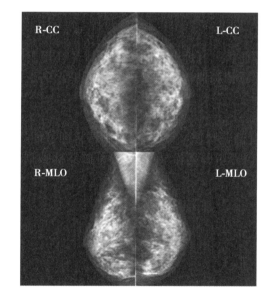

图 2-10 多量腺体型乳腺

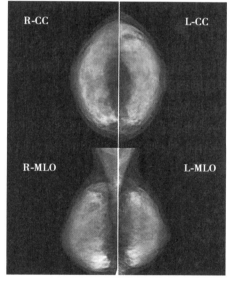

图 2-11 致密型乳腺

　　乳腺的解剖结构在Ｘ线平片上显示由浅到深大致为：①皮肤；②皮下脂肪层，围绕乳腺组织将乳腺和皮肤分隔；③乳腺组织；④乳腺后脂肪组织，分隔乳腺和胸肌筋膜；⑤位于深筋膜下的脂肪和胸肌层。

　　正常乳腺在Ｘ线片上表现为圆锥形，底坐落在胸壁上，尖为乳头，各种解剖结构在图像优良且有足够脂肪衬托的Ｘ线片上一般均可见。其中乳头、乳晕、皮肤、乳房悬韧带、血管为中等密度，脂肪为低密度。

　　乳头突起于乳腺前部，呈中等密度影，在Ｘ线照片上呈勃起状态，扁平形或者稍有内陷可无病理意义。乳晕为圆盘状，位于乳头四周，为稍高密度影，其厚度大于乳腺其他区域皮肤，约1~5mm。皮肤覆盖整个乳腺表面，厚度约为0.5~1.5mm，中等密度，乳腺下方邻近胸壁反褶处皮肤略厚，如有局限性皮肤增厚，则应注意是否为病理性改变。皮下脂肪层表现为皮肤和腺体组织之间的厚度约为 0.5~2.5mm 之间的高度透亮影,其间可见乳房悬韧带、静脉影。

乳导管平片通常难以准确认定,表现为乳头后方呈放射状向乳腺深部走行的致密影,常被称为"乳腺小梁"。乳腺导管碘剂造影可以显示呈树枝状的高密度导管影。

乳腺实质的影像是由腺体和周围纤维组织间质所形成的影像,表现为边缘模糊的致密片状影。年轻女性因为腺体组织丰富,在 X 线照片上表现为大片致密影,缺乏对比度。老年女性因腺体组织的退化,X 线照片上多为透亮的脂肪影,残留的结缔组织以及血管影,天然对比良好。血管在 X 线照片表现为粗细均匀的蜿蜒的细条状影。乳后脂肪间隙为腺体和胸大肌之间的透亮影。淋巴结分为腋下淋巴结和乳内淋巴结,正常淋巴结为圆形或蚕豆形,中空的脂肪组织充填的低密度影为淋巴结门,平片上淋巴结的短轴小于 1cm。

二、乳腺数字 X 线检查技术

在摄影体位的选择中,内外斜位(mediolateral oblique position,MLO position)和头尾位(craniocaudal position,CC position)是所有乳腺摄影常规体位,必要时加摄附加体位,以最大限度显示病变。乳腺摄影时受检者通常取立位,如不能站立,也可采取坐位。

(一) 内外斜位(MLO 位)

内外斜位显示的乳腺组织比较全面,能大致确定局限性病变的上下空间位置。

1. 体位与操作

(1)受检者面对乳腺机站立,两足自然分开,探测器托盘平面与水平面成 30°~60°,使探测器与胸大肌平行。X 线束方向从乳腺的上内侧面到下外侧面。

(2)为了确定胸大肌的角度,技师将手放在受检者肌肉后方的腋窝处,使其肩部松弛,将胸大肌轻轻向前推,使可移动的外侧缘更加明显。高瘦者所需角度为 50°~60°,矮胖者以 30°~40° 为宜,一般身高体重的受检者为 40°~50°。探测器与胸大肌的角度不平行将导致乳腺成像组织减少。双侧乳腺的体位角度通常相同。

(3)运用可移动组织向固定组织运动原理,提升乳腺,然后向前、向内移动乳腺组织和胸大肌。

(4)受检者成像乳腺侧的手放在手柄上并移动肩部,使其尽可能靠近滤线栅的中心。

(5)探测器托盘的拐角放在胸大肌后面腋窝凹陷的上方。

(6)受检者的手臂悬在探测器托盘的后面,肘弯曲以松弛胸大肌。向探测器托盘方向旋转受检者,使托盘边缘替代技师的手向前承托乳腺组织和胸大肌。

(7)向上向外牵拉乳腺,离开胸壁,以避免组织影像相互重叠。

(8)调节压迫板,经过胸骨后压迫乳房,旋转受检者使其双臂和双足对着乳腺摄影设备。压迫器的上角应稍低于锁骨。当手移开成像区域时,应该用手继续承托乳腺,直至有足够压力能保持固定乳腺位置为止。

(9)向下牵拉腹部组织以打开乳腺下皮肤褶皱。整个乳腺从乳腺下褶皱到腋窝,都应位于探测器托盘的中心。

(10)非检侧乳腺对检查有影响时,让受检者用手向外推压,然后嘱受检者保持身体不动,平静呼吸中屏气曝光。

2. 中心线 X 线经乳腺内上向外下投射至探测器中心。

3. 参考曝光条件 一般采用自动曝光控制。

(1)青春期乳腺组织间对比度低,一般用 35~40kV,80~90mAs。

(2)发育期(包括妊娠期)乳腺变化较大,一般用 35kV,120~150mAs。

(3)哺乳期乳腺发育完全,有乳汁积存,密度增高,摄影时尽量将乳汁排空,选用较大曝光条件。

（4）有哺乳史，乳腺处于静止稳定状态，一般用 28~32kV，40~50mAs。

（5）老年妇女一般适用 25~30kV，30~40mAs。

4. 标准影像显示

（1）乳腺整体显示在照片内，胸大肌显示充分，其下缘能显示到后乳头线或以下。

（2）清晰显示腺体组织和病灶。

（3）清晰显示乳房皮肤和乳房皮下脂肪组织。

（4）清楚显示腺体后部的脂肪组织。

（5）乳腺无下垂，乳头呈切线位显示。

（6）无皮肤皱褶和伪影（图 2-12）。

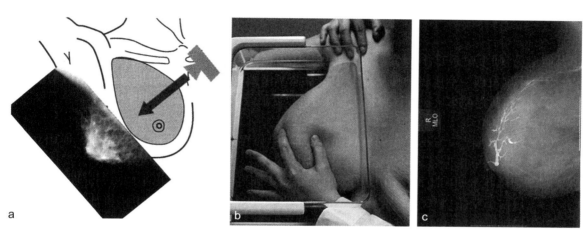

图 2-12 乳腺内外侧斜位摄影
a. X 线入射方向示意图；b. 乳腺摄影示意图；c. 乳腺照片图。

（二）头尾位（CC 位）

头尾位是内外斜位的补充，可确定局限性病变的内外空间位置。在 CC 摄影体位上要求显示所有内侧组织，同时应尽可能多地包含外侧组织。

1. 体位与操作

（1）受检者面对乳腺机，技师站在受检者所查乳腺的内侧。

（2）按乳房的自然运动性高度，提高乳腺下褶皱并升高探测器托盘，与提升的乳腺下褶皱缘接触。技师双手分别放在乳房上、下方，轻轻将乳腺组织牵拉远离胸壁，并将乳头置于探测器托盘中心。

（3）用一只手将乳房固定在此位置上，提升对侧乳房，转动受检者，直至滤线器的胸壁缘紧靠在胸骨上，将对侧乳房放在探测器托盘的拐角上。受检者头部向前放在 X 线管一侧，身体向前倾，使乳房组织置于影像接收器上。

（4）为了提高后外侧组织的可显示性，用乳房上方的手经过探测器托盘胸壁缘，将乳房后外侧缘提升到探测器托盘上，这应该在受检者无旋转的情况下完成。

（5）受检者未成像侧的手臂向前抓住手柄，保持肩部松弛。技师用手轻推受检者后背，以防止受检者从乳腺摄影设备中脱离出来。用手牵拉锁骨上皮肤，以缓解在最后压迫过程中受检者皮肤的牵拉感。

（6）在进行压迫时，固定乳房的手向乳头方向移动，同时向前平展外侧组织以消除褶皱；受检者成像一侧的手臂下垂，肱骨外旋。此种上臂摆位可以去除皮肤褶皱。如果皮肤褶皱依然存在，则用一根手指在压迫装置外侧缘滑动，以展平外侧的皮肤褶皱。

（7）嘱受检者保持身体不动，平静呼吸中屏气曝光。

2. 中心线 X线自上而下，经乳腺上方垂直入射探测器中心。

3. 参考曝光条件 同内外斜位。

4. 标准影像显示

（1）乳腺整体显示在照片内，能显示胸大肌边缘。

（2）清晰显示腺体组织和病灶。

（3）清晰显示乳房皮肤和乳房皮下脂肪组织。

（4）清楚显示腺体后部的脂肪组织。

（5）乳头呈切线位显示，不可与乳腺组织重叠。

（6）无皮肤皱褶，无伪影（图 2-13）。

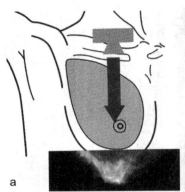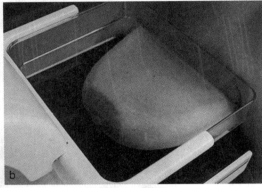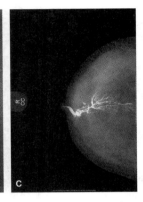

图 2-13　乳腺头尾位摄影
a. X线入射方向示意图；b. 乳腺摄影示意图；c. 乳腺照片图。

（三）乳腺侧位摄影（包括外内侧位和内外侧位）

1. 内外侧位（mediolateral position，ML position） X线管架旋转 90°，受检侧手臂外展 90°置于摄影平台侧面，肘屈曲，手握手柄，使胸大肌放松；将托盘上角放在腋窝背阔肌的前方；运用可移动组织向固定组织推动原则，牵拉乳腺组织及胸肌向前、向内；轻轻牵拉乳腺，使其离开胸壁，同时提起乳房使其向外、向上；开始向托盘方向旋转受检者并开始压迫；当压迫板经过胸骨后，继续使受检者旋转，直至乳房呈标准的侧位且位于托盘的中央；继续加压，直至乳腺组织绷紧；最后，轻轻牵拉腹部组织，使乳房下皱褶展平。中心线 X线束自内侧向外侧水平射入 X线探测器中心。

2. 外内侧位（lateromedial position，LM position） X线管架旋转 90°，影像接收器的顶部处于胸骨上切迹水平，受检者胸骨紧贴托盘边缘，颈部前伸，下颌放在托盘顶部，肘部屈曲以松弛胸肌；牵拉可移动的外、下方组织向上并拉向中线；令受检者开始向托盘方向旋转；下降压迫板经过背阔肌；继续旋转受检者，直至乳房处于真正的侧位和托盘的中心；抬高受检侧手臂，使其超过托盘；轻轻牵拉腹部组织，使乳房下方皱褶展平。X线束自外侧向内侧水平射入 X线探测器中心。

3. 影像显示要求

（1）乳头的轮廓可见，乳头无下垂，并处于切线位。

（2）实质后的组织清晰显示。

（3）实质侧面组织清晰显示。

（4）包含胸壁组织，乳腺下部无折叠。

（5）无皮肤皱褶。

（6）影像层次分明，病灶显示清晰，能显示 0.1mm 细小钙化。

4. 注意事项　内外斜位在判断乳内局限性病灶的上、下解剖位置方面可能存在较大误差，在乳腺穿刺定位时必须避免，而侧位是最好的体位选择。如以诊断为目的，则病灶侧靠近摄影平台，从而减小几何模糊；如以穿刺为目的，则病灶侧靠近有孔穿刺板，以方便穿刺操作（图 2-14）。

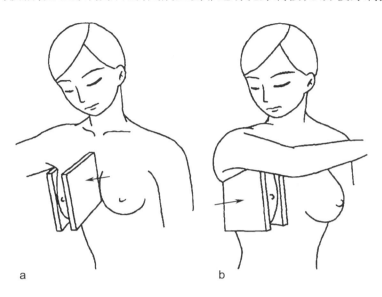

图 2-14　乳腺 90°侧位摄影示意图
a. 内外侧位；b. 外内侧位。

（四）植入物退避位（implant displaced position，ID position）摄影

假体植入隆乳术后的乳腺摄影除常规头尾位和内外斜位摄影外，还可使用 Eklund 方法摄影，目的是避免假体与乳腺组织重叠遮掩病灶（图 2-15）。方法是将假体尽量向胸壁方向挤推，同时向外牵拉乳腺，使乳腺实质组织尽量充分显示于曝光野内，有利于显示其中的病灶。

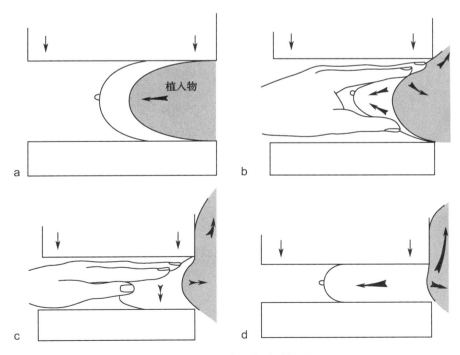

图 2-15　隆乳术后的乳腺摄影
a. 标准摄影；b~d. 植入物退避位摄影。

（五）乳腺点压放大摄影

为评价常规乳腺摄影中的局灶性微小改变,可进一步做特殊摄影检查,包括点压摄影、放大摄影或两者结合的点压放大摄影。

1. 摄影要点

（1）摄影体位:按照已摄取乳腺影像的体位要求放置。

（2）摄影范围:包括按标准体位乳腺影像确定的病变位置和范围。

（3）摄影中心线:测量从乳头至病变的垂直距离,在上下或内外方向上测量乳头至病变距离及从病变到皮肤表面的距离。用手模拟加压,将三个测量值转换成标记来确定病变的具体位置,然后将中心的定点压迫装置放在病变上方。

（4）摄影条件:25~35kV,手动或自动参数选择(包括阳极靶面和滤过材料选择,使用 0.1mm 小焦点,小压迫板)。

2. 影像显示要求　所选区域位于摄影中心,组织层次分明,病灶显示清晰。

3. 注意事项　点压摄影通常结合小焦点放大摄影来提高乳腺细节的分辨力。根据标准体位乳腺影像,确定病变的具体位置和范围,选择压迫板。

三、数字乳腺体层合成摄影

数字乳腺体层合成摄影（digital breast tomosynthesis,DBT）是一项基于平板探测器技术的高级应用。在成像过程中,X 线管在一个弧形范围内匀速移动,从不同角度进行摄影,将获得的一系列低剂量的二维图像重组为一系列类似三维的容积断层影像,使乳腺中不同位置、高度、形态的病变得以在不同层面进行成像(图 2-16)。

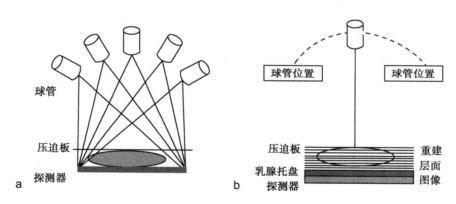

图 2-16　数字乳腺体层合成成像示意图
a. DBT 扫描示意图;b. DBT 重建示意图。

（一）适应证

DBT 的适应证为乳腺病变,特别是致密性腺体病变的筛查和显示,乳腺穿刺活检。

（二）禁忌证

DBT 的禁忌证包括:乳腺炎症伴有红肿;隆乳术的受检者;乳腺加压厚度超过 7cm;妊娠期受检者。

（三）检查前准备

结合超声及常规乳腺检查,不能明确诊断且怀疑有病变不能排除的,明确断层部位。嘱受检者保持检查过程中制动。

（四）体位与操作

内外斜位和头尾位为数字乳腺体层合成摄影常规摄影体位,必要时进行附加体位摄影。DBT

压力较常规低,有利于病灶显示。注意避免皮肤褶皱或腺体压迫不均匀造成的伪影以及受检者头部、肩部等进入照射野范围。确定乳腺检查中正确的曝光参数。X线管在一定的角度范围(15°~25°)扫描,连续9~25次曝光采集图像。经计算机重建得出厚度为0.2~1.0mm的与探测器平行的断层图像(图2-17)。

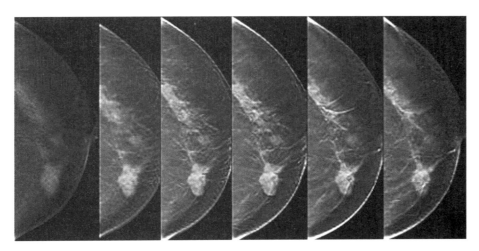

图 2-17 数字乳腺体层合成连续图像

四、乳腺对比增强检查技术

对比增强能谱乳腺摄影(contrast enhancement spectral mammography,CESM)通过静脉注射碘对比剂后进行高低能量曝光,经后处理获得双能减影图像,可在一定程度上反映乳腺病灶摄取碘对比剂的能力,间接反映血供情况,获得不同能量状态下乳腺肿瘤组织代谢的图像(图2-18、图2-19)。正常腺体血管通透性低,对比剂摄取速度慢,流量低,对比增强曲线呈现低平台特征;恶性肿瘤新生血管丰富,血管通透性高,对比剂摄取速度快,流量高,清除也快。

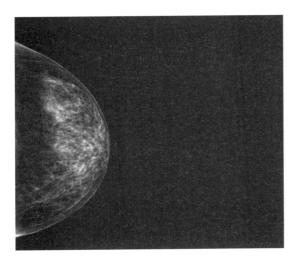

图 2-18 CESM 的低能摄影图像未见明显病变

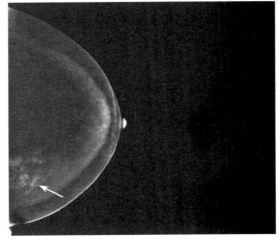

图 2-19 减影后图像显示不规则钙化(白色箭头示)

(一)基本原理

CESM 是基于碘剂在33.2keV处因K吸收边缘(K-edge)效应出现X线显著吸收衰减的现象,采用高、低两种能量进行摄影。低能图像采用的管电压范围为26~31kV,高能图像为45~49kV。低能图像与高能图像经计算机后处理可获得减影图像。

（二）适应证

CESM 适用于：普通乳腺 X 线和超声对病变难以检出的受检者；致密型乳腺女性筛查或诊断性检查；由于各种情况不能行 MRI 检查的受检者；乳腺癌高危人群筛查；乳腺癌术前分期；乳腺癌术后和放化疗疗效评估的受检者。

（三）检查前准备

询问受检者过敏史，并准备好碘过敏相关药品及相关器械。在受检者耐受的情况下压迫需更紧，因检查时间延长，应防止受检者移动影响图像质量。其他准备同普通乳腺 X 线摄影。

（四）检查流程

1. 设置 CESM 模式。

2. 设置高压注射器　抽取非离子型碘对比剂 100ml，浓度为 300~350mg/ml，剂量为 1.5ml/kg。设置注射参数，对比剂以 3ml/s 的速度经高压注射器注入上臂静脉内；2 分钟完成注射后，进行双侧乳腺头尾位以及内外斜位的低能和高能的连续摄影，经过减影技术获得双能减影图像。每个摄影位置摄片时，在 1.5 秒内可获取一幅低能（low energy，LE）和高能（high energy，HE）图像。

3. CESM 检查结束后传送 LE 图像（等同于传统 FFDM 图像）和 HE 图像，两者经过处理后得到类似"减影"图像用以诊断。

4. 受检者完成 CESM 检查后接受 30 分钟医学观察，以预防迟发性过敏反应。

（五）成像优势及劣势

1. **优势**　对仪器要求及费用较 MRI 低，检查方便；能清楚显示病变的形态、边缘，引入对比剂，获取了病变血流供应情况，对病变性质的判断更客观、准确；减影后去除乳腺正常腺体组织，消除了正常腺体对病灶的遮蔽，对致密型腺体优势明显。

2. **劣势**　有过敏风险；受检者检查舒适度低（完成全部检查约 8 分钟）；辐射剂量较传统乳腺 X 线摄影有一定程度的增加。

五、乳腺导管造影检查技术

乳腺导管造影（galactography）是指将对比剂注入乳腺管内再行 X 线摄影的检查方法，目的是评估乳头溢液的病因。通过乳腺导管造影可了解溢液导管管径、腔内占位及管壁破损侵蚀情况，帮助确定导管有无病变及其位置、范围等。

（一）适应证

乳腺导管造影的适应证包括：病理性乳头溢液；了解乳腺肿块与乳导管的关系；鉴别乳头状瘤和乳腺癌。

（二）禁忌证

乳腺导管造影的禁忌证包括：碘对比剂过敏者；妊娠的第 6 及第 9 个月期间可能出现良性的血性溢液；双乳多支导管的任何性质的乳头溢液；严重乳头内陷或乳头、乳晕区曾有手术史的受检者；急性乳腺炎。

（三）造影前准备

1. 操作者与受检者进行沟通，使其更好地配合检查。

2. 准备照明灯，无菌手套，皮肤消毒用品（酒精、碘伏），5ml 注射器，5、6 号钝头注射针或泪管塑料插管，50% 碘水对比剂。

（四）操作技术

1. 造影时，受检者可取仰卧位或坐位。

2. 取对比剂 2~3ml，用 75% 酒精常规消毒乳头区，轻挤患侧乳头，辨认出溢液的导管口后轻柔地捻转乳头，插入注射针，深度约 1cm，缓慢加压，将对比剂注入乳腺管内，至受检者出现胀感或有对比剂溢出时停止,一般需注入 0.5~1.0ml,个别可达 2.0ml。注射完毕后撤出针头,立即摄片,压力不能太大,防止对比剂流出。

3. 迅速拍放大 CC 位及 90°侧位(ML 或 LM)片。摄影时,只需对乳房轻度加压,避免过度压迫使对比剂溢出而影响造影效果。完成摄片后,令受检者轻挤乳房,尽量排出对比剂。造影完毕,敷上消毒纱布,告知受检者注意事项。

(五)注意事项

1. 病变导管的选择必须正确,若误入正常导管,可造成假阴性的结果。回抽出液体,说明插管正确。若无把握,可多检查几支乳导管。

2. 插管前应注意排气,防止对比剂内混入气泡。注意勿将小气泡注入导管内,否则可造成假性充盈缺损,影响正确诊断。

3. 若溢液较多,在注射对比剂前将溢液尽量抽尽,以免对比剂被溢液稀释影响对比度。

4. 针头插入不宜过深,否则易刺破导管壁造成对比剂外溢腺体组织而导致造影失败。

5. 注射对比剂应缓慢,压力不宜过大,若注射时感到有阻力,且受检者诉有痛感,或见对比剂反流溢出乳头,应立即停止注射。

(六)并发症

1. 操作过程中可能发生导管迷走神经反应,故在操作的全程中,操作者勿离开受检者,以便及时处理。

2. 对比剂外渗多系乳导管被刺破所致,对比剂多聚集在乳晕下区域,由于对比剂的量少,一般不会造成任何危害,1 小时后即可完全被吸收。

3. 严格消毒,避免乳腺炎症的发生(图 2-20)。

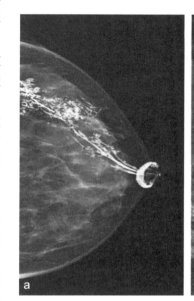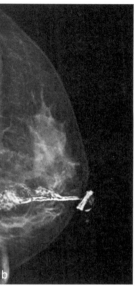

图 2-20　乳腺导管造影
a. CC 位;b. 90°侧位。

六、乳腺 X 线立体定向引导穿刺活检与摄影技术

通过乳腺 X 线摄影机引导进行乳腺术前穿刺定位或乳腺穿刺活检,目前主要有两种方式:二维手动定位穿刺和三维立体自动定位穿刺。前者对机器设备要求较低,只要带有专用有孔压迫板即可,但对医师的操作技术要求较高。后者对机器设备及穿刺器械要求较高,价格昂贵。操作由有经验的放射诊断医师进行,影像技师直接配合医师的工作。

(一)乳腺术前穿刺定位(preoperative needle localization)

1. **适应证**　在两个摄影方位图像上确定乳腺内有临床不能扪及的病灶,且怀疑为恶性,临床欲做切除活检,或虽疑为良性,但临床欲做手术切除的病例。该方法能帮助外科医师准确定位切除不能扪及的乳腺病灶,并能帮助病理科医师对切除标本定位活检,尤其是对确诊微小乳腺癌并行保乳手术受检者具有重要意义。

2. **禁忌证**　有出血倾向的受检者;穿刺局部区域皮肤感染者。

3. **术前准备**　照明灯、消毒手套、酒精棉球、敷料、带内芯为可弹开金属钩丝(hook wire)的穿刺针。常用的钩丝根据其尖端形态分为两种:单钩型和双分叉型。

4. 检查流程

（1）对患侧乳腺首先拍摄头尾位和侧位，观察病变，确定穿刺进针方向和深度（有经验的操作者可免去再拍摄头尾位和侧位这一步骤，而在已有的近期乳腺摄影头尾位和内外斜位像上确定穿刺进针方向和深度）。如病变位置在乳腺外上、内上象限，则采用头尾位从上向下进针；如在外下象限则采用外内位从外向内进针；如在内下象限则采用内外位从内向外进针。

（2）对检查台、专用有孔压迫板和乳腺压迫板消毒。

（3）受检者取坐位（有穿刺专用床也可采用俯卧位），常规皮肤消毒，在选定的方位上用有孔压迫板压迫乳腺后摄影（压力不能太大，以能固定乳腺为原则），通常采用 8~10N，确定穿刺点。注意应调节控制台有关程序，拍摄后压迫板不自动松开。

（4）手术医师戴消毒手套，将可弹开金属钩丝内芯回抽藏匿于针鞘内，垂直进针，进针深度根据穿刺前的测量初步确定。然后，拍摄图像，观察针尖与病灶的位置关系，可适当调整，确认针尖正对病灶后，松开压迫板。

（5）将乳腺连穿刺针（注意穿刺针不能移动）退出摄影区，换上常规压迫板，改为与刚才摄影位置垂直的方位压迫乳腺并摄影，核定穿刺针针尖的位置，使针尖在病灶内。

以上（3）~（5）步骤可在带有三维立体定位系统的乳腺 X 线摄影机上进行，对病灶分别行左、右倾角 15°的摄影后，软件自动计算进针深度，将穿刺针插入预定位置。

（6）将穿刺针穿刺至病灶，定位准确后释放钩丝内芯，摄片确认。使用三维立体定位系统定位时，应注意穿刺区域皮肤张力不能太小，以免穿刺过程中钩丝到达病灶靶点后，皮肤回弹使钩丝远端实际不到位。

（7）用消毒纱布覆盖皮肤上露出的钩丝尾部，胶布固定后送外科行乳腺手术。

（8）外科所切除标本（连金属钩丝）在送病理科行快速切片组织学检查之前，常规行标本乳腺 X 线检查，目的是观察外科是否切除图像所见病灶。

5. 注意事项 钩丝露出皮肤部分应使用清洁敷料覆盖胶布固定，避免钩丝移动。通常放置钩丝后立即行外科手术，如有特殊情况，24 小时之内也必须手术。放射科定位医师应向外科手术医师告知钩丝类型，描述定位深度、方位，便于后者确定最短捷的活检手术入路。

（二）乳腺穿刺活检术

乳腺穿刺活检术包含细针抽吸细胞学检查（fine-needle aspiration cytology，FNAC）和空芯针穿刺活检（core needle biopsy，CNB）。

1. 细针抽吸细胞学检查

（1）适应证：对于在两个摄影位置图像上均显示的乳腺局限性病灶，确认其病变性质。由于仅凭乳腺细胞学检查难于做出病理学诊断，所以细针吸取细胞学检查应用受限。

（2）禁忌证：有出血倾向的受检者；穿刺区域皮肤感染。

（3）术前准备：照明灯、消毒手套、酒精棉球、敷料、9 号有内芯穿刺针、10ml 注射器、生理盐水、玻片、试管。

（4）检查流程

1）对不能扪及肿块的病例，乳腺 X 线摄影二维定位方式与前述乳腺术前穿刺定位相同。

2）针尖到达预定位置后，套上装有生理盐水的 10ml 针筒，来回抽动穿刺针，深浅约 5mm，并同时用力抽吸，反复十余次后，保持负压拔出穿刺针。局部皮肤用消毒纱块覆盖。

3）穿刺针针尖吸出物涂玻片两张；同时将穿刺针反复用生理盐水冲洗，冲洗液放入干净试管内。完成后立即将涂片和冲洗液送检。

4）可触及肿块在常规消毒后直接穿刺抽吸送检。注意可移动的肿块应适当固定后穿刺。

（5）检查后注意事项：涂片及冲洗液应立即做病理细胞学检查，以防细胞萎缩、坏死，影响细胞学诊断。

2. 空芯针穿刺活检　应使用乳腺 X 线摄影机三维定位方式进行核心钻取组织活检。由于精度的关系,不推荐使用乳腺 X 线摄影机二维定位方式进行核心钻取组织活检。

（1）适应证:对于在乳腺两个不同摄影方位图像上怀疑为恶性肿瘤的病例,可采用乳腺组织钻取活检。此方法可以获得乳腺组织,病理报告准确性明显优于细针抽吸细胞学检查。

（2）禁忌证:有出血倾向的受检者;穿刺区域皮肤感染。

（3）术前准备:照明灯、消毒手套、酒精棉球、敷料、乳腺专用活检枪(带有凹槽的穿刺针)、弯盘。

（4）检查流程:使用安装三维立体定位系统的乳腺 X 线摄影机对病灶首先行沿穿刺路径最短方向的摄影方位(如头尾位、内外位或外内位)摄影、校正,然后在此方位基础上分别倾角 ±15°摄影选取穿刺目标点;计算机自动计算进针深度后,机架恢复至穿刺路径最短方向的摄影方位状态,对穿刺点皮肤消毒、局部麻醉,皮肤作 5~7mm 切口,将乳腺专用的具有钻取或截取组织的活检针安装到穿刺架上,经切开的皮肤切口穿刺至目标病灶,再分别倾角 ±15°.摄影确定穿刺针针尖准确到达目标点,获得乳腺病灶组织(真空核心钻取活检至少应向病灶靶点上、下、左、右四个方向取材),对标本按方位编号后送病理科行石蜡切片组织学检查。对于微小病灶,为避免活检去掉钙化或小结节等病灶标志,活检结束穿刺套针拔出之前,应放入专用的物理化学性质稳定的金属标记物,便于在活检病理报告为乳腺癌时,进一步行乳腺摄影引导下的术前穿刺定位,由外科医生切除病灶。活检手术结束后应对乳房局部加压包扎,患者卧床观察 6 小时,无异常 24 小时后方可解除临床观察。

（5）注意事项:活检后若确定为乳腺恶性肿瘤,应尽快手术,并进行必要的化疗和放疗,预防损伤局部血管、淋巴管造成肿瘤转移的可能性。

（暴云锋　余建明　马新武）

第三节　数字 X 线造影检查技术

X 线诊断是对根据人体各组织、器官对 X 线吸收程度的不同而形成不同密度的影像进行评判。当某些组织、器官的密度与邻近组织、器官或病变的密度相同或相似时,则难以对成像区域的影像做出诊断。用人工的方法将高密度或低密度物质引入体内,使其改变组织、器官与邻近组织的密度差,以显示成像区域内组织、器官的形态和功能的检查方法,称为造影检查。所采用的能提高人体组织对比度的物质称为对比剂(contrast media)。

一、子宫输卵管造影

子宫输卵管造影(hysterosalpingography, HSG)是利用专用器械从子宫颈口注入对比剂,以显示子宫腔及两侧输卵管位置、形态、大小的检查方法。目前仍为妇科所常用。

1. 适应证　原发或继发不孕症、寻找子宫出血的原因、内生殖器畸形;对于考虑绝育或再育者,可观察输卵管、子宫腔情况;子宫肌瘤、附件及盆腔其他器官的疾病等。

2. 禁忌证　包括碘过敏、急性和亚急性内外生殖器炎症及盆腔炎症、全身性发热、严重的心肺疾病、月经期、妊娠期、产后、流产、剖宫术后 6 周内。

3. 造影方法

（1）造影前准备:一般无需特殊准备,造影时间应选择在月经停止后 3~7 天内。

（2）对比剂:使用浓度为 300 或 370mgI/ml 的非离子型碘对比剂。

（3）操作技术:受检者仰卧在台上,常规消毒铺巾,由妇产科医生将导管插入子宫颈管内,透视下注射对比剂,在子宫和输卵管充盈时停止注射,即刻摄取第一张照片,即为子宫腔输卵管的充盈像;注射碘水后 30 分钟或注射碘化油后 24 小时摄取第二张照片,了解对比剂是否进入腹腔,以判断盆腔是否有因慢性炎症而发生的粘连。

（4）术后处理：检查后如下腹及腰部疼痛，应休息 1 小时后再离开。术后须休息一周，给予抗生素预防感染。

4. 摄影技术 受检者仰卧摄影台上，正中矢状面对准并垂直台面中线。两臂置于体侧，照射野上缘达髂前上棘，下缘包括耻骨联合（图 2-21）。

二、静脉尿路造影

静脉尿路造影（intravenous urography，IVU），又称排泄性尿路造影或静脉肾盂造影（intravenous pyelography，IVP），是通过静脉注入对比剂，经肾脏排泄使全尿路显影的方法。它不仅可以观察泌尿系统的形态结构，而且可以了解肾脏分泌功能。

1. 适应证 肾和输尿管疾病，如结核、肿瘤、结石、先天畸形、慢性肾盂肾炎以及肾损伤等；不明原因的血尿或脓尿；腹膜后肿瘤，了解肿瘤与泌尿器官的关系及排除泌尿系疾病；尿道狭窄无法插入导管行逆行尿路造影者。

2. 禁忌证 碘对比剂过敏者；严重肝、肾功能不全；全身器官严重衰竭，包括高热、急性传染病及严重心血管疾病；甲状腺功能亢进；严重血尿和肾绞痛发作者。

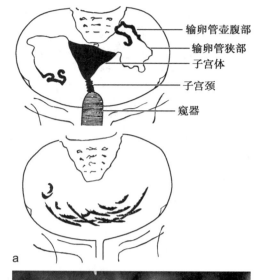

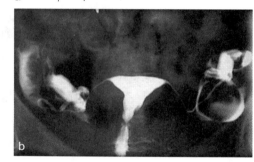

图 2-21 子宫输卵管造影
a. 造影模式图；b. 造影照片图。

3. 造影方法

（1）造影前准备：检查前 12 小时内禁食、禁水。检查前一晚服泻药清洁肠道或检查前 2 小时清洁灌肠。

（2）对比剂：常用非离子型碘对比剂。一般成人用量为 20~40ml；儿童因不能压迫输尿管，且肾浓缩功能不如成人，故剂量可加大，可按每公斤体重 0.5~1.0ml 计算。

（3）操作技术：受检者仰卧在摄影床上，将 2 个圆柱状棉垫呈倒八字形压迫在两侧髂前上棘连线水平上，此水平相当于输尿管进入骨盆处，输尿管后方为骶骨，故在此处压迫输尿管可有效阻断其通路。在棉垫上放血压表气袋，用多头腹带将棉垫、气袋同腹部一起束紧，然后由静脉注入对比剂。当注入对比剂 1~2ml 后减慢速度，观察 2~3 分钟，如受检者无不良反应，即将对比剂在 2~3 分钟内注完，必要时可缩短注药时间。注药中若有不良反应，立即停止注药。如反应轻微，待症状缓解后仍可继续造影。对比剂注射完毕，给血压表气袋注气，压力为 80~100mmHg，压迫输尿管，以阻止对比剂进入膀胱，有利于肾盂充盈显示。注射对比剂前先摄全尿路平片。在注射对比剂后 7、15 及 30 分钟摄两肾区片，如肾盂、肾盏充盈显示良好，则放松腹带，当膀胱充盈后摄全尿路造影片。如肾盂、肾盏显示不佳，则要加摄 60 分钟片甚至 120 分钟片（图 2-22）。

三、术后胆道造影检查技术

术后胆道造影术用于检查胆管在手术后有无解剖学上的改变、残留结石或其他病变。这种造影在伤口尚未愈合前经 T 形管直接注入对比剂，一般在手术 2 周后施行。

1. 适应证

（1）胆系手术后了解 T 形管引流受检者胆管内是否残留结石、蛔虫等。

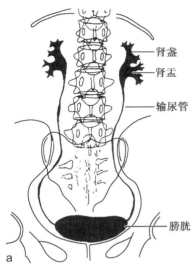
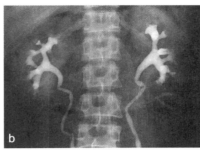
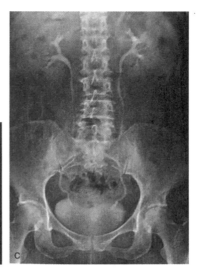

肾盏

肾盂

输尿管

膀胱

图 2-22 静脉尿路造影

a. 造影模式图;b. 造影双肾摄影图;c. 造影全尿路图。

（2）胆系手术后了解胆管是否有狭窄以及胆总管与十二指肠是否通畅。

（3）依据情况决定是否终止引流或再次手术。

2. 禁忌证

（1）碘对比剂过敏及甲状腺功能亢进者。

（2）严重的心、肝、肾功能不良者。

（3）胆道感染者。

（4）引流出血者。

3. 相关准备

（1）受检者准备:受检者前一天做好肠道准备（清除肠道粪便和气体）。

（2）器械准备:治疗盘,酒精,碘酒,棉签/棉球,无菌纱布,镊子,止血钳,20ml 和 50ml 无菌注射器各一个。

（3）药品准备:350mg/ml 非离子型碘对比剂 20~50ml,500ml 生理盐水 2 瓶。

4. 造影技术

（1）操作技术:受检者仰卧在摄影检查台上,左侧身体抬高 20°~30°。给对比剂稍加温,引流管口部消毒,抽吸管内胆汁,降低管内压,用生理盐水冲洗胆管。然后将加温后的对比剂 10ml 缓慢注入 T 形管内,透视下看肝管和胆管充盈情况。依据情况加对比剂剂量,依据肝管和胆管充盈情况调节体位。

（2）摄影技术:当全部肝管及胆总管充盈满意后,进行摄片。曝光时嘱受检者深吸气后呼气屏住。对比剂用量最好不要超过 60ml;注射对比剂压力不应太大;造影结束后尽量将对比剂抽出（图 2-23）。

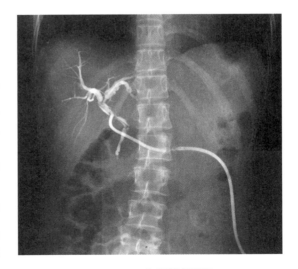

图 2-23 术后胆道造影

（张志伟 马新武 刘泉源）

41

第四节　人体各部位的 DR 检查技术

一、头部 X 线摄影

（一）头颅后前位（skull posteroanterior projection）

1. 摄影要点

（1）摄影体位：受检者俯卧于摄影台上，两臂放于头部两旁，使头颅正中矢状面垂直台面并与台面中线重合。下颌内收，听眦线与台面垂直，两侧外耳孔与台面等距。照射野和探测器包括含下颌骨的整个头部。

（2）SID：100cm。

（3）中心线：垂直对准枕外隆凸，经眉间垂直射入探测器中心。

2. 标准影像显示与临床意义

（1）显示头颅正位影像，图像包括全部颅骨及下颌骨升支。

（2）矢状缝与鼻中隔位于图像正中，眼眶、上颌窦、筛窦等左右对称显示。

（3）颞骨岩部上缘位于眼眶正中，两侧眼眶外缘与颅骨外缘等距，颅骨骨板及骨质结构显示清晰（图 2-24）。

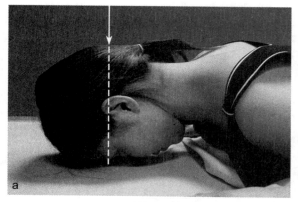

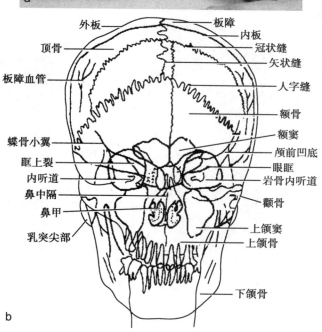

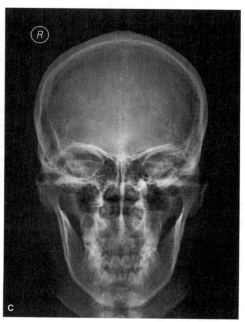

图 2-24　头颅后前位成像示意图

a. 摄影示意图；b. 解剖结构图；c. 照片效果图。

（4）该体位为临床常用体位，用于头颅的外伤、先天畸形等病变的检查。

（二）头颅侧位（skull lateral position）

1. 摄影要点

（1）摄影体位：受检者俯卧于摄影台上，头部侧转，被检侧贴近台面。头颅矢状面与台面平行，瞳间线与台面垂直，下颌稍内收，听眶线与台边垂直。照射野和探测器包括含下颌骨的整个头部。

（2）SID：100cm。

（3）中心线：对准外耳孔前、上各 2.5cm 处，垂直射入探测器中心。

2. 标准影像显示与临床意义

（1）显示头颅侧位整体观影像，图像包括全部颅骨及下颌骨升支。

（2）蝶鞍位于图像正中偏前，蝶鞍各缘呈单线的半月状阴影，无双边影。

（3）前颅窝底线重叠为单线，两侧乳突外耳孔、下颌骨小头基本重叠（图 2-25）。

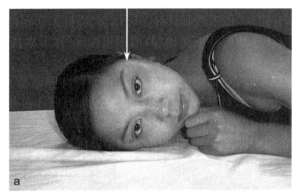

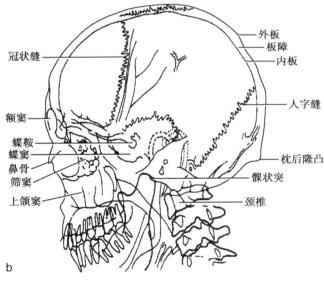

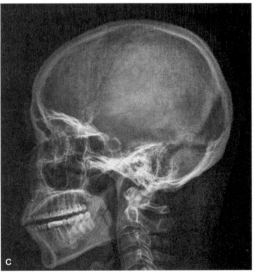

图 2-25 头颅侧位成像示意图

a. 摄影示意图；b. 解剖结构图；c. 照片效果图。

（4）该体位为临床常用体位，用于头颅的外伤、先天畸形等病变的检查。

（三）头颅前后半轴位（skull anteroposterior half-axial projection）

1. 摄影要点

（1）摄影体位：受检者仰卧于摄影台上，头部正中矢状面垂直于台面并与台面中线重合。下颌内收，使听眦线垂直台面，两侧外耳孔与台面等距。照射野和探测器包括全部枕骨。

（2）SID：100cm。

（3）中心线：向足侧倾斜30°，对准眉间上方约10cm处射入，从枕外隆凸下方射出。

2. 标准影像显示与临床意义

（1）显示头颅正位影像，图像包括全部枕骨、岩骨、眶骨及下颌骨升支。

（2）矢状缝与鼻中隔位于图像正中，眼眶、上颌窦、筛窦等左右对称显示。

（3）临床观察顶骨后部、枕骨、内耳道、鞍背及床突等结构影像（图2-26）。

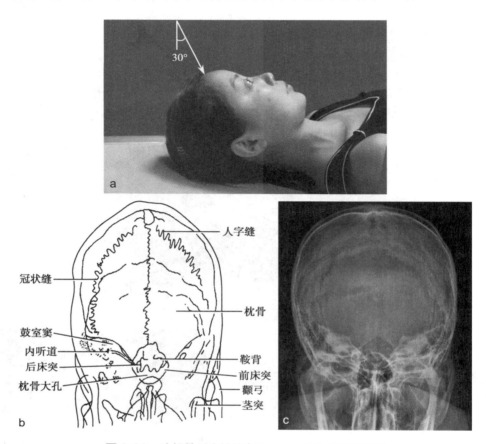

图2-26 头颅前后半轴位（Townes位）成像示意图
a. 摄影示意图；b. 解剖结构图；c. 照片效果图。

（4）该体位为临床常用体位，用于头颅的外伤、先天畸形等病变的检查。

（四）口咽部侧位（oropharynx lateral position）

1. 摄影要点

（1）摄影体位：受检者端坐或站立在摄影台侧，下颌略抬高，避免下颌支与鼻咽腔重叠，听鼻线平行于地面，头颅矢状面与探测器平行。

（2）SID：100cm。

（3）中心线：通过外耳孔前下方2cm处垂直射入探测器中心，嘱受检者闭口、用鼻吸气并曝光，避免软腭抬高造成鼻咽腔变窄。

2. 标准影像显示与临床意义

（1）显示口咽部侧位影像，显示腺样体轮廓、厚度、边缘等形态特征及相应部位气道，包括鼻骨及下颌骨升支。

（2）下颌支、颈椎、头颅无双边影，耳廓基本重叠，枕骨后下部包含在图像内。

（3）临床测定腺样体厚度与鼻咽腔宽度的比值（A/N）等数据，能直观评价腺样体肥大程度，观察鼻咽腔宽窄、腺样体肥大情况，为临床治疗或手术提供可靠依据（图2-27）。

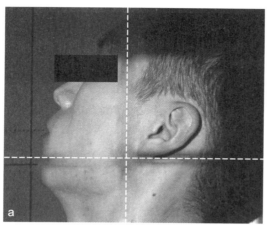

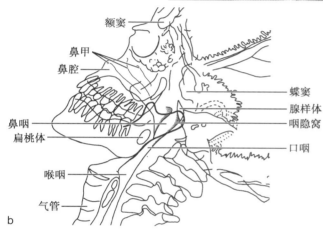

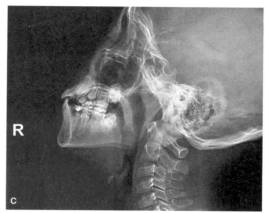

图 2-27　口咽部侧位成像示意图

a. 摄影示意图；b. 解剖结构图；c. 照片效果图。

二、脊柱与骨盆 X 线摄影

（一）颈椎侧位（cervical spine lateral position）

1. 摄影要点

（1）摄影体位：受检者侧立于摄影架前，两足分开使身体站稳，外耳孔与肩峰连线位于探测器中心。头部后仰，下颌前伸，头颈部正中矢状面平行于摄影架面板，上颌门齿咬合面与乳突尖端连线与水平面平行。双肩尽量下垂，必要时辅以外力向下牵引。照射野和探测器上缘包括外耳孔，下缘包括肩峰。

（2）SID：150cm。

（3）中心线：经甲状软骨平面颈部的中点，水平方向垂直射入探测器中心。

2. 标准影像显示与临床意义

（1）显示全部颈椎侧位影像，第 1~7 颈椎显示于照片正中。

（2）各椎体前、后缘均无双缘现象，各体骨质、各椎间隙及椎间关节显示清晰。

（3）下颌骨不与椎体重叠，气管、颈部软组织层次清楚（图 2-28）。

（4）该体位为临床常用体位，用于外伤、退行性病变等检查。

（二）颈椎后前斜位（cervical spine posteroanterior oblique projection）

1. 摄影要点

（1）摄影体位：受检者面向探测器站立，身体旋转，使冠状面与探测器成 45°~50°。下颌稍前

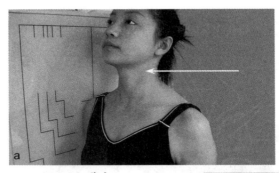

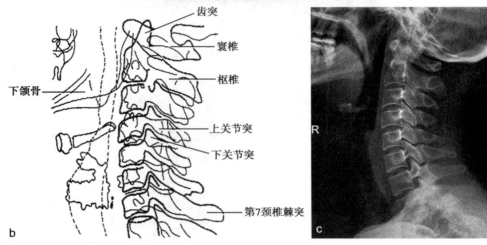

齿突

寰椎

枢椎

下颌骨

上关节突

下关节突

第7颈椎棘突

b

图 2-28　颈椎侧位成像示意图

a. 摄影示意图；b. 解剖结构图；c. 照片效果图。

伸，上肢尽量下垂。颈椎长轴置于探测器长轴中线，左、右标记应注明清楚。后前斜位观察同侧椎间孔，右前斜显示右侧椎间孔，左前斜显示左侧椎间孔。前后斜位观察对侧椎间孔，右后斜显示左侧椎间孔，左后斜显示右侧椎间孔。

（2）SID：100cm。

（3）中心线：经甲状软骨平面颈部的中点，水平垂直射入探测器。

2. 标准影像显示与临床意义

（1）显示颈椎斜位影像，第 1~7 颈椎显示于图像正中。

（2）近检测器侧椎间孔、椎弓根体显示清晰。椎间孔显示于椎体与棘突之间，椎弓根位于椎体正中。

（3）椎体骨质、各椎间隙及椎间关节显示清晰，下颌骨不与椎体重叠。

（4）临床观察颈椎椎间孔、小关节及椎弓根情况（图 2-29）。

（三）胸椎正位（thoracic spine anteroposterior projection）

1. 摄影要点

（1）摄影体位：受检者仰卧于摄影床上，两臂放于身旁，头稍后仰。身体正中矢状面垂直于床面并与探测器中心线重合，下肢屈髋、屈膝，使两足平踏床面。照射野和探测器上缘包括第 7 颈椎，下缘包括第 1 腰椎。

（2）SID：100cm。

（3）中心线：经胸骨角与剑突连线中点垂直射入。

2. 标准影像显示与临床意义

（1）第 7 颈椎、胸椎及第 1 腰椎在图像正中显示。

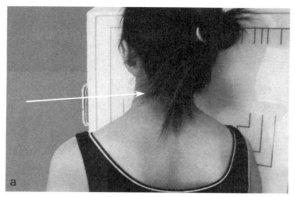

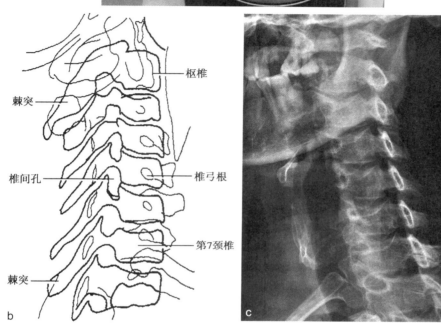

图 2-29　颈椎后前斜位成像示意图
a. 摄影示意图；b. 解剖结构图；c. 照片效果图。

（2）棘突序列位于椎体正中，两侧横突、椎弓根对称显示，各椎体椎间隙和椎体骨纹理显示清晰（图 2-30）。

（3）该体位为临床常用体位，用于外伤、退行性病变、肿瘤和骨结核等检查。

（四）胸椎侧位（thoracic spine lateral position）

1. 摄影要点

（1）摄影体位：受检者侧卧于摄影床上，脊柱长轴与床面长轴平行。两臂上举屈曲，头枕于近床面侧的上臂上，下肢屈曲以固定身体。身体正中冠状面垂直于床面，脊柱置于探测器中心。照射野和探测器上缘包括第 7 颈椎，下缘包括第 1 腰椎。

（2）SID：100cm。

（3）中心线：对准第 6 或第 7 胸椎垂直射入。

2. 标准影像显示与临床意义

（1）第 3~12 胸椎呈侧位显示于影像正中，略有后突弯曲，不与肱骨重叠。

（2）椎体各缘呈切线状显示，无双边现象，椎间隙清晰、明确。肺野部分密度均匀，与椎体对比调和，各椎体及附件结构易于分辨，骨纹理清晰显示（图 2-31）。

（3）该体位为临床常用体位，用于外伤、退行性病变、肿瘤和骨结核等病变的检查。

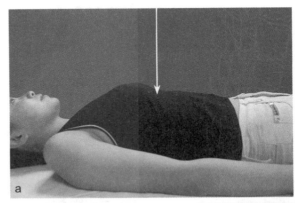

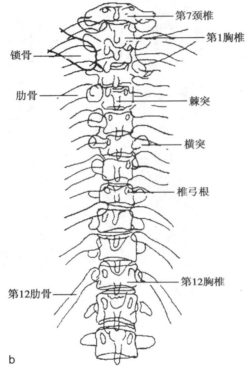

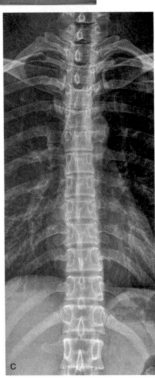

图 2-30　胸椎正位成像示意图

a. 摄影示意图；b. 解剖结构图；c. 照片效果图。

（五）腰椎正位（lumbar spine anteroposterior projection）

1. 摄影要点

（1）摄影体位：受检者仰卧于摄影台上，双上肢放于身体两侧或上举抱头，人体正中矢状面垂直台面，并与台面中线重合。两侧髋部和膝部弯曲，使腰部贴近台面，以矫正腰椎生理曲度，减少失真。照射野和探测器上缘包括第 11 胸椎，下缘包括上部骶椎。

（2）SID：100cm。

（3）中心线：经第 3 腰椎（髂嵴上 3~4cm 处）垂直射入探测器。

2. 标准影像显示与临床意义

（1）图像包括第 11 胸椎至第 2 骶椎。

（2）椎体序列显示于图像正中，两侧横突、椎弓根对称显示。

（3）第 3 腰椎椎体各缘呈切线状显示，无双边现象，椎间隙清晰可见（图 2-32）。

（4）该体位为临床常用体位，用于外伤、退行性病变、肿瘤和骨结核等病变的检查。

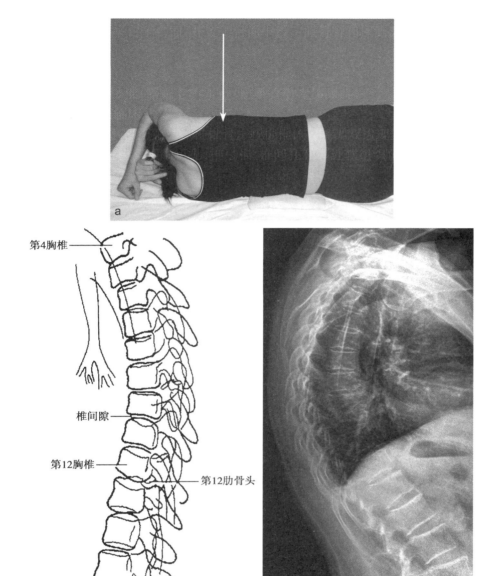

图 2-31　胸椎侧位成像示意图
a. 摄影示意图;b. 解剖结构图;c. 照片效果图。

（六）腰椎侧位（lumbar spine lateral position）

1. 摄影要点

（1）摄影体位:受检者侧卧于摄影台上,双上肢自然上举抱头,双下肢屈曲,膝部上移。腰部用棉垫垫平,使腰椎序列平行于台面,并置于台面中线。照射野和探测器上缘包括第 11 胸椎,下缘包括上部骶椎。

（2）SID:100cm。

（3）中心线:经第 3 腰椎（髂嵴上 3~4cm 处）垂直射入探测器。

2. 标准影像显示与临床意义

（1）图像包括第 11 胸椎至第 2 骶椎椎骨。腰椎椎体各缘无双边现象,尤其是第 3 腰椎。

（2）椎体骨皮质和骨小梁清晰可见,椎弓根、椎间孔和邻近软组织可见,各椎间关节、腰骶关节及棘突可见。

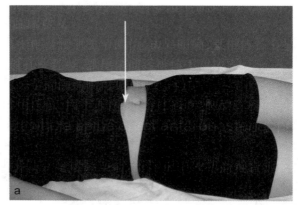

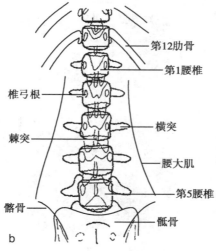

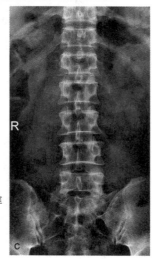

第12肋骨
第1腰椎
椎弓根
横突
棘突
腰大肌
第5腰椎
髂骨
骶骨

R

图 2-32　腰椎正位成像示意图
a. 摄影示意图；b. 解剖结构图；c. 照片效果图。

（3）临床观察腰椎侧位形态、排列曲度、棘突、椎间孔、关节突及骨质情况（图 2-33）。

（4）该体位为临床常用体位，用于外伤、退行性病变、肿瘤和骨结核等检查。

（七）骶尾椎侧位（sacrococcygeal vertebra lateral position）

1. 摄影要点

（1）摄影体位：受检者侧卧于摄影台上，双下肢屈曲，膝部上移。骶尾部后平面垂直于台面，腰部垫棉垫使骶尾部正中矢状面与台面平行，并置于探测器范围内。照射野和探测器上缘包括第 5 腰椎，下缘包括全部尾椎。

（2）SID：100cm。

（3）中心线：对准髂前上棘后方 8~10cm 处，经骶尾骨中部，垂直射入探测器。

2. 标准影像显示与临床意义

（1）图像中心显示骶尾椎及腰骶关节侧位，边界明确，其椎体各节易于分辨。

（2）双侧骶孔重叠，骶孔线连续，骶尾椎前缘椎体无双边影。

（3）腰骶关节及骶尾关节间隙清晰可见（图 2-34）。

（4）该体位为临床常用体位，用于外伤、退行性病变、肿瘤等病变的检查。

（八）全脊柱站立正位（whole spine erect anteroposterior projection）

1. 摄影要点

（1）摄影体位：受检者站立于摄影架前，身体正中矢状面垂直于探测器并与中线重合，双上

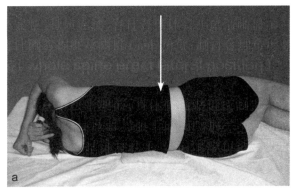

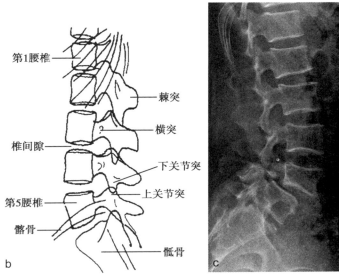

图 2-33　腰椎侧位成像示意图
a. 摄影示意图；b. 解剖结构图；c. 照片效果图。

肢自然下垂,手心朝前,双足稍分开与髋同宽,足尖朝前稍内旋 10°~15°,身体稍后仰,使上颌门齿咬合面至乳突尖的连线垂直于探测器,照射野和探测器上缘包括第 1 颈椎,下缘包括耻骨联合。

（2）SID：150~180cm。

（3）中心线：X 线管从头侧沿脊柱中线依次往足侧拍摄,自动追踪平板探测器进行间断曝光,曝光结束后拼接软件自动拼接合成全脊柱影像。

2. 标准影像显示与临床意义

（1）影像上缘包括第 1 颈椎,下缘包括双侧髋关节。

（2）第 1 颈椎至骶尾椎位于影像正中显示,棘突位于椎体正中显示；下颌骨下缘与枕骨下缘重合,双侧肩关节、髋关节对称显示。

（3）图像拼接处椎体完整、骨质连续,脊柱各椎体骨小梁清晰显示。

（4）临床观察整体脊柱侧弯程度及测量 Cobb 角等,制订合理矫形和手术方案（图 2-35）。

（九）全脊柱站立侧位（whole spine erect lateral position）

1. 摄影要点

（1）摄影体位：受检者站立于摄影架前,身体侧面贴近探测器,身体冠状面垂直于探测器。下颌上抬至枕骨水平,双上肢上举,使肱骨与躯干成 30°,肘关节屈曲,双手握紧摄影架扶手,双足稍分开,足尖朝前。照射野上缘包括外耳孔上 3cm,下缘包括股骨近端外侧正中与耻骨联合水平。

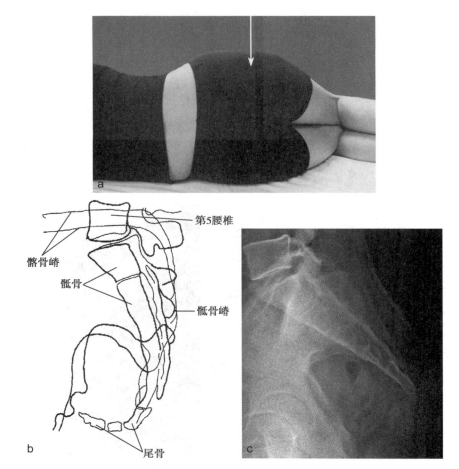

图 2-34　骶尾椎侧位成像示意图
a. 摄影示意图；b. 解剖结构图；c. 照片效果图。

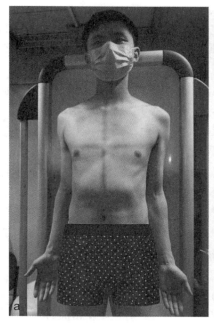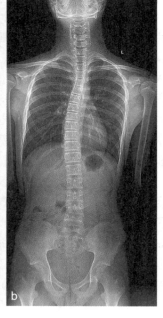

图 2-35　全脊柱站立正位成像示意图
a. 摄影示意图；b. 照片效果图。

（2）SID：180cm。

（3）中心线：X 线管从头侧沿脊柱依次往足侧拍摄，自动追踪平板探测器进行间断曝光，曝光结束后拼接软件自动拼接合成全脊柱影像。

2. 标准影像显示与临床意义

（1）影像上缘包括寰枕关节，下缘包括骶尾椎。

（2）第 1 颈椎至骶尾椎在影像正中清晰显示，下颌骨未与颈椎重合；双侧肩关节、髋关节完全重合显示。

（3）图像拼接处椎体完整、骨质连续，脊柱各椎体骨小梁清晰显示。

（4）临床观察脊柱生理曲度，判定脊柱前后凸程度，制订合理矫形和手术方案（图 2-36）。

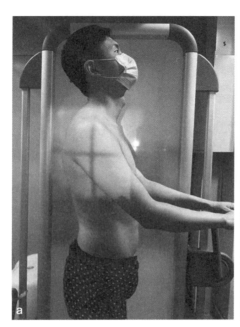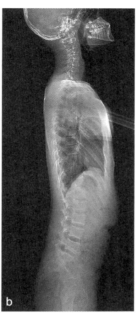

图 2-36　全脊柱站立侧位成像示意图
a. 摄影示意图；b. 照片效果图。

（十）骶髂关节正位（sacroiliac joint anteroposterior projection）

1. 摄影要点

（1）摄影体位：受检者仰卧于摄影台上，人体正中矢状面垂直台面，并与台面中线重合。双下肢伸直，或双髋和双膝稍弯曲并用棉垫稍垫高，使腰椎摆平。照射野和探测器上缘超出髂骨嵴，下缘包括耻骨联合。

（2）SID：100cm。

（3）中心线：向头侧倾斜 10°~25°，对准两髂前上棘连线中点，射入探测器中心。

2. 标准影像显示与临床意义

（1）图像正中显示两侧骶髂关节的正位影像，左右对称，对比良好。

（2）骶髂关节间隙显示清晰（图 2-37）。

（3）该体位为临床常用体位，用于退行性关节病、类风湿关节炎、关节肿瘤等病变的检查。

（十一）骨盆正位（pelvis anteroposterior projection）

1. 摄影要点

（1）摄影体位：受检者仰卧于摄影台上，人体正中矢状面垂直台面，并与台面中线重合。两下肢伸直，双足轻度内旋 10°~15°，两侧髂前上棘至台面的距离相等。照射野和探测器上缘包括

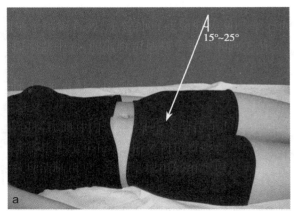

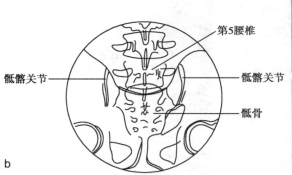

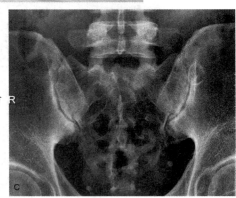

图 2-37　骶髂关节正位成像示意图
a. 摄影示意图；b. 解剖结构图；c. 照片效果图。

髂骨嵴,下缘达耻骨联合下方 3cm。

（2）SID：100cm。

（3）中心线：对准两髂前上棘连线中点下方 3cm 处,垂直射入探测器。

2. 标准影像显示与临床意义

（1）图像显示骨盆腔位于正中,含全部骨盆诸骨及股骨近端 1/4,且左右对称。

（2）耻骨不与骶椎重叠,两侧大粗隆内缘与股骨颈重叠 1/2；两侧髂骨翼与其他诸骨密度均匀,骨纹理清晰可见。

（3）该体位为临床常用体位,用于外伤、退行性关节病、先天畸形、肿瘤等病变的检查(图 2-38)。

三、上肢 X 线摄影

（一）手后前位（hand posteroanterior projection）

1. 摄影要点

（1）摄影体位：受检者侧坐于摄影台旁,手臂伸直或屈肘约 90°,掌心向下紧贴摄影台面,五指自然分开,第 3 掌骨头置于探测器中心,照射野包括整个手掌和腕关节。

（2）SID：100cm。

（3）中心线：对准第 3 掌骨头,垂直射入探测器。

2. 标准影像显示与临床意义

（1）全部掌指骨及腕关节包括在照片内,第 3 掌指关节位于照片正中。

（2）五指自然分开,第 2~5 掌指骨呈正位,拇指呈斜位投影。

（3）掌骨至指骨远端,骨纹理清晰可见,并能呈现出软组织层次。

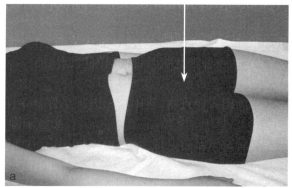

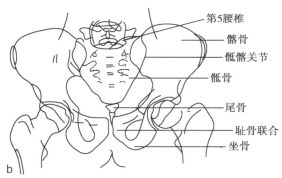

第5腰椎
髂骨
骶髂关节
骶骨
尾骨
耻骨联合
坐骨

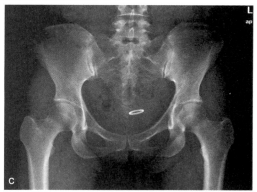

图2-38 骨盆正位成像示意图

a. 摄影示意图；b. 解剖结构图；c. 照片效果图。

（4）临床上可以诊断各掌、指骨及关节骨折、脱位、骨质破坏和软组织异物等病变（图2-39）。

（二）拇指侧位（thumb lateral position）

1. 摄影要点

（1）摄影体位：受检者侧坐于摄影台旁，肘部弯曲，约成直角，拇指外侧缘紧贴探测器，使拇指背面与摄影台面垂直，其余手指握拳，用以支持手掌，防止抖动，照射野包括拇指和掌指关节。

（2）SID：100cm。

（3）中心线：对准拇指的指掌关节，垂直射入探测器。

2. 标准影像显示与临床意义

（1）拇指呈侧位显示。

（2）拇指骨及第1掌骨位于图像中央，显示被检侧拇指骨骨质及软组织影像。

（3）骨小梁清晰显示，周围软组织清楚显示。

（4）临床上可以诊断拇指骨折、脱位等病变（图2-40）。

（三）腕关节后前位（wrist joint posteroanterior projection）

1. 摄影要点

（1）摄影体位：受检者坐位，腕关节成后前位，肘部弯曲约成90°，手半握拳，腕部掌面紧贴台面，腕关节置于探测器中心。照射野包括尺桡骨远端及掌骨近端。

（2）SID：100cm。

（3）中心线：对准尺骨和桡骨茎突连线的中点，垂直射入探测器中心。

2. 标准影像显示与临床意义

（1）腕关节诸骨位于照片正中，呈正位显示，照片包括尺桡骨远端及掌骨近端。

（2）掌腕关节及桡腕关节间隙显示清晰。

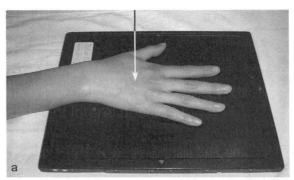

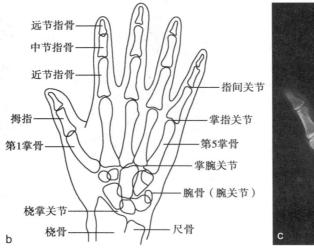

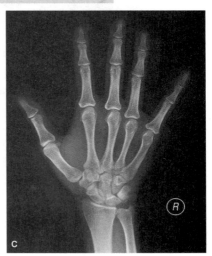

图 2-39 手后前位成像示意图
a. 摄影示意图;b. 解剖结构图;c. 照片效果图。

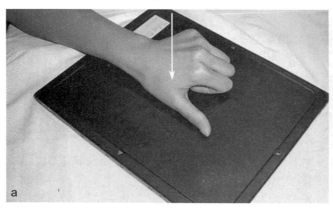

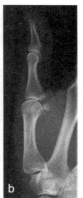

图 2-40 拇指侧位成像示意图
a. 摄影示意图;b. 照片效果图。

(3)诸骨纹理及周围软组织清晰可见。

(4)临床上可以诊断诸骨骨折、脱位和骨质破坏等病变,观察骨龄发育情况(图 2-41)。

(四)腕关节侧位(wrist joint lateral position)

1. 摄影要点

(1)摄影体位:受检者侧坐于摄影台旁,肘部弯曲,约成 90°。手指和前臂侧放,将第 5 掌骨和前臂尺侧紧贴摄影台面,尺骨茎突置于探测器中心。照射野包括尺桡骨远端及掌骨近端。

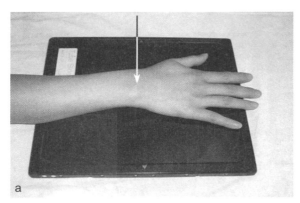

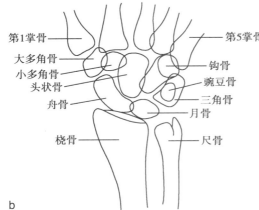

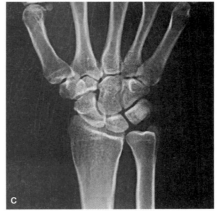

第1掌骨

大多角骨
小多角骨
头状骨
舟骨
桡骨

第5掌骨

钩骨
豌豆骨
三角骨
月骨
尺骨

图 2-41　腕关节后前位像示意图
a. 摄影示意图；b. 解剖结构图；c. 照片效果图。

（2）SID：100cm。

（3）中心线：对准桡骨茎突，垂直射入探测器。

2. 标准影像显示与临床意义

（1）腕关节呈侧位显示，位于照片正中。

（2）尺桡骨远端重叠良好。

（3）诸骨纹理及周围软组织清晰可见。

（4）临床上可以观察腕关节诸骨、尺桡骨远端骨折和对位对线情况（图 2-42）。

（五）前臂前后位（forearm anteroposterior projection）

1. 摄影要点

（1）摄影体位：受检者面向摄影台一端就坐，前臂伸直，掌心向上，背面紧贴摄影台面。前臂长轴与探测器长轴平行，前臂中点置于探测器中心。照射野上缘包括肘关节，下缘包括腕关节。

（2）SID：100cm。

（3）中心线：对准前臂中点，垂直射入探测器。

2. 标准影像显示与临床意义

（1）显示尺、桡骨正位影像，腕关节或/和肘关节呈正位像显示。

（2）诸骨纹理及周围软组织清晰可见。

（3）临床上可以诊断尺、桡骨骨折和软组织异物等病变（图 2-43）。

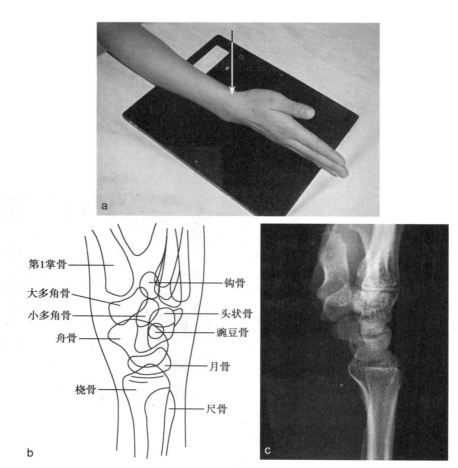

图 2-42　腕关节侧位成像示意图
a. 摄影示意图；b. 解剖结构图；c. 照片效果图。

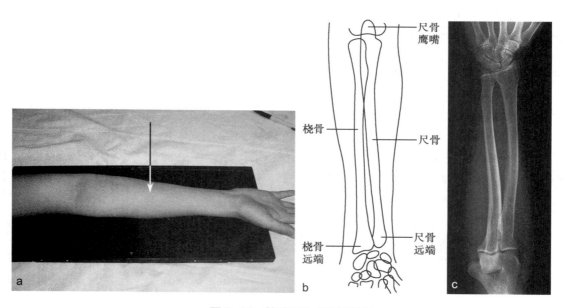

图 2-43　前臂正位成像示意图
a. 摄影示意图；b. 解剖结构图；c. 照片效果图。

（六）前臂侧位（forearm lateral position）

1. 摄影要点

（1）摄影体位：受检者面向摄影台一端就坐，屈肘约成90°。前臂呈侧位，尺侧紧贴摄影床面，手掌面垂直探测器，肩部下移，尽量接近肘部高度。前臂中心置于探测器中心，照射野包括腕关节和/或肘关节。

（2）SID：100cm。

（3）中心线：对准前臂中点，垂直射入探测器。

2. 标准影像显示与临床意义

（1）影像显示尺骨、桡骨、腕关节和/或肘关节侧位影像。

（2）布局合理，图像包括腕关节和/或肘关节，至少应包括一个关节，尺桡骨呈侧位影像。

（3）影像清楚显示骨小梁和周围软组织。

（4）临床上可以观察尺桡骨折，结合前臂正位片，观察骨折处对位对线情况，以及金属异物等（图 2-44）。

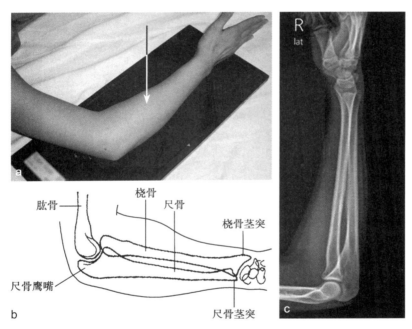

图 2-44　前臂侧位成像示意图
a. 摄影示意图；b. 解剖结构图；c. 照片效果图。

（七）肘关节正位（elbow joint anteroposterior projection）

1. 摄影要点

（1）摄影体位：受检者面向摄影台一端就坐，前臂伸直，掌心向上，尺骨鹰嘴突置于探测器中心，肱骨尽量贴近探测器。照射野包括肱骨下段和尺桡骨上段。

（2）SID：100cm。

（3）中心线：对准肘关节（肘横纹中点）垂直射入探测器。

2. 标准影像显示与临床意义

（1）图像包括肱骨远端及尺桡骨近端，其关节间隙显示在图像正中。

（2）关节面呈切线位显示，明确锐利。

（3）鹰嘴窝位于肱骨内外髁正中稍偏尺侧。肘关节诸骨纹理和周围软组织清楚可见。

（4）临床上可以观察肘关节骨折、脱位等情况（图 2-45）。

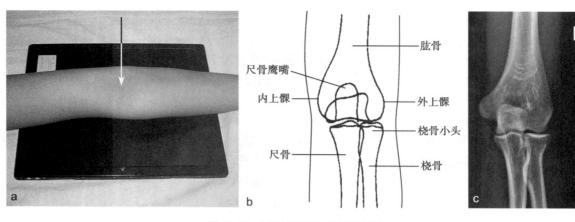

图 2-45　肘关节正位成像示意图
a. 摄影示意图；b. 解剖结构图；c. 照片效果图。

（八）肘关节侧位（elbow joint lateral position）

1. 摄影要点

（1）摄影体位：受检者面向摄影台一端侧坐，屈肘成 90°~120°，肘关节内侧紧贴摄影台面。掌面垂直探测器。肩部下移，肱骨尽量贴近探测器。照射野包括肱骨下段和尺桡骨上段。

（2）SID：100cm。

（3）中心线：对准肘关节间隙，垂直射入探测器。

2. 标准影像显示与临床意义

（1）尺骨与肱骨的关节间隙显示明确，锐利。

（2）肱骨外髁重叠，呈圆形投影。

（3）肘关节诸骨纹理清晰，周围软组织层次分明。

（4）临床上可以观察肘关节骨折和脱位情况（图 2-46）。

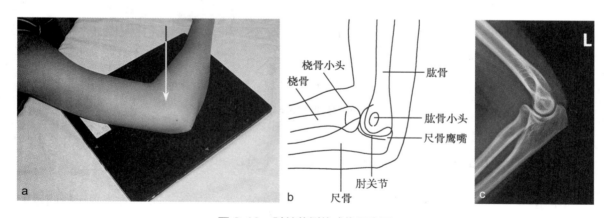

图 2-46　肘关节侧位成像示意图
a. 摄影示意图；b. 解剖结构图；c. 照片效果图。

（九）肱骨正位（humerus anteroposterior projection）

1. 摄影要点

（1）摄影体位：受检者仰卧于摄影台上，手臂伸直稍外展，掌心朝上。对侧肩部稍垫高，使被检侧上臂尽量贴近探测器，上臂中点置于探测器中心。照射野包括肩关节和肘关节。

（2）SID：100cm。

（3）中心线：对准肱骨中点，垂直射入探测器。

2. 标准影像显示与临床意义

（1）显示肱骨正位影像。

（2）长轴与图像平行，至少包括一个邻近关节，软组织影像显示良好。

（3）临床上可以观察肱骨骨折、软组织异物等情况（图2-47）。

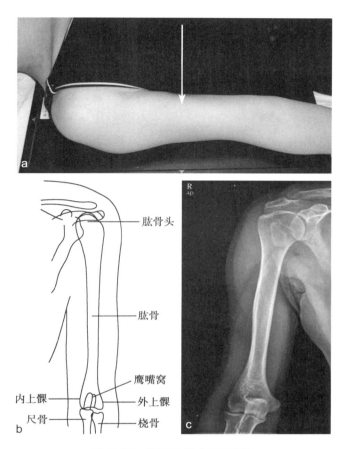

图2-47　肱骨正位成像示意图
a.摄影示意图；b.解剖结构图；c.照片效果图。

（十）肱骨侧位（humerus lateral position）

1. 摄影要点

（1）摄影体位：受检者仰卧于摄影台上，对侧肩部稍垫高，使被检侧上臂尽量贴近探测器。被检侧上臂与躯干稍分开，肘关节弯曲成90°，手掌置于胸前。肱骨长轴与探测器长轴平行一致，肱骨中点置于探测器中心，照射野包括肩关节和肘关节。

（2）SID：100cm。

（3）中心线：对准肱骨中点，垂直射入探测器。

2. 标准影像显示与临床意义

（1）显示肱骨侧位影像。

（2）长轴与图像平行，至少包括一个邻近关节，软组织影像显示良好。

（3）临床上可以观察肱骨骨折，结合肱骨前后位片观察骨折对位对线情况（图2-48）。

（十一）肩关节正位（shoulder joint anteroposterior projection）

1. 摄影要点

（1）摄影体位：受检者仰卧于摄影台上，被检侧肩胛骨喙突置于台面正中线上。被检侧上肢向下伸直，掌心向上。对侧躯干稍垫高，使被检侧肩部紧贴台面。照射野和探测器上缘超出肩部，外缘包括肩部软组织。

（2）SID：100cm。

（3）中心线：对准喙突，垂直射入探测器。

2. 标准影像显示与临床意义

（1）照片包括肩关节诸骨，其关节位于照片正中或稍偏外显示。

（2）肩关节盂前后重合，呈切线位显示，不与肱骨头重叠，关节间隙显示清晰明了。

（3）肱骨小结位于肱骨头外1/3处显示。肱骨头、肩峰及锁骨纹理显示清晰，周围软组织层次可辨。

（4）临床上可以观察关节骨折、脱位、骨质破坏和软组织异物等病变（图2-49）。

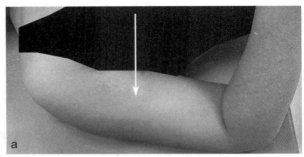

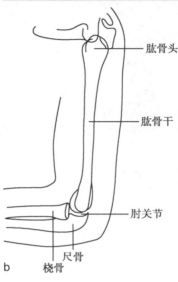

肱骨头

肱骨干

肘关节

尺骨

桡骨

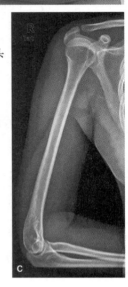

图2-48 肱骨侧位成像示意图
a. 摄影示意图；b. 解剖结构图；c. 照片效果图。

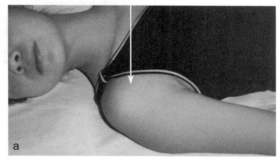

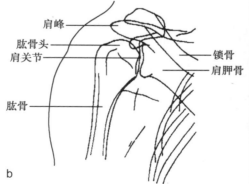

肩峰

肱骨头

肩关节

肱骨

锁骨

肩胛骨

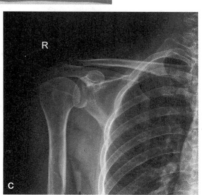

图2-49 肩关节正位成像示意图
a. 摄影示意图；b. 解剖结构图；c. 照片效果图。

四、下肢 X 线摄影

（一）足正位（foot anteroposterior projection）

1. 摄影要点

（1）摄影体位：受检者仰卧或坐于摄影台上，被检侧膝关节弯曲，足底部紧贴摄影台面。第 3 跖骨基底部放于探测器中心，探测器与足部长轴一致。照射野和探测器上缘包括足趾，下缘包括足跟。

（2）SID：100cm。

（3）中心线：通过第 3 跖骨基底部，垂直（或向足跟侧倾斜 15°），垂直射入探测器。

2. 标准影像显示与临床意义

（1）图像包括跗、趾及跖骨，第 3 跖骨基底部位于图像正中。

（2）跗骨到趾骨远端密度适当，骨纹理清晰可见。舟距关节与骰跟间隙清晰可见。

（3）临床上可以诊断骨及关节骨折、脱位、骨质破坏和软组织异物等病变（图 2-50）。

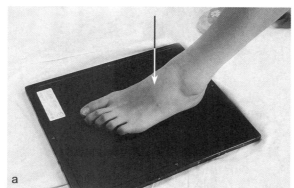

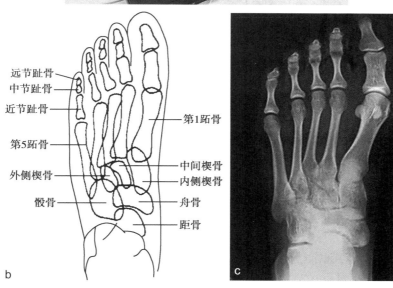

图 2-50　足正位成像示意图
a. 摄影示意图；b. 解剖结构图；c. 照片效果图。

（二）跟骨侧位（calcaneus lateral position）

1. 摄影要点

（1）摄影体位：受检者侧卧于摄影台上，被检侧下肢外侧缘紧贴台面，膝部弯曲；被检侧足部外侧紧贴探测器，使足底平面垂直探测器；跟骨置于探测器。

（2）SID：100cm。

（3）中心线：对准跟距关节,垂直射入探测器。

2. 标准影像显示与临床意义

（1）照片包括踝关节及部分距骨,跟骨位于照片正中,呈侧位显示。

（2）距骨下关节面呈切线位显示,其关节间隙清晰可见。

（3）跟骨纹理显示清晰。

（4）临床上可以诊断骨及关节骨折、脱位、骨质破坏和软组织异物等病变（图 2-51）。

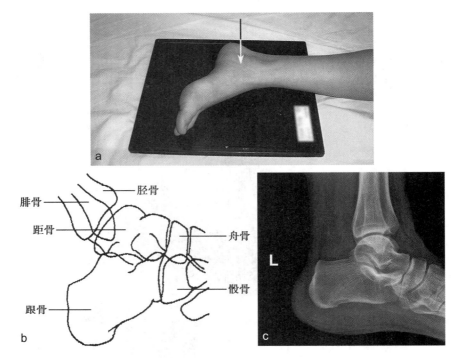

图 2-51 跟骨侧位成像示意图
a. 摄影示意图；b. 解剖结构图；c. 照片效果图。

（三）踝关节正位（ankle joint anteroposterior projection）

1. 摄影要点

（1）摄影体位：受检者仰卧或坐于摄影台上,被检侧下肢伸直,将踝关节置于探测器中心。小腿长轴与探测器中线平行,足稍内旋 10°~15°,足尖下倾。照射野和探测器上缘包括整个踝关节。

（2）SID：100cm。

（3）中心线：通过内、外踝连线中点上方 1cm 处,垂直射入探测器。

2. 标准影像显示与临床意义

（1）踝关节位于影像下 1/3 中央,关节面呈切线位,其间隙清晰可见。

（2）胫腓联合间隙不超过 0.5cm。

（3）踝关节诸骨纹理清晰锐利,周围软组织层次可见。

（4）临床上可以诊断骨及关节骨折、脱位、骨质破坏和软组织异物等病变（图 2-52）。

（四）踝关节侧位（ankle joint lateral position）

1. 摄影要点

（1）摄影体位：受检者侧卧于摄影台上,被检侧靠近台面。被检侧膝关节稍屈曲,外踝紧贴摄影台面,足跟摆平,使踝关节呈侧位。小腿长轴与探测器长轴平行,将内踝上方 1cm 处置于探

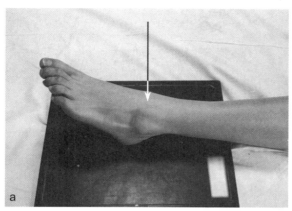

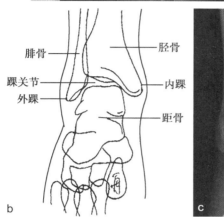
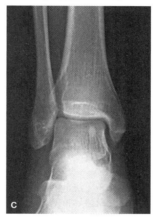

图 2-52　踝关节正位成像示意图
a. 摄影示意图；b. 解剖结构图；c. 照片效果图。

测器中心。照射野和探测器上缘包括整个踝关节。

（2）SID：100cm。

（3）中心线：对准内踝上方 1cm 处，垂直射入探测器。

2. 标准影像显示与临床意义

（1）距骨滑车面内外缘重合良好。

（2）腓骨小头重叠于胫骨正中偏后，踝关节位于影像下 1/3 正中显示。

（3）踝关节诸骨纹理清晰锐利，周围软组织层次可见。

（4）临床上可以诊断骨及关节骨折、脱位、骨质破坏和软组织异物等病变（图 2-53）。

（五）胫腓骨正位（leg anteroposterior projection）

1. 摄影要点

（1）摄影体位：受检者仰卧或坐于摄影台上，被检侧下肢伸直，足稍内旋。小腿长轴与探测器长轴一致照射野和探测器上缘包括膝关节，下缘包括踝关节。

（2）SID：100cm。

（3）中心线：对准小腿中点，垂直射入探测器。

2. 标准影像显示与临床意义

（1）显示小腿正位影像，胫骨在内，腓骨在外，平行排列，上、下胫腓关节皆有重叠。

（2）胫腓骨完整显示于图像正中，与探测器板长轴平行排列，并包括邻近一个关节。

（3）周围软组织和骨小梁清晰显示。

（4）临床上可以诊断骨及关节骨折、脱位、骨质破坏和软组织异物等病变（图 2-54）。

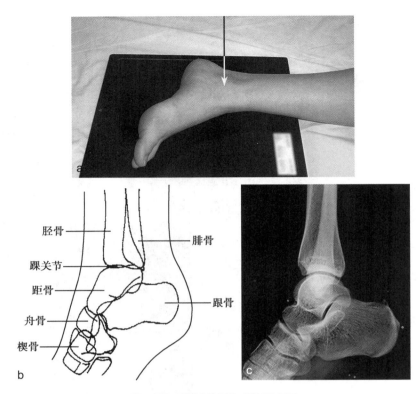

图 2-53 踝关节侧位成像示意图
a. 摄影示意图；b. 解剖结构图；c. 照片效果图。

（六）胫腓骨侧位（leg lateral position）

1. 摄影要点

（1）摄影体位：受检者侧卧于摄影台上，被检侧靠近台面。被检侧下肢膝关节稍屈，小腿外缘紧贴摄影台面。小腿长轴与探测器长轴一致。照射野和探测器上缘包括膝关节，下缘包括踝关节。

（2）SID：100cm。

（3）中心线：对准小腿中点，垂直射入探测器。

2. 标准影像显示与临床意义

（1）显示小腿侧位影像，胫骨在前，腓骨在后，平行排列，上胫腓关节重叠较少，可以看到关节面。下胫腓关节重叠较多，关节面隐蔽。

（2）膝关节、踝关节呈侧面影像。

（3）周围软组织和骨小梁清晰显示。

（4）临床上可以诊断骨及关节骨折、脱位、骨质破坏和软组织异物等病变（图 2-55）。

（七）膝关节正位（knee joint anteroposterior projection）

1. 摄影要点

（1）摄影体位：受检者仰卧或坐于摄影台上，被检侧下肢伸直，髌骨下缘对探测器中心。

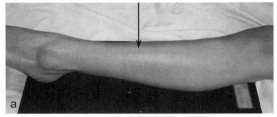

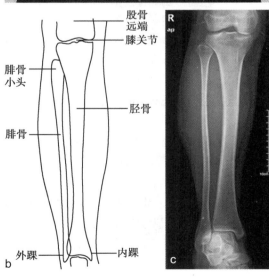

图 2-54 胫腓骨正位成像示意图
a. 摄影示意图；b. 解剖结构图；c. 照片效果图。

小腿长轴与探测器长轴一致。照射野上缘包括股骨下端，下缘包括胫腓骨上端。

（2）SID：100cm。

（3）中心线：对准髌骨下缘，垂直射入探测器。

2. 标准影像显示与临床意义

（1）图像包括股骨两髁，胫骨两髁及腓骨小头，其关节面位于图像正中。

（2）腓骨小头与胫骨仅有少量重叠。

（3）膝关节诸骨纹理清晰可见、周围软组织层次可见。膝关节完整显示于图像正中，与图像长轴平行排列。

（4）临床上可以诊断骨及关节骨折、脱位、骨质破坏和软组织异物等病变（图 2-56）。

（八）膝关节侧位（knee joint lateral position）

1. 摄影要点

（1）摄影体位：受检者侧卧于摄影台上，被检侧膝部外侧靠近台面。被检侧膝关节屈曲成 90°~125°。髌骨下缘置于探测器中心，髌骨面与探测器垂直。照射野上缘包括股骨下端，下缘包括胫腓骨上端。

（2）SID：100cm。

（3）中心线：对准胫骨上端，垂直射入探测器。

2. 标准影像显示与临床意义

（1）膝关节间隙位于照片正中，股骨内外髁重叠良好。

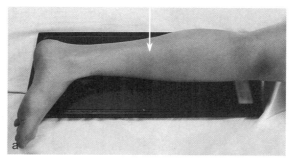
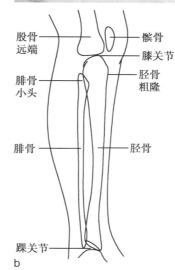
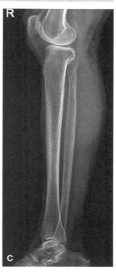

图 2-55 胫腓骨侧位成像示意图
a. 摄影示意图；b. 解剖结构图；c. 照片效果图。

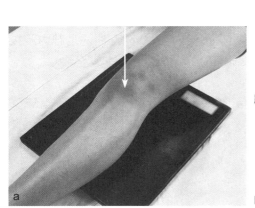
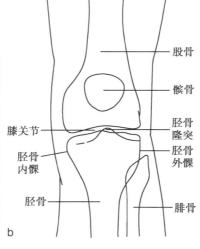
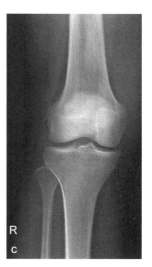

图 2-56 膝关节正位成像示意图
a. 摄影示意图；b. 解剖结构图；c. 照片效果图。

（2）髌骨呈侧位显示,其与骶骨间隙分离明确,关节面边界锐利,无双边。股骨与胫骨平台重叠极小。

（3）膝关节诸骨纹理清晰可见,周围软组织可以辨认。

（4）临床上可以诊断骨及关节骨折、脱位、骨质破坏和软组织异物等病变（图 2-57 ）。

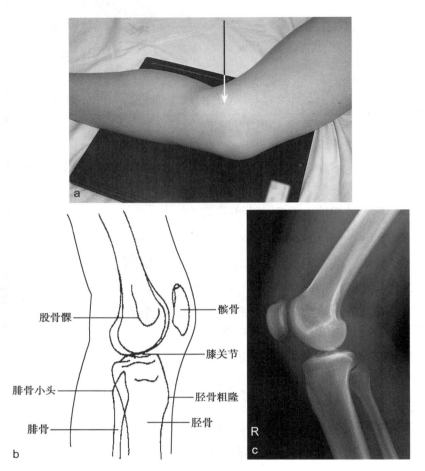

图 2-57　膝关节侧位成像示意图
a. 摄影示意图；b. 解剖结构图；c. 照片效果图。

（九）股骨正位（femur anteroposterior projection ）

1. 摄影要点

（1）摄影体位：受检者仰卧于摄影台上,被检侧下肢伸直,足尖向上稍内旋,使两足趾内旋接触。股骨长轴与探测器中线一致。照射野和探测器上缘包括髋关节,下缘包括膝关节。

（2）SID：100cm。

（3）中心线：对准股骨中点,垂直射入探测器中心。

2. 标准影像显示与临床意义

（1）股骨呈正位显示于图像正中。股骨头、颈体、髁部骨质、髋及膝关节、股部软组织形态层次均显示清晰。

（2）股骨完整显示,并包括邻近一个关节。

（3）清晰显示股骨骨质、骨小梁和周围软组织。

（4）临床上可以诊断骨及关节骨折、脱位、骨质破坏和软组织异物等病变（图 2-58 ）。

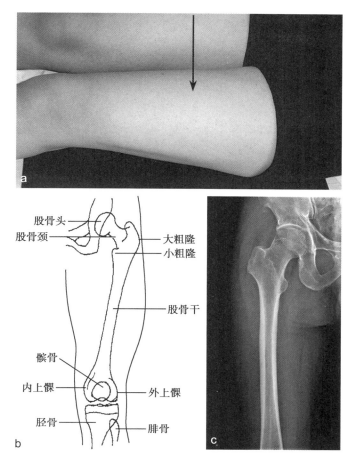

图 2-58 股骨正位成像示意图
a. 摄影示意图；b. 解剖结构图；c. 照片效果图。

股骨头、股骨颈、大粗隆、小粗隆、股骨干、髌骨、内上髁、外上髁、胫骨、腓骨

（十）股骨侧位（femur lateral position）

1. 摄影要点

（1）摄影体位：受检者侧卧于摄影台上，被检侧下肢伸直，大腿外侧紧贴台面。被检侧下肢伸直，膝关节稍弯曲，约成 135°，股骨长轴与探测器长轴一致。照射野上缘包括髋关节，下缘包括膝关节。

（2）SID：100cm。

（3）中心线：对准股骨中点，垂直射入探测器。

2. 标准影像显示与临床意义

（1）影像显示股骨头、颈体、髁部、髌骨和膝关节骨质侧位像，髋关节为侧位稍斜，膝部的内、外髁难以全部重叠。

（2）股骨完整显示于图像正中，并包括邻近一个关节。

（3）清晰显示股骨骨质、关节面、周围软组织影像和骨小梁。

（4）临床上可以诊断骨及关节骨折、脱位、骨质破坏和软组织异物等病变（图 2-59）。

（十一）髋关节正位（hip joint anteroposterior projection）

1. 摄影要点

（1）摄影体位：受检者仰卧于摄影台上，被检侧髋关节置于台面中线。下肢伸直，双足跟分开，足尖稍向内旋 20°。股骨头放于探测器中心，股骨长轴与探测器长轴平行。照射野上缘包括髂骨，下缘包括股骨上端。

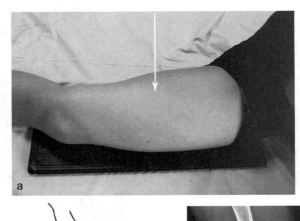

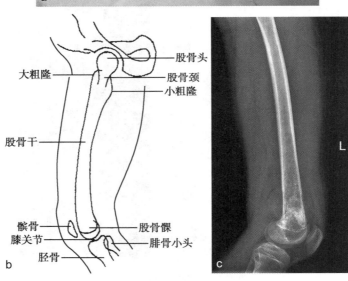

图 2-59　股骨侧位成像示意图
a. 摄影示意图；b. 解剖结构图；c. 照片效果图。

（2）SID：100cm。

（3）中心线：对准股骨头（髂前上棘与耻骨联合上缘连线的中点垂线下方 2.5cm 处），垂直射入探测器。

2. 标准影像显示与临床意义

（1）照片包括髋关节、股骨近端 1/3，同侧耻坐骨及部分髂骨翼。

（2）股骨头大体位于照片正中，或位于照片上 1/3 正中，大粗隆内缘与股骨颈重叠 1/2，股骨颈显示充分。

（3）股骨颈及闭孔无投影变形，沈通线光滑锐利，曲度正常。

（4）髋关节诸骨纹理清晰锐利，坐骨棘明显显示，周围软组织也可辨认。

（5）临床上可以诊断骨及关节骨折、脱位、骨质破坏和软组织异物等病变（图 2-60）。

（十二）双下肢全长正位（full-length anteroposterior of both lower limbs）

1. 摄影要点

（1）摄影体位：受检者站立，双足并立，足尖稍内旋 10°~15°，双手放置在移动架的扶手上，正中矢状面与探测器中线重合，足与双肩同宽，分段或连续曝光，无缝拼接，标尺摆放位置尽量位于两腿正中，不影响双下肢显示。

（2）SID：150~180cm。

（3）中心线：双下肢中心。

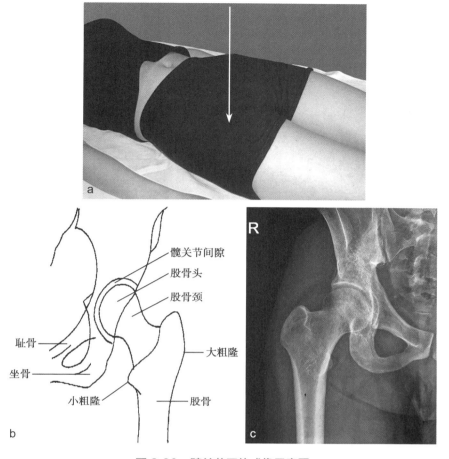

图 2-60 髋关节正位成像示意图
a. 摄影示意图；b. 解剖结构图；c. 照片效果图。

2. 标准影像显示与临床意义

（1）显示双下肢诸骨正位影像。

（2）骨盆及双下肢诸骨均显示在照片中，骨边缘锐利、骨小梁及周围软组织清晰，标尺不倾斜，可清晰读数。

（3）临床上可以对髋关节置换和下肢矫正等术前诊断和术后评估（图 2-61）。

五、胸部 X 线摄影

（一）胸部后前位（chest posteroanterior projection）

1. 摄影要点

（1）摄影体位：受检者面向摄影架站立，两足分开，使身体站稳，头稍后仰，前胸紧靠探测器。两手背放于髋部，双肘弯曲，尽量向前。两肩内转并放平，人体正中矢状面对探测器中心且与探测器垂直。照射野和探测器包括整个胸部。深吸气后屏气曝光。

（2）SID：180cm（观察心脏时为 200cm）。

（3）中心线：水平方向通过第 6 胸椎射入探测器中心。

2. 标准影像显示与临床意义

（1）肺门阴影结构可辨。

（2）锁骨、乳房、左心影内可分辨出肺纹理，肺尖充分显示。

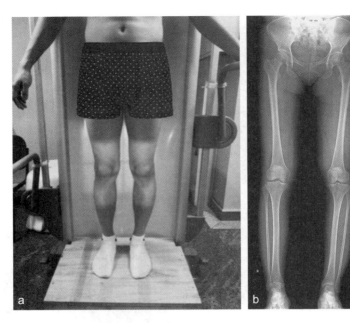

图 2-61 双下肢全长拼接正位成像示意图
a. 摄影示意图；b. 照片效果图。

（3）肩胛骨投影于肺野之外，两侧胸锁关节对称。膈肌包括完全，且边缘锐利。

（4）心脏、纵隔边缘清晰锐利（图 2-62）。

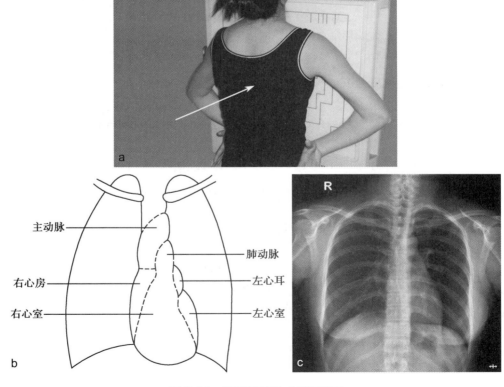

图 2-62 胸部后前位成像示意图
a. 摄影示意图；b. 解剖结果图；c. 照片效果图。

（5）本体位可用于观察胸廓、肺部、心脏大血管、纵隔、膈肌等形态，进行心脏测量，进行常规体检。

（二）胸部侧位（chest lateral position）

1. 摄影要点

（1）摄影体位：受检者侧立摄影架前，两足分开，身体站稳，双上肢上举，环抱头部，收腹，挺胸抬头。被检侧胸部紧靠探测器，胸部腋中线对准探测器中线。照射野和探测器包括整个胸部。

（2）SID：180cm（观察心脏时为 200cm）。深吸气后屏气曝光。

（3）中心线：水平方向，经腋中线第 6 胸椎平面射入探测器中心。

2. 标准影像显示与临床意义

（1）影像中无组织遮盖部分漆黑。

（2）第 4 胸椎以下椎体清晰可见，并呈侧位投影。

（3）从颈部到气管分叉部，能连续追踪到气管影像。心脏、主动脉弓移行部、降主动脉影像明了。

（4）胸骨两侧缘重叠良好（图 2-63）。

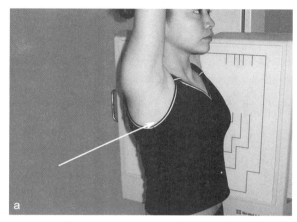

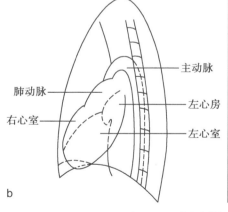

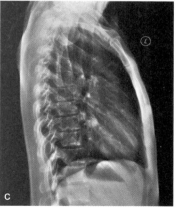

图 2-63　胸部侧位成像示意图
a. 摄影示意图；b. 解剖结果图；c. 照片效果图。

（5）本体位用于观察心脏大血管形态及其后方肺组织和后方肋膈角等影像，结合正位确定病变所在部位。

六、腹部 X 线摄影

（一）腹部仰卧位（abdomen supine position）

1. 摄影要点

（1）摄影体位：受检者仰卧于摄影台上，下肢伸直，人体正中矢状面垂直台面并与台面中线重合，两臂置于身旁或上举。照射野和探测器上缘包括横膈，下缘包括耻骨联合上缘。

（2）SID：100cm。深呼气后屏气曝光。

（3）中心线：对准剑突与耻骨联合上缘连线中点垂直射入探测器中心。

2. 标准影像显示与临床意义

（1）腹部全部包括在照片内。腰椎序列投影于照片正中并对称显示。

（2）两侧膈肌、腹壁软组织及骨盆腔均对称性地显示在照片内，椎体棘突位于照片正中。

（3）膈肌边缘锐利；胃内液平面及可能出现的肠内液平面，均应辨认明确。

（4）肾、腰大肌、腹膜外脂肪线及骨盆影像显示清楚（图 2-64）。

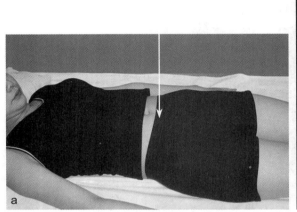
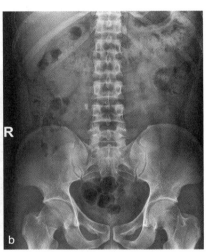

图 2-64　腹部仰卧位成像示意图
a. 摄影示意图；b. 照片效果图。

（5）本体位主要用于观察泌尿系统结石、腹腔脏器钙化、腹部异物、肠腔气体等情况。

（二）腹部站立正位（abdomen erect anteroposterior projection）

1. 摄影要点

（1）摄影体位：受检者站立于背部紧贴摄影架探测器面板，双上肢自然下垂稍外展。人体正中矢状面与摄影架探测器垂直，并与探测器中线重合。照射野和探测器上缘包括横膈，下缘包括耻骨联合上缘。

（2）SID：100cm。深呼气后屏气曝光。

（3）中心线：水平方向，经剑突与耻骨联合连线中点射入探测器中心。

2. 标准影像显示与临床意义

（1）两侧膈肌、腹壁软组织及骨盆腔均对称性地显示在照片内，椎体棘突位于照片正中。

（2）膈肌边缘锐利；胃内液平面及可能出现的肠内液平面，均应辨认明确。

（3）肾、腰大肌、腹膜外脂肪线及骨盆影像显示清楚（图 2-65）。

（4）本体位主要用于观察全腹，着重观察消化道穿孔、肠梗阻及肾下垂等情况。

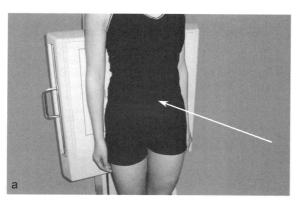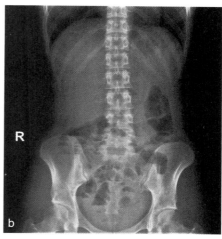

图 2-65　腹部站立正位成像示意图
a. 摄影示意图；b. 照片效果图。

（暴云锋　余建明）

第五节　DR 特殊检查技术

一、组织均衡技术

DR 组织均衡技术是将 DR 图像分解成不同密度区域的图像进行数字化处理,然后再将分别处理的图像进行加权整合,得到一幅新的图像,使整个视野内不同密度的组织均能得到良好显示。

（一）组织均衡技术的机制

DR 为数字化的 X 线摄影,具有较大的曝光条件取值范围和较高的量子检出效率(detective quantum efficiency,DQE),获得的图像层次丰富。但是,人眼所能分辨的影像灰阶有限,在同一曝光区域,若要观察低密度组织,则势必丢失高密度组织间的灰度差异;反之,若要观察高密度组织,则必然损失低密度组织间的灰度差异。对于密度差或/和厚度差较大的成像区域,常规的 DR 摄影会出现曝光不足或曝光过度现象。

DR 组织均衡技术可以针对上述现象,利用后处理软件将厚度与密度相差比较大的区域分割开,分别赋予各自的灰阶值,使得厚薄组织和高低密度组织的部位均形成对比良好的图像,然后叠加在一起,经计算机特殊重建处理,得到新的数据,产生一幅组织均衡图像,使高密度组织与低密度组织在一幅图像上同时显示出来。最后得到的图像层次丰富,在增加图像信息量的同时,不损失图像的对比度。当然,运用组织均衡技术处理图像除了选择恰当的组织均衡技术参数外,还需要足够的曝光剂量,以便得到丰富的图像层次。

（二）组织均衡技术的临床应用

1. 组织均衡技术的参数　在使用组织均衡技术时,应根据检查部位和临床检查目的对参数进行合理的调整,以得到优质图像。组织均衡技术的主要参数有:密度(density),范围在 0.5~2.5,数值大小的变化导致图像由黑到亮;非线性灰度系数(gamma),范围在 0.5~8.0,数值大小的变化导致图像从层次少到层次丰富;细节对比增强(detail contrast enhancement),范围在 0~6,数值大小的变化导致图像从细节少到细节多;噪声抑制(noise compensation),范围在 0~1,数值大小的变化导致图像噪声从多到少；非锐利蒙片（unsharp masking），范围在 0~6，数值大小的变化导致图像的层次从少到多；非锐利蒙片核心（unsharp masking kernel），范围在 3~151，数值大小的变化导致图像从对比度大、噪声大到对比度小、层次多。

此外，参数还有：①边缘锐度（edge）；②亮度（brightness）；③对比度（contrast）；④均衡强度（strength）；⑤均衡面积（area）。

2. 组织均衡技术的临床应用　组织均衡技术在人体成像区域密度差较大的部位具有显著优势，如颈胸段椎体、胸腰段椎体、股骨颈侧位和跟骨轴位摄影等，改善图像黑白不均、无法观察阅读的现象，得到满意的图像效果（图 2-66）。

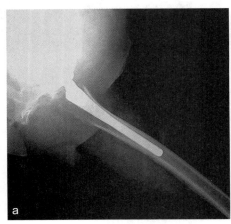
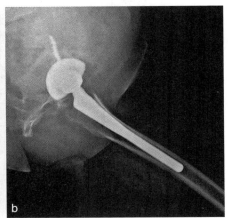

图 2-66　DR 组织均衡技术
a. DR 常规处理；b. 组织均衡技术处理后。

二、双能量减影技术

双能量减影（dual energy subtraction，DES）主要用于胸部摄影，是指应用不同的 X 线光子能量对密度不同的骨与软组织的吸收衰减特性，将胸片中骨或软组织的影像成分选择性减去后，生成仅有软组织或骨组织图像的技术。

（一）DES 的机制

物质的线性衰减系数在放射诊断的能量范围内主要与光电效应和康普顿效应相关。前者主要与物质的原子序数有关，后者主要与物质的电子密度有关。DR 双能量减影利用这种原理，用低千伏和高千伏分别做低能量和高能量两次曝光，在间隔很短的时间内使人体不同密度的组织结构在不同能量曝光中形成不同的影像。利用影像间的差别，通过 DR 的能量软件包将人体内的物质分为软组织和骨组织，然后进行减影处理，从而可以一次检查获得 3 种对比的图像：常规标准图像、骨组织图像、软组织图像（图 2-67）。

（二）DES 的临床应用

胸部病变检查时，因为胸部结构复杂，肋骨和肺部等组织、器官前后重叠，常规 DR 胸片上软组织影和骨骼影相互干扰，影响图像的诊断和鉴别诊断。双能量减影的胸片可以提高肺内结节、胸部钙化、气胸、肋骨骨折、支气管病变的检出率。随着 DES 的发展，该技术可以用于人体其他部位的检查，如咽喉部、腹部等。

三、数字体层融合检查技术

体层摄影技术经历了普通胶片断层技术、数字线性断层技术和融合断层（tomosynthesis）技

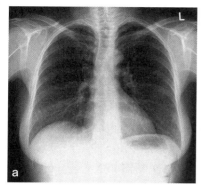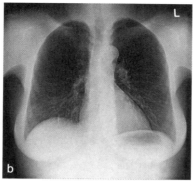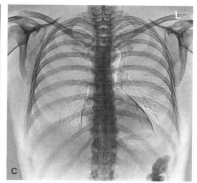

图 2-67　DR 双能量减影图
a. 标准图像；b. 软组织图像；c. 骨组织图像。

术三个发展时期。数字融合断层（digital tomosynthesis，DTS）也称为三维断层容积成像技术，该设备通过一次扫描可以获得检查区域内任意深度层面的多层面高清晰度的断层图像。

（一）成像机制与临床意义

1. 成像机制　DTS 以传统体层摄影几何原理为基础，结合数字影像处理技术开发的新型体层成像技术。DTS 通过 X 线管和平板探测器的直线相对运动来实现：当 X 线管在一定角度范围内（25°~75°）连续脉冲曝光，就可以获得不同投影角度下感兴趣区的大量低剂量二维投影图像，然后通过这些原始图像重建出感兴趣区内任意层面的断层影像。因融合断层摄影采集的是感兴趣区域不完整的空间及密度信息，它只能进行与探测器平面平行的断面图像重建，所以对于某些特殊部位或特殊病变，应该在检查前根据实际需求选择最能够清晰显示该部位解剖结构或该病变特征的体位进行摄影，这也是 DTS 的优势所在。

2. 临床意义　DTS 可通过图像处理的诸多技术显示出无层面外组织结构干扰的感兴趣区及其前后相关的、多个连续层面的图像，对感兴趣区及其周围达到容积显示，大大简化了工作流程，缩短了检查时间，降低了废片率，提高了检查效率，且图像空间分辨力高，受检者 X 线辐射剂量低。DTS 不受植入物或骨骼内外固定物伪影的影响，便于对手术效果做出准确判断。

（二）检查技术

DTS 的扫描可以实现站立位和卧位两种摄影方式。首先进行受检者成像区域的定位，预选曝光参数（X 线管组件的直线运动角度、曝光条件等）；然后进行第一次曝光，获得初始图像，也称为定位像。DTS 的曝光方式主要有两种。

1. 多次脉冲曝光　在曝光时机械运动装置驱动 X 线管组件与探测器在一定成角范围内做同步反向运动，在 X 线管组件运动过程中 X 线管组件自动跟踪技术使中心线始终指向探测器中心，预设的多次脉冲曝光程序在运动过程中按时间顺序依次曝光。由于 DR 探测器对图像信息的快速采集能力，可获取数幅不同角度的、连续独立的数字化图像数据。

2. 连续曝光　在曝光时机械运动装置驱动 X 线管组件成角度地连续曝光，而探测器平板固定在一个位置，不随 X 线管组件的移动而移动。预设的连续曝光程序在运动过程中按顺序依次曝光。探测器对图像的快速连续采集，可获取上百幅不同角度的、连续的、独立的数字化图像数据。整个曝光过程全部完成只需要 10 秒，辐射剂量只有约 0.012mSv，大概相当于 CT 剂量（5mSv）的 1/420。

四、三维立体 DR 检查技术

三维立体 DR 检查技术，填补了 CT 和 MRI 目前的技术局限，扩展了数字化 X 线技术的应用场景和空间,提升了数字化X线技术的临床应用价值,实现了数字化X线技术从2D到3D的跨越。

(一)成像机制与临床意义

1. 成像机制 三维立体DR成像首先借助动态DR快速采集数据的能力,同时基于锥形束CT(cone beam CT,CBCT)的扫描和图像重建原理,通过多角度旋转获取三维原始投影数据,然后经计算机图像重建,得到二维断层和三维重组图像。由于三维立体DR成像视野大,成像需要更先进的图像重建优化算法,如实时几何校准(real-time geometry calibration,RGC)、自适应迭代校正(adaptive iterative calibration,AIC)、非等中心大范围扫描以及更强的图形处理单元(GPU)加速重建算力支持。目前支持负重位下的三维立体DR成像的技术主要有两种。第一种是通过双悬吊机械臂的方式实现人在站立位下的三维扫描,该装置通过两个机械臂(探测器与X线管)的配合,完成锥形束扫描与重建。第二种是通过研制独立的航舱式扫描装置,支持360°自由旋转,实现多角度三维扫描,并完成影像重建。

2. 临床意义 三维立体DR可以克服传统DR二维重叠影像以及CT、MRI不能负重位成像的限制,为临床诊断提供了更丰富、准确的影像资料,大幅度降低了病灶的漏诊率,提高了诊断的精准性。如颈椎病、腰椎间盘突出、全关节置换等术前手术方案规划和术后康复效果评估。

(二)检查技术

三维立体DR检查技术能够实现全身多部位扫描与应用,包括颈椎、腰椎、足踝、膝关节、髋关节以及气道三维检查。

1. 双悬吊机械臂式 采用十轴双悬吊机器人手臂的技术,可实现"受检者零移动",探测器和X线管围绕受检者进行等中心旋转完成检查。

(1)受检者体位:受检者站立于摄影台上,将被检部位中心置于探测器中心。

(2)中心线:对准被检部位的中心垂直于探测器入射。

(3)曝光:连续曝光时探测器和X线管围绕受检者匀速旋转,旋转的同时探测器根据预先设定好的扫描协议进行数据采集。

(4)图像处理:采集数据传输到重建工作站,三维重建模块将采集到的扫描数据重建成为三维图像并在计算机上显示。

2. 航舱式 采用航舱式扫描装置(图2-68),检查过程中,受检者站在旋转站台上,电机带动

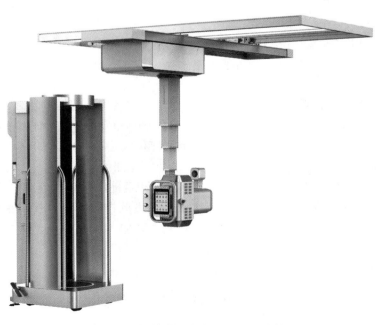

图2-68 航舱式三维立体DR扫描装置

受检者转动。在受检者转动过程中,采集动态影像(约 25 秒)。图像处理系统将动态影像重建为断层图像。医生根据需要,可以重组为多平面重组(MPR)/容积再现(VR)/最大密度投影(MIP)形式方便观察。

(1)受检者体位:受检者站立于移动旋转摄影台上,双手扶住旋转架固定身体,将被检部位中心位置置于探测器中心。

(2)中心线:对准被检部位的中心垂直于探测器入射。

(3)曝光:连续曝光时摄影台匀速旋转 360°,在旋转的同时探测器根据预先设定好的扫描协议进行数据采集。

(4)图像处理:采集数据传输到重建工作站,三维重建模块将采集到的扫描数据重建成为三维图像并在计算机上显示。

五、动态 DR 的功能检查技术

动态 DR 是在常规 DR 一次曝光摄影产生一幅图像的基础上,在很短时间内连续曝光而产生成像部位一系列的动态影像。该技术基于动态摄影技术的原理,结合图像的人工智能与算法处理,可以实现包括胸部心肺循环系统和全身骨关节运动系统的功能性评估。

(一)成像机制与临床意义

1. 成像机制 动态数字 X 线摄影(dynamic digital radiography,DDR)是在原静态 DR 系统设备的基础上增加了连续性的动态 X 线摄影成像功能,通过具备连续脉冲曝光的 X 线源、动态平板探测器和数字动态图像采集处理技术相结合,以"高速度"和"低剂量"连续摄影的方式采集数字 X 线图像,生成动态图像序列;使临床医生可以观察到人体解剖结构随时间的运动变化,同时经动态图像处理软件进行功能化的解析和量化处理。

动态 DR 通过将射线检测单元合并成平板线性阵列,直接连接到大规模集成电路,同时完成 X 线接收、光电转换和数字化的整个过程。由于是直接转换,减少了传输和信号转换产生的诸多噪声信号,并使用适当的滤波电路来获得低噪声和高灵敏度的影像。动态成像的实现过程以脉冲工作模式由软件设置好探测器的工作模式和高压发生器参数,当按下曝光手闸或踩下曝光脚踏开关后,高压发生器主机让 X 线管工作,输出曝光脉冲信号给探测器,控制探测器曝光出图;图像信号经传输线路传输到电脑,经处理后实时显示,从而实现动态成像。每秒传输给探测器的曝光脉冲个数由探测器的工作模式决定,如探测器模式是 10f/s,则高压发生器就每秒给探测器 10个曝光脉冲,最高可以实现 30f/s。

2. 临床意义 动态 DR 技术主要用于肺部和骨关节系统疾病的诊疗。

DDR 技术不仅可以在床旁进行,还允许受检者站姿、坐姿和仰卧位等多种体位,无论潮气呼吸或用力呼吸的情况都可以实施,且放射剂量较低,适于短期反复多次检查。

DDR 技术主要应用于肺部的动态可视化解析成像的诊断。可在立位呼吸状态下呈现双侧全肺野动态图像,通过影像分析工作站解析出一系列新信息化技术和新功能,包括肋骨减弱、频率增强、膈肌运动追踪、肺野面积、肺通气功能、肺血流灌注、气道直径、肺顺应性和胸廓同步性等,提供新的诊断指标,实现简便且高精度的检查;DDR 技术综合通气功能和血流灌注的肺部动态影像分析,细化肺部和支气管成像,实时反映肺部组织和功能损伤情况,最大程度提供肺部感染的病理信息,有可能通过多参数的动态分析鉴别不同的病理状态,同时依据肺部功能障碍的可视性特征判断病情的严重程度;DDR 的通气功能映射、肺野面积测量等技术可以显示呼吸运动的动力学变化,通过获取后前位和侧位的投影,分别计算最大吸气时的二维肺面积并重建三维图像,通过计算肺容积,将肺部气体的充盈差异转换为视觉分析数据,并结合病变部位的定位,鉴别肺部病变与肺功能障碍的关联性。DDR 技术极有可能将肺部的动态影像学数据进行多参数的关联分析,用于感染及非感染并发症的判断,以提供确切的临床指导;DDR 技术能够对肺灌注异常进行初步筛查,检出肺部血流低下的范围(如大于30%),还可以通过肺血流成像对肺栓塞治疗前后的肺部灌注进行评价。已有研究表明,采用肺血液量占比分析模式对双侧肺野进行血流分析,大面积肺栓塞的血流灌注视频的显示结果与CTA的结果高度一致。因此,DDR的肺部血流障碍的可视化分析可以用于排除急性大面积肺栓塞,指导病因及抗凝治疗,并对治疗效果进行评估随访。

在骨关节系统中,DDR技术为颈椎、腰椎、肩关节、肘关节、手关节、股关节、膝关节、踝关节、手指/足趾关节等提供动态视频及静态骨骼图像,使关节功能可视化,可以帮助诊断、治疗和评估骨科的一些疾病,如各类骨折,肌腱的断裂,周围神经损伤,关节的脱位、不稳定,椎间盘突出,脊柱结核等。DDR技术可拍摄各处骨、关节、较大肌肉/肌腱、肿瘤侵袭或限制功能的动态图像,提供可存储、可比较的运动信息,包括关节运动角度、关节腔距离、小关节位移量、大关节承重压强等。动态影像对颈椎弯曲与伸展的颈椎运动角度数据进行精准的评估,在骨科术后康复中得到广泛的应用,如:通过观察手关节伸展的动态视频,确定其运动角度范围,可以监测手功能康复情况;通过测量膝关节运动角度和关节腔距离随时间的变化,监测膝关节损伤后的康复过程等。

(二) 检查技术

1. 胸部动态DR功能检查技术

(1)受检者体位:受检者面向摄影架站立,双足分开,使身体稳定,头稍后仰,前胸贴近探测器,身体正中矢状面对准探测器中心且与探测器垂直,手握住探测器上的胸部后前位把手,肩部自然下垂,使锁骨呈水平位,肩部离探测器上缘5cm。

(2)中心线:对准第6胸椎水平垂直射入探测器。

(3)呼吸与曝光同步要求:①肺通气功能检查。受检者吸气后屏气,开始深呼气时同步曝光,过程大概持续5秒,然后屏气再深吸气,过程大概持续5秒。曝光结束后嘱受检者自由呼吸。②肺血流灌注成像。受检者深吸气后屏住呼吸开始曝光,过程大概持续7秒。

(4)SID:180~200cm。

(5)曝光参数:110kV,100mA,5ms,15f/s(图2-69)。

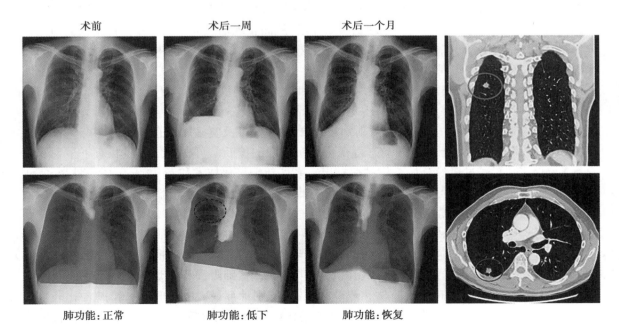

图2-69 DDR的肺通气功能映射技术在胸部疾病手术前后肺功能可视化对比(数字彩图)

2. 关节动态 DR 功能检查技术（以膝关节为例）

（1）受检者体位：受检者侧立于探测器前方，患侧大腿抬高置于支撑托架上，使内、外侧髁重叠且连线垂直于探测器。将固定带缠绕受检者膝部，半固定于下方支架，小腿自然下垂。双手扶稳手扶支架，健侧下肢直立或稍屈曲。

（2）体位训练：嘱受检者保持大腿静止，小腿自然下垂作为起始位，将小腿缓慢抬至最高，之后再缓慢尽力向后踢，最后还原至起始位。

（3）中心线：对内侧髁垂直射入探测器。

（4）SID：100~130cm。

（5）曝光参数：85kV，180mA，5ms，6f/s（图 2-70）。

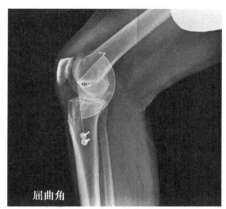 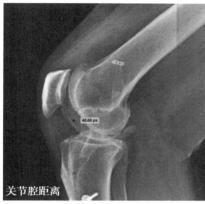 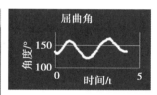 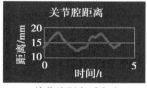

图 2-70　DDR 技术评价膝关节侧位的关节运动功能量化图（数字彩图）

六、虚拟滤线栅技术

虚拟滤线栅技术（virtual grid technology）是指在数字 X 线摄影中，通过对平板探测器成像单元采集的数据进行处理以区分出焦点射线和散射线成分，并对后者加以抑制的图像处理技术。虚拟滤线栅成像系统包括高能射线发射单元、高能射线探测单元、图像采集和预处理校正单元、虚拟滤线栅单元、图像后处理单元和图像显示单元。虚拟滤线栅技术主要用在高能射线成像中，处理包括如下步骤。

1. 对于高能射线所产生的数字图像按频率分解成从高到低的多频段图像。

2. 对于其中的低频段图像，直接进行去散射处理。

3. 对于其中的高频段图像进行对比度增强处理。

4. 将步骤 2 和步骤 3 处理后的每一频段图像进行合并，形成输出图像。

对高能射线所产生的数字图像采用拉普拉斯金字塔分解的方法进行分解或采用小波变换方法进行分解。利用式（2-3）对于其中的低频段图像进行去散射处理。

$$C_k(x,y)=\mathrm{Gain}(L_k(x,y),k)\times L_k(x,y) \tag{2-3}$$

其中 $C_k(x,y)$ 是处理后的低频段图像，$\mathrm{Gain}(L_k(x,y),k)\in[0,1]$ 是与图像亮度和频段正向相关的函数，$L_k(x,y)$ 是步骤 1 中分解获得的低频段图像，K 为正整数。步骤 3 中，利用式（2-4）对所述高频段图像进行对比度增强处理。

$$E_k(x,y)=\mathrm{Sigm}(L_k(x,y),k)\times L_k(x,y) \tag{2-4}$$

其中 $E_k(x,y)$ 是处理后的高频段图像，$\mathrm{Sigm}(L_k(x,y),k)$ 是 S 型非线性放大函数，与像素点的对比度反向相关,$L_k(x,y)$是步骤 1 中分解获得的高频段图像。

步骤 4 首先对步骤 2 处理后的最低频段图像进行插值增频采样,然后以高斯卷积内插方式与其相邻的较上一频段图像进行叠加,生成新的较上一频段图像,由此逐层向上作相同处理,直至得到原始图像大小的处理后图像。步骤 4 结束后,对生成的图像进行降噪处理,预先编制图像处理过程中需要的数据,拟合出相应的映射曲线,在进行图像处理时,直接采用查找表映射的方式快速获得所需的数据,最终生成去除散射线的清晰图像。

虚拟滤线栅技术被广泛应用于床旁 DR、乳腺 DR 和全身各部位 DR 检查中,因其不受 X 线管焦点和 SID 的影响,可根据不同投照部位,智能计算相应参数以保证最佳图像效果,在确保图像质量的同时,还可降低 30% 以上曝光剂量,使用效果全面超越传统滤线栅。

(张志伟　余建明　马新武)

第六节　救援医学中的 X 线检查技术

救援医学主要用于地震、塌方、矿难、爆炸、桥梁和房屋坍塌、交通事故等突发事件,以及突发的公共卫生事件。

一、创伤性急重症受检者 DR 检查的基本原则

(一)受检者救治特点

创伤是指机体受到外界各种致伤因素的作用,引起组织、器官形态破坏或功能障碍。创伤性急重症来势汹汹、进程快,具有不确定性和不可预见性;病情危重,需生命支持手段;同时病情紧急,需短时间内快速、有效地进行救治。

与常规受检者 DR 检查相比,创伤性急重症受检者的 DR 检查技术要求较高:①时限性强,需快速而准确完成;②疾病复杂多样,导致检查时定位困难;③受检者病情危急,常处于昏迷、机体功能受损状态;④检查过程中配合程度差,需陪护家属辅助。

(二)DR 检查基本要求

1. 快速检查　创伤性急重症受检者诊治的 DR 检查应建立绿色通道,争取在最短时间内获取符合临床需求和诊断要求的优质影像。

2. 安全检查　检查过程中时刻观察受检者状态,并确保受检者安全。搬运或体位设计时要小心谨慎,避免意外伤害或院内二次伤害。

3. 有效沟通　检查前需对受检者和家属做好解释工作,告知检查流程及注意事项,获取家属知情同意和有效配合,有助于检查的顺利完成,避免不必要的医疗纠纷。

4. 多方配合　对于生命体征不稳定的创伤性急重症受检者,应在临床负责医师陪同下完成检查,在检查全过程中均应与负责医师、陪同人员及时进行沟通;当发现受检者生命体征不稳定时,应及时中止检查,立即进行紧急救治。

5. 技术适当　创伤性急重症受检者大多呈被动体位,可根据受检者实际情况采取体位设计与 X 线摄影原理相结合;对于无法采用正常体位摄影者,采取"就势体位"(创伤性急重症受检者自我保护的无痛苦姿势),移动 X 线探测器和 X 线管,以基本满足受检者摄影要求,避免造成医源性损伤。

6. 图像质量控制　对图像质量进行快速评估,需符合临床诊断要求;及时打印胶片,并传输到放射科信息系统及图像存储与传输系统,利于放射科医师和临床医师及时进行影像评估和诊断。

7. 辐射防护　遵循辐射正当化和防护最优化原则,在不影响成像质量的前提下,摄片时可

根据受检者情况,尽量对受检者的照射区外敏感部位进行遮盖防护,同时对陪护人员进行辐射防护,避免因忙中疏漏而发生医疗纠纷。

8. 避免感染　对于开放性外伤或手术受检者,必要时佩戴无菌手套,或铺设一次性消毒垫巾,避免触碰受检者伤口部位引起感染。

(三)DR 检查流程

1. 查看受检者,询问急性创伤发生的时间、地点、原因、经过,观察受检者的症状和体征,初步评估受检者生命体征;当患者较多时,迅速评估每个受检者的损伤程度和生命体征,根据急救原则分轻重缓急,按照优先级排序进行检查,以便危重症受检者得到及时的诊疗。

2. 与受检者和家属简洁说明检查目的和注意事项,获取受检者和家属的配合,以便安全、顺利地完成检查。当急重症受检者意识不清或为儿童时,需家属或监护人陪同。

3. 快速阅读申请单,明确检查部位,严格执行查对制度,认真核对受检者基本信息,杜绝忙中出错,避免发生医疗差错和医疗纠纷。

4. 快速完成放射科信息系统录入,确保信息完整、准确,包括受检者或家属(监护人)联系方式,以备查询。

5. 检查前尽量去除体外可能影响成像质量的衣物和饰品,若病情不允许,则不必强行去除受检者体外临时固定/支撑物,必要时由负责医师协助处理。

6. 以安全搬运为基本原则,掌握必要的搬运方法,固定和保护受检者受伤的关键部位,密切观察受检者生命体征和反应,避免二次损伤。

7. 当受伤部位不明确时,可适当加大照射野,尽量一次性完成检查;当受检者生命指征不稳定时,一次不宜进行多部位、多体位和多方式照射,可根据实际病情,与负责医师协商尽量完成关键部位的检查。

8. 检查完毕后,及时评估图像质量,符合临床诊疗需求后方可告知受检者及家属离开。

(四)受检者在 DR 检查过程中的转运

1. 转运要求

(1)安全转运:高度重视并及时处理转运时可能发生的突发意外情况,确保受检者及家属安全。

(2)规范转运:根据病情转运,最好整床转运,需掌握正确的搬运方法,必要时在专业医师指导下进行,避免二次损伤。

2. 搬运的注意事项

(1)头部、颈部、颈椎损伤:严禁随意搬动头部,在搬运时不可去除颈托等固定支撑物。对颈椎损伤者宜采用平抬法,由专人双手托扶头颈部,沿身体纵轴向上略加牵引,或借助被单、转运垫等器具,再由三四人用手分别托住肩、背、腰、大腿等部位,使头、颈部与躯干成直线,平抬同步移动至检查床。

(2)胸腰段脊椎、胸部损伤:将受检者双下肢并拢,上肢紧贴身体两侧,水平托起受检者躯干,移至检查床并呈仰卧位,应避免躯干发生扭转。严禁使用背负或抱持方式搬运脊柱损伤受检者,严禁"一人托肩,一人抬脚"的搬运方式。

(3)骨盆损伤:常规采用就势体位,托起受检者躯干、臀部、双下肢,水平移至检查床并呈仰卧位。

(4)骨与四肢关节损伤:结合外伤史和典型骨折体征(畸形、异常活动、骨擦音或骨擦感)较易判断。骨外伤受检者需重点保护骨折部位,由专人托扶受伤肢体或外牵引支架;已实施肢体固定或姿势固定者,不宜拆除患处的外固定物(夹板、敷料等),必要时由负责医师处理伤口后再行检查。

二、创伤性急重症受检者的 DR 检查策略

（一）创伤性急重症脊柱骨盆损伤与 DR 检查的策略

1. 脊柱损伤与 DR 检查的策略

（1）脊柱损伤：常见情况包括高处坠落头颈部着地后剧烈前屈，寰椎的横韧带撕裂，导致寰椎向前脱出；由垂直压迫的外力，如高处坠落的物体作用于头顶部所致寰椎/齿状突骨折，可引起前后弓和侧块多处断裂、齿突骨折。胸腰椎受外力作用易发生压缩性骨折，常发生于第 11、12 胸椎和第 1、2 腰椎。骶尾椎骨折或脱位多由直接暴力所致，如突然后坐摔倒，一般多为尾骨前脱位。

（2）DR 检查的策略：X 线摄影检查是确定急重症脊柱骨折和脱位的有效方法，但需注意下列事项：①摄影时应减少受检者的移动，避免加重受检者损伤。搬运受检者时应借助木板、被单、转运垫等辅助器具，切忌使受检者脊柱发生屈伸、扭转动作。对颈椎损伤受检者，要专人托扶头颈部，颈部两侧用沙袋加以固定。②根据受检者损伤后自我保护性体位的差异和病情的需要，合理设计摄影方法，正确使用中心线和移动性探测器，采取正位、侧位和不同角度的斜位进行拍摄，以获取影像诊断和临床需求的优质图像。③脊柱摄影因其密度和厚度需使用滤线栅，以吸收散射线而提高图像质量。④脊柱摄影应含有邻近椎体的标志，以鉴别椎体的数目和名称，如颈椎摄片应含有颅底或第 1、2 胸椎椎体，腰椎摄片应含第 11、12 胸椎。因上胸椎、下腰椎及骶尾椎侧位较其他椎体侧位厚度相差较大，可利用 X 线管的"阳极效应"给予补偿，或者使用 DR 的组织均衡技术，以便获得密度相似的影像。⑤对于大范围椎体摄影可分段进行，注意两段之间的衔接，至少重叠一两个锥体，必要时可做体外标记。

2. 骨盆损伤及 DR 检查的策略

（1）骨盆损伤：多由直接暴力作用导致，如被行驶车辆或倒塌重物挤压致骨盆环骨折。单发骨折常见单侧耻骨上下支骨折、单侧髂骨骨折、髋臼骨折、单侧骶髂关节半脱位等；多发骨折多有明显移位，常见有双侧耻骨上下支骨折、耻骨支骨折伴有耻骨联合分离或伴有骶髂关节脱位等；多发骨折脱位容易损伤盆腔内脏器。

（2）DR 检查的策略：对于创伤性急重症不同类型的骨盆骨折，受检者大多为被动体位，因此需注意：①使用"就势体位"，尽量减少移动受检者次数，避免引起二次损伤；②合理利用移动探测器和 X 线管，使中心线以相应角度进行骨盆入口位、出口位等摄影，以便充分显示骨盆骨折中坐骨和耻骨等的损伤情况；③必要时加大照射野，选择合适的曝光条件，以确保图像质量满足诊断需求。

（二）创伤性急重症胸腹部损伤与 DR 检查的策略

1. 胸腹部损伤

创伤性急重症的胸腹部损伤，可分为开放性和闭合性，穿透伤和非穿透伤，贯通伤和非贯通伤等类型。胸腹部 DR 检查结合受检者病史、临床表现和体格检查可为临床医师提供初步判断依据，但有时容易低估创伤程度，甚至无法确定损伤情况，此时则需要其他检查辅助以明确诊断，例如 CT、超声等。

（1）胸部损伤的常见情况：临床最常见的胸部外伤为肋骨骨折，骨折端可刺破胸壁肋间血管、肺、纵隔及心脏、肝、脾等，造成胸腹联合伤，引起气胸、血气胸、腹腔积血等，其中心脏损伤死亡率较高；严重的胸部挤压伤可致气管、支气管破裂，引起吸气性阻塞而窒息；胸部在持续挤压下还可引发胸骨骨折、锁骨骨折以及胸锁关节脱位，甚至膈肌破裂、肺裂伤、心脏破裂，危及生命。

（2）腹部损伤常见情况：暴力外伤常导致腹部内脏破裂、空腔脏器穿孔等，临床首选影像学检查方法是 B 超和 CT。对于可疑性空腔脏器穿孔和肠道梗阻者，进行立位腹部 X 线摄影有一定的诊断作用。

2. DR 检查的策略

（1）创伤性急重症胸部 DR 检查，可初步判断肋骨骨折和液/气胸等情况。

1）根据受检者情况采取站立位、坐立位、半坐位、仰卧位、侧卧水平位、侧卧垂直位等体位，在确保受检者安全的前提下完成检查；对于临床怀疑气胸受检者，结合受检者实际病情，酌情优先立位胸部 X 线摄影，因为当气胸受检者呈仰卧位时，空气容易积聚在肺前下方，可能导致错误判断。

2）对于肋骨骨折者，可采用胸部后前或前后正位、左右斜位，或膈上肋骨、膈下肋骨的正位和左右斜位摄影，必要时采取"就势体位"。

3）根据受检者病史及检查目的，选择合适的 DR 摄影条件。若要观察双肺野肺纹理和肺实质，则所需摄影条件较小；若要观察肋骨、心脏、锁骨等遮盖部位的肺组织及纵隔，则需采用高管电压摄影；若要观察肋骨情况，需注意合理选用摄影参数，曝光条件过大会导致图像偏黑，曝光条件过小则会导致组织对比度下降，均无法清晰显示各解剖结构和细小病变。

4）合理使用后处理功能（例如对比度、亮度、增强、反转、组织均衡技术、双能量减影等），调节合适的窗宽、窗位，可使目标区域的细微结构得到清晰、明确显示。

（2）创伤性急重症的腹部 DR 检查

1）腹部立位平片可以显示膈下游离气体、液气平及肠管扩张、积液、积气形成，初步判断空腔脏器穿孔，但对于穿孔具体部位 DR 摄影显示能力不足，需进一步进行 CT 等检查辅助确诊。

2）检查前确认受检者腹部体外无金属物品。

3）必要时由家属在旁对受检者进行搀扶，防止发生摔倒等意外情况，避免医疗纠纷，同时注意对家属进行必要的辐射防护措施。

4）摄影时可适当加大照射野，涵盖膈肌上缘；根据受检者体型，选择合适的摄影曝光条件，确保图像质量。

（三）创伤性急重症四肢骨关节损伤与 DR 检查的策略

1. 摄影要求　创伤性急重症受检者四肢骨关节损伤常有多个骨/骨关节的骨折和脱位，为保证摄影质量，避免重复照射，在进行 DR 摄影时需要注意以下几点。

（1）正侧位是上肢长骨和下肢长骨的常规检查体位，应至少包括一侧关节。

（2）下肢骨骼较上肢骨骼粗大，骨皮质较厚，例如骨盆、髋关节等处，往往需要适当加大曝光剂量。

（3）对于一些结构较复杂的关节部位，例如肩关节、肘关节、腕关节、膝关节、踝关节、足部关节等，需根据检查目的，结合受检者实际情况，选择恰当的检查体位和摄影条件，以最快速度获取符合诊断要求的影像。

（4）必要时需陪护家属辅助受检者体位保持，确保受检者安全和检查顺利，并注意受检者（尤其是幼儿）及家属的辐射防护措施，避免不必要的医疗纠纷。

（5）对于一些特殊部位骨折或脱位显示，应注意可采取特殊成像方法，例如：怀疑髌骨骨折时，除髌骨侧位外还需拍摄髌骨轴位；为了解股骨头向后脱位情况，除常规正位成像外，还可选择水平侧位协助诊断；为减少肢体重叠，肩关节侧位可采用穿胸位；肩锁关节后前位有利于对肩锁关节脱位、半脱位的显示。

（6）进行体位和摄影条件设计时，操作技师移动检查床和 X 线管时，需要注意受检者安全，避免在紧急慌乱中给受检者造成损伤。

（7）摄影结束后，可采用适当的图像后处理技术（灰度、对比度调节等），使得图像符合影像诊断和临床需求，注意左、右侧标注，快速打印胶片。

（8）对于微小隐匿性骨折，DR 摄影显示能力有限，需进一步行 CT、MRI 检查以辅助明确诊断。

2. 创伤性急重症上肢骨及关节损伤与 DR 检查的策略

（1）上臂与肩关节区域损伤与 DR 检查的策略

1）上臂与肩关节区域的损伤：上臂损伤常见：①锁骨骨折；②肱骨外科颈骨折；③肱骨干骨折。肩关节受外力作用时常发生肩关节前脱位、肩关节后脱位、胸锁关节脱位和肩胛骨骨折。

2）DR 检查的策略：根据上臂与肩关节区域的损伤情况，采用标准摄影体位和"就势体位"（受伤者的被动体位）相结合，合理使用 X 线管的倾斜角度后的中心 X 线和移动探测器摆放方位，准确地摄影受伤部位，得到满意的图像质量。

（2）前臂肘关节区域损伤与 DR 检查的策略

1）前臂肘关节损伤：前臂骨折发生率占全身长管状骨骨折的首位。前臂损伤除骨干骨折外，靠近两端的骨折会累及上、下尺-桡关节，造成复合损伤。正常情况下，肘关节的肱骨内、外上髁与尺骨鹰嘴位于同一直线上，当发生骨折或脱位时，这三点的位置关系发生改变，常伴骨、软骨、韧带损伤，严重者合并神经、血管损伤。常见肘关节脱位主要有后脱位、前脱位和侧方脱位三种形式。

2）DR 检查的策略：DR 摄影时应注意以下几点：①调整照射野大小，前臂至少包含一侧关节，上缘肘关节和/或下缘腕关节；②当受检者体位活动受限时，适当调节 X 线管角度，或请陪同家属在旁协助，以最大限度显示组织重叠的部分，避免病变漏诊。

（3）掌腕区域损伤与 DR 检查的策略

1）掌腕损伤：手指的近节、中节和末节指骨、掌骨因直接或间接暴力发生骨折，多为开放性骨折，骨折线可为横形、斜形或粉碎性。腕部损伤多由外力作用所致，常见损伤类型包括：①柯雷（Colles）骨折；②史密斯（Smith）骨折；③舟状骨骨折；④腕骨脱位；⑤其他腕骨损伤，如尺骨茎突骨折、三角骨骨折、大多角骨骨折、豆状骨骨折、钩状骨及头状骨骨折等。

2）DR 检查的策略：根据掌腕区域的损伤情况，采用标准摄影体位和"就势体位"（受伤者的被动体位）相结合，合理使用 X 线管的倾斜角度后的中心 X 线和移动探测器摆放方位，准确地摄影受伤部位，得到满意的图像质量。

3. 创伤性急重症下肢骨及骨关节损伤与 DR 检查的策略

（1）股骨和髋关节区域的损伤与 DR 检查的策略

1）股骨和髋关节损伤：股骨与髋关节区域易由直接或间接外力作用导致股骨颈骨折、股骨粗隆间骨折、股骨干骨折、股骨髁骨折等，其中股骨颈和股骨粗隆间骨折好发于高龄人群，儿童及青少年易发生股骨头骨骺滑脱和髋关节脱位。

2）DR 检查的策略：①股骨髋关节损伤范围广，检查前询问相关病史以快速判断损伤区域，探测器长轴与股骨长轴平行，适当扩大检查范围。如不明确损伤部位，应通过分段检查的方式排除损伤位置，正侧位摄影和就势体位以仰卧位为主。②当受检者活动受限，不能翻动时，可采取仰卧股骨水平侧位或仰卧髋关节及股骨颈侧位等特殊摄影体位。

（2）膝关节和胫腓骨区域损伤与 DR 检查的策略

1）膝关节和胫腓骨损伤：常见损伤为关节囊、韧带损伤（以内侧副韧带和前交叉韧带损伤多见）、髌骨骨折、膝关节脱位及髌骨脱位、胫腓骨骨折等。

2）DR 检查的策略：根据膝关节和胫腓骨区域的损伤情况，采用标准摄影体位和"就势体位"（受伤者的被动体位）相结合，合理使用 X 线管的倾斜角度后的中心 X 线和移动探测器摆放方位，准确地摄影受伤部位，得到满意的图像质量。

（3）足踝区域损伤与 DR 检查的策略

1）足踝区域损伤：足踝关节损伤根据外力大小、方向及受伤时足所处的位置可产生不同类型的骨折。踝关节损伤有旋前外展型、旋后内收型、旋后外旋型、旋前外旋型、垂直压缩型等类型。足部损伤常有跟骨骨折、距骨骨折与脱位、足跖骨骨折、跖-跗关节脱位、趾骨骨折或合并多处损伤等类型。

2）DR 检查的策略：根据足踝区域的损伤情况，采用标准摄影体位和"就势体位"（受伤者的被动体位)相结合,合理使用 X 线管的倾斜角度后的中心 X 线和移动探测器摆放方位,准确地拍摄受伤部位,得到满意的图像质量。

3)足踝区域 DR 摄影的注意点:常以正位、侧位、斜位为主,考虑到常合并多处损伤,视野应包含足踝关节及其软组织区域;当受检者体位活动受限时,适当调节 X 线管角度,或者辅以软垫等调整受检者合适体位,避免病变漏诊。

三、突发公共卫生事件的 DR 检查技术

突发公共卫生事件主要是突发急性传染病(emerging infectious diseases),是指某种传染病在短时间发生,波及范围广泛,出现大量的受检者或死亡病例,其发病率远远超过常年的发病率水平,严重影响社会稳定,对人类健康构成重大威胁,需要对其采取紧急处理的明确或不明确的新发生的疾病。在突发公共卫生事件中各级各类医务工作者将发挥重要的作用,放射医学的移动DR 检查也将在突发急性传染病防治中发挥一定作用。由于是急性传染病,工作人员的感控防护十分重要。

(一)放射科工作人员的感控防护要求

放射技师在工作中与受检者发生直接的近距离身体接触,属于风险度高的一线人员,需要强化自我防护意识,接受医疗机构的重点培训,熟练掌握传染病的防控知识、方法与技能。

1. 应熟悉不同岗位的感控防护要求的级别和相应的防护用品类别及其使用方法(表 2-2),熟悉个人、设备和场所消毒的方法和要求。

表 2-2　放射科各工作区域防护级别与用品配置

防护级别	诊疗场所	影像设备	受检者分类	防护用品
三级	隔离病房、ICU、发热专岗	床旁 DR	确诊重症传染性呼吸系统疾病受检者,确诊伴气管切开、气管插管的传染性呼吸系统疾病受检者	工作服、工作帽、N95 防护口罩、一次性防护衣、护目镜/防护面屏/防护面罩、乳胶手套
二级	检查室	专用 DR	传染性呼吸系统疾病受检者、疑似传染性呼吸系统疾病受检者、发热受检者	工作服、工作帽、医用防护口罩、一次性隔离衣、护目镜/防护面屏/防护面罩、乳胶手套
一级	普通检查室、护士站、预约登记室、诊断室	普通检查设备	普通受检者	工作服、医用外科口罩、乳胶手套

2. 熟悉所在工作场所的感控分区,严格按照感控要求在相应区域内工作,不得违规穿越或混淆分区界限造成污染,以降低交叉感染风险。

3. 熟悉感控防护用品的规范使用、穿脱顺序和相关要求,熟练掌握"七步洗手法",严格执行手卫生。在不影响影像质量前提下,放射技师应嘱受检者在检查中戴好口罩等防护用品。

4. 合理安排受检者检查时间,医务人员在进入重症病房前应尽可能做全准备工作,减少与受检者面对面的交流,或保持适当的距离,检查完成后确认无误,立刻离开污染区。

(二)放射诊断设备、环境消毒要求

发热门诊/感染科门诊/呼吸科门诊、放射科专用机房、医院隔离病房等区域均属于放射诊断检查中感控防护和消毒的重点区域,应配置专用移动 DR 和专门检查区域或固定机房。

1. 放射诊断设备、环境消毒方法　放射诊断设备的消毒方法和允许使用的消毒剂,需参考生产厂家的建议。生产厂家明确要求不能使用过氧化物等进行终末消毒的,可使用紫外线灯照射 30 分钟,关闭紫外线灯后再进行设备和环境表面擦拭消毒,擦拭结束后再用紫外线灯照射 30分钟后方可接诊。

移动 DR 设备消毒：检查完成后，对设备表面，尤其是接触到受检者的区域（如探测器、防护用品等）进行擦拭消毒，发现疑似病例时对整机表面擦拭消毒。每天至少 2 次擦拭消毒，遇污染时须随时消毒。有肉眼可见污染物时应先使用一次性吸水材料清除污染物后再行常规消毒。

在设备运行中使用循环空气消毒机持续消毒。无人状态下使用喷雾消毒，或紫外线照射消毒 30 分钟，每日至少 2 次。增加通风频次，保持通风最佳。移动 DR 设备需要移到发热门诊等区域外使用时，需对整机表面执行擦拭消毒，然后紫外线照射 30 分钟以上方可使用。

2. 专用检查区域消毒　感染者的专用放射检查区域，应按照"三区两通道"，即污染区、半污染区、清洁区、受检者通道、工作人员通道进行分区和布局，有条件的医院可以在半污染区和清洁区之间设立缓冲区，均严格执行消毒措施。设置专用行走路线，感染受检者来诊时应由医务人员陪同，减少在检查区域的逗留时间。其中，疑似受检者需与确诊受检者分开，如图 2-71。

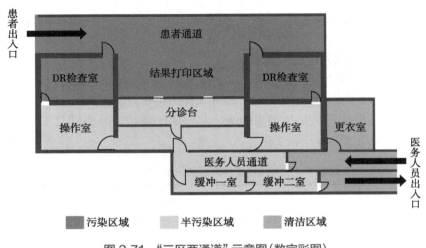

图 2-71　"三区两通道"示意图（数字彩图）

在机房和操作室的适当位置张贴个人、设备和场所感控及消毒的预案、方法和流程，工作场所的感控分区及相关要求。尽可能使用电子申请单、数字图像和诊断报告的网络传输，减少与受检者和污染物的物理接触。

3. 放射检查间隔中的消毒方法

（1）擦拭消毒：物体表面擦拭用 75% 乙醇、500mg/L 含氯消毒液（除外氯己定）或 2% 双链季铵盐。地面擦拭时使用 2 000mg/L 含氯消毒液（除外氯己定），每天至少 2 次。

（2）紫外线消毒：紫外线灯的安装数量应不低于 1.5W/mm^3，紫外线强度应不低于 70μW/cm^2，消毒面积仅限于紫外线灯所辐照到达区域。

（3）喷雾消毒：5 000mg/L 过氧乙酸、3% 过氧化氢或 1 000mg/L 含氯消毒液（除外氯己定）。

（4）浸泡消毒：1 000mg/L 含氯消毒液（除外氯己定）或 75% 乙醇密闭浸泡 1 小时以上，主要用于护目镜的消毒。

（5）终末消毒：先使用电动气溶胶喷雾器，按房间体积计算喷雾消毒剂用量，使用量为 20~30ml/m^3，由内向外在 1m 高度进行水平喷雾，房间密闭 1 小时，开窗通风；然后进行环境表面、地面及仪器设备表面的擦拭消毒，特别是对受检者和医务人员工作时可能接触的表面进行重点擦拭消毒；擦拭完毕后，再进行二次喷雾消毒并进行通风，方可再接诊。

（三）移动 DR 工作流程

移动 DR 床旁摄影的工作流程应简单易行，遵循感控及辐射防护要求。技师应注意个人防护，尽量减少近距离接触受检者的次数与时间，在搬动受检者放入探测器过程中，注意气管插管受检者，避免移动过程导致管道连接口脱落。技师按照正常流程启动移动 DR 设备，确保机器性能和网络正常后，从 RIS/HIS 网络搜索并核对受检者信息。

1. 核对受检者信息　须严格遵循"三查七对"原则，与管床医师或护士准确核对受检者信息。

2. 移动 DR 机准备　使用数字探测器和移动 DR 机前应进行表面消毒，可使用一次性无菌薄膜塑料罩套住探测器，选择正确的受检者信息，适当调整摄影参数，在保证图像质量的同时，尽量减少受检者及医务人员的辐射剂量。

3. 摆放受检者体位　常规采取仰卧位，如病情需要也可采取半仰卧位或者坐位。半卧位时可将受检者床的头端升高至 30°~45°。拍摄前嘱咐清醒受检者进行呼吸训练，对昏迷受检者不作要求。

4. 摄影检查　检查前去除受检者身上可能影响图像质量的金属或其他饰物，随后操作技师放置平板探测器（可使用一次性垫单），调整摄影距离、角度、视野等。通知医护及其他受检者离开，对受检者及行动不便未能离开者做好辐射防护。遥控或延时曝光，曝光结束后，检查图像质量，进行后处理并上传图像至 PACS（若 DR 无无线传输功能，可回科室上传）。

确认图像无误后，收回平板探测器及防护物品，消毒手部，将垫单丢入医疗垃圾桶，在病房缓冲区消毒设备及防护物品。回科室后，将设备推至停放区域充电，放好其余物资后按步骤脱防护衣物，离开污染区，进入清洁区。如在专用区域进行检查，则完成后参考区域消毒方式。

5. 图像质量控制　对于数字 DR 图像，一幅满意的影像应该包括如下要点：正确的照射野、合适的对比度、较小的噪声及干扰。技师可对所获得的图像进行评估并适当后处理调节图像至最佳质量。

（四）移动 DR 辐射防护

移动 DR 摄影为临床医疗带来便利的同时也存在着对医务人员和病房内邻近受检者的辐射问题。在医学的实践中，受检人群所接受的辐射剂量应该遵循在合理范围内尽量低的原则。对不同受检者人群应合理选择曝光参数，如重症感染受检者整个肺部渗出严重，组织密度高，对比度很低，或较为肥胖受检者，需要适当提高管电压和管电流；儿童需根据年龄和体型选用相应摄影条件（如 3~5 岁儿童使用 55kV、1~2mAs）。

医务人员的辐射防护可以穿铅衣，佩戴防护物品，曝光时远离辐射区域。受检者的辐射防护，建议采用在能达到诊断条件下尽可能低的曝光条件，并用铅衣、围脖等遮盖住受检者其他部位，尤其要注意甲状腺、性腺、晶状体等敏感器官及孕妇、小孩的辐射防护。使用移动 DR 设备在发热门诊等没有专门机房的区域进行检查时，应告知周围人员尽可能远离，主射束方向不应有其他人。

（余建明　马新武　暴云锋　张志伟）

第七节　DR 图像质量控制

图像质量控制（quality control，QC）是成像链的各个质量环节的综合体现，其中任何一个环节出问题都会影响最终的图像质量。数字 X 线摄影图像质量是分辨力、对比度、噪声和伪影等多种因素的综合体现，它取决于设备性能、摄影参数、操作者以及受检者是否配合等因素。

一、影响 DR 检查的因素

（一）影响 DR 检查图像质量的因素

影响 DR 检查图像质量的因素有很多，主要包括以下方面。

1. 设备的性能和稳定性　数字摄影图像质量的优劣与机器的性能和设备参数是否稳定有

关,除一般X线机共有的X线管焦点大小、机器结构的精度等因素外,还与矩阵大小、图像基础模糊度、位深及噪声有关。探测器像素尺寸和矩阵大小确定了图像的最大空间分辨力。像素的密度由不同位数的二进制数位深表示,像素太少或位深太小都会影响图像的质量。

2. 人为因素 检查信息录入错误、摆位不正确、选择照射野不当、中心线使用不当、标记错误等都会影响图像质量。

3. 摄影条件 DR系统图像具有动态调节的优势,但其动态调节也具有一定的范围,如果摄影剂量过大或过小,都会使后处理技术的调整范围缩小,出现噪声甚至斑点及对比度下降,使图像质量下降。当曝光条件过大时,所得图像曲线就会变窄,图像偏黑并且失去层次感,即使调节也不能获得满意的图像对比;当曝光条件过小时,图像颗粒感强,噪声大,病变部位不能清晰显示。

4. 后处理技术 图像后处理参数设置不恰当或调用不正确的参数组合,也会一定程度影响照片质量。

5. 伪影 包括体表异物、平板探测器伪影、激光打印机伪影、图像后处理伪影等。

6. 滤线栅 DR设备一般都配有不同源-像距下使用的固定高密度滤线栅,使用不当可影响图像质量。

7. 屏幕显示一致性 显示一致性是医用电子显示系统的先决条件,临床工作要求医用电子显示系统中相同的图像在不同显示装置上必须显示一致或非常相似。

8. 激光打印机输出 激光打印机参数设置与屏幕显示存在差异,多棱镜的灰尘,热鼓过热损坏,胶片存放不当等可导致打印输出的图像质量下降。

此外,环境灰尘的污染,温度、湿度等对机器设备,特别是平板探测器的影响都会不同程度地降低整个系统的性能,使图像质量的稳定性变差。

(二)图像质量控制措施

1. 提高技师素质 提高技师的职业素养和专业技术水平,定期培训,建立完善的管理制度和操作规范,严格按照操作规程进行操作。同时建立读片制度,及时纠正技术操作中的错误。

2. 曝光参数的选择 数字摄影曝光参数的合理选择和正确运用是提高图像质量的一项重要技能。参数的选择是以改变管电压、管电流及曝光时间三个参数为基础,结合数字成像的特点进行参数调整,避免过度曝光和曝光不足。数字摄影X线曝光量宽容度虽然大,也可以通过窗宽、窗位调整,但参数选择如超出一定的限度,也难以得到优良的图像质量。

3. 后处理技术的运用 后处理技术是借助计算机功能对获取的原始影像进一步完善,只有在适宜的照射条件下,充分利用后处理功能,才能提高输出影像的信息量。DR影像后处理技术以增大诊断信息,弥补摄影中的不足为目的。通过改变影像的对比度和调节影像的整体密度,实现影像的最佳显示。图像处理程序在使用中有可能被人为修改,要定期检查和修正参数的设置与组合,在实际工作中不断探索和总结、改进。

4. 消除伪影 伪影是影响DR图像质量的重要因素,除了增强操作者的责任心,做好检查前准备,如训练屏气、去除受检者身上可产生高密度影的衣物等,还应针对伪影出现的其他原因进行分析和总结,以及时纠正。

5. 显示器校准 软拷贝显像存在诸多变量,包括最基本的黑白与彩色显示及电子显示技术的多样化,如阴极射线管(CRT)和液晶显示(LCD)等。电子显示技术的一个重要特点是:在不同显示系统中,从计算机中的数据资料到显示器的亮度都可能不同,定期调整和校准非常必要。一般专业显示器都配备外接控制器或内置校准软件,普通显示器则根据使用时间和衰减程度进行亮度和对比度的调整,以保证图像在不同地点的终端工作站上显示一致。

6. 激光打印机校准 激光相机的质量控制是得到优质图像的重要环节,应认真做好激光打印机的调试和校准。激光打印机与主机监视器图像的一致性尤为重要,注意图像的输出与激光相机匹配的问题,力求做到所见即所得。建立激光打印机验收检测及质量控制的概念,调整好激光打印机背景密度、灰阶响应、图形几何结构等指标,调整好最大密度值,而且还应该注意激光相机的密度调节与胶片的感光度相协调。同时每更换一批次胶片,必须进行一次自动校准。

7. 机器设备的日常维护和保养　实行合理的维护和保养措施可以使系统保持最佳的工作状态,从而最大限度地减少系统可能出现的故障。平板探测器为高精密仪器,是 DR 系统的核心技术,对环境要求较高,机房内应配置空调和除湿机,温度保持在 20~24℃,湿度 40%~60%,要防灰尘,保持环境整洁,减少仪器静电对灰尘的吸附。定期给设备进行检测和校准,出现故障时记录故障的情况和代码,及时通知维修工程师。

二、DR 探测器的固有缺陷及其校正

数字成像系统的探测器在使用过程中不可避免地会遇到坏点(defect point)、漂移(offset)、空间非均匀性、非线性响应等缺陷,导致图像质量受到损害。

(一) DR 探测器的固有缺陷

1. 探测器坏点　数字成像探测器以其像元对于 X 线的线性响应为成像基础,如果某一像元对 X 线的照射不响应或响应不良(存在明显的非线性),则称其为坏点。一个数字成像探测器通常由数百万个像元构成,要制造一个不存在任何坏点的探测器几乎是不可能的。出于对成本的考虑,允许探测器存在一定数量的坏点,这样可以使成品率大幅度提高。通常根据不同探测器的物理特性及图像质量要求来确定坏点的接受准则,在使用过程中探测器还会产生新的坏点。探测器坏点按其几何形状可分为点状分布坏点(包含单点、双点、多点),线状分布坏点(单线、双线)以及区域面状分布坏点。这些坏点可能是由转换层的缺陷、二极管阵列单元损坏或行列驱动线及放大器损坏引起,有的探测器由于采用了多板拼接工艺,也会存在拼接工艺线,此类工艺线也被纳入线状坏点的范畴。对于每一具体的探测器类型而言,制造商均制定了针对不同坏点类型的详细的接受规范,规定每种坏点的数量、分布及位置关系作为探测器合格与否的判断依据。

2. 探测器图像的空间非均匀性　造成探测器成像不均匀的原因主要有以下三个方面。

(1)虽然在线性曝光剂量范围内探测器单个像元的入射线响应是线性的,但不同像元的 X 线响应系数并不完全一致,从而导致图像不均匀。

(2)行驱动电路、读取放大器、A/D 转换器等外围电路的不一致,导致图像不均匀。

(3)入射 X 线本身固有的空间分布不均匀性,也会导致图像不均匀。

这几类非均匀性尽管在图像上的表现不同,但都属系统性的不均匀,在一定的限度内可以通过软件处理加以校正。而由噪声和电磁干扰等随机因素引起的图像不均匀是不可以校正的。

3. 探测器的漂移　探测器工作的环境因素随时间的变动,如温度、湿度、气压、电磁环境等,都会导致探测器输出的变化,这些变化称为探测器的漂移。

(二) DR 探测器固有缺陷的校正

1. 探测器图像的漂移校正及空间非均匀性校正　漂移校正及空间非均匀性校正基于以下原理。

(1)曝光后所获得的探测器输出 $P_{row}=P_x+P_{offset}$。P_{offset} 为曝光时所采集图像中暗电荷引起的像元值,P_x 为由 X 线照射所引起的实际像元值及有用像元信息值。故 $P_x=P_{row}-P_{offset}$,而式中的 P_{offset} 在图像采集时无法直接得到。由于 P_{offset} 是由外界环境变化所导致的,所以是渐变的,它可以用曝光前采集的暗图像像元值 P'_{offset} 来近似。因此,实际的曝光图像可用曝光后和曝光前所采集的两幅图像相减来获得。

(2)基于在应用范围内探测器像元的响应是线性的特性,$PX_n=A_nX$。A_n 为该像元的转换系数。由于不同的像元 A_n 不完全相同,所以 PX_n 并不能代表像元处入射 X 线的真实大小。因此,还需求出各 A_n 来加以修正。A_n 可以用标准剂量的均匀 X 线曝光采集来获得,即 $A_n=P_{Ngain}/X_{gain}$。P_{Ngain} 为在标准 X_{gain} 剂量下所采集的参考图像,通过应用参考图像的修正,最终可获得入射 X 线所包含

的真实信息。由于 A_n 在探测器的工作过程中是长期保持稳定的,所以仅需定期采集参考图像。

综上所述,可以采用以下计算方法来完成漂移校正及空间非均匀性校正

$$P_n=C(P_{Nrow}-P_{Nrowoffset})/(P_{Ngain}-P_{Ngainoffset})$$

其中,P_n 为校正后最终像元值,P_{Nrow} 为曝光后采集获得的像元值,$P_{Nrowoffset}$ 为曝光前的暗像元值,P_{Ngain} 为参考图像曝光采集值,$P_{Ngainoffset}$ 为参考图像曝光前所采集的暗像元值,C 为一个常数,通常可通过设定标准剂量下图像目标亮度值来确定。

采用以上校正方法逐点校正整幅图像,即可获得稳定地反映入射 X 线真实信息的数字化图像。

2. 探测器坏点校正

(1)探测器坏点的标定:探测器坏点指那些对 X 线不响应或响应不良的点,可采用 X 线缺陷检测(X-ray defect inspection)模式采集,以检出对 X 线不响应的坏点,然后分别在 2 倍及 4 倍标准剂量下曝光采集,以检出响应非线性的坏点。经过漂移校正及空间非均匀性校正后获得的均匀剂量下的图像 P 应呈现以平均亮度 P_0 为期望值,标准差为 σ 的正态分布。对于分布在 $n\sigma$ 之外的像元则标定为坏点,n 的取值通常为 2~4,由设计者选定。通过以上步骤即可获得标定了所有坏点位置的坏点图(defect map)。

(2)探测器坏点的校正:坏点校正工作在完成漂移校正及空间非均匀性校正后进行。坏点校正的基本方法为采用邻近像素插值法,但必须考虑该点周围像元的状况(邻近有无其他坏点)选用不同的插值算法,通常由设计者根据探测器制造商提供的接受准则及自身试验结果来设计。在探测器坏点校正中有以下几个方面的因素需要加以关注。

1)探测器调制传递函数(modulation transfer function,MTF)越高,则坏点校正的伪影越严重,因为 MTF 越高,邻近像元包含本像元的信息越少(信息的点扩散函数),极端情况下坏点位置的图像信息将完全丢失而不能由邻近像元插值获得,所以应根据探测器 MTF 来制订插值方案。

2)应根据像元密度梯度来调整插值的权重。每一坏点周围有 8 个邻近像元(16 个次邻近像元),存在 4 个梯度方向(水平、垂直、左斜、右斜),对于密度梯度较小的方向可给予较高的权重或者仅采用此方向插值,以减小插值带来的伪影。

3)设定插值算法的限定条件,对于不能满足条件的坏点,则放弃插值(如邻近坏点太多),以避免由插值带来的信息错误。

经过漂移校正、空间非均匀性校正和坏点校正,可获得稳定、完整、正确地反映入射 X 线信息的数字图像,这种图像被称为洁净图像(clean imagine),可用于图像存储及表达。获得洁净图像的过程通常被称为图像的预处理。

综上所述,通过图像预处理可以校正数字成像系统固有的系统性缺陷,从而达到改善成像效果的目的。实际上成像系统的漂移、不均匀、坏点并非数字成像带来的新问题,传统的模拟成像也存在类似的问题,如增感屏损伤、不均匀、增强器疵点、洗片造成的密度不稳定、畸变等,在模拟方式下没有很好的解决手段,而在数字成像条件下则可采用数字处理的方法加以修正,这也是数字化所带来的一种进步。

3. 校正步骤
根据输出图像质量,应该 1 周做一次系统校准。需要一个已校准的密度计,当校准系统的时候光线需要和平时周围环境的光线相一致;需要一个密度值的表格以对照测量值;不要调用以前硬盘中的图像进行校准,因为这幅图像的亮度和对比度可能都已经被更改过。

4. 质量保证计划(quality assurance plan,QAP)
是一种设备自检程序,它可以诊断目前影响图像质量的因素(MTF、信噪比、亮度对比度、空间分辨力、对比噪声比、坏点数)是否在许可范围内。

(张志伟　余建明　马新武)

第八节 口腔数字 X 线检查技术

口腔数字 X 线检查技术是观察牙齿、上下颌骨及其关节等组织的形态及病变的重要方法,包括口腔局部 X 线摄影检查技术、口腔全景曲面体层检查技术和口腔 CT 检查技术。目前,临床上使用的主要成像设备包括数字牙科摄影 X 线机、口腔全景体层摄影机、头颅测量 X 线机、锥形束 CT(cone beam CT,CBCT)等。本节主要介绍前两种检查技术。

一、局部 X 线摄影检查技术

(一)牙齿摄影注意事项

1. 牙齿摄影体位要求头部矢状面与地面垂直,瞳间线与地面平行。上颌牙齿摄影时,听鼻线呈水平位,下颌牙齿摄影时,听口线呈水平位。

2. 牙的位置可用符号表示,画一个十字线,横线上为上颌牙,下方为下颌牙,竖线左右表示相应的两侧牙。由内向外,可依次用数字表示,乳牙用罗马数表示,恒牙用阿拉伯数表示。

3. 牙片摄影时,应将 X 线探测器贴近牙齿的舌侧。将 X 线探测器上有标记侧靠近正中矢状面。

4. 由受检者自行固定 X 线探测器。上颌牙齿摄影时,受检者用对侧拇指轻压 X 线探测器背面中心,压力要适中,避免 X 线探测器受压变形,余 4 指伸直或屈曲呈半握拳;下颌牙齿摄影时,受检者用对侧示指轻压 X 线探测器背面中心,其余 4 指屈曲。

5. 摄影中心线采用分角线投照技术。由于口腔内解剖结构,牙齿长轴与 X 线探测器平面存在一定的夹角,为了减少牙齿影像的变形失真,采用摄影中心线垂直于牙齿长轴与 X 线探测器分角面的方法,并经过被检牙齿牙根的中部,以中心线与水平面平行为基准,中心线向足侧倾斜记作正角度,中心线向头侧倾斜记作负角度(图 2-72)。

6. 为了防止口腔感染,口内摄影应注意卫生,使用一次性无菌 X 线探测器保护套,每次使用后必须消毒 X 线探测器,防止交叉感染。

7. 一般牙齿摄影条件,管电压为 70~75kV,管电流为 50~80mAs,源-像距为 20~30cm,注意对受检者的防护。

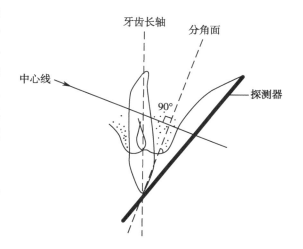

图 2-72 分角线投照技术示意图

(二)齿形片摄影体位

1. 上颌切牙位

(1)摄影体位:受检者坐于检查椅上,头部靠在枕托上,呈基础体位,听鼻线与地面平行。受检者口张大,X 线探测器置于口内,紧贴切牙的舌侧,嘱受检者用拇指固定 X 线探测器(图 2-73a)。

(2)中心线:与矢状面平行,向足侧倾斜 40°~50°(垂直于切牙长轴与 X 线探测器的分角面),经鼻尖射入 X 线探测器。

(3)标准影像显示及临床应用:显示上颌切牙及根周组织影像(图 2-73b),用于观察上颌切牙的形态、病变、牙根周及牙槽骨的情况。

2. 右上颌尖牙与前磨牙位

(1)摄影体位:受检者坐于检查椅上,头颅正中矢状面与地面垂直,听鼻线与地面平行。受

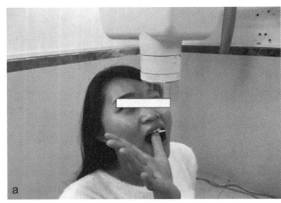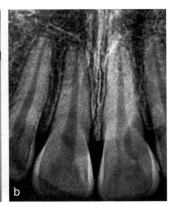

图 2-73 上颌切牙摄影
a. 上颌切牙体位图;b. 上颌切牙 X 线影像图。

检者尽量张口,X 线探测器置于口内,紧贴上颌尖牙及双尖牙舌侧,嘱受检者用左手拇指固定 X 线探测器。

(2)中心线:与头颅正中矢状面成 65°~70°,与上颌咬合面成 35°~45°,经第一前磨牙(双尖牙)体表定位点射入 X 线探测器。

(3)标准影像显示与临床应用:显示右上颌尖牙与前磨牙的牙釉质、牙体和牙髓的影像,用于观察尖牙与前磨牙的形态、病变、牙根周及牙槽骨的情况。

3. 左下颌磨牙位

(1)摄影体位:受检者坐于检查椅上,头靠枕托,身体呈基础体位,听口线与地面平行。 受检者口张大,X 线探测器置于口内,紧贴左下颌磨牙的舌侧,X 线探测器长轴与咬合面平行,嘱受检者用手固定 X 线探测器。

(2)中心线:向头侧倾斜 0°~5°且与正中矢状面成 80°~90°,经左下颌磨牙的体表定位点射入 X 线探测器。

(3)标准影像显示与临床应用:显示左下颌磨牙及根周组织影像,用于观察下颌磨牙形态及牙槽骨骨质情况。

4. 上颌咬合片位

(1)摄影体位:受检者坐于检查椅上,头靠枕托,呈基础体位,听鼻线与地面平行。X 线探测器置于受检者口内,最大限度地推向后方,X 线探测器外缘位于切牙外 1cm 处,两侧包括磨牙,嘱受检者轻轻咬住 X 线探测器,起固定和支持 X 线探测器的作用。

(2)中心线:摄取上颌前部咬合片时,中心线向足侧倾斜,与上颌牙齿咬合面成 60°~65°,经鼻尖上方软骨部射入 X 线探测器;摄取上颌左、右侧牙的咬合片时,中心线向足侧和正中矢状面各倾斜 65°(双 65°),经被检侧颧骨前下缘射入 X 线探测器。

(3)标准影像显示与临床应用:上颌前牙咬合片显示切牙与尖牙的正位像。上颌左、右侧牙齿咬合片显示前磨牙及磨牙牙体的影像,用于观察硬腭、上颌牙及牙槽骨骨质情况。

5. 下颌咬合片位

(1)摄影体位:受检者坐于检查椅上,头靠枕托,头颅正中矢状面、上颌牙齿咬合面均与地面垂直。X 线探测器置于受检者口内,最大限度推向后方,X 线探测器外缘位于切牙外 1cm 处,两侧包括磨牙。嘱受检者轻轻咬住 X 线探测器,以固定和支持 X 线探测器。

(2)中心线:摄取下颌口底咬合片时,中心线经两侧第 2 前磨牙(双尖牙)连线中点射入 X 线探测器。下颌颏部咬合片摄影时,中心线向背侧倾斜 45°,经下颌颏部中点射入 X 线探测器。

(3)标准影像显示与临床应用:下颌口底咬合片显示下颌骨体部及后部牙的轴位像,前部牙为半轴位像。下颌颏部咬合片为颏部的半轴位像,颏部骨质显示清晰,用于观察下颌牙体、下颌骨体部和舌下腺及颌下腺的病变。

二、口腔全景曲面体层检查技术

口腔全景曲面体层检查技术是利用单轴或多轴旋转获取口腔体层影像的技术,目前以三轴旋转体层摄影为主。该技术单次曝光可获得全口牙齿的体层影像,不仅能够显示上颌骨、下颌骨、颞颌关节、上颌窦、鼻腔等部位,而且较全面地观察到全部牙列的咬合关系、牙齿各方位倾斜角度、乳恒牙交替及牙根形成的情况。对于上下颌骨外伤、肿瘤、炎症、畸形等病变的观察与定向都有较大的价值。该技术已经被广泛应用于口腔颌面部的影像检查。口腔全景曲面体层摄影可分为全口牙位、上颌牙位、下颌牙位三种,以全口牙位最为常用。

1. 全口牙位全景体层片的摄影体位　摄影时受检者取立位或坐位,颈椎呈垂直状态或稍向前倾斜,抓住两侧扶手,下颌颏部置于颏托正中位置,前牙切缘咬在用于固定的牙板槽内,头部矢状面与地面垂直,用额托和头夹将头固定。通过镜子观察和调整位置,使受检者正中矢状面层面与定位灯指示线一致。通过颏托标尺调节,按住口角线调节键使口角线束从侧面照射在体层域(图 2-74a)。

2. 全口牙位全景体层片的中心线　听眶线与听鼻线的分角线与地面平行。

3. 全口牙位全景体层片的标准影像显示　显示双侧上、下颌骨,上颌窦,颞下颌关节及全口牙齿等。常用于观察全口牙形态和病变,上、下颌骨肿瘤,外伤、炎症、畸形等病变及其与周围组织的关系(图 2-74b)。

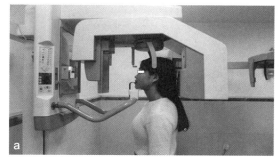 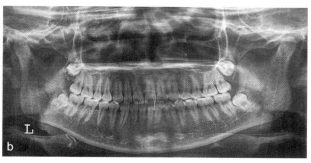

图 2-74　口腔全景体层摄影
a. 口腔全景摄影体位图;b. 口腔全景体层摄影 X 线影像图。

(彭文献　暴云锋　马新武)

第三章 CT 检查技术基础

本章主要叙述了 CT 检查技术的基本概念、检查方法和 CT 检查前准备。基本概念和检查方法是检查技术的基础,规范应用 CT 的检查技术,直接影响图像的质量。充分的 CT 检查前准备是 CT 检查成功的前提。CT 检查前准备包括机器准备、受检者准备、对比剂及急救物品准备和操作者准备。

第一节 基本概念与检查方法

一、基本概念

(一) 密度分辨力 (density resolution)

密度分辨力又称低对比度分辨力,是指物体与匀质环境的 X 线线性衰减系数差别的相对值小于 1% 时,CT 图像能分辨物体微小差别的能力,常以百分数表示。影响密度分辨力的主要因素有层厚、X 线剂量、噪声和重建函数等。层厚越厚,X 线剂量越大,噪声越小,密度分辨力越高(图 3-1)。

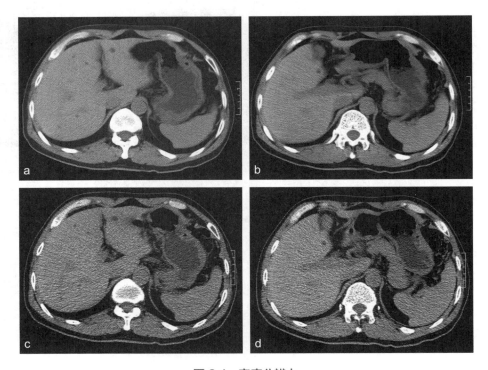

图 3-1 密度分辨力
a、b. 采用 380mA,5mm 扫描;c、d. 采用 160mA,2.5mm 扫描。

(二) 空间分辨力 (spatial resolution)

CT 空间分辨力又称高对比度分辨力,指在高对比度的情况下,密度分辨力大于 10% 时,图像对组织结构空间大小的鉴别能力,即影像中对细微结构的分辨能力。它的定义是在两种物质CT值相差100Hu以上时,能分辨最小的圆形孔径或黑白相间(密度差相同)的线对数,常以每厘米内的线对数(LP/cm)表示。线对数越多,空间分辨力越高。其换算关系为

$$5 \div LP/cm = \text{可辨最小物体直径(mm)} \tag{3-1}$$

影响空间分辨力的主要因素有像素、噪声、探测器孔径、相邻探测器间距、图像重建的卷积滤波函数、数据取样、矩阵、X线管焦点尺寸、机器精度等,其中像素是最主要的因素,像素越多,空间分辨力就越高。空间分辨力常用的检测方法有调制传递函数的截止频率法、分辨成排圆孔大小法、分辨线对数法等(图3-2)。

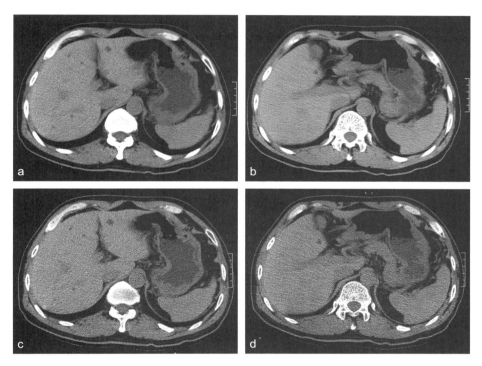

图3-2　空间分辨力
a、b. 采用5mm,标准函数算法扫描;c、d. 采用2.5mm,骨函数算法扫描。

(三) 时间分辨力(temporal resolution)

时间分辨力是获取影像重建所需要扫描数据的采样时间。取决于机架旋转时间,并与数据采样和重建方式有关。

(四) CT值(CT number)

为了相对精准定量组织对于X线的吸收率,Hounsfield定义了一个新的标度——CT值。CT值是测定人体某一局部组织或器官密度大小的一种计量单位,通常称亨氏单位(Hounsfield unit,Hu)。CT值代表CT图像中各组织与X线衰减系数相当的对应值,即X线穿过组织被吸收后的衰减值。CT值的计算为某物质的CT值等于该物质的衰减系数与水的衰减系数之差,再与水的衰减系数之比乘以1 000,即

$$\text{CT值} = (u_{物} - u_{水})/u_{水} \times 1\,000 \tag{3-2}$$

CT值不是一个绝对值,而是一个相对值,不同组织的CT值各异。骨骼的CT值最高约为1 000Hu,软组织的CT值为20~70Hu,水的CT值约为0Hu,脂肪的CT值为-20~-100Hu,空气的CT值约为-1 000Hu。正常人体不同组织、器官及物质的CT值见表3-1。

表 3-1　人体常见组织、器官及物质的 CT 值

类别	CT 值/Hu	类别	CT 值/Hu
水	0	脾脏	50~65
脑脊液	3~8	胰腺	45~55
血浆	3~14	肾脏	40~50
水肿	7~17	肌肉	40~80
脑白质	25~32	胆囊	10~30
脑灰质	30~40	脂肪	−20~−100
血液	13~32	钙化	80~300
血块	64~84	空气	−1 000
肝脏	50~70	骨骼	1 000

注:CT 值非恒定数值,它不仅与人体的呼吸、血流等有关,还与 X 线管电压、CT 装置、室内温度等外界因素有关。

（五）像素（pixel）与体素（voxel）

数字矩阵中的每个数字被转换为由黑到白灰度不等的小方块,即像素。像素是构成 CT 图像的最小单位,等于观察野除以矩阵。像素是一个二维概念,是面积单位。体素是三维空间分割上的最小体积单位,是一个三维概念,其三要素为长、宽、高。若体素长和宽均为 1mm,高度或深度（层厚）为 10mm,则体素为 1mm×1mm×10mm。体素增加,层厚变厚,探测器接收到的 X 线光子的量相对增加,噪声降低。

（六）矩阵（matrix）

矩阵是像素以二维方式排列的阵列图,与重建后图像的质量有关。在相同大小的采样野中,矩阵越大,像素越多,重建后图像质量越高。目前常用的采集矩阵大小基本为 512×512,另外还有 256×256 和 1 024×1 024。CT 图像重建后用于显示的矩阵称为显示矩阵。为保证图像显示的质量,显示矩阵等于或大于采集矩阵,如采集矩阵为 512×512,显示矩阵则为 1 024×1 024。

（七）原始数据（raw data）与显示数据（display data）

透射 X 线经探测器接收转变的模拟信号,经模数转换成数字信号,数字信号经计算机预处理,尚未重建成横断面图像的数据被称为原始数据。显示数据是将原始数据经权函数处理后所得到的构成组织层面图像的数据。

（八）重建（reconstruction）与重组（reformation）

原始数据经计算机特定的算法处理而得到用于诊断的一幅横断面图像,其特定的算法处理被称为图像的重建。图像的重建速度是计算机的一项重要指标,也是衡量 CT 机性能的重要指标。重建技术可通过改变矩阵、视野、层厚、选择不同滤波函数或改变算法等方式进行图像处理。重组是不涉及原始数据处理的一种图像处理方法,如多平面图像重组、三维图像处理等。重组图像的质量与已形成的横断面图像密切相关,尤其层厚的大小和数目。一般扫描的层厚越薄,图像的数目越多,重组的效果就越好。

（九）间距（interval）

间距分为非螺旋扫描和螺旋扫描间距。非螺旋扫描的间距为上一层面的上缘与下一层面的上缘之间的距离,可以小于、等于或大于层厚,若小于层厚为重叠扫描。螺旋扫描的间距指被重组的相邻图像间长轴方向（Z 轴）的距离,通过采用不同的间距来确定重组图像层面的重叠程度,若重组间距小于层厚即为重叠重组。重组间距的大小与重组图像的质量有关,减小重组间距可改善图像质量。

（十）部分容积效应（partial volume effect）与周围间隙现象（peripheral space phenomena）

在同一扫描层面内,CT 图像上各个像素的数值代表相应单位组织全体的平均 CT 值,当一个

像素中包含两种以上的组织时,它不能如实地反映该单位内任何一种组织本身的 CT 值。在 CT 扫描中,凡小于层厚的病变,其 CT 值受层厚内其他组织的影响,所测出的 CT 值不能代表病变的真实的 CT 值,如:在高密度组织中较小的低密度病灶,其 CT 值偏高;反之在低密度组织中的较小的高密度病灶,其 CT 值偏低。这种现象称为部分容积效应(图 3-3)。

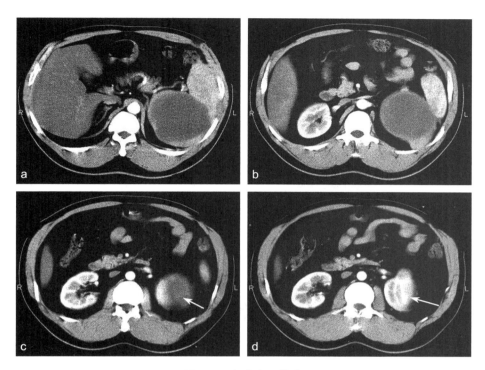

图 3-3　部分容积效应
采用 380mA,5mm 扫描。

　　周围间隙现象是指在同一扫描层面上,与层面垂直的两种相邻密度不同的组织,其边缘部的 CT 值也不能真实地反映其本身组织的 CT 值。密度高者边缘 CT 值小,而密度低者边缘 CT 值大,二者交界边缘也分辨不清,这是扫描线束在这两种结构的邻接处测量互相重叠造成的物理现象。周围间隙实质上也是一种部分容积效应。

(十一) 窗宽(window width,WW)和窗位(window level)

　　窗宽是指 CT 图像上的显示灰阶所包含的 CT 值范围。窗宽内的组织结构按其密度高低从白到黑分为 16 个灰阶供观察对比。例如,窗宽选定为 80Hu,则其可分辨的 CT 值为 80/16=5Hu,即两种组织 CT 值的差别在 5Hu 以上即可分辨出来。因此,窗宽的大小直接影响图像的对比度和清晰度。窗位,又称窗中心,是指窗宽的中心位置。在固定窗宽下,窗位的变化也会影响图像 CT 值的变化范围,类似于坐标原点,表示 CT 值浮动的中心值。一般将欲观察组织或者病变的 CT 值作为窗位,如窗宽定为 90Hu,窗位为 70Hu,其包含 CT 值范围为 55~125Hu。数学公式表达为

$$CT\ 值 = WL \pm WW/2 \tag{3-3}$$

　　不同的窗宽和窗位可获得不同组织结构的灰阶图像,合理调节窗宽和窗位能增加有用信息的显示。

(十二) 噪声(noise)和信噪比(signal noise ratio)

　　噪声是单位体素之间光子量不均衡,导致采样过程中接收到某些干扰正常信号的信息,分为随机噪声和统计噪声。一般常指的噪声为统计噪声,用 CT 值的标准偏差来表示,数学表达式为

$$\sigma^2 = k/w^3 hd \qquad (3\text{-}4)$$

其中，w 表示体素的大小，h 表示体层厚度，d 表示辐射剂量，k 表示常数，σ 表示标准偏差（图 3-4）。

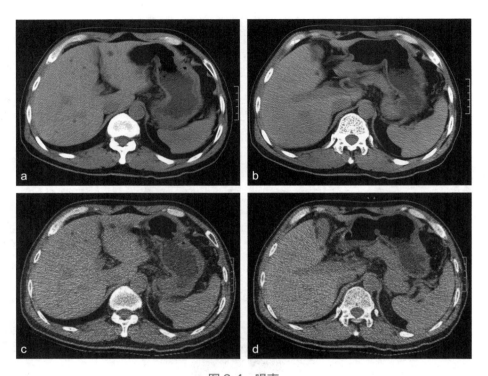

图 3-4　噪声

a、b. 采用 380mA，5mm，标准函数算法扫描；c、d. 采用 160mA，2.5mm，骨函数算法扫描。

信噪比即信号与噪声之比，和噪声同时存在。其比值越大，噪声影响越小，信息传递质量越好。信噪比是评价机器设备的一项重要的技术指标。降低噪声的措施主要有增加曝光量、降低 X 线管-探测器距离、增大像素、提高探测器质量、增加层厚等。

（十三）伪影（artifact）

伪影是 CT 图像成像过程中，受机器或人体本身等因素的影响而产生的被检体不存在而图像显示出来的假象。实质上伪影通常指图像上与实际解剖结构不相符的密度异常变化，涉及 CT 机部件故障、校准不够及算法误差甚至错误等项目，要消除此类伪影，需根据图像伪影的形状、密度变化值及扫描参数等进行具体分析。常见的伪影有运动伪影、交叠混淆伪影、硬化伪影、部分容积效应伪影、螺旋伪影及设备伪影等。

二、扫描方法

（一）普通扫描（plain scan）

普通扫描又称 CT 平扫，是指静脉内不给含碘对比剂的扫描。普通 CT（非螺旋扫描）常采用横断面扫描和冠状面扫描，螺旋 CT 常采用多平面重组冠状面、矢状面或其他斜面。普通扫描主要适用于骨骼、肺等密度差异较大的组织，其次是急腹症，以及存在对比剂禁忌证的受检者。

（二）增强扫描（enhanced scan）

增强扫描就是把对比剂从静脉（一般为肘前静脉）注入血管内同时进行 CT 扫描，可以发现平扫未发现的病灶。目的是使血供丰富的组织和器官以及富血供的病灶内碘含量增高，从而增加正常组织与病灶间的密度差，动态观察不同脏器或病灶中对比剂的分布与排泄情况，来发现平扫难以发现的小病灶、等密度病灶或显示不清的病灶，以及观察血管结构和血管性病变。根据不同病灶的强化类型、时间和特点,以及病灶大小、形态、范围与周围组织间的关系,有助于病变的定位、定量和定性诊断。增强扫描主要包括常规增强扫描和动态增强扫描。

1. 常规增强扫描 指静脉注入水溶性有机碘对比剂并按普通扫描的方法进行扫描。注入对比剂的方法有静脉滴注法、快速加压静脉滴注法及静脉团注法,临床常采用静脉团注法。

2. 动态增强扫描 指静脉注入对比剂后在短时间内对感兴趣区进行快速连续扫描,主要包括以下三种方式。

(1)进床式动态扫描:扫描范围包括整个被检器官,可根据被检器官的血供特点,分别于强化的不同时期对检查的器官进行双期和多期扫描。

(2)同层动态扫描:是对同一感兴趣层面连续进行多次扫描,测定 CT 值并制成时间密度曲线,研究该层面病变及正常组织的动态变化特点,有利于鉴别诊断。

(3)"两快一长"增强扫描:是动态增强扫描的一种特殊形式,"两快"是指注射对比剂速度快和起始扫描时间快;"一长"是指扫描持续的时间长,一般延长时间为 10~15 分钟。主要用于肝脏海绵状血管瘤、肝内胆管细胞型肝癌、肺内孤立结节的诊断和鉴别诊断。

(三)造影扫描

对某一器官或结构直接或间接注入对比剂后,再进行扫描的方法,称为造影扫描。它的特点是利用阳性和阴性对比剂的成像,可以更清楚地显示器官和组织结构,以利于病灶的发现。造影扫描可分为血管造影和非血管造影。血管造影是指选择性地注入某脏器或组织所属动脉或静脉,提高该脏器或组织病变的检出率和定位定性的诊断。非血管造影是指使对比剂到达所要显示的某一脏器组织内或周围,然后再进行扫描的一种方法。

(四)特殊扫描(special CT scan)

1. 薄层扫描(thin slice scan) 是指扫描层厚小于等于 5mm 的普通 CT(非螺旋扫描)扫描,一般采用 1~5mm。目的是减少部分容积效应,观察病变内部细节以及发现一些小病灶。另外对于某些需要重建和后处理的特定部位,如鞍区、眼眶等,原则上也应采用薄层扫描,以利于重建和后处理。

2. 重叠扫描(overlap scan) 指普通 CT(非螺旋扫描)扫描层厚大于层间距的扫描方法,使相邻的扫描层面部分重叠的 CT 扫描。目的是减少部分容积效应和提高小病灶的检出率。其缺点是过多的重叠,扫描层面数会增加,受检者接受 X 线量加大,不利于受检者的防护,已很少使用。

3. 延迟扫描(delayed scan) 指注射对比剂后,等待数分钟甚至数小时后再行 CT 扫描的方法。延迟扫描的时间因不同组织和病变的性质而定。其根本原因在于碘对比剂在体内不同的组织和病变的代谢不一致。

4. 目标扫描(object scan) 即只对感兴趣区进行扫描,而对其他非感兴趣区不进行扫描的一种方法。特点是感兴趣区的组织和器官放大,而图像的空间分辨力不降低。主要用于组织结构小的器官或病灶,如垂体、内耳、肾上腺和肺内的孤立结节等。

5. 动态扫描(dynamic scan) 指静脉团注(bolus injection)对比剂后,在极短的时间内对某一组织和器官进行快速连续扫描,扫描结束后再重建图像的方法,目的为获得对比剂在血管和组织中的浓度变化。

6. 高分辨 CT 扫描(high resolution CT scan,HRCT) 指通过薄层或超薄层、高的输出量、足够大的矩阵、骨算法和小视野图像重建,获得良好的组织细微结构和极高的图像空间分辨力的 CT 扫描方法。HRCT 主要用于小病灶内部结构的细微变化,能清晰地显示肺组织的细微结构(肺小叶气道、血管及小叶间隔,肺间质及毫米级的肺内小结节等),几乎达到能显示与大体标本相似的形态学改变,是胸部常规扫描的一种补充。

7. 定位扫描(scout scan) 是正式扫描前确定扫描范围的一种扫描方法,主要用于体部扫描、特殊部位(如垂体)扫描、定位、穿刺等方面。

（五）CT 能谱成像（spectral CT imaging）

能谱成像是利用物质在不同 X 线能量下产生不同的吸收系数来提供影像信息,通过单 X 线管高低双能的瞬时切换（<0.5 毫秒能量时间分辨力）,或者双 X 线管或双层探测器,获得双能量数据,在原始数据空间实现能谱解析,可提供双能量减影、物质分离、物质定量分析、单能量成像、能谱曲线及有效原子序数等功能分析。

（六）CT 灌注成像（CT perfusion imaging,CTP）

CT 灌注成像是结合高速注射（4~12ml/s）和快速扫描技术而建立起来的一种成像方法。通过分析动态增强图像获得一系列组织参数,如组织的血流量、组织的血容量、平均通过时间以及峰值时间等,主要用于了解组织的血流灌注情况。它有两个技术特点:一是对比剂团注的速度要快;二是时间分辨力要高。目前临床上常用于脑组织、心肌、肝脏、胰腺、肾脏及脾脏等病变的诊断及鉴别诊断,还可用于器官移植后移植器官的状态评估。这是一种 CT 功能成像,对明确病灶的血液供应具有重要意义,在脑梗死的早期发现上有广泛运用。

（七）CT 血管成像（CT angiography,CTA）

CT 血管成像指静脉内快速团注高浓度对比剂后,在靶血管内的对比剂浓度快达到峰值时,再进行螺旋 CT 容积扫描,经工作站后处理,重建出靶血管的多维图像。CT 血管成像包括 CT 动脉成像和 CT 静脉成像。临床上 CT 血管成像常指 CT 动脉成像和 CT 静脉成像,影响 CT 血管成像质量的因素多,主要包括对比剂循环时间、扫描延迟时间、对比剂注射速度及总量、扫描参数、受检者个体因素等。一般确定扫描延迟时间有三种方法。

1. 时间密度曲线 使用小剂量团注测试到达时间技术,首先团注 15~20ml 对比剂,采集目标动脉的时间密度曲线来确定扫描开始时间。使用该方法时需注意:测试到达靶血管达峰时间的对比剂注射速度应与正式扫描时相同;确定正式扫描延迟时间时,需累加测试达峰时间和扫描开始前的时间;使用小剂量团注测试到达时间时应尽量降低辐射剂量。

2. 实时增强（自动触发技术） 在靶血管设定一个感兴趣区及 CT 增强阈值,注入对比剂后一定时间开始扫描,当感兴趣血管的 CT 值增加到阈值时,软件自动启动触发装置开始扫描。该方法具有实时监控功能,只要感兴趣血管 CT 值达到阈值,则自动开始扫描。使用该方法时需注意:感兴趣区最好选在靶血管或与之直接相连的邻近血管;当感兴趣血管 CT 值达到阈值后,扫描床移动到开始扫描层面一般需要 1~2 秒,此时应注意阈值或感兴趣区的选择;通常阈值的设定比靶血管增强最佳 CT 值低,一般为 100~150Hu。

3. 经验延迟法 根据对比剂在不同人体各脏器的循环时间来确定扫描的延迟时间,因不同机型扫描速度不同,一般有 2~5 秒的差异。

（八）低剂量扫描（low dose radiation scan）

低剂量扫描指在保证诊断要求的前提下,降低螺旋 CT 的扫描参数,既能清楚地显示组织及组织内部的结构,同时又降低 X 线管及机器本身的消耗,并极大地减少受检者的辐射剂量。目前主要用于肺癌高危人群筛查、小儿颅脑病变、眼眶及鼻窦等病变的检查。

（九）CT 导向穿刺活检（CT guided needle biopsy）

CT 导向穿刺活检是一种在 CT 导引下对全身各部位兴趣病灶（靶病灶）经皮穿刺取得病理标本而最终获得病理诊断的非血管介入技术。在常规 CT 扫描基础上,确定病灶中心层面所对应的体表标志,确定进针点、进针深度和进针路径;常规消毒穿刺,抽出少许病灶组织。完毕后再次扫描,了解有无出血及其他并发症。由于 CT 能清晰显示病变大小、形态、位置、坏死空洞区,明确显示与邻近血管、神经等的良好解剖关系,故可精准规划进针部位、角度和深度,避免损伤血管、神经和脊髓等,从而大大提高了介入操作的安全性、成功率和病理准确性。优点是:方法简便,对组织损伤小,出血少,较为安全,感染机会少,可在门诊于局部麻醉下进行,也不影响早期治疗。缺点是:取材量较少,若经验不足或取材部位不当,未刺入靶病灶内取得有代表性的组织,则难于得出准确的结论。

（黄小华）

第二节　CT 检查前准备

一、机器准备

（一）开机
1. 确认 CT 机接通电源。
2. 按下 CT 主机电源开关，系统自动启动，直至正常工作界面出现。自动启动过程中禁止触碰鼠标及键盘。

（二）X 线管预热
1. 在正式开始 CT 扫描前，启用专用程序，通过 X 线管由低管电压和低管电流到高管电压和高管电流的逐步曝光，使 X 线管逐步达到正常使用温度。其目的是保证机器能执行正常的扫描工作，延长 X 线管使用寿命，保证良好的图像质量。
2. 以下情况也要进行 X 线管预热，以保护 X 线管。
（1）X 线管热容量提示低于 10% 时，应手动对 X 线管进行预热至 30% 或以上。
（2）开机状态下长时间没有使用时，依照 CT 屏幕提示，需按规定及时运行 X 线管预热程序。

（三）空气校准
CT 设备是由多种部件组合而成，使用过程中各部件之间会产生老化现象，从而影响探测器对数据的采集。为了避免这种现象的发生，定期对设备进行校正可以避免这些误差，根据设备特点可以 2 周或 1 个月校正 1 次。

（四）存储清理
CT 机硬盘储存容量是一定的，当存储图像容量达到一定限度后就会影响系统的运行速度，甚至无法运行，须及时做好图像的备份并定时删除图像，以保证硬盘有足够剩余存储空间。删除图像时应注意选择检查日期批量进行，避免多次、小尺寸地删除，以防产生垃圾碎片而影响系统运行速度。

二、受检者准备

（一）CT 检查前准备
1. 受检者需携带相关检查资料，包括 CT、MRI、普通 X 线、超声及其他临床检查资料。
2. 检查前须去除扫描部位的金属物品（如打火机、钱包、发夹、钥匙、硬币和皮带扣等），以避免形成伪影。
3. 询问受检者是否有 CT 检查禁忌证（如妊娠 3 个月内禁忌 CT 检查），告知受检者 CT 检查有一定的辐射损伤，但常规 CT 检查的辐射剂量是安全的。

（二）危重受检者准备
相关科室医护人员陪同受检者前来检查。对躁动、婴幼儿等不合作受检者，须预先给予镇静或麻醉。关注受检者状况，做好随时停止检查的准备，并准备相应的抢救设备和急救药物。

（三）胸腹部检查准备
1. 受检者做好呼吸训练，能根据检查技师的相关指令配合呼吸，以免产生呼吸运动伪影。
2. 腹部检查前 1 周内禁做消化道钡餐、钡灌肠检查及服用高密度药物。
3. 腹部检查时，根据检查需要事先准备好口服对比剂。

（四）盆腔、尿路检查准备

盆腔检查者需要在膀胱中保持中等量尿;尿路检查时须确认 2 天内未做过静脉肾盂造影检查。

（五）增强检查受检者准备

1. 签署"碘对比剂使用受检者知情同意书",让受检者知晓使用碘对比剂时有可能出现不同程度的不良反应和发生对比剂渗漏的危险。

2. 预埋留置针,建立静脉通道。

3. 检查前禁食 4~6 小时。

三、对比剂及急救物品准备

（一）对比剂准备

1. CT 对比剂应由专人管理,按药品存放要求恒温、恒湿储存,正确使用。

2. 检查前准备好高压注射器和连接管,配备一次性口杯和饮用水。

3. 检查前要备好不同浓度的碘对比剂,以备不同部位增强和不同增强扫描方式对碘对比剂浓度的需要,严格按医生处方使用静脉注射碘对比剂。

4. 胃肠道 CT 检查时,应准备口服对比剂,如水、气体、脂乳剂及阳性对比剂等,口服或灌肠后利于胃肠道管腔的对比。

（二）急救物品与器械准备

常规配置急救器械,如血压计、呼吸气囊、心电监护仪、除颤仪和急救药品等,以备受检者发生对比剂不良反应或其他意外情况时的急救。急救物品由专人管理;急救器械须每日维护;急救药品应按规定有序放置于急救箱或急救车药箱中,保证种类齐全,按需补全和定期检查药品的有效期并及时更换。所有工作人员都要严格进行针对对比剂不良反应及其他意外事件的急救培训和演练,掌握对比剂不良反应程度的判断、处理流程和处理技术,特别是心肺复苏术。

四、操作者准备

（一）检查前准备

1. 仔细阅读受检者检查申请单,明确检查部位及检查目的,严格核对受检者相关信息。

2. 确认受检者有无 CT 检查禁忌证,询问育龄女性是否计划生育或已妊娠。

3. 与受检者充分沟通,告知检查的时间和注意事项,消除受检者的紧张情绪,取得受检者的充分配合。

4. 对受检者检查区域以外的射线敏感区进行辐射安全防护。

5. 评估受检者是否有坠床风险。对于高危受检者,检查前应使用绑带将其安全地束缚于检查床上,必要时检查室内留置陪检人员看护。陪检人员应做好相应辐射安全防护。

6. 去除扫描区域可能产生伪影的金属、钥匙等高密度物质。对于体表可扪及的肿块,须敷贴高对比标记物作为定位参考。

7. 掌握基本的影像诊断知识,熟练掌握 CT 机的性能和特点,在扫描中能根据受检者的特点、诊断需求设置个性化的扫描方案。

（二）增强检查前准备

1. 确认做增强 CT 检查者有无发生碘对比剂不良反应的高危因素,包括甲亢、严重心/肾功能不全、哮喘及荨麻疹病史等。

2. 确认受检者已经建立静脉通路,以便输注对比剂。

3. 告知受检者在检查过程中,可能存在一定程度的对比剂过敏现象,若有强烈的恶心、不适等,需向操作人员示意。

（黄小华）

第四章　头颈部 CT 检查技术

头颈部 CT 检查主要有常规平扫、增强扫描、CTA、灌注成像及能谱成像。本章主要内容为头颈部 CT 检查的适应证、相关准备、成像参数、图像后处理及质量控制。头颈部 CT 检查涉及射线敏感器官，如眼晶状体、甲状腺等，在满足诊断情况下，应尽量采用低剂量成像技术，优化扫描参数，降低受检者的辐射剂量。

第一节　颅脑 CT 检查技术

一、适应证与相关准备

(一) 适应证

CT 是颅脑疾病常用的影像学检查方法，其适应证有颅脑先天畸形、脑积水、脑萎缩、多发性硬化、脑变性与退行性疾病、颅脑外伤、脑血管性疾病、颅内肿瘤、脑感染性疾病、颅骨疾病以及术后和放化疗后复查等。

(二) 相关准备

1. **基本准备**　见第三章第二节"CT 检查前准备"。
2. 去除头颈部饰物及金属物品。
3. 头皮肿块敷贴高对比标记物，用作定位标记。
4. 受检者在扫描过程中不要吞咽，保持头部不动。

二、检查技术

(一) 平扫

1. 常规平扫

（1）体位：受检者仰卧于检查床上，头先进，下颌内收，头部正中矢状面与纵向定位线平行，瞳间线与横向定位线平行，水平定位线齐外耳孔。对外伤及术后等不宜搬动头部的受检者，可放宽标准摆位，将受检者头部置于舒适位置，放置在扫描野中心。

（2）技术参数与扫描定位

1）技术参数：见表 4-1。

表 4-1　颅脑平扫

项目	扫描类型	扫描范围	管电压/kV	管电流量/mAs	螺距	矩阵	扫描野（SFOV）/cm	采集层厚/mm	重建层厚/mm	重建间距/mm	滤波函数	旋转时间/（s/r）	重建算法
颅脑平扫	螺旋扫描或轴位扫描	枕骨大孔至颅顶	100~120	200~250/自动管电流调制技术	≤1	512×512	22~28	2~5	2~5	2~5	标准/骨	0.5~1.0	FBP/混合迭代/DLIR

FBP：滤波反投影（filtered back projection，FBP）；DLIR：基于深度学习的图像重建（deep learning-based image reconstruction，DLIR）。

2）扫描定位：扫描范围包括第 3 颈椎至颅顶，取侧位像。为精确计划扫描范围，必要时同时取正侧位像。非螺旋扫描以听眦线为基线，向上扫至颅顶层面；螺旋扫描，零角度，范围包括枕骨大孔至颅顶上 1cm（图 4-1）。可根据病变情况需要，扫描范围只包括病变。

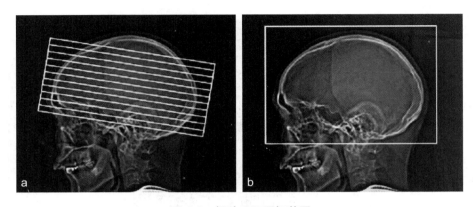

图 4-1　颅脑 CT 平扫范围
a. 非螺旋扫描定位及范围示意图；b. 螺旋扫描定位及范围示意图。

2. 低剂量扫描技术　在颅脑 CT 检查中主要应用于婴幼儿、脑血管成像和脑血流灌注成像等。降低 CT 辐射剂量的方法有降低管电压、增加螺距、降低管电流（自动管电流技术）和器官剂量调制（organ dose modulation，ODM）技术等。降低辐射剂量最显著的特点是增加图像噪声、影响 Z 轴的空间分辨力及密度分辨力。故在降低辐射剂量的同时，还应充分考虑其对图像质量的影响，权衡辐射剂量与图像质量，可采用迭代重建（iterative reconstruction，IR）算法、深度学习（deep learning，DL）重建算法提升低剂量图像质量。

3. 能量扫描　可根据临床诊断的需要选取最理想的单能图像。高 KeV 图像可有效减轻或去除硬化伪影及金属伪影，克服混合能量图像的不足。低 keV 可增加组织对比度，明确有无脑转移瘤。对体积较小的转移瘤或发生在脑干、丘脑等部位的转移瘤，因其周围水肿区较小或无水肿区，常与周围组织等密度，从而增加检出难度。能谱成像提供的单能量图像能显著增加转移瘤与正常脑组织的对比，为提高检出率提供帮助，是一种既简便、经济又有效的检查方法。

（二）增强

1. 常规增强

（1）体位：同平扫。

（2）技术参数与扫描定位：同平扫。

（3）对比剂注射参数选用：高压注射器团注。对比剂浓度 300~370mgI/ml，总量 1.0~1.2ml/kg，注射速度 3.0~4.0ml/s；小儿总量 1.5~2.0ml/kg，不低于 30ml，注射速度 0.5~1.0ml/s。

（4）扫描时间：开始注射对比剂后 20~25 秒行动脉期扫描，60~70 秒行实质期扫描。

2. 颅脑 CTA

（1）体位：同平扫。

（2）技术参数与扫描定位

1）技术参数：采用螺旋扫描方式，管电压为 100~120kV，管电流量为 200~300mAs。多层 CT 采集层厚为 5mm，准直宽度为 40~80mm，螺距 0.9~1.5，重建层厚为 0.50~1.25mm，重建间隔为 0.50~1.25mm，重建视野为 22~28cm，重建矩阵 512×512。

2）扫描定位：①定位像扫描范围包括主动脉弓至颅顶，取侧位定位像。为精确扫描范围，必要时同时取正、侧位定位像。②实际扫描范围包括第 1 颈椎至颅顶，从足至头方向扫描。

（3）对比剂注射参数选用：高压注射器团注。对比剂浓度 320~370mgI/ml，总量 50~80ml，注射速度 3.0~4.0ml/s。使用双筒高压注射器时,在注射碘对比剂之后,紧接着以相同速度注射 30~40ml 生理盐水冲管,体弱或体质量指数(body mass index,BMI)<18kg/m² 的受检者,对比剂用量酌减。

(4)扫描时间:确定 CT 脑血管扫描开始时间有以下三种方法。①经验法:推注对比剂后 16~22 秒开始扫描。②小剂量预试验法:应用小剂量预试验法测定靶血管密度到达顶峰的时间,以该时间作为延迟时间开始扫描。具体方法为:碘对比剂用量 20ml,生理盐水 20ml,注射速度同前,监测点为主动脉弓,推注对比剂 12 秒后对检测点进行靶扫描,持续到 25 秒停止。计算出兴趣血管密度到达峰值的时间,此时间加上检查床移动到起始位置的时间即为延迟扫描时间。③智能血管追踪扫描技术:是最常采用的扫描方式,监测层面为主动脉弓水平,触发阈值为 150~180Hu,延时 4~6 秒开始扫描(图 4-2)。

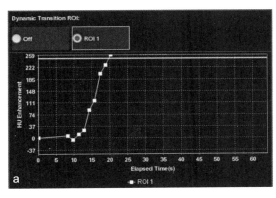
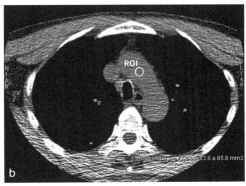

图 4-2 对比剂团注追踪法
a. 时间密度曲线;b. 监测层面。

3. 灌注成像 随着 CT 技术的不断发展和软件功能的不断提升,CT 灌注成像(CT perfusion image,CTP)在临床的应用也越来越广泛,在急性脑卒中、脑血管储备、脑血管痉挛、脑外伤、脑肿瘤的评估与诊断中发挥重要的作用。灌注成像属于功能成像,颅脑 CT 灌注成像可在脑缺血症状出现数分钟内显示异常灌注区,根据脑实质灌注参数图,可区分梗死核心区域和缺血半暗带区,指导临床治疗,预测预后情况。其主要技术要点是:对比剂团注速度要快,时间分辨力要高。

(1)体位:同颅脑平扫。

(2)技术参数与扫描定位:管电压为 80~120kV,管电流为 70~250mAs。采集层厚为 5~8mm,根据设备探测器宽度及病变大小选择扫描范围,采用动态扫描方式,团注对比剂后 4~8 秒开始扫描,一般按扫描时间 1 秒,间隔 1 秒,持续 40~60 秒。

(3)对比剂注射参数选用:使用高压注射器经右侧肘静脉团注。选择右侧肘静脉注入可以尽量减少对比剂的聚集,同时可以最大程度地降低在胸廓入口处的条纹状伪影。碘对比剂浓度 300~370mgI/ml,总量 40~60ml,注射速度 4.0~6.0ml/s。在注射碘对比剂之后,紧接着以相同速度注射 30~40ml 生理盐水冲管。

三、图像处理

(一)窗口技术

1. 常规平扫 颅脑 CT 图像的显示有脑组织窗和骨窗。脑组织窗主要用于观察脑组织细节及病变的观察,窗宽取 80~100Hu,窗位取 30~35Hu。骨窗主要用于颅骨细节及病变的观察,窗宽取 3 500~4 000Hu,窗位取 600~800Hu(图 4-3)。

对于一些特殊病变,需对窗宽窗位进行调整,以利于病变观察。少量硬膜下血肿,调高窗宽至 100~120Hu,增加图像层次,窗位 40~50Hu;早期脑梗死,降低窗宽至 60~70Hu,窗位增加

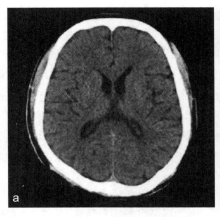
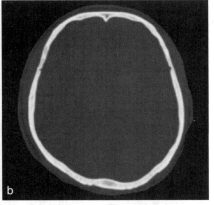

图 4-3　脑组织窗与骨窗
a. 脑组织窗；b. 颅骨骨窗。

至 40~45Hu，以增加图像对比；囊性病变，增加窗宽至 100~120Hu，窗位降低至 –10~10Hu，以观察囊壁或鉴别脂肪成分与液体；颅外病变（如头皮下血肿、脂肪瘤、血管瘤等）以窗宽 300Hu、窗位 40Hu 显示皮下组织和病变。

2. 增强扫描　同平扫；发现病变时打印图像需要标记平扫及增强病灶 CT 值。

（二）图像重组

1. 常规平扫

（1）利用薄层图像行多平面重组（multi-planar reformation，MPR）：重组范围以病变或脑干为中心。冠状面重组，以矢状面和横断面作参考，与脑干平行，且与正中矢状面垂直，以使左右结构对称；矢状面重组，以横断面和冠状面作参考，与人体正中矢状面平行（图 4-4）。

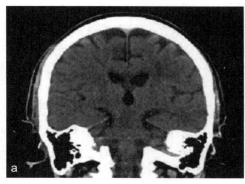
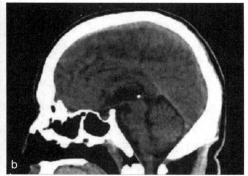

图 4-4　颅脑 CT MPR 图像
a. 冠状面重组图像；b. 矢状面重组图像。

（2）利用容积再现（volume rendering，VR）或表面阴影显示（shaded surface display，SSD）：重组三维立体图像，观察颅骨情况，必要时采用层块 VR 显示病变（图 4-5）。

2. 双能量成像　重组高 keV 的轴位及 VR 图像（图 4-6），根据临床需求也可以重组冠状位、矢状位图像。

3. 常规增强　同平扫。

4. CTA

（1）主要运用 VR 和最大密度投影（maximum intensity projection，MIP）后处理显示技术，进行多方位、多角度观察。具有减影功能或去骨软件的设备，应尽可能地消除颅骨，以显示颅底层

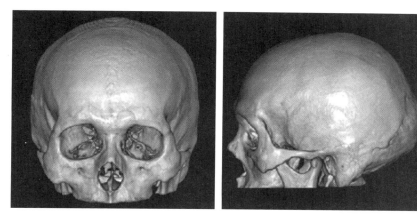

图 4-5　颅骨的 VR 图像

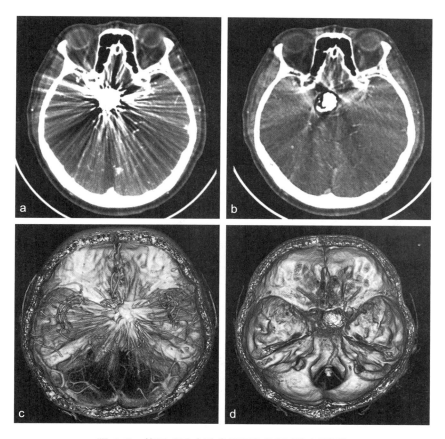

图 4-6　能量 CT 去除金属异物伪影（数字彩图）
a. 常规混合能量轴位 CT 图像；b. 能量扫描 130keV 单能量轴位图像；c. 常规
混合能量 VR 图像；d. 能量扫描 130keV 单能量 VR 图像。

面的颈内动脉，亦可辅以手工编辑去骨方法；也可取 20~30mm 厚的层块进行 VR 或 MIP 显示，部分消去颅骨的遮蔽（图 4-7）。

（2）动脉瘤以 VR 后处理为主，重点显示动脉瘤位置、形态、瘤颈与载瘤动脉的关系等。动脉瘤的大小、瘤颈/瘤体比等径线测量应在 MPR 图像上进行。

（3）血管畸形以 MIP 后处理为主，重点显示畸形血管、供血动脉、引流静脉等。

（4）了解肿瘤与血管关系时，以 MRP 和层块 MIP 后处理技术为主。

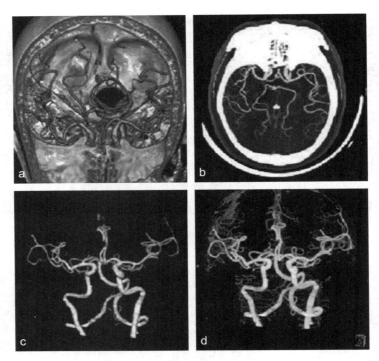

图 4-7　脑 CT 血管成像图像
a、c. VR 图像；b、d. MIP 图像；a、b. 部分去除颅骨的遮蔽；c、d. 全部去除颅骨的遮蔽。

5. 灌注成像　图像后处理所获得的灌注参数有脑血流量（blood flow，BF）、脑血容量（blood volume，BV）、平均通过时间（mean transit time，MTT）和表面通透性（permeability surface，PS）等（图 4-8）。

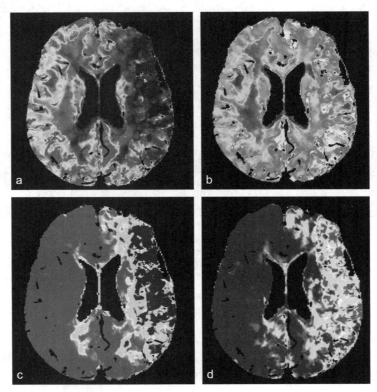

图 4-8　CT 脑灌注成像参数图（数字彩图）
a. BF 图；b. BV 图；c. MTT 图；d. PS 图。

CT 脑灌注成像后处理基本步骤如下。

（1）将灌注图像导入工作站灌注后处理软件包。

（2）进行位置校正。

（3）调节阈值，去除空气及骨的影响。

（4）选择输入动脉和输出静脉，选择图像范围。

（5）确定感兴趣区，获得灌注参数。

（刘义军）

第二节　鞍区 CT 检查技术

一、适应证与相关准备

1. 适应证　鞍区 CT 检查适应证包括鞍内肿瘤、颅脑外伤累及鞍区、鞍区先天性发育异常、鞍区肿瘤术后复查、鞍区血管性疾病、鞍区感染、鞍区骨源性疾病等。

2. 相关准备　同颅脑 CT 检查技术

二、检查技术

（一）平扫

1. 常规平扫

（1）体位：受检者仰卧于检查床，头部置于托架内，嘱受检者下颌尽量内收，使听眦线垂直检查床面，避免受检区域组织重叠；双侧外耳孔与床面等距，正中矢状面垂直于检查床，水平定位线与外耳孔前缘齐平，以保证受检区域图像居中、对称；扫描基线定于听眦线，以利于受检区域显示；双手交叉置于上腹部，以免检查床移动夹伤手指。

（2）技术参数与扫描定位

1）技术参数：见表 4-2。

表 4-2　鞍区常规平扫

项目	扫描类型	扫描范围	管电压/kV	管电流量/mAs	螺距	扫描野（SFOV）/cm	采集层厚/mm	重建层厚/mm	重建间距/mm	重建矩阵	滤波函数	旋转时间/（s/r）	重建算法
颅脑平扫	螺旋扫描或轴位扫描	垂体窝上、下各两个层厚（包含整个病灶）	100~120	200~250/自动管电流调制技术	0.5~1.0	20~25	1.0~2.5	1.0~2.5	1.0~2.5	512×512	标准/骨	0.5~1.0	FBP/混合迭代/DLIR

2）扫描定位：常规采取正侧位定位像。正位定位像主要确定扫描区域是否居中（图 4-9a）；侧位像能够观察到垂体窝形态，是确定鞍区扫描范围的重要标记（图 4-9b）。定位像扫描范围预设 100mm，低剂量扫描参数：80kV，10mA。定位像扫描完成后，在侧位定位像上以垂体窝为扫描中心点确定扫描范围，利用正位像使扫描中心点居中，扫描视野为 200~250mm，一般超出左、右两侧眶外皮肤表面各 10mm 为标准，由足侧至头侧扫描（图 4-10）。

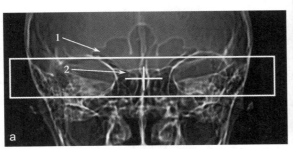
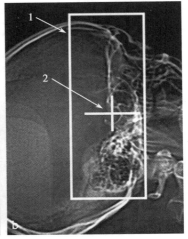

图 4-9　鞍区扫描定位像
a. 正位定位像(1. 扫描范围;2. 扫描中心点);b. 侧位定位像(1. 扫描范围;2. 扫描中心点)。

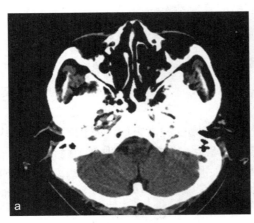
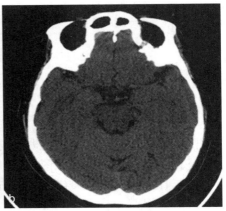

图 4-10　鞍区横断位
a. 鞍区起始层;b. 鞍区结束层。

以垂体窝中心点(图 4-11a)截图,横断面影像显示主要有蝶骨、岩骨尖、枕骨;冠状面影像显示主要有蝶窦、咽腔、垂体(图 4-11b);矢状面影像显示主要有蝶窦、前颅窝、前床突、垂体窝、后床突(图 4-11c)。

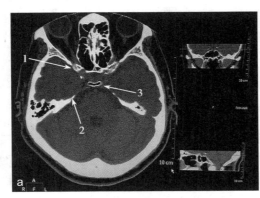
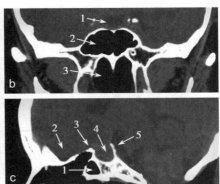

图 4-11　鞍区图像显示
a. 垂体窝中心点横断面(1. 蝶骨;2. 岩骨尖;3. 枕骨斜坡);b. 鞍区冠状面(1. 垂体;2. 蝶窦;3. 咽腔);c 鞍区矢状面(1. 蝶窦;2. 前颅窝;3. 前床突;4. 垂体窝;5. 后床突)。

2. 鞍区低剂量扫描　CT 扫描相对于普通 X 线检查辐射剂量较大,为减少受检者辐射剂量,同时又符合检查要求,扫描范围直接决定辐射剂量的大小,因此需制订精确的扫描范围。影响辐射剂量的主要参数有管电压、管电流、螺距、层厚、扫描范围、扫描类型等,应根据受检者 BMI 指数随时调整,同时应用器官调制技术,尤其对婴幼儿及青少年应采取"个性化"扫描方案。采用混合迭代重建算法或 DL 算法提升低剂量图像质量。

(二)常规增强

常规增强即静脉注射碘对比剂,增加受检区域组织对比度,发现普通扫描未显示或显示不清的病变。鞍区增强扫描视病情而定,一般情况下,鞍区不主张增强扫描,磁共振检查是首选。

(1)体位:同平扫。

(2)技术参数与扫描定位:同平扫。

(3)对比剂注射参数选用:经肘正中浅静脉注射对比剂,注射方法采用团注;留置针采用20~22G,对比剂用量为 1.0ml/kg,注射速度为 2.8~3.0ml/s,一般情况下鞍区增强扫描采用双期扫描,第一期扫描时间设定为 20~25 秒,第二期延时 50~60 秒扫描(图 4-12)。

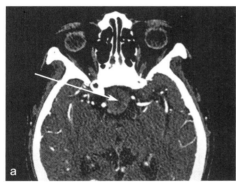
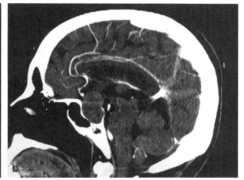

图 4-12　鞍区普通增强
a. 鞍区横断面;b. 鞍区矢状面。

三、图像处理

(一)窗口技术

1. 常规平扫　鞍区窗口技术参数:骨窗窗宽 2 500~3 500Hu,窗位 500~800Hu;软组织窗窗宽 350~400Hu,窗位 35~50Hu。

2. 增强扫描　由于对比剂的影响,脑实质密度增高,常规软组织窗显示不良,可根据病变性质调整窗宽和窗位,参考值为:窗宽 200~400Hu,窗位 50~100Hu(图 4-13)。

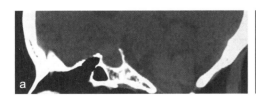
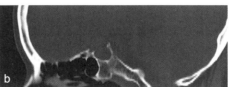

图 4-13　鞍区窗技术处理
a. 标准窗;b. 骨窗。

(二)图像重组

主要通过 MPR 对鞍区进行后处理。

1. 常规平扫 在横断层面图像上按需要任意确定一个剖面位置,进行冠状面、矢状面和任意角度斜位层面的 MPR 重组。其最大优点是快速简洁和适用于身体各个部位。常规采用标准窗算法,怀疑鞍区骨质破坏时可进行骨窗重建,以便观察骨质有无改变。

2. 常规增强 同平扫。

(刘义军)

第三节　眼部 CT 检查技术

一、适应证与相关准备

1. 适应证 眼部 CT 检查可显示眼部软组织和骨结构,主要用于眼球突出的病因诊断,一般对眼眶诸骨骨质、眶内肿瘤、炎性假瘤、眼肌肥大、血管性疾病、眼部外伤、眼部异物定位及先天性眼部发育异常具有很高的诊断价值。

2. 相关准备

(1)基本准备:见第三章第二节"CT 检查前准备"。

(2)扫描:受检者检查过程中双眼球保持静止不动。对婴幼儿或不合作受检者可给予镇静剂。

二、检查技术

(一)平扫

1. 常规平扫

(1)体位:受检者仰卧于检查床,头部置于近扫描孔一侧托架内,下颌稍内收,使听眶线垂直于床面,避免受检区域组织重叠;双侧外耳孔与床面等距,垂直定位线与外耳孔上缘 10mm 齐平,以保证受检区域图像居中、对称;扫描基线定于听眶线,以利于受检区域显示;双手交叉置于上腹部,以免检查床移动夹伤手指。

(2)技术参数与扫描定位

1)技术参数:见表 4-3。

表 4-3　眼部常规扫描技术参数

项目	扫描类型	扫描范围	管电压/kV	管电流量/mAs	螺距	矩阵	扫描野(SFOV)/cm	采集层厚/mm	重建层厚/mm	重建间距/mm	重建矩阵	滤波函数	旋转时间/(s/r)	倾斜角度/°	重建算法
眼部常规扫描	螺旋扫描或轴位扫描	眶下缘至眶上缘(包含整个病灶)	100~120	200~250/自动管电流调制技术	0.9~1.4	512×512	20~25	1.0~2.5	1.0~2.5	1.0~2.5	512×512	标准/骨	0.5~1.0	0	FBP/混合迭代/DL

2)扫描定位:眼部扫描采用正侧位定位像。定位像扫描参数:扫描范围预设 150mm、80kV、10mA;在侧位定位像上以外耳孔为定位标志,外耳孔与鼻根连线的中心点为扫描中心,利用正位像使扫描中心点居中于鼻根部(相当于双眼眶内侧中点),上缘超出眶上缘两三个层厚,下缘低于眶下缘两三个层厚,扫描视野为 200~250mm,一般以超出左、右两侧眶外皮肤表面各 10mm 为标准,由眶下缘至眶上缘逐层扫描(图 4-14~图 4-17)。

2. 低剂量扫描 眼睛为辐射敏感器官,为减少受检者辐射剂量,同时又符合检查要求,需制订精确的扫描范围,应用 ODM 技术,尤其对婴幼儿及青少年应采取"个性化"低剂量扫描方案。

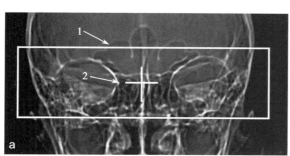
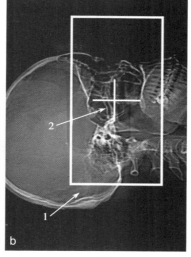

图 4-14 眼部扫描定位像

a. 眼部正位定位像(1. 扫描范围;2. 扫描中心点);b. 眼部侧位定位像(1. 扫描范围;2. 扫描中心点)。

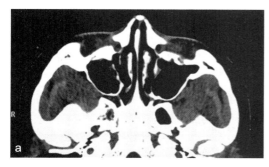
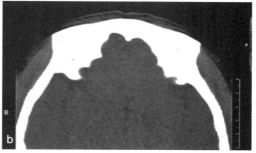

图 4-15 眼部横断面

a. 眼部起始层;b. 眼部结束层。

采用混合迭代重建算法或 DL 算法提升低剂量图像质量。

(二)常规增强

由于眼部软组织,尤其是角膜、晶状体等组织和器官对 X 线极其敏感,普通平扫发现病变后,一般首选磁共振进一步检查。如病情急需 CT 增强扫描,需严格遵守适应证。静脉注射碘对比剂,增加受检区域组织对比度,有助于发现平扫未显示或显示不清的病变。

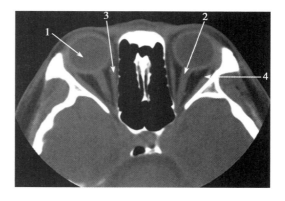

图 4-16 眼球赤道横径横断面

1. 眼球;2. 视神经;3. 内直肌;4. 外直肌。

(1)体位:同平扫。

(2)技术参数与扫描定位:同平扫(图 4-18)。

(3)对比剂注射参数选用:经肘正中浅静脉注射对比剂,注射方法采用团注;对比剂用量按 0.8~1.0ml/kg 计算,注射速度为 2.5~3.0ml/s,留置针采用 20~22G;常规采用两期扫描,扫描延迟时间为动脉期 25~30 秒,静脉期 60~65 秒。如可疑视网膜血管性病变、黄斑部病变时,可选择眼底荧光造影检查。

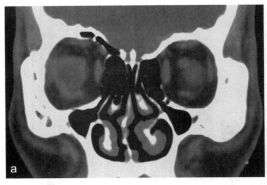
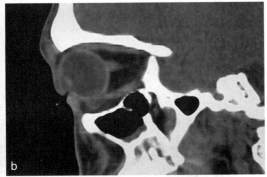

图 4-17　眼部图像
a. 眼部冠状面；b. 眼部矢状面。

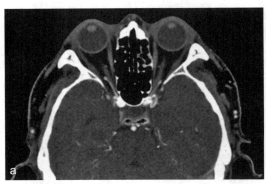
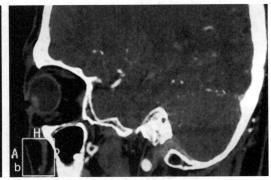

图 4-18　眼部普通增强
a. 横断面；b. 矢状面。

三、图像处理

(一) 窗口技术

1. 常规平扫　标准窗窗宽 350~400Hu，窗位 35~40Hu；怀疑有颅骨骨质破坏时应选用骨窗重建，骨窗窗宽 3 000~4 000Hu，窗位 500~700Hu（图 4-19）。

2. 常规增强　同常规平扫。

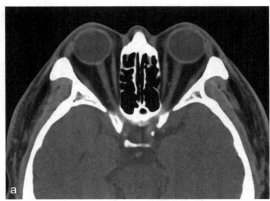
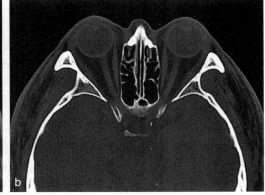

图 4-19　眼部窗口技术
a. 标准窗；b. 骨窗。

（二）图像重组

一般采用 MPR 和 VR 图像后处理重组方式。

1. 常规平扫

（1）MPR：将一组横断面图像通过后处理使体素重新排列，获得同一组器官的横断、冠状、矢状及任意斜面的二维图像处理方法，适于全身各个器官的显示。

（2）VR：特点是图像准确性高、立体感强、层次丰富，可以从任意角度观察眼部各组织和器官及其相邻组织在三维空间的位置。

VR 和 MPR 相结合，可为眼部手术入路提供直观、可靠的定位图像，从而提高手术成功率（图 4-20）。

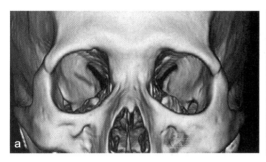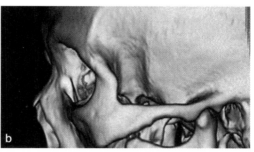

图 4-20 眼部 VR 像
a. 眼部正位；b. 眼部侧位。

2. 常规增强 同常规平扫。

（刘义军）

第四节　耳部 CT 检查技术

一、适应证及相关准备

（一）适应证

颞骨及耳部 CT 适用于炎症、肿瘤、外伤及先天发育性病变等，如化脓性中耳乳突炎、胆脂瘤、面神经瘤、颈静脉球瘤、中耳癌、颞骨骨折、听小骨骨折与脱位、外耳道闭锁、内耳畸形、颞骨区横窦乙状窦憩室、眩晕症、人工电子耳蜗植入术术前评估等。

（二）相关准备

按第三章第二节的基本准备要求做好检查前相关准备工作。

二、检查技术

（一）常规平扫

1. 体位 扫描体位同头颅，听眦线垂直于检查床面，冠状线与外耳孔齐平，双手交叉置于上腹部，以免检查床移动夹伤手指。

2. 技术参数与扫描定位

（1）技术参数：见表 4-4。

表 4-4　颞骨及耳部常规平扫技术参数

项目	扫描类型	扫描范围	管电压/kV	有效管电流量/mAs	螺距	矩阵	扫描野（SFOV）/cm	采集层厚/mm	重建层厚/mm	重建间距/mm	重建矩阵	滤波函数	旋转时间/（s/r）	倾斜角度/°
							技术参数							
颞骨及耳部常规平扫	螺旋扫描	岩骨上缘至乳突尖	120~140	200~250	0.4~0.6	512×512	20~25	0.625	0.625	0.312 5	512×512	标准/骨	0.5~1.0	0

（2）扫描定位：颞骨及耳部扫描采用侧位和后前正位定位像。定位像扫描参数：扫描范围预设 120mm、100kV、10mA。定位像扫描完成后，在侧位定位像上设定扫描范围：上缘包括岩骨上缘，下缘与乳突尖齐平，中心点定于外耳孔水平，扫描视野预设 200mm；正位定位像居中，以保证扫描部位双侧对称，由颅底向颅顶方向逐层扫描（图 4-21、图 4-22）。扫描基线为听眦线，推荐使用听鼻线，使扫描野避开晶状体。

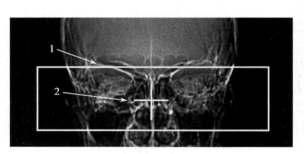

图 4-21　耳部正位定位像
1.扫描范围；2.扫描中心点。

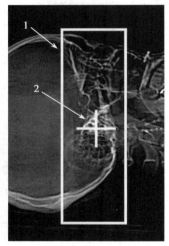

图 4-22　耳部侧位定位像
1.扫描范围；2.扫描中心点。

（二）增强

1. 常规增强　由于颞骨及耳部多为骨和软骨组成，常规 CT 平扫即可进行诊断，如临床考虑耳部肿瘤等占位性病变时可行增强扫描。

（1）体位：同平扫。

（2）技术参数与扫描定位：与平扫基本一致，需要注意，扫描范围包全病变组织，滤波函数采用软组织/标准（Soft/Std）。

（3）对比剂注射参数选用：经肘正中静脉注射对比剂，采用静脉团注法，预埋 20~22G 留置针，对比剂用量为 0.8~1.0ml/kg，注射速度为 2.5~3.0ml/s，扫描延迟时间 40~50 秒。

2. CTA　临床考虑血管搏动性耳鸣时，可行双期增强扫描，包括动脉期和静脉期。

（1）体位：同平扫。

（2）技术参数与扫描定位：同平扫，扫描范围从枢椎至 Willis 环（Willis' circle）。

（3）对比剂注射参数选用:选用高浓度（350~370mgI/ml）对比剂,剂量 1.0~1.5ml/kg,注射速度为 4.5~5.0ml/s,动脉期扫描时间用主动脉弓水平自动触发扫描模式,触发阈值 120~150Hu,自颅底向颅顶方向扫描,静脉期在自动触发后 16~18 秒,自颅顶向颅底方向扫描。

三、图像处理

（一）窗口技术

常规用颞骨窗观察。颞骨窗,窗宽 3 000~4 000Hu,窗位 500~700Hu;占位性病变用软组织窗观察,窗宽 350~400Hu,窗位 35~50Hu。CTA 用软组织窗观察,CTV 用软组织窗和骨窗观察。

（二）图像重组

颞骨 CT 扫描常规采用高分辨 CT 扫描（HRCT）和左、右侧靶重建技术,其最大优点是具有良好的空间分辨力,可清楚显示颞骨、耳部细微结构及小病灶（图 4-23）。

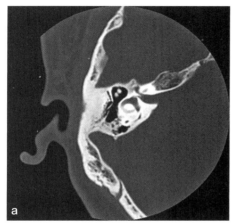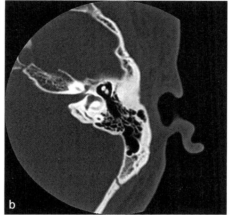

图 4-23　耳部单侧靶重建影像
a. 右侧;b. 左侧。

靶重建具体方法:以左、右侧听小骨为中心,分别测得各自中心位置,输入测得的坐标方位数据,显示视野采用 90~120mm,左、右侧分别重建,所得数据传输至后处理工作站。靶重建可清晰显示外耳道、鼓室、耳蜗导管、鼓膜、咽鼓管、颈动脉管、蜂窝状乳突气房、乙状窦、前庭窗、听小骨等。外耳道闭锁的重建图像,应包括全部耳部皮肤。

颞骨常规平扫用 MPR 重组横断面、冠状面及双斜矢状面颞骨窗图像。横断面平行于外半规管,图像重组范围从岩骨上缘至外耳道下缘;冠状面垂直于外半规管,图像重组范围从面神经膝部至后半规管后缘;双斜矢状面平行于面神经管鼓室段,图像重组范围包括听小骨和内耳道。也可用三维重组技术进行影像观察,MIP 可完整展示听骨链、骨迷路内腔,最小密度投影（minimum intensity projection,MinIP）可显示内耳及外、中耳结构。

血管搏动性耳鸣 CTA、CTV 影像通过 MPR 技术,先分别重组平行于外半规管的横断面软组织窗影像,范围从 Willis 环至枢椎。CTV 影像再重组与常规平扫一致的横断面与冠状面骨窗影像。CTA、CTV 影像,通常以 4mm 层厚、4mm 层间距重组影像进行排版打印,注意包全病变区域。

四、图像质量控制

（一）受检者因素

颞骨与耳部结构小,扫描精度要求高,只要受检者体位稍有偏差,可能就无法获得精美影像。体位摆放时注意利用辅助垫及固定带等工具保持受检者体位,同时做好检查前沟通工作,取得受检者高度配合,减少受检者运动等因素引起的图像模糊和伪影。

(二)技术参数选择

因常规采用 HRCT 扫描,可手动选择适宜的管电压和管电流,自动管电压和管电流技术无法满足 HRCT 扫描参数要求。

(三)图像基本处理

颞骨及耳部组织结构细微复杂,图像后处理常规采用最薄层厚无间隔或负间隔(层间距为层厚的 50%)靶重建后,再结合 MPR、CPR、VR、MinIP、仿真内镜等图像后重组技术对颞骨及耳部结构进行影像分析。MPR、VR 技术对听小骨、前庭窗结构等显示较好(图 4-24);CPR 可完整展示面神经管走行;仿真内镜技术可观察鼓室、乳突窦、迷路及内耳道内部改变。通过图像后重组分析能够更直观、准确地显示颞骨、耳部的解剖结构及其与病变的关系。

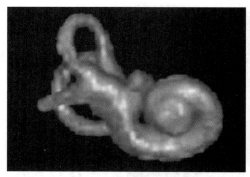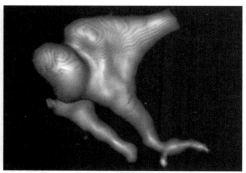

图 4-24　听小骨 VR 像

(四)影像诊断要求

颞骨窗能够显示颞骨的内部结构,如听骨链、面神经管、耳蜗、前庭、半规管、颈动脉管等结构;软组织窗能够显示病变组织和周围组织的关系。

(吴�)

第五节　鼻骨与鼻窦 CT 检查技术

一、适应证及相关准备

(一)适应证

鼻骨与鼻窦 CT 适用于鼻窦炎症、外伤及占位性病变等,如鼻窦炎、鼻息肉、鼻黏液囊肿、黏膜囊肿、鼻骨骨折、脑脊液鼻漏、鼻窦癌及其他恶性肿瘤和转移瘤、良性肿瘤、先天性后鼻孔闭锁、鞍区病变经鼻内镜术前评估、泪道阻塞性疾病等。

(二)相关准备

按第三章第二节基本准备要求做好检查前相关准备工作。

二、检查技术

(一)常规平扫

1. 体位

(1)横断面扫描:扫描体位同头颅,嘱受检者下颌稍抬,使听眶线垂直检查床面;冠状线与外耳孔前缘齐平,保证受检区域图像居中、对称;双手交叉置于上腹部,以免检查床移动夹伤手指;检查过程中,受检者需保持体位一致(图 4-25)。

（2）冠状面扫描:受检者仰卧位或俯卧位,头部尽量后伸,呈标准的颏顶位或顶颏位,双侧外耳孔与床面等距,听眶线与床面平行,可适当倾斜机架角度。

2. 技术参数与扫描定位

（1）技术参数:见表 4-5、表 4-6。

（2）扫描定位

1）横断面扫描:一般取侧位定位像,侧位像能够观察到额窦与上颌窦形态,是确定鼻窦扫描范围的重要标记。扫描基线与听眶线或硬腭平行,扫描范围从眉弓上缘至牙齿咬合面,包全额窦至上颌窦,可轴扫或螺旋扫描(图 4-26)。

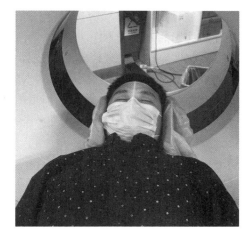

图 4-25　鼻窦 CT 扫描体位

表 4-5　鼻窦横断位常规平扫技术参数

项目	扫描类型	扫描范围	管电压/kV	有效管电流量/mAs	螺距	矩阵	扫描野（SFOV）/cm	采集层厚/mm	重建层厚/mm	重建间距/mm	重建矩阵	滤波函数	旋转时间/（r/s）	倾斜角度/°
鼻窦横断位常规平扫	螺旋扫描	眉弓上缘至牙齿咬合面	100~120	150~220	0.6~0.8	512×512	20~25	0.625~1.250	0.625~1.250	0.625~1.250	512×512	标准/骨	0.5~1.0	0

表 4-6　鼻窦冠状位常规平扫技术参数

项目	扫描类型	扫描范围	管电压/kV	有效管电流量/mAs	螺距	矩阵	扫描野（SFOV）/cm	采集层厚/mm	重建层厚/mm	重建间距/mm	重建矩阵	滤波函数	旋转时间/（r/s）	倾斜角度/°
鼻窦冠状位常规平扫	螺旋扫描	蝶窦后壁至额窦前壁	100~120	150~220	0.6~0.8	512×512	20~25	0.625~1.250	0.625~1.250	0.625~1.250	512×512	标准/骨	0.5~1.0	0

2）冠状面扫描:采用侧位定位像,扫描层面与听眶线垂直或平行于上颌窦后缘,扫描范围从蝶窦后壁至额窦前壁,包全蝶窦、筛窦、上颌窦、额窦和鼻腔。扫描条件与横断面扫描相同。对于冠状面体位配合困难受检者,可通过横断面影像重建。

（二）增强

1. 常规增强　增强扫描有助于显示血管性病变,观察占位性病变血供情况,对鉴别病变性质帮助较大。

（1）体位:同平扫。

（2）技术参数与扫描定位:同平扫。

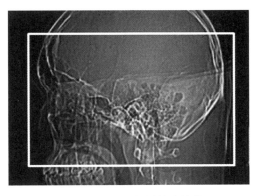

图 4-26　鼻窦部侧位定位像

（3）对比剂注射参数选用：对比剂用量 60~80ml，注射速度 2.5~3.0ml/s，增强扫描时间为对比剂开始注射后 50~60 秒。

2. 泪囊造影检查技术 扫描体位与鼻窦横断面扫描一致，检查前双眼结膜囊、泪道及鼻腔应清洗干净，将爱尔卡因滴眼液滴入受检者双眼，用 5ml 泪道冲洗针抽取 1~2ml 碘海醇（300mgI/ml）分别注入双眼泪道，先注入泪道阻塞侧，然后注入泪道通畅侧，注射结束后立即扫描。扫描范围从眼眶上缘至上颌骨下缘。

三、图像处理

（一）窗口技术

常规用软组织窗观察，窗宽 350~400Hu，窗位 40~45Hu。当外伤或肿瘤侵犯骨组织时，需用骨窗。观察蝶窦、筛板及额窦有无分隔时，需调节观察窗，窗宽 2 000~3 000Hu，窗位 –200~100Hu（图 4-27）。

（二）图像重组

常规检查可用非螺旋扫描。螺旋扫描可对图像进行薄层重建，行 MPR、VR、仿真内镜等进一步观察影像。需要注意的是，目前冠状位影像通常会在轴位螺旋扫描薄层重建影像上通过图像后重组获得。冠状面影像能整体显示鼻窦、鼻腔及其周围结构的情况，清楚显示鼻窦病变的上下关系。

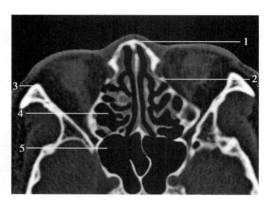

图 4-27 窗口技术处理（骨窗横轴位）
1. 鼻骨；2. 筛骨纸板；3. 颧突；4. 筛窦；5. 蝶窦。

对于鼻窦非肿块性病变，重组横断面、冠状面、矢状面骨窗影像；对于鼻窦炎病变，同时观察冠状面软组织窗影像。横断面重组平行于听眶线，包括额窦顶部至硬腭；冠状面重组垂直于硬腭，包括额窦前部至蝶窦后部；矢状面重组平行于正中矢状面，包括两侧上颌窦外侧缘。

怀疑脑脊液鼻漏时在可疑区选用薄层图像重组冠、矢状面或任意斜面，寻找漏口。

鼻骨外伤怀疑鼻骨骨折时，可于薄层图像上分别平行和垂直于鼻根至鼻尖连线，沿鼻背部做鼻骨冠状面和横断面影像重组。

泪囊造影通过 MPR 重组横断面、冠状面影像，横断面平行于听眶下线，范围包括眶上缘至硬腭；冠状面垂直于硬腭或平行于鼻泪管，包括眼内眦前缘向后 3cm 范围。

（吴颋）

第六节 口腔颌面部 CT 检查技术

一、适应证与相关准备

（一）适应证

颌面部 CT 多用于口腔颌面部炎症、外伤、肿瘤及放疗后筛查、整形等，如口腔颌面部囊肿、化脓性腮腺炎、颌面部骨折、肿瘤、颌面骨发育不良、茎突综合征、颞颌关节紊乱综合征及畸形、整形、正畸术前检查等。

（二）相关准备

按第三章第二节基本准备要求做好检查前相关准备工作。

二、检查技术

（一）常规平扫

1. 体位　扫描体位同头颅，嘱受检者下颌内收，使听眦线垂直检查床面，避免受检区域组织重叠，必要时咬合纱布卷以避免上下牙及颌骨重叠。检查过程中，受检者需保持体位一致（图 4-28）。

2. 技术参数与扫描定位

（1）技术参数：见表 4-7。

（2）扫描定位：在侧位定位像上，根据扫描目标设定扫描范围。鼻咽部扫描，扫描基线与硬腭平行，扫描范围从鞍底至口咽；腮腺扫描，以听眦线为扫描基线，扫描范围从外耳孔至下颌角；颌面部扫描，以听眦线为扫描基线，扫描范围从眉弓至舌骨平面；牙齿三维扫描，扫描范围从上牙床上缘 1cm 至下牙床下缘 1cm（图 4-29~图 4-32）。

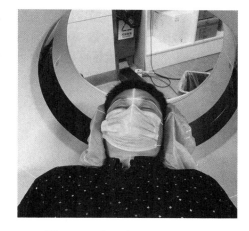

图 4-28　颌面部 CT 扫描体位

表 4-7　颌面部三维扫描技术参数

项目	扫描类型	扫描范围	管电压/kV	有效管电流量/mAs	螺距	矩阵	扫描野(SFOV)/cm	采集层厚/mm	重建层厚/mm	重建间距/mm	重建矩阵	滤波函数	旋转时间/(s/r)	倾斜角度/°
颌面部三维扫描	螺旋扫描	从眉弓至舌骨平面	120~140	200~250	0.6~0.8	512×512	20~25	0.625~1.250	0.625~1.250	0.625~1.250	512×512	标准/骨	0.5~1.0	0

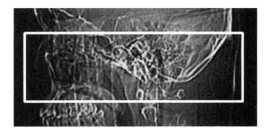

图 4-29　鼻咽部 CT 扫描范围

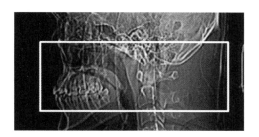

图 4-30　腮腺 CT 扫描范围

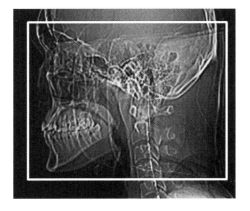

图 4-31　颌面部 CT 扫描范围

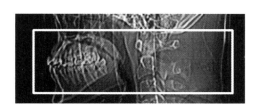

图 4-32　牙齿 CT 扫描范围

（二）常规增强

1. 体位 对颌面部血管性病变、肿瘤，以及了解有无转移性病变时，需要做增强扫描，有助于发现普通扫描未显示或显示不清的病变。增强扫描受检者体位与平扫一致。

2. 技术参数与扫描定位 同平扫。扫描范围必须包全病变区域，必要时增加颈部扫描。

3. 对比剂注射参数 对比剂用量 1.0~1.2ml/kg，注射速度 2.5~3.0ml/s，对比剂注入后 20~25 秒扫描动脉期，动脉期后再延时 40~50 秒扫描实质期。

三、图像处理

（一）窗口技术

常规采用骨算法和标准算法，通过骨窗和软组织窗观察。骨窗窗宽 1 500~3 000Hu，窗位 400~700Hu；软组织窗宽 300~400Hu，窗位 35~45Hu。

（二）图像重组

对于颌面部，常规 MPR 重组横断面和冠状面骨窗图像，观察肿瘤或占位性病变时，增加软组织窗重组图像。横断面重组图像平行于听眶线，冠状面重组图像垂直于硬腭，根据临床需求还可进行 VR 重组图像，进行多方位旋转观察、切割和保存（图 4-33）。有专用口腔软件包（齿科重建软件）的，可行 CPR 重组，在牙齿重建中，可通过适当调节阈值，以去除牙齿以外的骨组织。

观察茎突图像时，常规重组横断面、冠状面和斜矢状面骨窗图像，同时可重组冠状面和斜矢状面 MIP 图像。横断面重组平行于听眶线，包括茎突全长；冠状面平行于茎突长轴，包括茎突前、后各 2cm；斜矢状面平行于茎突长轴，包括茎突内、外各 2cm；临床需要显示茎突全长 VR 图像时，可采用软组织算法源图像重组。

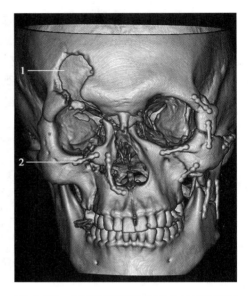

图 4-33 颌面部容积再现技术（数字彩图）
1. 额骨术后；2. 眶下壁金属内固定物影。

对于颞下颌关节，常规重组横断面、冠状面、矢状面骨窗和软组织窗图像，临床需要 VR 图像时，可采用软组织算法源图像重组。横断面重组平行于听眶线，包括整个颞下颌关节；冠状面平行于下颌骨髁状突，包括整个颞下颌关节；矢状面垂直于下颌骨髁状突，包括整个颞下颌关节。

（吴颋）

第七节 咽喉部 CT 检查技术

一、适应证与相关准备

（一）适应证

咽喉部 CT 适用于咽喉部肿瘤、鼻咽腺样体肥大、鼻息肉、外伤及放疗后损伤的诊断及随访。

（二）相关准备

按第三章第二节基本准备要求做好检查前相关准备工作。

二、检查技术

（一）常规平扫

1. 体位 受检者仰卧于检查床，头部置于托架内，下颌内收，使听眦线垂直检查床面，避免受检区域组织重叠;扫描基线分别与咽部、喉室平行,正中矢状面垂直并居中于检查床,冠状线与外耳孔上缘齐平,以保证受检区域图像居中、对称,以利于受检区域显示;双手交叉置于上腹部,以免检查床移动夹伤手指。检查过程中,受检者需保持体位一致(图 4-34)。

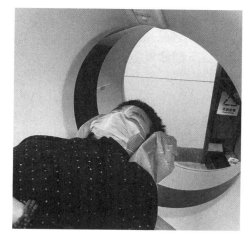

图 4-34 咽部 CT 扫描体位

2. 技术参数与扫描定位

(1)技术参数:见表 4-8。

(2)扫描定位:横断面扫描一般采取侧位定位像,扫描基线分别与咽部、喉室平行。扫描范围依检查部位而定:鼻咽部从鞍底到口咽部平面;口咽部从硬腭到会厌游离缘;喉咽部从会厌游离缘或舌骨平面至环状软骨下缘;喉部从舌骨平面至环状软骨下 1cm;如欲检查声带活动,需在扫描时嘱受检者发 E 音。肿瘤受检者可扫描至颈根部,以了解淋巴结受累情况。由头侧至足侧逐层扫描(图 4-35~图 4-37)。

表 4-8 鼻咽部常规平扫技术参数

项目	扫描类型	扫描范围	管电压/kV	管电流量/mAs	螺距	矩阵	扫描野(SFOV)/cm	采集层厚/mm	重建层厚/mm	重建间距/mm	重建矩阵	滤波函数	旋转时间/(s/r)	倾斜角度/°
									技术参数					
鼻咽部常规平扫	轴位扫描/螺旋扫描	从鞍底至口咽部	100~120	200~250	<1	512×512	20~25	1.25~2.50	1.25~2.50	1.25~2.50	512×512	标准/骨	0.5~1.0	0

(二)常规增强

咽喉部组织结构比较复杂,包括大量软组织,如肌肉、筋膜、软骨、淋巴组织及血管等,以上软组织在常规平扫上均呈中等密度影,有时难以区分正常的血管结构与增大的淋巴结或结节性病变,因此,先进行咽喉部平扫,再加做增强扫描,以提高病变组织与邻近正常组织间的密度差别,利于鉴别。

1. 体位 同平扫。

2. 技术参数与扫描定位 同平扫。

3. 对比剂注射参数选用 注射方法采用团注,留置针采用 20~22G,对比剂用量 0.8~1.0ml/kg,注射速度 2.5~3.5ml/s,对比剂注入后 20~25 秒开始扫描。

三、图像处理

(一)窗口技术

1. 常规平扫 一般使用软组织窗,外伤者需加骨窗。咽部软组织窗宽 240~300Hu、窗位 30~40Hu,骨窗窗宽 1 000~1 500Hu、窗位 350~400Hu;喉部软组织窗宽 300~350Hu、窗位 35~40Hu,骨窗窗

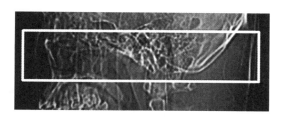

图 4-35 鼻咽 CT 扫描范围

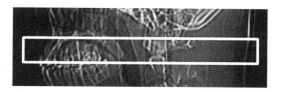

图 4-36 口咽 CT 扫描范围

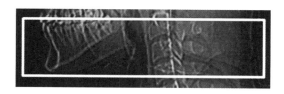

图 4-37 喉咽 CT 扫描范围

宽 1 000~1 500Hu、窗位 350~400Hu。

2. 增强扫描 同平扫。发现病变时,照片需要标记平扫及增强病灶 CT 值。

(二)图像重组

1. 常规平扫 喉部横断面图像经冠状面和矢状面重组,可较好地显示解剖结构与病变。CT 仿真内镜(CT virtual endoscopy,CTVE),是在 CT 采集容积数据后,采用表面阴影显示法或容积再现法的三维后处理方法。CTVE 可提供咽喉腔表面解剖及病变的信息,可增加声门及声门上区病变的直观性,还可作为喉镜的补充,对声门下区的病变可弥补喉镜的不足,但仍不能替代喉镜检查(图 4-38~图 4-40)。

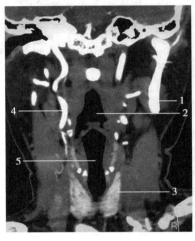 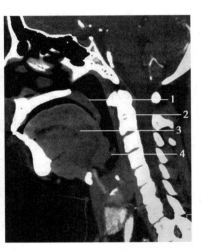

图 4-38　咽喉部层面冠状面　　　　图 4-39　咽喉部层面矢状面
1. 下颌支;2. 口咽;3. 甲状腺;4. 颈　　1. 软腭;2. 枢椎;3. 舌;4. 会厌。
内动脉;5. 喉咽。

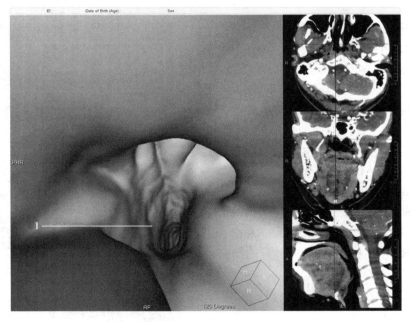

图 4-40　喉部仿真内镜
1. 口咽。

2. 常规增强 同平扫。

(刘丹丹)

第八节　颈部 CT 检查技术

一、适应证与相关准备

(一)适应证

颈部 CT 检查技术适用于颈部占位性疾病,各种原因引起的淋巴结肿大,颈部血管性病变(颈动脉狭窄或扩张、颈动脉体瘤、颈动脉畸形及大血管栓塞等),茎突过长,颈部外伤后确定有无血肿与骨折等。

(二)相关准备

1. 基本准备　见第三章第二节"CT 检查前准备"。

2. 嘱受检者在扫描时避免吞咽动作。

3. 增强检查时,需针对受检者病理生理基础,选择适合的对比剂类型、注射总量及注射速度,实现个体化扫描。

二、检查技术

(一)常规平扫

1. 体位　受检者头先进,采用仰卧位,听眶线垂直于台面,两外耳孔与床面等距离。

2. 技术参数与扫描定位

(1)技术参数:见表 4-9。

表 4-9　颈部常规平扫参数

项目	技术参数												
	扫描类型	扫描范围	管电压/kV	管电流量/mAs	螺距	采集矩阵	扫描野(SFOV)/mm	采集层厚/mm	重建层厚/mm	重建间距/mm	显示矩阵	滤波函数	旋转时间/(s/r)	倾斜角度/°
颈部常规平扫	螺旋扫描	颞骨岩部上缘至胸骨颈静脉切迹	100~120	200~300/自动管电流调制技术	<1.5	512×512	200~300	2.0~5.0	2.0~5.0	2.0~5.0	512×512	标准	0.5~0.8	0

(2)扫描定位:扫描颈部侧位定位像,必要时可扫描正、侧位双定位像。扫描范围:①全颈部扫描范围。颞骨岩部上缘至胸骨颈静脉切迹。②茎突扫描范围。自外耳道至第 5 颈椎椎体上缘。

(二)增强

1. 常规增强　增强扫描通常是在常规平扫发现病变的基础上进行的。颈部软组织,如肌肉、筋膜、淋巴结及血管等,在常规平扫中多呈现为中等密度,不易区别。而增强扫描则可区分颈部淋巴结与丰富的颈部血管,能了解病变的侵犯范围,帮助对占位性病变的定位和定性诊断。拟诊断颈部感染性病变、血管性病变、肿瘤或肿瘤样病变时,应考虑行 CT 增强扫描。

(1)体位:同平扫。

(2)技术参数与扫描定位:同平扫相似。增强扫描时,视病变大小,选择层厚 3~5mm,层间距 3~5mm 的薄层扫描。对疑似恶性肿瘤,应扫描全颈部范围。

(3)对比剂注射参数选用:对比剂用量为 60~80ml,静脉注射对比剂的速度为 2.5~3.5ml/s,动脉期扫描延迟时间为 22~28 秒。欲了解病变实质强化情况,明确病变范围时,应行实质期扫描,延迟时间为 55~65 秒。颈部增强 CT 也可采用智能血管追踪扫描技术,精确设计个体化增强方案。

2. 颈部 CTA

(1)体位:同平扫。

(2)技术参数与扫描定位

1)技术参数:采用螺旋扫描方式,扫描方向为从足侧向头侧扫描。扫描选用 120kV,300mAs/自动管电流调制技术,螺距 0.992,FOV 为 250mm,重建层厚 0.50~1.25mm,重建间隔 0.50~1.25mm,扫描周期 0.5s/r,重建矩阵 512×512。

在设备性能允许的前提下,颈部 CT 血管成像尽可能选择时间减影或能量减影的 CTA 扫描模式,以达到去除颈部骨性结构的遮挡,充分显示血管影像的目的。对于时间减影法 CTA,平扫与增强扫描的范围、层厚、层间距等技术参数应保持一致,为降低辐射剂量,管电流可适当降低;对于能量减影法 CTA,使用 80kV 和 120kV 两种管电压,其余技术参数与常规 CTA 大致相同。

2)扫描定位:一般扫描正、侧位双定位像。扫描范围自气管分叉下缘至外耳道平面(大脑动脉环)。

(3)对比剂注射参数选用:对比剂用量为 40~60ml,注射速度 4.0~5.0ml/s,延迟扫描时间为 15~25 秒;也可采用智能血管追踪扫描技术,监测层面为主动脉弓,感兴趣区置于触发层面的主动脉内,触发阈值为 80~120Hu。

三、图像处理

(一)窗口技术

1. 常规平扫 颈部 CT 扫描图像常采用软组织窗显示,窗宽 250~300Hu,窗位 30~50Hu;若病变侵犯骨组织时,需加骨窗像,窗宽 1 000~1 500Hu,窗位 500~700Hu。定位像的窗宽和窗位调至颈部软组织和椎体等结构清晰显示即可。

2. 常规增强 同平扫。

(二)图像重组

1. 常规平扫 颈部图像常规对横断面和冠状面选用 3mm 层厚进行重组。茎突扫描需要对图像进行三维重组,以满足临床需要(图 4-41)。

2. 常规增强 同平扫。

3. 颈部 CTA 对颈部 CTA 图像进行 VR、MIP、CPR 及 MPR 重组。旋转 CTA 图像的不同角度进行多方位观察,并选择显示病变最佳层面的图像(图 4-42)。

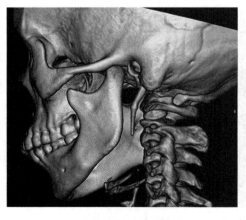

图 4-41 茎突三维重组图

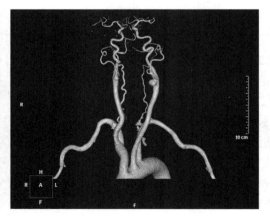

图 4-42 颈动脉 CTA 图
左颈总动脉末端瘤样膨出。

(刘丹丹)

第五章 胸部 CT 检查技术

胸部 CT 检查技术主要包括平扫、增强及 CTA。胸廓入口 CT 检查中,由于解剖结构复杂,合理的体位设计和适宜的参数选择是保证优质图像的关键。肺动脉、肺静脉及冠状动脉等血管成像中,其扫描技术参数与对比剂注射参数相匹配是成像的关键。先天性心脏病 CT 检查和多部位"一站式"CT 检查中,需充分评估扫描技术参数是否最优化,即在保证图像满足临床需求的前提下,尽可能降低受检者辐射剂量是关键。

第一节 胸廓入口 CT 检查技术

一、适应证与相关准备

(一)适应证

胸廓入口 CT 检查的适应证包括胸廓入口淋巴结肿大、外伤、炎性病变、血管源性病变、神经源性病变、肿瘤占位性病变(如甲状舌管囊肿、结节性甲状腺肿、神经纤维瘤、神经鞘膜瘤、甲状腺癌)及甲状旁腺疾病(甲状旁腺功能亢进)等。

(二)相关准备

1. **基本准备** 见第三章第二节"CT 检查前准备"。
2. **呼吸训练** 检查时平静呼吸。
3. **检查期间** 勿做吞咽动作。

二、检查技术

(一)常规平扫

1. **体位** 受检者取仰卧位,下颌上仰,双肩尽量下垂,紧贴检查床,避免锁骨干扰。
2. **技术参数与扫描定位**
(1)技术参数:见表 5-1。

表 5-1 甲状腺常规平扫参数

项目	扫描类型	扫描范围	管电压/kV	管电流量/mAs	螺距	采集矩阵	扫描野(SFOV)/mm	采集层厚/mm	重建层厚/mm	重建间距/mm	显示矩阵	滤波函数	旋转时间/(s/r)	倾斜角度/°
甲状腺常规平扫	螺旋扫描	下颌骨下缘至主动脉弓水平	100~120	200~350/自动管电流调制技术	<1.5	512×512	200~300	1.0~2.5	1.0~2.5	1.0~2.5	512×512	标准	0.5~0.8	0

（2）扫描定位：常规扫描颈部侧位定位像，必要时可扫描正、侧位双定位像。扫描基线：常规将瞳间线与横向定位线平行，以垂直于颈部为扫描基线。扫描范围：下颌骨下缘至主动脉弓水平，胸廓内甲状腺继续向下扫描至包全病变。当肿瘤向胸内延伸或需了解上纵隔淋巴结情况时，可扩大扫描范围。

（二）常规增强

胸廓入口处结构较为复杂，包括层次丰富的软组织，如肌肉、骨骼、淋巴结及血管等，CT常规平扫难以区分正常的血管与增大的淋巴结或结节性病变，此时需要加做增强扫描，以提高病变组织与邻近正常组织间的密度差。

1. 体位 同平扫。

2. 技术参数与扫描定位 同平扫。

3. 对比剂注射参数选用 同颈部常规增强，见第四章第八节内容。

（三）甲状腺CT灌注成像

1. 体位 同平扫。

2. 技术参数与扫描定位

（1）技术参数：管电压80kV，管电流量200mAs，选择甲状腺病变中心作为扫描层面中心，若甲状腺无明显病变则选甲状腺中心作为扫描层面中心。电影扫描方式，注射对比剂后立即扫描，扫描层数45~80层，层厚与层间距为5mm。

（2）扫描定位：扫描范围包括甲状腺，以确定甲状腺有无病变。

3. 对比剂注射参数选用 对比剂用量50ml，注射速度4~5ml/s。

（四）无脉症CTA检查

无脉症是一种累及主动脉及其分支的慢性、进行性，且常为闭塞性的炎症，常见于多发性大动脉炎、动脉硬化闭塞症和胸廓出口综合征等疾病，也可见于血管畸形和外伤，常合并锁骨下动脉盗血综合征及动脉血栓形成。病变好发于锁骨下动脉（90%）和颈动脉（45%），主要累及主动脉的大分支，分支开口处最严重。

1. 体位 受检者取仰卧位，头后仰，身体置于检查床中心，双手伸直，置于头两侧。

2. 技术参数与扫描定位

（1）技术参数：见表5-2。

表5-2　无脉症CTA扫描参数

项目	技术参数							
	扫描类型	扫描范围	管电压/kV	重建层厚/mm	重建间距/mm	采集矩阵	旋转时间/（s/r）	倾斜角度/°
无脉症CTA扫描	螺旋扫描	主动脉弓至颅顶	100~120	0.50~1.25	0.50~1.25	512×512	0.5~0.6	0

（2）扫描定位：根据病变累及情况确定扫描范围。一般为主动脉弓至颅顶，必要时延伸至指端。定位像扫描方式同甲状腺平扫。

3. 对比剂注射参数选用 采用高压注射器经健侧肘静脉或前臂静脉注入，高浓度对比剂320~370mgI/ml，对比剂用量为60~90ml，注射速度为4~5ml/s；40ml生理盐水，注射速度同对比剂。使用智能血管追踪扫描技术，监测层面为气管分叉水平，感兴趣区置于触发层面的主动脉内，于注射对比剂10秒后启动扫描，触发阈值为100Hu。

三、图像处理

（一）窗口技术

1. 常规平扫　软组织窗宽 250~350Hu，窗位 30~50Hu。

2. 常规增强　软组织窗宽 350~400Hu，窗位 40~50Hu。

3. 无脉症 CTA　软组织窗宽 250~350Hu，窗位 30~50Hu；增强后软组织窗宽 350~400Hu，窗位 40~50Hu；MIP 窗宽 800Hu，窗位 400Hu。

（二）重组技术

1. 常规平扫　用薄层横断面数据（重建层厚≤1mm，采用 20%~30% 重叠重建）进行多平面重组，可获得甲状腺冠状面和矢状面图像。进行多角度观察，显示甲状腺病变与周围解剖结构的关系等。

2. 常规增强　同平扫。

3. 灌注成像　甲状腺 CT 灌注图像需用特殊的灌注软件进行处理，方法同颅脑 CT 灌注图像的处理程序。

4. 无脉症 CTA　MPR、CPR 和 VR 重组图像相结合，多角度展示病变部位及其与相邻组织结构关系。

（刘丹丹）

第二节　胸部 CT 检查技术

一、适应证与相关准备

（一）适应证

1. 肺内良、恶性肿瘤，结核，炎症与间质性、弥漫性病变，支气管扩张等。

2. 纵隔肿瘤、肿大淋巴结、血管病变等。

3. 胸膜和胸壁　定位胸膜腔积液和胸膜增厚的范围与程度，鉴别包裹性气胸与胸膜下肺大疱，了解胸壁疾病的侵犯范围及肋骨和胸膜的关系，了解外伤后有无气胸、胸腔积液及肋骨骨折等征象。

4. 心脏与心包　明确心包积液、心包肥厚及钙化程度。

5. 大血管病变　包括主动脉瘤、夹层动脉瘤、肺动脉栓塞、大血管畸形等，对病变的程度、范围、并发症能较好地显示。

（二）相关准备

1. 基本准备　见第三章第二节 "CT 检查前准备"。

2. 呼吸训练　训练受检者呼吸与屏气。对于耳聋及不配合屏气的受检者，在病情许可的情况下，可训练陪同人员帮助受检者屏气。一般情况下，胸部 CT 扫描时需要吸气后屏气，特殊情况下，可以呼气后屏气扫描。

二、检查技术

（一）常规平扫

1. 体位　受检者头先进，仰卧位，胸部正中矢状面垂直于扫描床平面并与床面长轴中线重合，双上肢自然上举，抱头。若受检者双上肢上举困难，则可自然置于身体两侧，特殊情况下可俯卧或侧卧。

2. 技术参数与扫描定位

（1）技术参数：见表5-3。

表5-3　胸部常规平扫参数

项目	扫描类型	扫描范围	管电压/kV	管电流量/mAs	螺距	旋转时间/（s/r）	采集矩阵	扫描野（SFOV）/mm	显示野（DFOV）/mm
胸部常规平扫	螺旋扫描	自肺尖至较低侧肋膈角下2cm	70~140	100~200	0.986∶1~1.375∶1	0.5~0.8	512×512	450~500	300~400
备注			根据受检者体型和设备性能设定	建议使用自动管电流调制技术					根据受检者体型而定

项目	采集层厚/mm	重建层厚/mm	重建算法	窗宽（肺窗）/Hu	窗位（肺窗）/Hu	窗宽（纵隔窗）/Hu	窗位（纵隔窗）/Hu	窗宽（骨窗）/Hu	窗位（骨窗）/Hu
胸部常规平扫	0.5~1.0	0.5~5.0	标准（用于纵隔窗）和肺算法（用于肺窗）	1 000~1 500	−800~−600	300~500	30~50	1 000~1 500	150~300
备注									

（2）扫描定位：胸部扫描序列分定位扫描和断层扫描。断层扫描又分为常规胸部扫描、低剂量肺结节筛查和肺部高分辨CT扫描（HRCT）。

1）定位像扫描：常规扫描胸部正位定位像。特殊情况下，比如受检者由于特殊体型，不能躺在扫描孔径中心，则扫描正位和侧位定位像。定位像扫描一般采用高管电压、低管电流模式，扫描范围自肺尖至较低侧肋膈角下2cm，一般为吸气后屏气扫描。

2）断层扫描：常规胸部CT扫描采用螺旋扫描方式，扫描参数依据受检者具体情况和设备性能而设置。

影响图像质量的因素中，与设备硬件相关比较密切的是重建算法，传统的CT重建算法滤波反投影（FBP）必须在图像锐利度和噪声之间平衡。如果想清晰地显示图像细节，必须降低图像噪声，提高扫描条件。

3）胸部低剂量肺结节CT筛查：胸部低剂量CT扫描技术要结合胸部解剖特点和设备性能。由于胸部在身体长轴方向上实质组织厚度变化很大，所以非常适合应用自动管电流调制技术。

胸部低剂量肺结节CT筛查和胸部常规扫描相比，其目的更明确、单一，只要筛查肺内有无结节。由于肺野内主要是气体，在这种天然对比的情况下，肺结节的检出更加容易，对图像噪声的要求比常规CT要低很多，可以用比较低的辐射剂量达到检查目的。一般通过降低管电流达到降低辐射剂量的目的，管电流量降至10~30mAs，依然能够实现筛查肺结节的目的（图5-1）。

4）肺部HRCT扫描：肺部HRCT由Zerhouni于1985年首先提出，基本内容是高管电压、薄层扫描（1~2mm）、高分辨骨算法重建和小FOV模式的成像方法，也被称为常规层间距高分辨力CT。

在肺部CT扫描中，HRCT是最能详细显示正常肺解剖和病理改变细节的影像学手段。HRCT的有效空间分辨力达到0.3mm，因此在HRCT图像上，支气管壁厚在0.3mm以上，管径为2~3mm，相当于第7级至第9级的支气管均能显示。同样，直径达0.3mm的肺血管也能被显示，相当于第16级肺动脉。但正常的小叶层间距厚度<0.3mm，肺泡壁厚度正常只有0.02~0.03mm，在HRCT上均无法分辨。因此，肺部高分辨CT检查是评估急性或慢性呼吸系统症状、肺弥漫性间质性病变或肺泡病变的最佳方法（图5-2）。

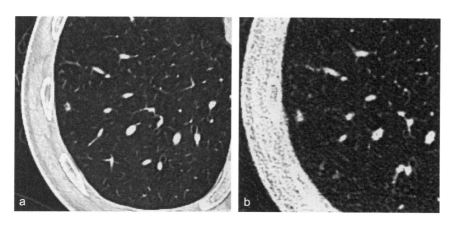

图 5-1　胸部 CT 图像

a. 常规剂量 CT 图像；b. 低剂量 CT 图像，虽然噪声比较大，但对肺结节的显示
没有影响。

　　肺部 HRCT 扫描参数相对于常规胸部 CT 扫描，不同之处在于采用高管电压和高管电流量扫描，即 140kV，140~210mAs，层厚为 1mm，重建间隔 0.7~1.0mm。图像重建采用高空间分辨力算法。对于可疑支气管扩张、肺部小结节等，需采用 HRCT 或 1mm 薄层靶扫描。扫描参数亦可依据受检者 BMI 大小设置。

　　5）食管扫描技术：食管在胸部纵隔内，为狭长器官，上端在环状软骨与咽部相连，下端穿过横膈膜肌 1~4cm 后与胃贲门相连，全长约 25cm。食管壁分黏膜、黏膜下层、肌层和外膜四层。食管肿瘤性病变侵犯程度决定肿瘤分期，可判断受检者预后情况，决定手术治疗的方案，所以 CT 检查时应当缩小重建视野，提高空间分辨力（图 5-3）。

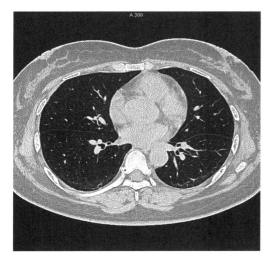

图 5-2　肺部 HRCT 图像（空间分辨力比较高）

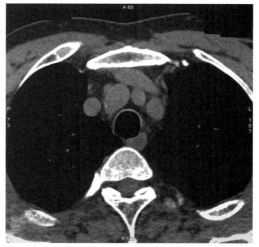

图 5-3　食管 CT 图像

小 FOV 显示食管比较清晰。

　　食管 CT 扫描参数相对于常规胸部 CT 扫描：一是扫描范围不同，食管检查应从咽部到膈下 3~4cm；二是重建视野不同，食管检查重建野为 20~25m，一般不需要肺窗。其余参数同胸部平扫。

　　6）胸腺扫描技术：胸腺位于胸骨柄后方，上纵隔前部，心包前上方，有时可向上突入颈根部。一般分为不对称的左、右两叶，呈长扁条状，两叶间借结缔组织相连。胸腺有明显的年龄变化，新生儿及幼儿的胸腺相对较大，青春期后逐渐萎缩退化，被结缔组织代替。胸腺常见病变有胸腺瘤、胸腺囊肿及胸腺增生。

胸腺 CT 扫描参数基本同胸部常规扫描，不同处在于扫描范围、重建视野和重建层厚。扫描范围需要包全胸腺组织，重建视野可以适当减小，重建层厚一般为 3mm。

7）胸骨扫描技术：胸骨为长形扁骨，上宽下窄，位于胸廓前壁正中的皮下。胸骨的上部和两侧，分别与锁骨、上位第 7 对肋软骨相连结。胸骨于人体的自然位置，近似冠状位，稍斜向前下方，前面微凸，后面凹陷，从上向下依次为胸骨柄、胸骨体和剑突三部。三部之间借软骨相互结合。胸骨 CT 检查的原因一般为外伤、骨肿瘤和骨囊肿等。

胸骨 CT 扫描参数基本同胸部常规扫描，不同之处在于扫描范围、重建视野、重建层厚、重建中心不同。扫描范围需要包全胸骨，重建视野可以适当减小，重建层厚一般为 3mm，以胸骨为重建中心。外伤受检者要做冠状面 MPR 重组（图 5-4）。

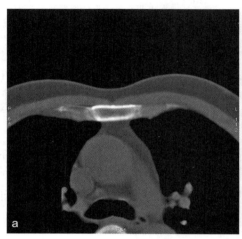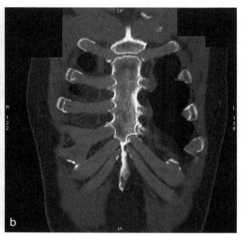

图 5-4 胸骨 CT 图像
a. 胸骨横断面图像；b. 胸骨冠状面图像（冠状面显示更直观）。

8）肋骨扫描技术：人体肋骨 12 对，左右对称，后端与胸椎相关节，前端仅第 1~7 肋借软骨与胸骨相连接，称为真肋；第 8~12 肋称为假肋，其中第 8~10 肋借肋软骨与上一肋的软骨相连，形成肋弓，第 11、12 肋前端游离，又称浮肋。肋骨病变以外伤骨折最常见，其次是骨肿瘤和转移性骨破坏等。肋骨 CT 扫描还可为整形外科肋软骨自身取材提供数据支持。

胸骨 CT 扫描参数基本同胸部常规扫描，不同之处在于扫描范围。扫描范围需要包全肋骨，图像重建及打印时采用骨窗。由于横断位图像肋骨一般为短轴截面，为了更直观地观察肋骨形态和病变，一般需要做三维重建或曲面重建（图 5-5）。三维重建一般采用 VR 模式。如果是为了观察肋软骨，后处理做三维重建时应该注意调节阈值，把肋软骨显示出来。

（二）常规增强

增强扫描检查通常是在平扫检查发现病变的基础上进行的。常规增强扫描对胸膜、纵隔病变及肺内实性病灶的诊断及鉴别诊断具有重要意义。使用对比剂的主要目的是显示血管和评价软组织强化情况，可以明确纵隔病变与心脏大血管的关系，有助于病变的定位与定性诊断，尤其对良、恶性病变的鉴别有较大的帮助。

1. 体位 受检者足先进，仰卧位，胸部正中矢状面垂直于扫描床平面并与床面长轴中线重合，双上肢自然上举。因为要进行静脉注射，一般选择上肢静脉，所以上肢要有合适的支撑，保持静止和稳定。若受检者双上肢上举困难，则可自然置于身体两侧，并选择头先进。在特殊情况以及有合适的静脉注射方案的情况下，可选择俯卧或侧卧。

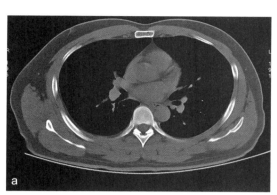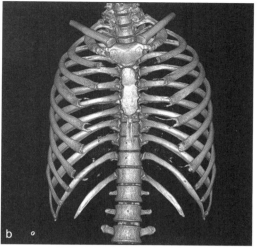

图 5-5　肋骨 CT 图像（数字彩图）

a.肋骨 CT 横断位图像,显示为肋骨短轴截面;b.肋骨 CT 三维重建图像,显示肋骨更加直观。

2. 技术参数与扫描定位　定位像扫描、扫描体位、扫描范围、曝光参数、层厚、层间距等参数设置同胸部常规平扫。一般扫描两期,开始注射对比剂后 25~30 秒扫描动脉期,55~65 秒扫描实质期,也可选用智能血管追踪扫描技术。

智能血管追踪扫描技术利用 CT 透视功能,实时重建,实时观察目标血管 CT 值变化,达到阈值后可以随时转入正式扫描(图 5-6)。该技术关键参数有监控扫描延迟时间、目标血管选择、正式扫描延迟时间、阈值的设定。

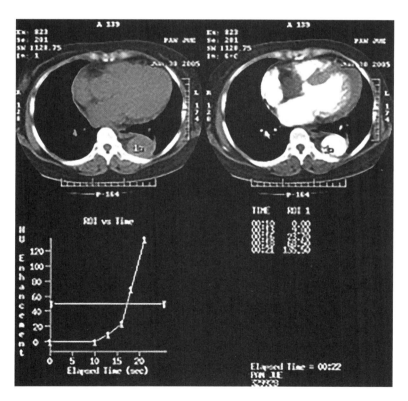

图 5-6　自动阈值跟踪触发技术实时图

实时显示目标血管 CT 值变化,可以随时转入正式扫描。

监控扫描延迟时间指的是从开始注射对比剂到开始监控扫描的时间。监测目标血管一般选择降主动脉，因为降主动脉受呼吸影响小，不易因发生移动而误触发。正式扫描延迟时间指的是从触发阈值或者手动触发到正式扫描开始的时间。因为需要移动检查床从监控位置到正式扫描位置，并调整转速，有些序列还需要设备发出呼吸指令，所以需要一定时间。这个时间的长短受到设备性能、监控位置和正式扫描位置是否相同等因素影响，差别比较大。阈值设定需要根据正式扫描延迟时间来设定，一般为 50~150Hu，需要注意，这个值是指相比较平扫增加的 CT 值。

3. 对比剂注射参数选用 静脉注射对比剂 60~70ml，注射速度一般为 2.5~4.0ml/s。

三、图像处理

（一）窗口技术

胸部 CT 扫描图像通常采用双窗技术，即肺窗和纵隔窗。肺窗窗宽 1 000~1 500Hu，窗位 −800~−600Hu；纵隔窗窗宽 300~500Hu，窗位 30~50Hu。肺窗主要显示肺组织及其病变，纵隔窗主要显示纵隔结构及其病变，并用于观察肺组织病变的内部结构，确定有无钙化、脂肪及含气成分等。对于外伤受检者，如需了解肋骨、胸椎等骨质情况，还需结合骨窗，窗宽 1 000~1 500Hu，窗位 250~350Hu。对肺部的片状影、块状影及结节病灶，可由肺窗向纵隔窗慢慢调节，选择最佳的中间窗观察。

（二）图像重组

胸部 CT 检查图像可进行多平面及支气管血管束重组，以便于准确定位病灶。对于气管异物，可用 CT 仿真内镜技术及支气管三维重组技术，较好地显示支气管及亚段支气管，同时可多方位显示管腔内、外的解剖结构，对于气管管腔内、外肿瘤能精确定位并可确定其范围。

（三）排版打印

胸部 CT 检查图像排版打印时按人体的解剖顺序从上向下，多幅组合，常规选用肺窗和纵隔窗双窗图像。由于肺部结节病变往往很小，单幅图像在胶片上不宜过小，以 14×17 胶片为例，每张胶片上的图像不宜多于 20 幅。对于一些小的病灶可采用局部放大，或进行冠状面、矢状面重组，以便于进行定位描述（图 5-7）。另外，在图像排版打印时还应保存一幅无定位线的定位像图像。

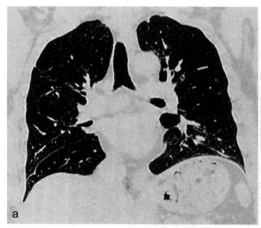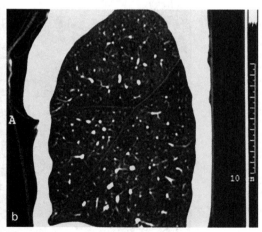

图 5-7 胸部 CT 冠/矢状位重建图
a. 冠状位；b. 矢状位，显示叶间裂等解剖结构更清晰、直观。

（李锋坦）

第三节　肺动脉 CTA 检查技术

一、适应证与相关准备

(一) 适应证

肺动脉 CTA 检查的适应证包括肺动脉栓塞、肺动静脉畸形及肺动脉高压等肺动脉相关疾病。

(二) 相关准备

1. 基本准备　见第三章第二节"CT 检查前准备"。

2. 呼吸训练　肺动脉 CTA 检查时一定要做好受检者的呼吸训练。为保证扫描期间肺动脉充盈良好，嘱受检者平静吸气后屏气，或者呼气后屏气，并且屏气不要用力，以免增加胸腔压力，造成对比剂流入速度不稳定。

二、检查技术

(一) 体位

受检者足先进，仰卧位，胸部正中矢状面垂直于扫描床平面并与床面长轴中线重合，双上肢自然上举。因为要进行静脉注射，一般选择上肢静脉，所以上肢要有合适的支撑，保持静止和稳定。若受检者双上肢上举困难，则可自然置于身体两侧，并选择头先进。在特殊情况或有合适的静脉注射方案的情况下，可选择俯卧或侧卧。

(二) 技术参数与扫描定位

1. 定位像扫描　常规扫描胸部正位定位像。在特殊情况下，比如受检者由于特殊体型，不能躺在扫描孔径中心，则扫描正位和侧位定位像。定位像扫描一般采用高管电压、低管电流模式，扫描范围自肺尖至较低侧肋膈角下 2cm，以包全所有肺动脉分支。

2. 断层扫描　采用螺旋扫描模式，技术参数的选择大部分和增强检查相同，但是在管电压的选择上，建议在图像质量允许的情况下，选择低管电压。随着管电压的降低，含碘物质的 CT 值会升高，便于肺动脉的显示，所以可以选择高管电流、低管电压的组合，保证图像质量（表 5-4）。

表 5-4　肺动脉扫描参数

项目	扫描类型	扫描范围	管电压/kV	管电流量/mAs	螺距	旋转时间/(s/r)	采集矩阵	扫描野(SFOV)/mm
肺动脉扫描	螺旋扫描	自肺尖至较低侧肋膈角下 2cm	70~120	100~200	0.986~1.375	0.5~0.8	512×512	450~500
备注			根据受检者体型和设备性能设定，建议使用低管电压	建议使用自动管电流调制技术				

项目	显示野(DFOV)/mm	采集层厚/mm	重建层厚/mm	重建算法	窗宽(肺窗)/Hu	窗位(肺窗)/Hu	窗宽(纵隔窗)/Hu	窗位(纵隔窗)/Hu
肺动脉扫描	300~400	0.5~1.0	0.5~5.0	标准	100~1 500	−800~−600	300~500	30~50
备注	根据受检者体型而定							

（三）对比剂注射参数

对比剂的使用包含三个主要参数，注射总量、注射速度、扫描延迟时间。它们的设置在肺动脉检查中非常重要。由于碘对比剂具有肾毒性，过高的注射速度会引起受检者不适感增加，也会增加副作用的发生率。所以在能够满足诊断需求的情况下，应当尽量减少注射总量，降低注射速度。

1. 注射总量　在肺动脉的检查中，对比剂的使用不同于胸部增强检查。由于肺动脉 CTA 是在肺动脉内碘对比剂浓度首过时进行扫描，此时对比剂还没有经过体循环，肺循环也是刚开始，没有被过多地稀释，而且，随着设备性能的提高，整个肺动脉的扫描时间很短，一般为 3~5 秒，所以肺动脉内高浓度对比剂维持的时间不需要很长，一般注射持续 12~15 秒即可。后期可以使用同样的速度注射生理盐水 20ml，以维持注射压力，并把外周静脉的对比剂快速推入心脏，提高对比剂使用率。因此肺动脉 CTA 检查对比剂用量可以减少很多。

2. 注射速度　决定对比剂在血管内的峰值浓度。一般血管内 CT 值的诊断要求是不小于 300Hu，肺动脉内对比剂首过时还没有经过体循环甚至肺循环，所以浓度与体重关系不大，在管电压低于 120kV 的情况下，注射速度不小于 3.0ml/s 即可。

3. 扫描延迟时间　因为要保证注射的对比剂可以充分利用，所以扫描开始时间很重要。推荐使用自动阈值跟踪触发技术。经静脉注射对比剂，肺循环早于体循环，所以监控扫描延迟时间不宜过长，一般设为 5~8 秒。

4. 目标血管选择　根据设备性能，一般设置为上腔静脉或肺动脉主干。设在上腔静脉的好处是从监控扫描到正式扫描的延迟时间比较长，可以让受检者做好呼吸准备。缺点是有些心功能不好的受检者，按照常规设置延迟时间，会造成检查失败。尤其是右心功能不好的受检者，从上腔静脉到肺动脉的循环时间会延长。目标血管设在肺动脉主干的优点是不用考虑心功能，可以直接看到肺动脉的对比剂充盈情况。缺点是从监控扫描到正式扫描的延迟时间比较短，要求设备性能足够快，并且要提前告知受检者做好呼吸准备。阈值的设定：一般以上腔静脉为目标血管，阈值一般设为 50Hu，延迟 5~8 秒开始正式扫描；如果以肺动脉主干为目标血管，阈值一般设为 150Hu，延迟 3 秒左右开始正式扫描。

三、图像处理

（一）窗口技术

肺动脉 CTA 图像通常采用双窗技术，即肺窗和纵隔窗。肺窗窗宽 1 000~1 500Hu，窗位 -800~ -600Hu；主要观察扫描范围内肺部情况。纵隔窗窗宽 300~800Hu，窗位 40~60Hu。主要显示肺动脉情况。对肺动脉怀疑有血栓等病变时，可以根据血管增强程度调节窗宽和窗位，选择最佳的观察效果。

（二）图像重组

肺动脉 CTA 检查图像可进行多平面及 VR 重建，以便于准确定位病灶。肺动脉的显示以横断位为主，冠状位及三维立体重建可以更加直观地显示病变位置，起到辅助的作用（图 5-8）。多平面图像重建对于显示肺动脉血栓有很高的诊断价值。发生肺动脉栓塞时，栓子可以很小，在四到五级肺动脉血管内，整体的 VR 重建不易显示。多平面重建，尤其是垂直于可以血管的重建层面，可以显示血管断面，并清晰显示是否有血栓以及血栓的具体位置，是附壁还是在中心（图 5-9）。

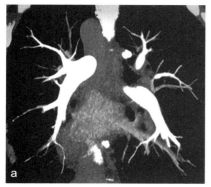
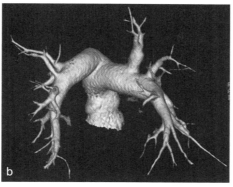
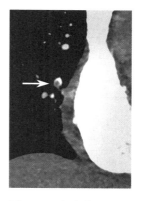

图 5-8 肺动脉冠状位及三维重建图像(数字彩图)
a. 肺动脉冠状位图像;b. 肺动脉三维重建图像。

图 5-9 肺动脉垂直血管 MPR 图像
显示血栓在血管中心(箭头)。

(李锋坦)

第四节 肺静脉和左心房 CT 检查技术

一、适应证与相关准备

(一)适应证

1. 心房颤动受检者射频消融术术前评价及术中引导射频消融术 由于肺静脉的变异多样,术前可通过 CT 对肺静脉的情况进行评估,选择合适的手术方案,并对射频消融术进行术中定位引导。

2. 观察左心耳内是否有血栓 左心耳有血栓时不能进行射频消融术。

3. 射频消融术的术后评价 观察射频后肺静脉的孔径变化。

4. 肺动脉发育畸形、动静脉瘘等。

(二)相关准备

1. 基本准备 见第三章第二节"CT 检查前准备"。

2. 心理干预 由于受检者的心率高会影响图像质量,所以消除受检者的紧张情绪十分重要。检查前需要为受检者简单介绍检查的过程和可能出现的正常反应,例如对比剂注射后会出现发热的症状等,以及屏气的重要性和需要屏气的次数与检查时间,消除受检者的畏惧心理,有利于对心率的控制。

3. 安装心电图电极 常规扫描可以使用螺旋扫描,但是如果需要观察右心房的血栓或者进行射频消融术,可以使用心电门控扫描技术,以抑制心脏的搏动伪影,提高图像质量。对于心电极安装,不同设备有不同的具体要求。

二、检查技术

(一)体位

受检者足先进,仰卧位,胸部正中矢状面垂直于扫描床平面并与床面长轴中线重合,双上肢自然上举。因为要进行静脉注射,一般选择上肢静脉,所以上肢要有合适的支撑,保持静止和稳定。若受检者双上肢上举困难,则可自然置于身体两侧,并选择头先进。在特殊情况或有合适的静脉注射方案的情况下,可选择俯卧或侧卧。

（二）技术参数选择与扫描定位

1. 技术参数 见表 5-5。

表 5-5 肺静脉及左心房扫描参数

项目	扫描类型	扫描范围	管电压/kV	管电流量/mAs	螺距	旋转时间/（s/r）	采集矩阵	扫描野(SFOV)/mm	显示野(DFOV)/mm	采集层厚/mm	重建层厚/mm	重建算法	窗宽/Hu	窗位/Hu
肺静脉及左心房扫描	ECG前瞻性心电门控扫描/ECG回顾门控扫描	自气管隆嵴至心底	70~120	200~300	-*/0.2~0.4#	0.25~0.50	512×512	450~500	300~400	0.5~1.0	0.5~5.0	标准	300~500	30~50
备注			根据受检者体型和设备性能设定,建议使用低管电压						根据受检者体型而定					

注:*.前瞻性心电门控采用轴扫,没有螺距;

#.设备根据心率自动选择螺距。

2. 扫描定位

（1）定位像扫描:常规扫描胸部正位定位像。在特殊情况下,比如受检者由于特殊体型,不能躺在扫描孔径中心,则扫描正位和侧位定位像。定位像扫描一般采用高管电压、低管电流模式,扫描范围自气管分叉至心底。

（2）断层扫描:肺静脉和左心耳 CT 检查扫描序列可以使用螺旋扫描或心电门控（electrocardiographic gated,ECG-gated）扫描方式。推荐使用后者,尤其在检查目的是观察左心耳有无血栓的情况下。因为肺静脉和左心房 CTA 检查与冠状动脉 CTA 一样,需要扫描不停运动中的心脏,而常规螺旋 CT 扫描时左心耳会有伪影产生,影响图像观察,所以需要结合心电门控技术,选择在合适的心脏搏动时相进行图像数据采集,以达到较高的时间分辨力来"冻结"运动的心脏。心电门控扫描方式有两种,前瞻性心电门控扫描和回顾性心电门控扫描技术。

1）前瞻性心电门控扫描:心电触发序列扫描先采用先前 3 个 RR 间隔的平均值对受检者下一个 RR 间隔做出预测,然后在设定好的心搏时相进行采集。由于采集速度的限制,一般设备不能在一个心动周期内特定的时间段采集完所有数据,该方法一般采用间断扫描方式,即在多个心动周期采集数据,完成整个采集范围的数据采集,所以对于心律不齐的受检者,该方法容易产生错层伪影,甚至发生数据的丢失。特别是进行肺静脉检查的受检者通常会有心房颤动,所以前瞻性心电门控扫描扫描容易失败。但是近年来随着一些高端设备的应用,采集速度越来越快,一些超高端设备可以在一个心动周期内完成所有数据的采集,提高了检查成功率。可以使用宽体探测器或者使用双源 CT 的超大螺距采集,后者为螺旋采集方式。

2）回顾性心电门控扫描：采用螺旋扫描方式，心电信号和原始数据被同时记录下来，根据心电信号采用回顾式图像重建。这种采集方式一般采用小螺距方式，由于可以重建所有时相的图像，采集数据量大，所以辐射剂量相对较大。CT图像重建至少需要180°扫描数据，即单扇区扫描，时间分辨力为145~200毫秒。由于是肺静脉成像，对于运动没有冠状动脉要求高，基本都采用单扇区重建，可以重建两个时相，肺静脉开口最大的时相35%~45%和开口最小的时相85%~95%，所以对于肺静脉扫描方式，使用回顾性心电门控扫描更有效，更可靠。

肺静脉和左心耳 CT 检查扫描期相一般设置为两期，动脉期和静脉期。动脉期一般为 25~30 秒，静脉期一般为 50~60 秒。动脉期血管内 CT 值较高，可以重建出高质量的图像。静脉期主要是鉴别左心耳内血栓和心耳内梳状肌。因为在动脉期，左心耳内血栓和梳状肌均为低密度影，所以不易鉴别。而在静脉期，由于梳状肌增强后密度增加，而血栓还是低密度，所以可以鉴别（图 5-10）。

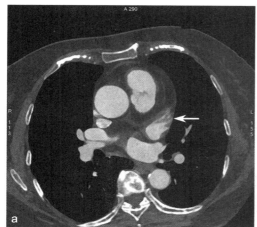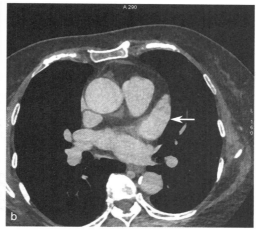

图 5-10　左心耳图像

a. 左心耳动脉期图像，动脉期左心耳内梳状肌为低密度；b. 左心耳静脉期图像，静脉期左心耳内梳状肌密度增高。

（三）对比剂注射参数选用

肺静脉和左心耳 CT 检查中对比剂的使用需要考虑受检者的心率、选择的扫描序列以及设备性能，主要是扫描时间的长短。回顾性心电门控扫描方式和前瞻性心电门控扫描模式中的间断扫描方式，使用时间较长，对比剂使用量就要适当增加。

1. 注射总量　由注射持续时间和注射速度决定。肺静脉和左心耳检查中注射持续时间一般为扫描时间加 8~10 秒，比如扫描时间是 5 秒，对比剂注射时间一般为 13~15 秒。高端设备可以在 1 秒内成像，对比剂的注射持续时间为 8~10 秒，后期可以采用同样速度注射生理盐水 20ml。

2. 注射速度　决定对比剂在血管内的峰值浓度。肺静脉和左心耳检查中 CT 值的诊断要求是不小于 300Hu，在管电压低于 120kV 的情况下，注射速度不小于 3.0ml/s。

3. 扫描延迟时间　为保证注射的对比剂可以充分利用，扫描的开始时间很重要。推荐使用智能血管追踪扫描技术，经静脉注射对比剂，肺静脉和左心耳达到对比剂充盈高峰的时刻在肺循环末端，早于体循环，所以监控扫描延迟时间不宜过长，一般设为 8~10 秒。

4. 目标血管选择　由于肺静脉和左心耳在肺循环末端，对比剂充盈时间比较长，且相对于肺动脉来说比较稳定，反映到扫描要求上就是扫描时间窗比较宽，所以目标血管一般设置在肺静脉，阈值一般设为 100Hu，延迟 5~8 秒开始正式扫描。

三、图像处理

（一）窗口技术

肺静脉和左心耳 CT 检查图像通常采用纵隔窗，窗宽 300~800Hu，窗位 40~60Hu，主要显示肺静脉和左心耳 CT 情况。对左心耳怀疑有血栓等病变时，可以根据增强程度调节窗宽和窗位，选择最佳的观察效果。

（二）图像重组

肺静脉和左心耳 CT 检查的图像处理非常重要，因为临床的检查目的不仅仅是要观察左心耳有无血栓及肺静脉的形态，还要测量肺静脉分支的直径及长度等。左心耳有无血栓，可以通过两期扫描观察。肺静脉的形态可以通过三维后处理观察（图 5-11）。肺静脉分支的直径及长度需要通过 MPR，找到肺静脉分支最大截面进行测量（图 5-12）。

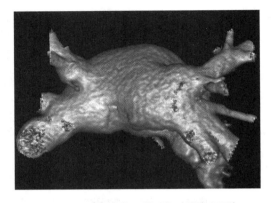

图 5-11　肺静脉三维重组（数字彩图）
三维重组可以直观地观察肺静脉形态。

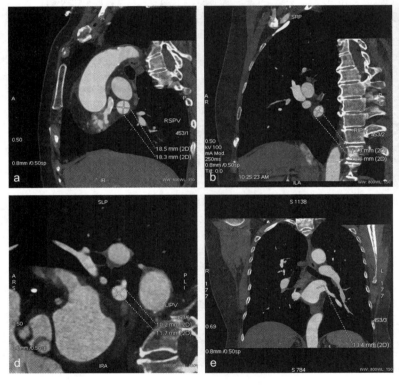

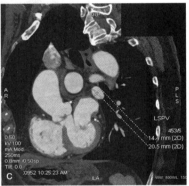

图 5-12　肺静脉多平面重组
a. 右上肺静脉；b. 右下肺静脉；
c. 左上肺静脉；d. 左下肺静脉；
e. 肺动脉干长度。

（李锋坦）

第五节　先天性心脏病 CT 检查技术

一、适应证与相关准备

（一）适应证

先天性心脏病 CT 检查技术的适应证包括先天性心脏病或怀疑先天性心脏病，如房间隔缺损、单心房、左侧三房心、室间隔缺损、动脉导管未闭、主动脉-肺动脉间隔缺损、法洛四联症、完全性大动脉错位、先天性主动脉缩窄等。

(二)相关准备

1. 基本准备　见第三章第二节"CT 检查前准备"。

2. 心电电极的位置　使用三个导联或四导联。RA 和 LA 电极分别置于右侧和左侧的锁骨陷凹处,LL 电极置于左侧肋下缘肋间隙上。使用四导联时 RL 电极置于右侧肋下缘肋间隙上。电极片需要在上臂上举后粘贴,并且需要避开邻近骨骼。对于新生儿、镇静后以及不方便贴胸部电极的儿童,电极可以贴在双臂和腿上(图 5-13)。

3. 镇静　新生儿或者不能配合的受检者于右下肢静脉留置 24G 套管针,从口腔或肛门按 0.4~0.5ml/kg 给予 10% 的水合氯醛。

4. 辐射防护　由于先天性心脏病 CT 检查的受检者通常为新生儿或者幼儿,辐射损伤带来的风险增加,根据辐射防护要求,对敏感器官须进行有效防护。

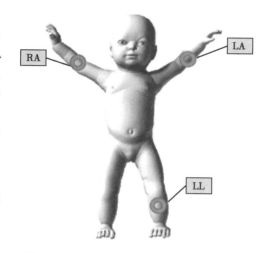

图 5-13　小儿心脏 CT 检查电极片的位置

二、检查技术

(一)常规检查

1. 体位　受检者仰卧,根据静脉留置针的位置选择头先进或足先进,两臂上举抱头,身体置于床面正中,水平定位线对准人体腋中线。如果受检者是镇静后的小儿,可以将上臂自然放于体侧。

2. 技术参数与扫描定位

(1)技术参数:层厚 1.25~2.50mm,层间距同层厚。考虑到对于儿童的辐射防护,5 岁以下的儿童使用 100kV,5 岁以上使用 120kV;管电流可以使用自动管电流调制技术。双源 CT 由于时间分辨力高,所以其诊断受心率影响小,并能减少辐射剂量,特别是管电压为 100kV 和心电图(ECG)相结合,获得的平均有效剂量为(3.8 ± 1.7)mSv(表 5-6)。

(2)扫描定位:由胸廓入口向下到左膈下 5cm(图 5-14)。

3. 对比剂注射参数选用

(1)对比剂浓度:通常采用 350mgI/ml 即可达到良好的增强效果,对超重或心功能不全者可增加碘浓度,如采用 370~400mgI/ml 的对比剂。婴幼儿可根据体重和先天畸形特点等,把对比剂稀释为 150~250mgI/ml 或者减小注射的速度。

(2)对比剂用量:根据扫描方式不同,成人用量约为 30~80ml,婴幼儿的用量 1.5~2.0ml/kg。

(3)对比剂注射速度:通常以 1~5ml/s 的速度进行注射,一般要高于 1ml/s,否则会影响图像三维后处理效果。5 岁以下儿童可以根据体重选择 1~2ml/s,5 岁以上儿童选择 2~3ml/s,成人选择 4~5ml/s(表 5-7)。

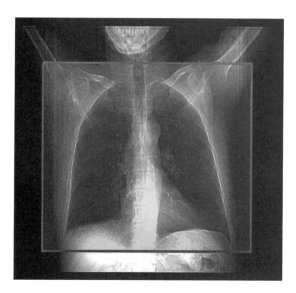

图 5-14　先天性心脏病 CT 扫描范围图

表 5-6 先天性心脏病 CT 扫描参数

项目	扫描类型	扫描范围	管电压/kV	管电流量/mAs	螺距	采集矩阵	扫描野(SFOV)/mm	采集相位/%	采集层厚/mm	重建层厚/mm	重建间距/mm	显示矩阵	滤波函数	旋转时间/(s/r)	倾斜角度/°
先天性心脏病CT平扫	前瞻性心电门控扫描/螺旋扫描	由胸廓入口向下到左膈下5cm	60~120	200~300	0.2~3.0	512×512	250~350	40~50(心率>75次/min) 70~80(心率≤75次/min)	0.625~1.250	0.625~1.250	0.625~1.250	512×512	标准算法	0.25~0.40	0
先天性心脏病CT增强扫描	回顾性心电门控扫描/螺旋扫描	由胸廓入口向下到左膈下5cm	60~120	200~300/NI=15~20	0.2~3.0	512×512	250~350	40~50(心率>75次/min) 70~80(心率≤75次/min)	0.625~1.250	0.625~1.250	0.625~1.250	512×512	标准算法	0.25~0.40	0

表 5-7 先天性心脏病 CT 扫描对比剂注射方案

受检者		对比剂使用量/(ml/kg)	对比剂浓度/(mgl/ml)	注射速度/(ml/s)	延迟时间(经验法)/s	套管针型号	注射部位
儿童	5岁及以下	1.5~2.0	320~400	1.0~2.0	11~15	24G	外周静脉
	6岁及以上	1.0~1.5	320~400	2.0~3.0	13~19	22G	外周静脉
成人		0.8~1.2	320~400	4.0~5.0	13~19	20G	外周静脉

（4）扫描起始时间的确定：扫描起始时间是指从注射对比剂到开始曝光扫描的时间，是获得良好增强扫描效果的关键，可通过三个方法确定扫描延迟时间。

1）经验值法：对于2岁内的受检者，若对比剂经头皮或手背静脉注射，延迟时间为11~14秒，经足外周静脉注射，延迟时间为14~16秒；2岁以上受检者在上述基础上适当延长2~5秒。

2）小剂量同层扫描时间曲线测定法（test bolus）：以小剂量注射碘对比剂，进行感兴趣区同层动态扫描，测量感兴趣区的时间密度曲线（time-density curve，TD曲线），扫描延迟时间为曲线峰值时间增加3~5秒。对于复杂先天性心脏病的受检者，需要在肺动脉层面测量肺动脉和主动脉两个感兴趣区域，都强化后即为扫描延迟时间（图5-15）。

3）智能血管追踪扫描法（bolus tracking）：设定肺动脉层面作为连续曝光层面，并选择对比剂观察感兴趣区（肺动脉和主动脉两个感兴趣区）。注射对比剂后，实时观察感兴趣区对比剂CT值上升情况，当CT值达预定值80~120Hu后，自动触发或手动触发扫描。

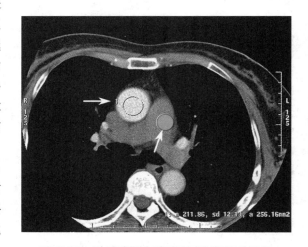

图 5-15 肺动脉和主动脉双感兴趣区的设置
左侧圆圈为主动脉；右侧（蓝色）圆圈为肺动脉。

经验值法较简单,但因每一个受检者循环时间不一,所以经验值法不够精确。小剂量同层扫描时间曲线测定法延迟时间较精确,但须预注射少量对比剂,使正式扫描时对比剂允许用量减少,但总的剂量增加;这种方法步骤多,工作效率下降。智能血管追踪技术克服了前两种方法的缺点,但智能血管追踪要求一定的熟练技术。对于婴幼儿,为了减少对比剂的用量,建议采用智能血管追踪。对存在心内结构复杂畸形者(如心内膜垫缺损、单心室等)建议加扫第二期(图 5-16)。

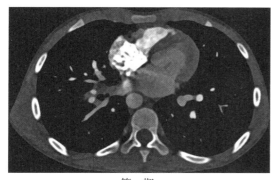 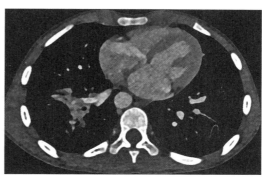

第一期　　　　　　　　　　　　　　　　　第二期

图 5-16　先天性心脏病 CT 造影延迟扫描第二期扫描后
可见右心与左心的对比剂混合得更均匀。

(二)心肌灌注成像

心肌灌注成像的扫描方式同先天性心脏病的增强扫描。受检者必须在检查前 12~24 小时禁止摄入含咖啡因的食物,24 小时前停用 β 受体阻滞剂。一般通过舌下含硝酸甘油或其他血管扩张剂 3~5 分钟,将心率控制在 80 次/min 以下。扫描前,注射一次短时高速度的碘对比剂,然后再以相同的速度注射 30ml 生理盐水。扫描在对比剂到 0 达右心室之前开始,检查床在采集期间来回移动(宽体探测器可以不移动)。在 30 秒屏气期间,获取 10~15 个完整的低剂量数据集。如果使用心脏全覆盖的 CT 系统,则每个心脏周期都可以获得完整的数据集。通过对增强后的心脏反复扫描,得到心肌灌注的数据(表 5-8)。

表 5-8　灌注成像扫描参数

项目	管电压/kV	管电流量/mAs	旋转时间/(s/r)	视野/mm	重建层厚/mm	重建间隔/mm
灌注成像	80~120	150~320	0.25~0.40	260 × 260	0.625~1.250	0.625~1.250

三、图像处理

(一)窗口技术

平扫:肺窗窗宽 1 000~1 500Hu,窗位-800~-600Hu;纵隔窗宽 300~500Hu,窗位 30~50Hu。增强后:纵隔窗宽 700~900Hu,窗位 80~10Hu;重建层厚 0.625~1.250mm,重建间隔 0.625~1.250mm。

回顾性心电门控加单扇区重建是保证图像质量的主要方法,对于不能配合屏气的儿童来说,这是避免呼吸引起的图像质量变差的主要解决方法。图像重建成亚毫米的薄层图像,如果噪声较大,可以适当增加重建层厚,然后将图像传输到图像后处理工作站进行后处理。

(二)图像重组

后处理的方法有 VR 显示、薄层 MIP 显示、心脏长短轴的多平面重组(图 5-17)。

1. VR 显示　可以系统观察整个心脏和大血管的关系以及空间位置,显示直观、立体,通过不同的体位可以观察到相应的血管变异,例如长轴斜位(左前斜 60°~70° + 足头位 20°~25°)用于观察室间隔缺损,房室瓣、大血管骑跨,心室大血管连接等(图 5-18)。

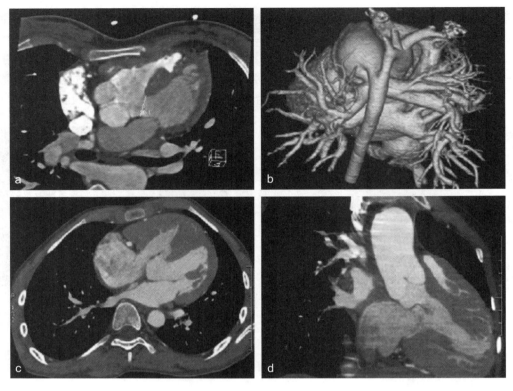

图 5-17 先天性心脏病 CT 扫描后处理

a. 薄层 MIP 显示室间隔缺损伴主动脉骑跨；b. VR 显示整个肺动脉和主动脉的走行和动脉导管未闭的情况；c、d. MRP 图像显示法洛四联症的房间隔缺损和室间隔缺损。

2. 薄层 MIP 显示 可以观察局部的解剖结构和变异,层厚通常选择 5~10mm,例如四腔位(左前斜 40°~45° + 足头位 30°~40°)用于显示房室间隔缺损、房室瓣骑跨、单心室等(图 5-19)。

3. 多平面重组后的图像

(1)横断位:断面图像与身体长轴垂直,显示人体横断面影像,是显示心脏大血管的常规体位。

(2)短轴位:断面图像与心脏长轴垂直,显示心脏短轴位影像,范围包括心尖至心底部。心脏短轴位适用于观察心室的前、侧、后壁及室间隔。

(3)长轴位:断面图像与心脏长轴平行,显示心脏长轴位影像。心脏长轴位用于观察二尖瓣、左室根部、主动脉流出道和心尖部病变。

4. 心肌灌注图像重组 将用于心肌灌注分析的数据导入 CT 工作站,使用心肌灌注软件进行分析,进行动态数据分析得到心肌血流量(MBP)、心肌血容量、平均通过时间。软件在确定左心室内、外膜边

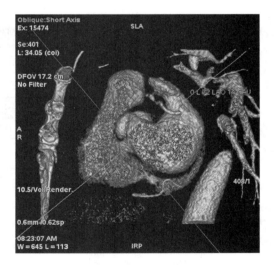

图 5-18 先天性心脏病长轴斜位 CT 扫描后处理(数字彩图)

左前斜 60°~70° + 足头位 20°~25° ,用于观察室间隔缺损,房室瓣、大血管骑跨。

界后可自动计算出各个心肌节段的透壁灌注指数(transmittal perfusion ratio,TPR)。TPR 定义为每个节段心内膜下 1/3 心肌的 CT 值与相应层面整个心外膜下 1/3 平均 CT 值的比较(图 5-20)。

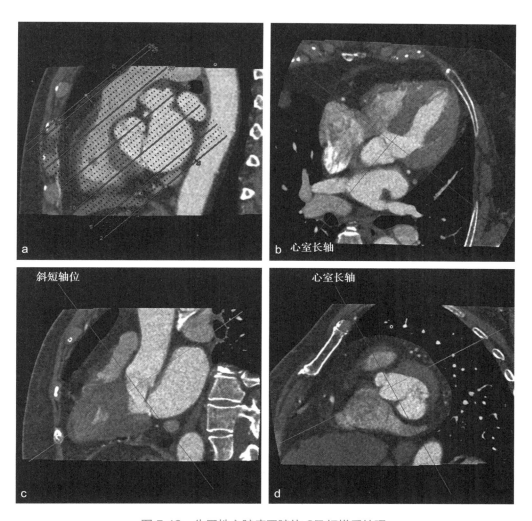

图 5-19 先天性心脏病四腔位 CT 扫描后处理
a. 四腔心定位线；b. 四腔心；c. 二腔心；d. 心室短轴。

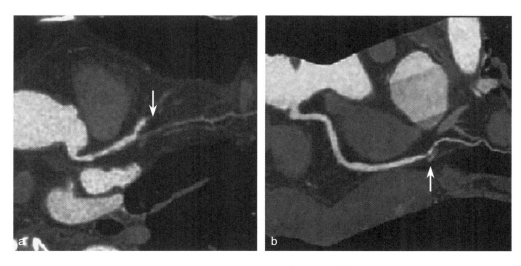

图 5-20 心肌灌注成像（数字彩图）
a. 示第二对角支狭窄（箭头）；b. 示后侧支狭窄（箭头）。

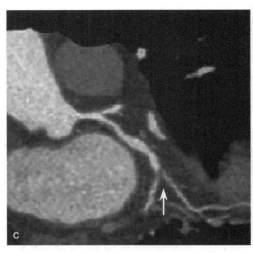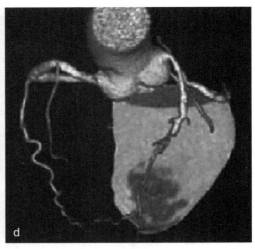

图 5-20（续）

c. 示钝圆支狭窄（箭头）；d. 示前降支狭窄，可见心肌灌注成像相对应的区域持续性缺血表现。

（李大鹏）

第六节 冠状动脉和冠状静脉 CT 检查技术

冠状动脉 CTA 检查对判断冠状动脉狭窄除了有较好的敏感性和特异性外，对于冠状动脉支架再狭窄的早期诊断也相当重要，可在冠状动脉搭桥术前评价双侧内乳动脉桥血管的解剖、走行，冠状动脉的粥样硬化情况及主动脉管壁斑块情况，在术后检查 CTA 可以评价桥血管的通畅情况，并评估原冠状动脉病变。

由于冠状静脉解剖的特点，其在心脏外科及心脏介入治疗中的地位越来越受到临床关注与重视。CT 冠状静脉成像能够清楚显示心脏冠状动脉、冠状静脉系统的走行关系及解剖结构，获得的图像数据可进行多种三维重建，其在心血管领域的应用日渐广泛，已经成为一种无创性评价心脏结构的重要影像学检查方法。

一、适应证与相关准备

（一）适应证

1. 冠状动脉疾病的筛选 对临床症状表现为不典型胸痛、典型缺血性心绞痛症状、心电图异常的受检者以及对冠状动脉造影检查犹豫的受检者，可先通过 CT 冠状动脉造影进行筛选。

2. 各种血管重建术的术前定位 如经皮腔内血管成形术（PTCA）及冠状动脉搭桥术（CABG）前，利用本检查技术可明确病变的位置和范围，观察其与周围结构的关系。

3. 术后复查 用于 PTCA 及 CABG 等术后复查，创伤小，易耐受，检查方便。

4. 其他方面的检查

（1）非冠心病的心脏手术及瓣膜置换术前，了解心脏的功能情况，排除冠状动脉狭窄性疾病。

（2）心肌梗死受检者稳定期的复查，了解冠状动脉解剖情况及受损害的血管数目，判断预后，指导治疗。

（3）选择性冠状动脉造影前行 CT 冠状动脉造影，可以起到提示参考作用，特别是冠状动脉起源异常的受检者，可以减少选择性冠状动脉造影操作的危险性。

5. 心脏再同步化治疗、心外膜旁路射频消融术前检查 可进行冠状静脉 CT 造影。

6. 冠状静脉狭窄、血栓、梗死的检查。

（二）相关准备

1. 基本准备　见第三章第二节 "CT 检查前准备"。

2. 心理干预　由于受检者的心率高会影响图像质量,所以消除受检者的紧张情绪十分重要。检查前需要向受检者简单介绍检查的过程以及可能出现的正常反应,如对比剂注药后会出现发热的症状等,介绍呼吸屏气的重要性以及需要屏气的次数和检查时间,消除受检者的畏惧心理,有利于对心率的控制。

3. 心率控制　通常 256 排 CT 以上机型基本不用控制心率,对于心率高于 90 次/min 的可以适当控制;对 64 排 CT 的机型,心率需要控制在 70 次/min 以下。对于基础心率过快的受检者可使用 β 受体阻滞剂,如美托洛尔等。服用方法:检查前 10~20 分钟口服 12.5~50.0mg,建议酌情逐渐加量服用,并对低血压受检者时刻监测血压,测量心率下降后再进行检查。检查前服用硝酸甘油,可以扩张血管,增强斑块的显示。

4. 安装心电图电极　冠状动脉 CT 扫描需与心电门控相结合,这样可获得清晰、可靠的冠状动脉图像。心电极的安装可以使用三个电极,RA 和 LA 电极分别置于右侧和左侧的锁骨陷凹处,LL 电极置于左侧肋下缘肋间隙上。也有设备使用四个电极,RA 和 LA 电极分别置于右侧和左侧的锁骨陷凹处,LL 电极置于左侧肋下缘肋间隙上,RA 电极置于右侧肋下缘肋间隙上。电极片需要在上臂上举后粘贴,并且需要避开骨骼,否则会降低心电波形或得到不稳定的信号(图 5-21)。

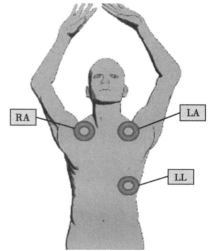

图 5-21　冠状动脉 CTA 检查电极体表位置图

二、冠状动脉 CTA 检查技术

（一）体位

受检者仰卧,头先进,两臂上举抱头,身体置于床面正中,侧面定位像对准人体正中冠状面。

（二）技术参数与扫描定位

1. 技术参数

（1）平扫:层厚、间距≤2.5mm,显示野 25cm,管电压 120kV,选择前瞻性心电门控扫描,显示野固定不动。平扫可以解决三个问题:第一,观察扫描范围是否合适,如果不合适,可在增强扫描时适当调整;第二,进行钙化积分的计算或者进行冠状动脉钙化的观察和评价;第三,观察受检者是否能配合屏气。

（2）冠状动脉 CT 血管造影:0.50~1.25mm 层厚,0.50~1.25mm 扫描间距。使用心电门控扫描方式进行扫描(表 5-9)。

（3）心电门控扫描方式:由于冠状动脉 CTA 检查需要扫描始终搏动的心脏,所以需要较高时间分辨力来 "冻结" 运动的心脏和冠状动脉。心脏是有节律的重复运动,所以根据 ECG 可以在冠脉相对静止时相进行扫描。常规扫描方式有两种,前瞻性心电门控扫描(序列扫描)和回顾性心电门控扫描(螺旋扫描)技术。

1）前瞻性心电门控扫描:系统根据前 3~5 个心动周期的搏动,可以预测下一个心动周期 R 波的位置并在相应的时相触发扫描。由于探测器宽度的限制,所以需要在下一个心动周期进行移动,扫描方式为步进式床移动(轴扫)。心脏容积通过 "踩点触发" 技术采集,受检者的心电信号用来启动序列扫描。由于心电触发序列扫描需采用先前 RR 间隔的平均值对受检者下一个 RR 间隔做出可靠的预测,所以该方法不能用于心律失常的受检者。

表 5-9　冠状动脉 CTA 常规扫描参数

项目	扫描类型	扫描范围	管电压/kV	管电流量/mAs	采集矩阵	扫描野（SFOV）	采集相位/%	采集层厚/mm	重建层厚/mm	重建间距/mm	显示野（DFOV）/cm	显示矩阵	旋转时间/（s/r）
冠状动脉 CTA 平扫	前瞻性心电门控扫描	从气管隆嵴向下到心底	70~120	200~300/NI（15~20）	512×512	Cardiac	40~50（心率>75 次/min）70~80（心率≤75 次/min）	0.625~1.250	0.625~1.250	0.625~1.250	16~20	512×512	0.25~0.40
冠状动脉 CTA 增强扫描	回顾性心电门控扫描/前瞻性心电门控扫描	从气管隆嵴向下到心底	70~120	200~300/NI（15~20）	512×512	Cardiac	40~50（心率>75 次/min）70~80（心率≤75 次/min）	0.625~1.250	0.625~1.250	0.625~1.250	16~20（显示野不能太大，一般为 17cm，可参考冠状动脉检查指南）	512×512	0.25~0.40

2）回顾性心电门控扫描：采用螺旋扫描方式，心电信号和原始数据被同时记录下来，根据心电图信号采用回顾式图像重建。CT 图像重建至少需要 180° 扫描数据，即单扇区扫描，时间分辨力为 145~200 毫秒。当心率较高时，心脏舒张期变短，多排 CT 180° 扇区扫描的时间较长，采集时间长，图像会出现运动伪影。为了提高多排 CT 的时间分辨力，缩短采集时间，可将 2 个心动周期的采集数据重组为一幅图像，即双扇区重建，时间分辨力可减少 1/2。如果将 2 个以上心动周期的数据重组为一幅图像，即多扇区重建，时间分辨力可减少为 1/n。对于 64 层螺旋 CT，心率超过 70 次/min，使用双扇区或多扇区重建的图像质量要好于单扇区重建。

2. 扫描定位

（1）定位像常规扫描：胸部前后定位像和侧位定位像，双定位有利于将心脏图像定位到显示野中心。

（2）扫描范围：根据检查的需要不同，扫描的范围有所不同。

1）常规冠状动脉 CTA 扫描：从气管隆嵴向下到心底，包括整个心脏。

2）CABG 术后复查，有静脉桥的：扫描范围从主动脉向下到心底，包括整个心脏大血管。

3）CABG 术后复查，有动脉桥的：扫描范围需要从锁骨向下到心底，包括整个胸骨、心脏大血管（图 5-22）。

（三）对比剂注射参数选用

冠状动脉的增强效果随着对于冠

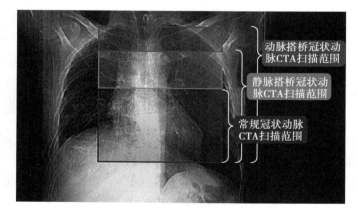

图 5-22　冠状动脉扫描的不同计划线设置

状动脉 CTA 检查认识的深入而不断发生着变化。随着 CT 设备的发展，人们对冠状动脉 CTA 检查的认识不断深化，对于对比剂增强效果的认识也在不断发生改变。早期 4 层螺旋 CT 由于扫描时间长，需要有一个长时间对比剂的团注，在扫描时右心有大量的对比剂，影响右冠状动脉的观察。随着 CT 探测器宽度的增加，冠状动脉 CTA 检查的时间不断减少，使用生理盐水推注可以消除右心伪影,但是却忽略了室间隔的显示。理想的冠状动脉 CTA 增强效果由最初冠状动脉 CT 值越高越好,逐渐转变为 300~450Hu 的理想值,这样既可以观察钙化,又可以有效观察软斑块(图 5-23)。

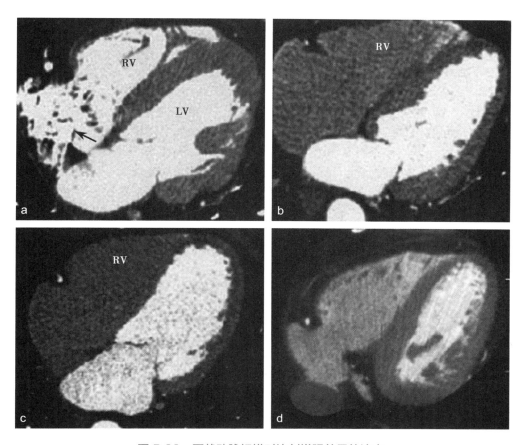

图 5-23　冠状动脉扫描对比剂增强效果的演变

a. 4 排螺旋 CT 检查时对比剂的增强效果,右心房和心室内有大量对比剂的高衰减伪影(黑色箭头);b. 16 排螺旋 CT 扫描的心脏,由于使用了生理盐水推注,右心的高衰减伪影明显减少;c. 早期 64 排螺旋 CT 的心脏图像,由于使用的对比剂更少,扫描时间更短,右心被生理盐水冲刷得更明显;d. 现在认为的理想的心脏图像,左心强化明显,右心有适当强化,室间隔显示良好,肺动脉强化不明显。

1. 生理盐水的推注　生理盐水的使用可以增加冠状动脉的增强值以及增强持续的时间,同时可以减少肺动脉增强时间并减少上腔静脉的高衰减伪影,生理盐水推注可以代替部分对比剂的效果,减少对比剂用量。

2. 对比剂注射方案设定　对比剂的浓度通常使用 350~400mgI/ml。要达到理想的冠状动脉 CTA 检查的增强效果,需要使用双筒高压注射器,配合生理盐水的使用。有两种对比剂注射方案:单流速三期和双流速。

(1)单流速三期:单流速 4~5ml/s,第一期对比剂 50~60ml,第二期生理盐水 16~20ml,第三期对比剂-生理盐水混合(混合比为 60%:40%)。

(2)双流速:第一期 4~5ml/s 的流速注射 50~60ml 的对比剂加生理盐水 16~20ml 推注;第二期使用 2.5~3.5ml/s 的流速注射 5~7ml 对比剂加 25ml 生理盐水推注。总的来看,增强根据扫描时间需要 10 秒的对比剂团注,随后的肺循环可以用生理盐水代替并且使肺动脉的增强效果降低,最后需要强化右心并且用生理盐水冲刷上腔静脉。单流速使用生理盐水和对比剂混合注射,将对比剂在针管中稀释,而双流速是将对比剂流速降低,让对比剂在血管中稀释,方法不同,但效果一致。

3. 根据体重确定对比剂注射速率 由于冠状动脉的强化保持在 300~450Hu 为最好的观察效果,可根据体重来选择对比剂注射速度。对比剂用量为 0.7ml/kg,然后选择 10 秒的团注时间窗,总量的 1/10 就是流速。也可以按照分段选择的方法:体重 <60kg,速度选择 3.5ml/s,并适当减少对比剂的总量,可以减少对比剂渗漏、过敏以及肾功能损伤的风险;体重≥60kg 且≤75kg,速度选择 4ml/s;体重超过 75kg,速度为 5ml/s。

4. 扫描延迟时间 冠状动脉 CTA 扫描延迟时间的确定非常重要,经验时间是延迟 25~30 秒启动扫描。通常选择测定靶血管内对比剂峰值变化来选择适当的扫描启动时间,方式有以下两种。当进行 CABG 术后复查,扫描范围增大的扫描时,需要提前 2~3 秒启动扫描。

(1)小剂量同层扫描时间曲线测定法:经肘静脉采用心脏增强相同的速率注射 10~20ml 对比剂,延时 8~12 秒在升主动脉层面连续扫描,测量感兴趣区的 CT 值。此时靶血管内对比剂的浓度由低向高迅速增加,连续扫描至目标血管的对比剂浓度下降到接近正常浓度时终止扫描。将所获得的连续图像用软件进行分析,得到靶血管的时间密度曲线及平均峰值时间。根据平均峰值时间适当增加 3~4 秒,设定为扫描开始的延迟时间(图 5-24)。

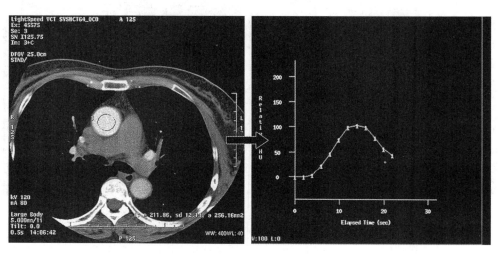

图 5-24 冠状动脉 CTA 延迟时间设定
监测点设置在升主动脉根部得到峰值曲线,增加 3~4 秒得到延时时间。

(2)智能血管追踪技术(bolus tracking):设定升主动脉根部层面(气管隆嵴下 1cm)作为连续曝光层面,并选择降主动脉作为检测感兴趣区,注射对比剂后 8~10 秒,连续曝光,实时检测感兴趣区对比剂 CT 值上升情况。当 CT 值达 100Hu 预定值,自动或手动触发扫描(图 5-25)。

这两种方法都可以获得较好的增强效果,相比较,小剂量同层扫描时间曲线测定法检查时间长,还需要计算,但是优点是比较可靠和准确,同时小剂量的注射可以观察受检者是否能配合增强检查,是否会出现副作用;实时血流检测法简单、省时,但是只有一次机会,容易造成检查失败。

(四)低管电压和低浓度对比剂冠状动脉 CTA 检查技术

冠状动脉 CTA 已成为目前冠心病筛查一项重要的无创性检查。但 CT 利用 X 线成像不可避免地会造成电离辐射损伤,或对比剂会导致不良反应,所以低管电压与低浓度对比剂的"双低"检查已成为冠状动脉检查的重要研究方向。"双低"检查在降低辐射剂量和对比剂量的同时,也可满足临床影像诊断要求。

低管电压与低浓度对比剂检查技术与常规检查体位、方法相同。参数选择区别为管电压和对比剂浓度。"双低"检查管电压为 70~100kV,对比剂浓度≤300mgI/ml。

理论上,CT 辐射剂量与管电压的平方成正比,降低管电压能够有效地降低 CT 的辐射剂量。

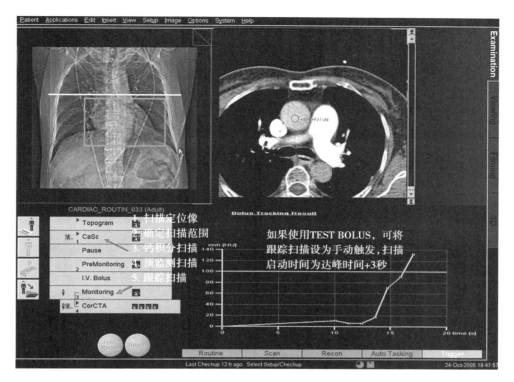

图 5-25　实时血流检测法实时监测达峰时间

迭代重建技术可以补偿低剂量造成的图像质量下降,降低管电压带来的图像噪声,提高信噪比,使图像达到影像诊断要求。现代 CT 标准管电压为 120kV,降低管电压结合迭代算法可获得较高的对比度,尤其软组织对比度好。此外还可通过降低对比剂用量的方式降低辐射剂量。单纯降低对比剂浓度会导致 CT 值降低,影响诊断结果,而此时可通过降低管电压提高靶血管的 CT 值。为确保有效降低辐射剂量,并获得高质量图像,可同时降低管电压和对比剂浓度。

(五) 图像基本处理

1. 窗口技术　平扫的窗宽为 250~350Hu,窗位为 35~45Hu;增强扫描的窗宽 600~800Hu,窗位为 300~400Hu。总之,将增强的冠状动脉的 CT 值作为窗位,适当调整窗宽,使冠状动脉为灰色,钙化为白色,软斑块为黑色。

2. 图像重组　由于冠状动脉走行不规律,所以三维重组对于冠状动脉的诊断非常重要。常规三维重组的方法如下。

(1) 整个心脏冠状动脉的 VR:用于显示冠状动脉的开口、起源和大体解剖,并帮助对冠状动脉进行命名。

(2) 冠状动脉树的 VR 和 MIP:观察冠状动脉的走行、狭窄以及钙化,也可使用薄层 MIP 来进行重组。

(3) 曲面重组(CPR):是观察冠状动脉狭窄情况的主要方法,配合横断位以及长轴位可以较准确地评估狭窄的程度。特别是对于 >50% 的狭窄,与 DSA 相比,其准确性达到 98%(图 5-26)。

三、冠状动脉 CTA 心电图编辑技术

(一) 心电图编辑的原理

心脏是运动的器官,而冠状动脉紧贴心肌,和心脏一样会非常剧烈地运动。其中,位于右房室沟的右冠状动脉由于右心房与右心室运动的不一致,形成了不规则的摆动运动,从而成为所有冠状动脉分支中最难被清晰显示全程的一支血管。冠状动脉 CTA 涉及扫描和图像重建两个关键

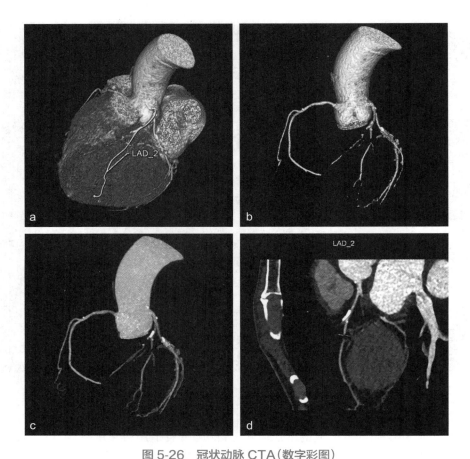

图 5-26　冠状动脉 CTA（数字彩图）

a. 显示整个心肌和冠脉的 VR；b. 显示冠脉树的 VR；c. 显示冠脉树的 MIP；d. 显示前降支的 CPR。

的过程。目前，心脏 CT 成像多采用前瞻性心电门控技术，对于心律不齐的受检者多采用回顾性心电门控技术。心电门控技术是利用同步采集技术获得螺旋扫描运动心脏和心电的同步资料，在扫描完成后根据同步记录的心电图选择心动周期中所需的时相（通常为舒张期）重建。重建可根据心率情况自动选择单扇区或双扇区算法。为了冻结心脏运动，横断面扫描需要非常短的曝光时间，所以时间分辨力成为心脏 CT 成像的关键。在心动周期中，由于舒张期心脏的运动幅度最小，所以往往选择相对静止的舒张期进行 CT 成像，这就需要非常精确的、与心脏运动同步的心电图信号。因此，回顾性心电门控技术就成为冠状动脉 CTA 图像重建技术的必要条件。选择图像重建时间窗的原则是选择心房收缩末期心室舒张期，即 P 波前的时间窗。图像重建可以选择RR 间期的相对值（百分比）来重建图像，也可以选择 RR 间期的绝对值来重建图像。对于心率 60次/min 的受检者来说，1 个心动周期就是 1 秒，即 1 000 毫秒，也就是 1 个 RR 间期的时间。我们选择 70% 的 RR 间期来重建，也就是选择 R 波后 700 毫秒的时刻来重建整个心脏图像。对于不同心率受检者来说，RR 间期的时间跨度是不相同的，但重建图像的百分比值可以是一样的。在重建心脏图像时，可以选择正值也可以选择负值。正值是指选择 R 波后的相对或绝对值进行心脏图像重建，负值是指选择 R 波前的相对或绝对值进行心脏图像重建（图 5-27）。

（二）心电图编辑的方法

回顾性心电门控扫描由于记录了心电信号和扫描原始数据，所以当心电信号不理想时，可通过对心电信号进行编辑，补救一些图像质量较差的扫描。多排螺旋 CT 心电图编辑方法有删除（delete）、屏蔽（disable）、插入（insert）、移动（shift）等（图 5-28）。对于有严重心律失常的受检者，可联合使用多种心电图编辑技巧，最终获得理想的冠状动脉图像（图 5-29）。

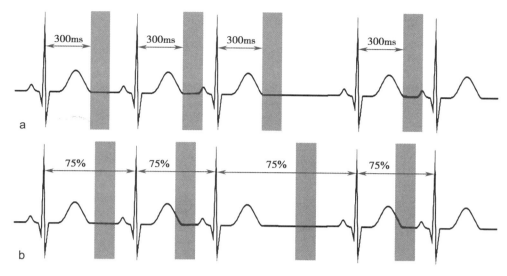

图 5-27　时相图

a. 绝对时相(以 R 波为起点开始计时,每个心动周期均在距离 R 波相同的时间进行数据采集);b. 相对时相(以 RR 间期作为标准,系统在每个 RR 相对百分比处进行数据采集)。

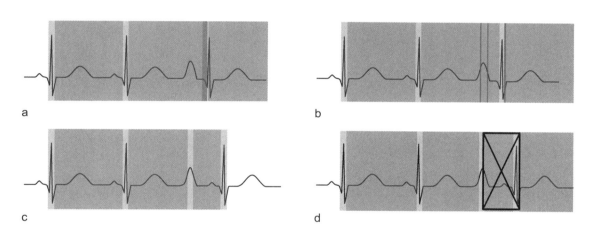

图 5-28　心电图编辑

a. 移动:对于 R 波识别错误的心动周期,移动触发标记到正确的 R 波上;b. 删除:对于过多识别的 R 波,将多余的触发标记加以删除;c. 插入:对于未能正确识别的 R 波,手工插入触发标记到相应的位置;d. 屏蔽:对于单发的期前收缩或个别过快的心动周期,可以采用屏蔽方式使该心动周期不参与成像。

冠状动脉重建时相的选择:心率决定冠状动脉的重建时相。通常对于 64 排螺旋 CT 来说,由于时间分辨力有限,心率小于 65 次/min,在舒张末期即 75%~80% 时相,右冠状动脉和左冠状动脉都可以得到很好的显示,但当心率在 70~80 次/min 时,右冠状动脉的最好时相为 45%~50%,而左冠状动脉为 75%。

四、冠状静脉 CTV 检查技术

(一) 体位

受检者取仰卧位,头先进,两臂上举,心脏置于扫描中心。

(二) 技术参数与扫描定位

1. 技术参数　采用回顾性心电门控螺旋扫描,管电压 100kV,ECG 自动管电流调制。全剂量区根据心率设置:心率≤70 次/min,全剂量区 70%~75%;心率 >70 次/min,35%~45% 或 40%~80%,

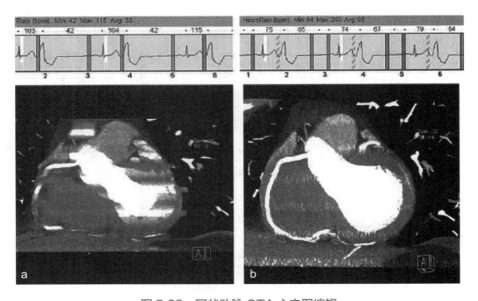

图 5-29 冠状动脉 CTA 心电图编辑

a. 编辑前，由于心电图二联律，无法获得足够的数据重建图像；b. 编辑后，经过删除
添加新的起搏点，获得足够重建的数据，图像质量明显改善。

其余时相采用全剂量的 5% 采集。螺距 0.2~0.5，每周 X 线管旋转时间 0.25~0.40 秒，显示野是
180~250mm，扫描层厚 0.625~1.250mm，重建层厚 0.625~1.250mm，重建间隔 0.625~1.250mm。

2. 扫描定位 胸部前后定位像和侧位定位像，双定位有利于将心脏图像定位到显示野中
心，扫描范围包括整个冠状静脉。

（三）对比剂注射参数选用

1. 注射参数选用 为了更好地显示冠状静脉，一般选择 350~400mgI/ml 的高浓度对比剂。
注射方案采用双筒单流注射，第一时相注射对比剂 60ml，第二时相注射生理盐水 30~40ml，注射
速度 4~5ml/s。

2. 扫描延迟时间 冠状静脉充盈期比冠状动脉高峰期晚 5~7 秒，心功能正常者可采用小剂
量团注测试法测量冠状动脉 CTA 的增强峰值时间，再增加 5~7 秒为冠状静脉 CTV 扫描的延迟时
间；心功能较差的受检者则采用智能血管追踪技术，监测层面设于冠状静脉窦层面，感兴趣区设
于该层面的降主动脉内，对比剂注射 10~15 秒开始同层动态监测扫描，冠状静脉窦开始顺行显影
或降主动脉峰值期后 5~10 秒自动或手动触发扫描。

（四）图像基本处理与排版打印

1. 窗口技术 平扫的窗宽为 250~350Hu，窗位为 35~45Hu，增强扫描的窗宽为 600~800Hu，
窗位为 300~400Hu。总之，将增强的冠状静脉的 CT 值作为窗位，适当调整窗宽。

2. 图像重组 重组冠状静脉窦及其主要分支心中静脉、心大静脉等，进行冠状静脉的形态
学评价，测量冠状静脉窦的长度、窦口的直径及其主要属支的数目、直径，属支与冠状静脉窦之间
的夹角和冠状静脉窦的变异情况。常规采用 VR、CPR 和 MIP 等进行重组（图 5-30）。

五、图像质量控制

（一）对于心率过快者采取的方法

1. 心理干预 若检查时心理紧张，扫描过程中会出现心率不稳定，心率突然增快，导致冠状
动脉成像质量欠佳，因此需要检查前与受检者充分沟通，缓解其紧张情绪。

2. 缩短扫描时间 避免受检者因屏气时间过长和对比剂用量过大发生心率增快。

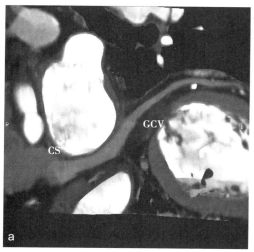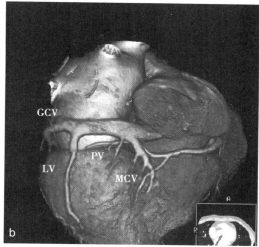

图 5-30　冠状静脉重组图像

a. 曲面重组图像清晰显示心大静脉全程；b. 心脏室间隔平面 VR 清晰显示 CS（冠状窦）、GCV（心大静脉）、MCV（心中静脉）、PV（后静脉）、LV（侧静脉）。

3. 药物降低心率　应用 β 受体阻滞剂可以适当降低心率。

4. 应用双扇区重建法　可以获得不同旋转时间的时间分辨力-心率曲线，根据小剂量试验和屏气训练时的心率变化，预测受检者在检查中可能出现的心率，找到可能获得最高时间分辨力的 X 线管旋转时间，以获得最佳扫描效果。

5. 变速扫描　对于过快心率，可以使用变速扫描技术，即随心率的增快而增加螺距和床速，使扫描速度与心率匹配，得到最佳影像质量。

6. 不同相位窗进行横断面重建　为了获得清晰的横断面图像，冠状动脉成像均需要选择心脏舒张中期或收缩末期进行成像。对于过快心率，需将扫描原始数据按心动周期的不同相位窗进行横断面重建，寻找显示最清晰的冠状动脉不同节段的最佳相位窗，然后对相应横断面进行三维重组。

7. 扇区重建技术　为了提高时间分辨力，常常需要使用半扇区扫描重建技术或多扇区重建技术。当扫描速度和心率达到最佳匹配关系时，应用多扇区重建算法能够得到最小的扇区角度，明显提高 X-Y 轴的时间分辨力，可以改善心率过快对图像质量造成的影响。

（二）对于心律失常造成图像质量的下降采取的方法

1. 使用绝对延迟方法重建　由于 R 波后紧邻时相为收缩期，受心律变化影响较小，进行收缩末期重建可获得错层伪影较小的图像。

2. 分段分时相重建　对冠状动脉进行分段分时相重建可以获得冠状动脉各个分支不同相位窗的清晰图像。

3. 不同触发单位进行图像重建　使用横断面重建不同触发单位进行图像重建，可以部分改善图像质量：百分比法是一种以心动周期的百分比值（%）作为触发单位的方法；固定时间法则是按固定的延迟或提前时间（毫秒）作为触发单位的方法。通常百分比法可以较明显地改善图像质量。

4. 自动化最佳期相选择技术　通过计算各支冠状动脉的运动速度，从而自动化选择运动速度最低的 2 个时相进行重建，可以获得最佳收缩期和舒张期的冠状动脉图像。

5. 进行相应的心电图编辑

（1）单发期前收缩：可导致瞬时心脏运动加快，此时可以应用心电图编辑软件忽略或删除这一心动周期，用下一个心动周期的数据来补足并加以纠正。

（2）代偿间歇：可以造成与其他心动周期运动状态不一致的现象，此时需要对其前一个 R 波进行人为调整，对缺失的信号进行人为插入，以保证其运动时相的一致性。

（3）心房颤动：此时的心动周期长度变化范围更大，心动周期更短，图像质量更差。舒张期重建方法已经无法满足时间分辨力的要求，只能进行收缩末期重建和绝对时间延迟重建。

（4）房室传导阻滞：可引起心动周期延长，改善方法是利用绝对时间延迟进行重建，或个体化心电图编辑，采用手动偏移 R 峰的办法纠正 RR 间期不等造成的数据不匹配，尽量使重建数据保持在心脏搏动的同一相位。

（三）其他因素对成像质量的影响

1. 钙化斑块　钙化斑块明显者会产生明显伪影，影响冠状动脉的重建效果。

2. 运动伪影　检查时身体移动所造成的运动伪影，重建后出现图像模糊，检查时应让受检者尽量保持静止状态。

3. 右心房高密度对比剂伪影　缩短扫描时间、减少对比剂用量和采用双筒高压注射器，能有效消除右心房对比剂伪影对右冠状动脉显示的影响。

4. 呼吸运动伪影　检查前对受检者进行屏气训练，使用尽可能短的扫描时间，一般能消除呼吸运动伪影。

5. 扫描时间及扫描延迟时间　扫描时间越短，图像质量受屏气后心率波动的影响越小；扫描延迟时间确定得越准确，则冠状动脉对比剂充盈得越好，图像质量就越好。

（李大鹏）

第七节　多部位"一站式"CT 检查技术

多部位"一站式"CT 检查是指病变累及全身多个部位，或临床需要多个部位影像检查信息时，只采用一次静脉注射对比剂而完成的 CT 影像检查，是头 + 颈 + 胸 + 全腹等的"一站式"CTA 检查技术。常用于心脑血管、肺动脉、胸腹主动脉检查，如胸痛三联症（急性心肌梗死，肺动脉栓塞和主动脉夹层）检查。

一、适应证与相关准备

（一）适应证

1. 动脉粥样硬化　是一种全身性疾病，冠状动脉、脑动脉等常同时发生。冠状动脉粥样硬化引起的狭窄与心绞痛、心肌梗死相关。颈动脉及脑动脉粥样硬化狭窄与脑梗死、脑卒中有关。

2. 脑血管疾病　分为出血性脑血管病和缺血性脑血管病两大类，如动脉瘤、动静脉畸形、动脉狭窄及闭塞、静脉血栓等。

3. 早期发现　冠心病受检者是否伴有颈/脑动脉狭窄，脑梗死受检者是否伴有冠心病。

4. 急性胸痛　常见于急性冠脉综合征、心包炎、主动脉夹层以及肺动脉栓塞、心脏压塞和食管破裂等，急性冠脉综合征占绝大部分。

5. 动脉夹层　临床上如果有突然的胸痛，伴有恶性的高血压，除外冠心病以及常见的胸痛性疾病，应高度怀疑主动脉夹层，需要完善夹层相关的检查来鉴别诊断。

（二）相关准备

1. 基本准备　见第三章第二节"CT 检查前准备"。

2. 心理干预　对受检者进行检查前的宣教，消除受检者的紧张情绪十分重要，使其尽量配合完成检查。

3. 心率控制及电极位置　通常 256 排 CT 以上机型基本不用控制心率，对于心率高于 90

次/min 的可以适当控制；对于 64 排 CT 的机型，心率需要控制在 70 次/min 以下；心电电极的位置和冠状动脉 CTA 一样；扫描前 5 分钟舌下含服硝酸甘油片剂 0.5mg，或扫描前 1 分钟使用舌下硝酸甘油喷剂。

二、心脑血管"一站式"CTA 检查技术

（一）体位

受检者仰卧，根据静脉针的位置选择头先进或足先进，两臂上举，尽量与颈椎不在同一平面，身体置于床面正中，水平定位线对准人体腋中线。

（二）技术参数与扫描定位

1. 技术参数　层厚 0.625~1.250mm，层间距同层厚。管电压 100~120kV，管电流可以使用自动管电流调制技术，扫描方向由足至头。采用心电门控螺旋扫描，螺距为 0.2~0.5，重建层厚为 0.625~1.250mm，重建间隔为 0.625~1.250mm（表 5-10）。

表 5-10　心脑血管 CTA 扫描参数表

项目	检查体位	扫描范围	管电压/kV	管电流量/mAs	扫描方向	层厚/mm	层距/mm	螺距	重建算法	对比剂浓度/（mgI/ml）	对比剂用量/ml	对比剂注射方案
心脑血管 CTA 扫描	仰卧，双手上举，与颈椎不在同一平面	心底至颅顶	100~120	200~250	足→头	0.625~1.250	0.625~1.250	0.2~0.5	标准	370	70~90	以 5~6ml/s 注射生理盐水 20ml 后，同速度注射 70~90ml 的对比剂，最后以 4ml/s 的速度注射生理盐水 50ml

2. 扫描定位

（1）定位像扫描：前后定位像和侧位定位像，双定位有利于将心脏图像定位到显示野中心。

（2）扫描范围：由心底至颅顶（图 5-31）。

（三）对比剂注射参数选用

通常采用 370mgI/ml 即可达到良好的增强效果，对比剂用量约为 70~90ml。注射方案：首先以 5~6ml/s 的速度注射生理盐水 20ml，再以同一速度注射 70~90ml 对比剂，最后以 4.0ml/s 速度注射生理盐水 50ml。扫描起始时间的确定：采用智能血管追踪技术，设定主动脉起始部作为检测层面，并选择对比剂观察感兴趣区。注射对比剂后，实时检测感兴趣区对比剂 CT 值，当 CT 值达到设定阈值 120~150Hu 值后，手动或自动触发扫描。

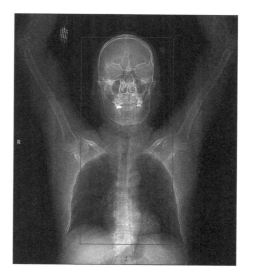

图 5-31　心脑血管"一站式"CTA 扫描范围

（四）图像基本处理

1. 窗口技术　窗宽、窗位设置：头颈端参考头颈部重建，胸段参考冠状动脉重建参数。

2. 图像重组　三维重组后处理技术主要包括多平面重组（MPR）、曲面重组（CPR）、最大密度投影（MIP）和容积再现（VR）。MPR 重建主要用于多角度、多方位观察器官，特别适合对病灶的多方位观察，以了解其与邻近组织的空间位置关系。MIP 和 CPR 图像主要用于观察管腔内结构。VR 图像主要用于观察头颈动脉的整体结构和走行、心脏外形、冠状动脉走行（图 5-32）。

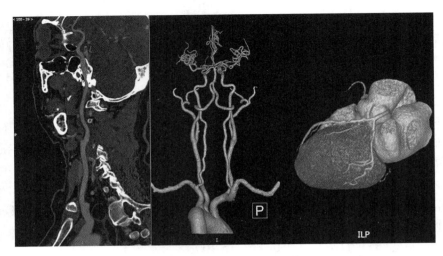

图 5-32　心脑血管"一站式"CTA 图像后处理（数字彩图）

三、胸痛三联症"一站式"CTA 检查技术

（一）体位

受检者仰卧，根据静脉针的位置选择头先进或足先进，两臂尽量上举，身体置于床面正中，侧面定位像对准人体正中冠状面。

（二）技术参数与扫描定位

1. 技术参数　心脏采用心电门控扫描，胸痛三联症 CT 扫描参数的设定应根据受检者的身高、BMI、心率和心律，以及前瞻性心电门控和回顾性心电门控等情况综合考虑。层厚 0.625~1.000mm，层间距同层厚。管电压设置：体重≤60kg 的受检者采用 70 或 80kV 管电压进行扫描；体重≤90kg 的受检者，推荐采用 100 或 120kV 管电压进行扫描。管电流采用自动调节技术。采用迭代权重比例 40%~60% 的重建技术。扫描方向由头至足，但对于不能配合憋气或憋气时间较短的受检者，可采用足-头方向扫描，以减少冠状动脉运动伪影。采用心电门控螺旋扫描，螺距 0.2~0.5，重建层厚 0.625~1.000mm，重建间隔 0.5mm。

2. 扫描定位

（1）定位像常规扫描：胸部前后定位像和侧位定位像，双定位有利于扫描时将心脏、胸主动脉及肺动脉置于视野的中心。

（2）扫描范围：胸痛三联症 CTA 扫描必须包括整个胸主动脉以及心脏。在定位图像上，扫描范围一般从主动脉弓上方 1cm 处开始至心底部结束，起始位置通常位于锁骨头的下缘。因为受检者的辐射剂量与扫描长度成正比，所以不包括高于主动脉弓水平的肺尖。

（三）对比剂注射参数选用

1. 注射参数　对比剂浓度通常采用 370mgI/ml 即可达到良好的增强效果，对比剂用量约为 70~90ml。注射方案采用三相注射的方案：Ⅰ期，流速 5ml/s，对比剂用量 40~60ml；Ⅱ期，流速 3ml/s，对比剂用量 30ml；Ⅲ期，流速 3ml/s，注射 30ml 生理盐水。对于可以实现双筒双流功能的高压注射器，可采用以下方案：Ⅰ期，流速 5ml/s，对比剂用量 50~70ml；Ⅱ期，流速 3ml/s，50ml 对比剂与生理盐水的混合液（50% 对比剂 +50% 生理盐水），以降低上腔静脉和右心的对比剂浓度，减少射线硬化束伪影。

2. 扫描时间　扫描起始时间的确定：①小剂量测试法。采用时间密度曲线（TDC）测量和确定循环时间，方法是将监测层面设置在升主动脉根部水平，以 5ml/s 或更高注射速度团注对比剂 10~20ml，完成后绘制时间密度曲线，测得对比剂达峰时间，加上 3~5 秒的经验时间，即为冠状动脉增强扫描延迟时间。该方法适用于左心功能不全的受检者。②智能血管追踪法。扫描延迟时间由对比剂自动触发技术确定,根据设备不同,可将感兴趣区置于升主动脉根部或降主动脉,阈值设定范围为 100~150Hu,达到此阈值后设备自动触发,延迟 3~6 秒后开始扫描。该方法适用于心功能正常受检者。合理的增强目标是冠状动脉 CT 值高于 300Hu,肺动脉 CT 值高于 200Hu。

(四)图像基本处理

1. 窗口技术 窗宽、窗位设置:心脏检查参考冠状动脉重建参数,胸腹段检查参考胸腹部扫描参数。

2. 图像重组 MPR 主要用于了解邻近组织的空间位置关系;MIP 和 CPR 图像主要用于观察管腔内结构;VR 图像可观察肺动脉整体结构、心脏外形和胸主动脉、冠状动脉走行,但其无法观察管腔内结构,不能用于对狭窄的评估(图 5-33)。

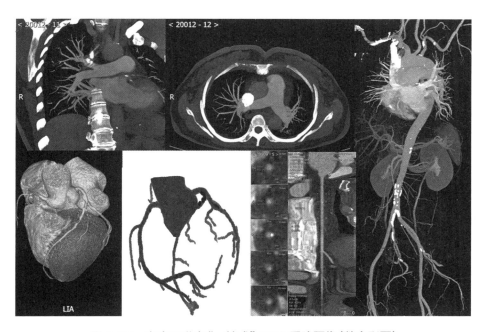

图 5-33 胸痛三联症"一站式"CTA 重建图像(数字彩图)

(1)肺动脉 CTA 重组:对于肺动脉栓塞受检者,可在轴面图像上寻找栓塞,通过 MIP、MPR、VR 和 VE 等技术能够较真实地反映组织间的密度差异,显示血管内的栓塞及其分布范围,直观、立体地显示肺动脉的解剖、走行,尤其对于外周肺动脉的显示较好。

(2)胸主动脉 CTA 重组:对于主动脉夹层受检者,在轴面图像上寻找破口,MPR 可以多个方位显示内膜破口的位置,全程显示病变,并进行夹层相关数据的评估与测量;MIP 对管壁的钙化有较好的显示能力;VR 较好地显示血管的整体解剖结构;CPR 技术能够较好地显示被其他组织遮盖的内膜片形态、真假腔大小。

(3)冠状动脉 CTA 重组:主要采用 MIP、MPR 和 CPR 技术显示冠状动脉狭窄和斑块的情况。VR 用于立体观察心脏、冠状动脉和其他血管的三维空间结构,可清晰显示冠状动脉的走行及其变异。MPR、CPR 和 MIP 用于显示冠状动脉管壁、管腔及其与邻近血管等组织结构的关系,了解管壁有无钙化、管腔有无狭窄及狭窄的位置和程度,并分辨强化的管腔、高密度的钙化斑块及非钙化性斑块。冠状动脉 VR 摄影建议尽可能参照经导管冠状动脉造影术的摄影体位。

四、颈、胸、全腹部 CTA 检查技术

(一)体位

受检者仰卧,根据静脉针的位置选择头先进或足先进,两臂上举,尽量与颈椎不在同一平面,

身体置于床面正中,水平位定位线对准人体腋中线。

（二）技术参数与扫描定位

1. 技术参数 层厚 0.625~1.000mm,层间距同层厚。管电压 100~120kV,管电流可以使用自动管电流调制技术,扫描方向由头至足。

2. 扫描定位

（1）定位像扫描:正位定位像。

（2）扫描范围:由颅底至耻骨联合下。

（三）对比剂注射参数选用

1. 注射参数 对比剂浓度通常采用 370mgI/ml 即可达到良好的增强效果,对比剂用量约为 70~90ml。注射方案:首先以 3.5~4.0ml/s 的速度注射生理盐水 20ml,再以同一速度注射 70~90ml 的对比剂,最后以 3.0ml/s 速度注射生理盐水 30ml。

2. 扫描时间 扫描起始时间的确定采用智能血管追踪法,设定主动脉弓下降主动脉一侧作为检测层面,并选择对比剂观察感兴趣区。注射对比剂后,实时检测感兴趣区对比剂 CT 值,当 CT 值达到设定阈值 100~120Hu 值后,自动触发扫描。

（四）图像基本处理

1. 窗口技术 增强扫描的窗宽为 400~450Hu,窗位为 40~45Hu。

2. 图像重组 对于动脉夹层受检者,可在轴面图像上寻找破口,主破口通常位于近心端。MPR 技术进行各角度和各方向的旋转、重组,多个方位显示内膜破口的位置,全程显示病变,并进行夹层相关数据的评估与测量;MIP 对管壁的钙化有较好的显示能力,但无法显示病变内部细节;VR 技术可以较好地显示血管的整体解剖结构;CPR 技术能够较好地显示被其他组织遮盖的内膜片形态、真假腔大小（图 5-34）。

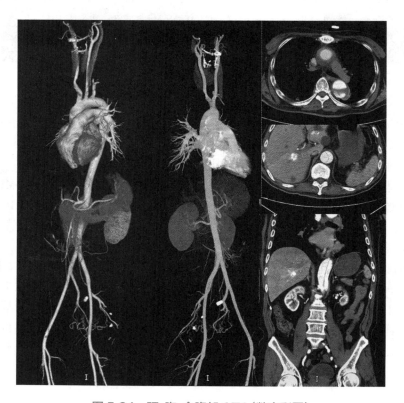

图 5-34 颈、胸、全腹部 CTA（数字彩图）

（李大鹏）

第六章　腹部与盆腔 CT 检查技术

腹部与盆腔 CT 检查主要有常规平扫、增强扫描、CTA 及灌注成像等。

第一节　腹部 CT 检查技术

一、适应证与相关准备

（一）适应证

1. 先天性变异　包括：腹部实质脏器（肝脏、肾脏及脾脏）的缺如、移位、畸形等；先天性肝内外胆管的各种变异，如胆管囊肿、下段乳头脱垂及先天性肝内胆管扩张症等。

2. 闭合性及开放性外伤　包括：腹部实质脏器的挫伤、挫裂伤及破裂伤；空腔脏器的穿孔及断裂等（图 6-1）。

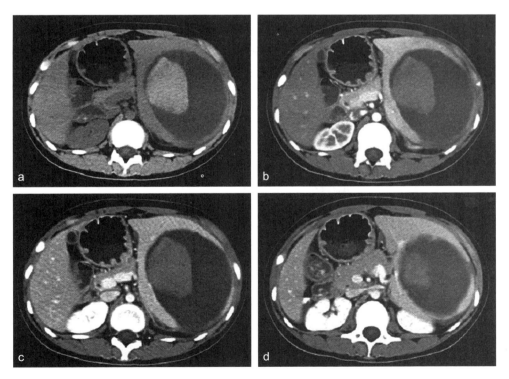

图 6-1　脾破裂
a. 脾脏平扫；b. 脾脏动脉期；c、d. 脾脏门脉期。

3. 结石及炎性病变　包括：肝内外胆道系统的结石，如肝内外肝管结石、胆囊结石、肝总管及胆总管结石等；实质脏器的炎症、脓肿、结核及寄生虫感染，如胆囊炎、胰腺炎、肝脓肿、肝结核及肝棘球蚴病受检者等（图 6-2）。

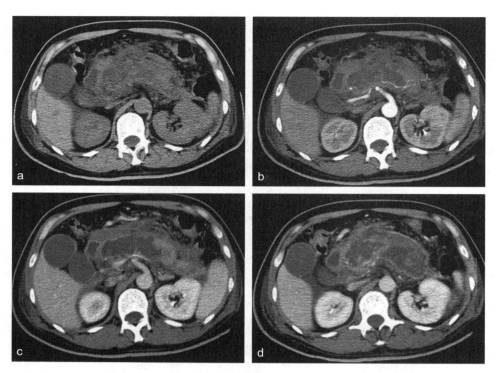

图 6-2　坏死型胰腺炎
a. 胰腺平扫；b. 胰腺动脉期；c、d. 胰腺门脉期。

4. 良、恶性肿瘤　包括：胃肠道间质瘤、腺癌及类癌等；肝脏血管瘤、肝局灶性结节性增生、腺瘤及腺癌等；胆道系统的腺肌瘤、胆管癌；胰腺导管内乳头状黏液瘤、胰岛细胞瘤及腺癌等；脾脏血管瘤、淋巴瘤、网状内皮细胞瘤及转移性肿瘤等（图 6-3）。

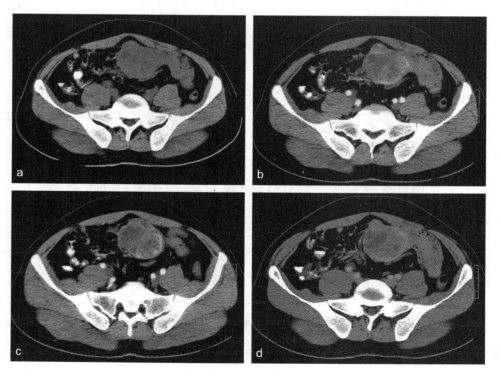

图 6-3　小肠间质瘤
a. 小肠平扫；b、c. 小肠动脉期；d. 小肠门脉期。

5. 腹膜后病变　包括腹膜后间质纤维化、神经源性肿瘤等（图 6-4）。

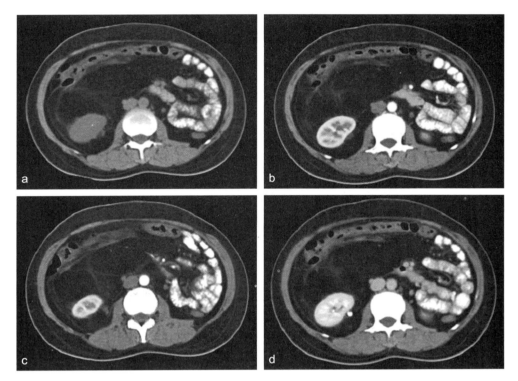

图 6-4　腹膜后肿瘤
a. 腹膜后肿瘤平扫；b、c. 腹膜后肿瘤动脉期；d. 腹膜后肿瘤门脉期。

6. 血管性病变　包括：腹主动脉、下腔静脉及其分支血管壁的斑块及狭窄程度；动脉瘤、主动脉夹层及动静脉畸形；门静脉系统各属支的病变及显示。

7. 神经及淋巴状态　包括：腹膜后和腹腔神经节及神经丛的显示及受累情况；脏器周围淋巴结显示。

8. 急腹症　急性阑尾炎、各种类型的肠梗阻、溃疡性胃肠穿孔等（图 6-5）。

（二）相关准备

1. 基本准备　见第三章第二节"CT 检查前准备"。

2. 腹部常规检查准备

（1）胃肠道准备：禁食、禁水 4~6 小时，检查前 3~7 天内禁服原子序数高或含重金属成分的药物；禁做消化道钡餐检查。

（2）分段饮用对比剂：常规检查或血管成像时分段饮用水（中性对比剂），检查前 3~4 小时口服 300~500ml，1~2 小时口服 200~300ml，30 分钟口服 200~300ml，检查时再口服 200~300ml。观察肠道肿瘤时，应选阳性对比剂口服，如 1%~3% 的碘对比剂（图 6-6）。

（3）呼吸屏气训练：腹部 CT 受检者需要进行呼吸屏气训练，选择腹式呼吸，以深吸气后呼气末屏气为佳。

3. 腹部特殊检查准备

（1）肝脏

1）肝脏随膈肌运动幅度较大，屏气训练尤为重要，呼吸屏气幅度应尽量保持一致。

2）检查前口服纯净水 300~500ml，保持胃处于充盈状态，防止胃内气液伪影干扰肝脏左内叶、外叶及尾状叶显示。

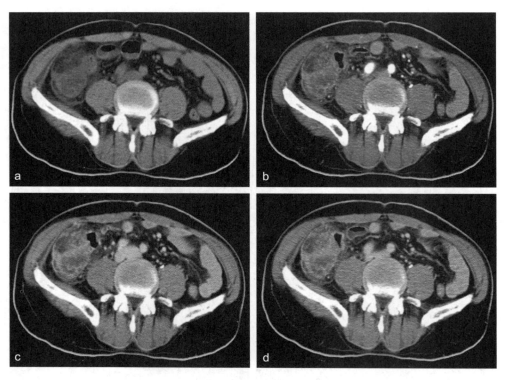

图 6-5 阑尾周围脓肿
a. 阑尾平扫；b. 阑尾动脉期；c. 阑尾门脉期；d. 阑尾平衡期。

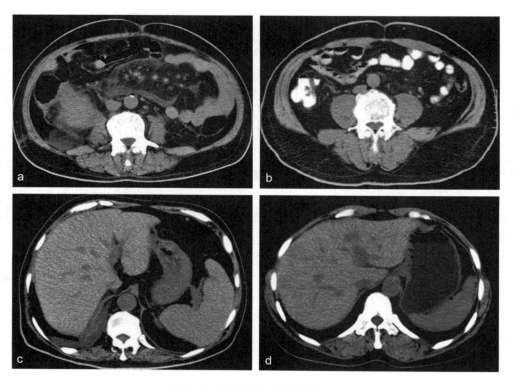

图 6-6 腹部口服对比剂对照图
a. 未口服肠道对比剂；b. 口服肠道对比剂；c. 未口服中性对比剂；d. 口服中性对比剂。

3）对不合作的受检者，包括婴幼儿，可采用口服 10% 水合氯醛（0.5~0.8ml/kg）或静脉注射地西泮等药物镇静。

4）常规平扫加增强，增强采用三期扫描（动脉期、门脉期及平衡期），对比剂宜团注，用量取正常值上限（图 6-7）。

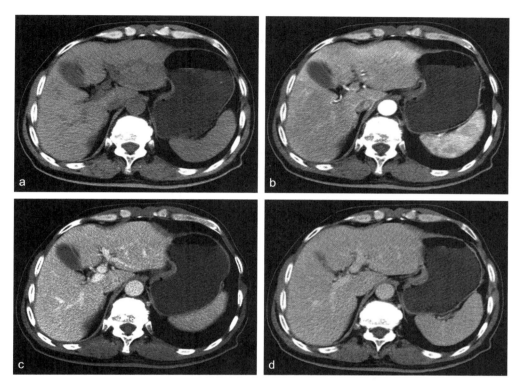

图 6-7　肝脏平扫加三期增强图像
a. 肝脏平扫；b. 肝脏动脉期；c. 肝脏门脉期；d. 肝脏平衡期。

（2）胰腺

1）检查前半小时口服纯净水 200~300ml，充盈十二指肠，对比显示胰腺与十二指肠关系。检查时再口服 200~300ml，中等充盈胃腔，防止伪影干扰胰腺显示。

2）若胃及十二指肠处于低张状态，胰腺与之毗邻关系清晰。对于偏瘦者，检查前半小时可肌内注射山莨菪碱 10~20ml。

（3）泌尿系统

1）肾脏虽属腹膜后位器官，随呼吸运动影响小，但仍需常规屏气训练。

2）肾脏检查前 2~3 天，禁做静脉肾盂造影检查，以防止混淆结石和对比剂。

3）了解相关生化检查，怀疑有肾功能不全时禁用对比剂增强。

4）计算机体层成像尿路造影（computed tomography urography，CTU）检查时，应保持膀胱呈中度充盈状态。

（4）胃

1）禁食 4~6 小时，检查时口服纯净水 300~500ml，亦可服用 2%~3% 碘水溶液 300~500ml，适度充盈胃腔。

2）口服纯净水前 30 分钟肌内注射山莨菪碱 10~20mg（青光眼、前列腺肥大及排尿困难者禁用），亦可于扫描前 3~5 分钟静脉注射胰高血糖素 0.5mg，以使胃处于低张状态。

3）训练呼吸屏气，同时为防止腹式呼吸带来运动伪影，下腹需用腹带加压。

（5）小肠

1）检查前 1~3 天以低纤维食物为主。便秘者,可口服番泻叶、硫酸镁或酚酞等缓泻药,以清洁肠道。

2）检查当日禁食,并于检查前 3~4 小时口服纯净水 300~500ml,1~2 小时再口服 200~300ml,以保持空肠、回肠处于适度充盈状态;亦可每间隔 20 分钟,分 3 次口服完 2.5% 甘露醇 1 500~2 000ml,从而使小肠充盈。

3）为减少小肠蠕动导致的运动伪影,检查前 15~30 分钟可肌内注射山莨菪碱 10~20mg 或检查前 3~5 分钟静脉注射胰高血糖素 0.5mg。

（6）结肠

1）根据结肠的检查目的和要求,确定口服中性对比剂还是阳性对比剂。中性对比剂适于结肠炎症、血管成像及增强扫描等;阳性对比剂则适用于结肠肿瘤、穿孔及肠瘘等。

2）检查前 1~3 天以低纤维食物为主,禁服原子序数高或含重金属成分的药物,禁做消化道钡餐检查。

3）检查当日禁食,检查前 4~6 小时口服纯净水 300~500ml,3~4 小时再口服 200~300ml,以保持结肠处于适度充盈状态。

4）为减少结肠蠕动伪影,检查前 15~30 分钟可肌内注射山莨菪碱 10~20mg 或检查前 3~5 分钟静脉注射胰高血糖素 0.5mg。

（7）腹部血管

1）熟悉检查的目的和意义,确定检查方法,确保辐射检查的正当性。

2）禁食 4~6 小时。

3）了解受检者有无其他药物过敏史,有无对比剂禁忌证,肾毒性药物的用药情况等。

4）危重、年老体弱及婴幼儿受检者应有家属陪同,并注意辐射防护。

5）为消除受检者的紧张,应提前告知受检者检查程序及注射对比剂后可能出现的状况,训练呼吸及屏气。

6）对于不能配合的受检者,应基础麻醉或口服 10% 水合氯醛（0.5~0.8ml/kg）或静脉注射地西泮等药物。

7）建立外周静脉通道,并与高压注射器连接。

二、检查技术

（一）平扫检查

1. 体位　仰卧位,头先进,身体正中矢状面平行定位于激光中心线（Z 轴）并置于扫描床面中心,冠状面平行定位于激光水平线,双手上举抱头。同时根据可疑病变部位,选择特殊扫描体位,如:胃窦部检查选择卧位或仰卧左前斜位;胃体及胃大弯检查可选择仰卧位（图 6-8）。

2. 技术参数选择与扫描定位

（1）肝脏 CT 平扫:参数选择及扫描定位见表 6-1 和图 6-9。

（2）胰腺 CT 平扫:参数选择及扫描定位见表 6-2、图 6-10。

（3）泌尿系统 CT 平扫:参数选择及扫描定位见表 6-3、图 6-11。

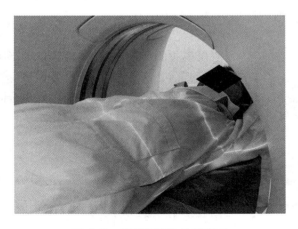

图 6-8　腹部扫描体位示意图

表 6-1　肝脏 CT 平扫参数

项目	扫描类型	扫描范围	管电压/kV	管电流量/mAs	螺距	采集矩阵	扫描野(SFOV)/cm	采集层厚/mm	重建层厚/mm	重建间距/mm	显示矩阵	滤波函数	旋转时间/(s/r)	倾斜角度/°
肝脏CT平扫	螺旋扫描	膈肌顶部平面至肝下缘平面	100~120	200~300	0.986:1~1.375:1	512×512,1024×1024	45~50	0.50~1.25	5~7	5~7	512×512,1024×1024	软组织	0.5~1.0	0

表 6-2　胰腺 CT 平扫参数

| 项目 | 扫描参数 | | | | | | | | | | | | | |
	扫描类型	扫描范围	管电压/kV	管电流量/mAs	螺距	采集矩阵	扫描野(SFOV)/cm	采集层厚/mm	重建层厚/mm	重建间距/mm	显示矩阵	滤波函数	旋转时间/(s/r)	倾斜角度/°
胰腺CT平扫	螺旋扫描	第11胸椎的上缘平面至第3腰椎下缘平面	100~120	200~300	0.986:1~1.375:1	512×512,1024×1024	45~50	0.50~1.25	3~5	3~5	512×512,1024×1024	软组织	0.5~1.0	0

表 6-3　泌尿系统 CT 平扫参数

项目	扫描类型	扫描范围	管电压/kV	管电流/mAs	螺距	采集矩阵	扫描野(SFOV)/cm	采集层厚/mm	重建层厚/mm	重建间距/mm	显示矩阵	滤波函数	旋转时间/(s/r)	倾斜角度/°
泌尿系统CT平扫	螺旋扫描	第12胸椎的上缘平面至耻骨联合平面	100~120	200~300	0.986:1~1.375:1	512×512,1024×1024	90~120	0.50~1.25	5~7	5~7	512×512,1024×1024	FC10~FC20	0.5~1.0	0

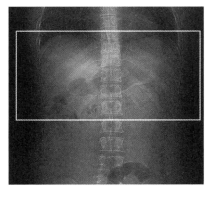

图 6-9　肝脏扫描定位像显示

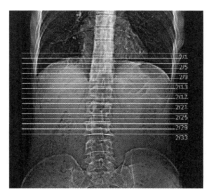

图 6-10　胰腺扫描定位像显示

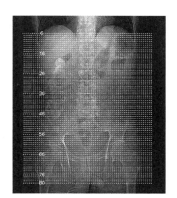

图 6-11　泌尿系统扫描定位像显示

能谱 CT 通过单能量成像、物质分离及有效原子序数等技术,使阴性泌尿系结石得以检出,明确结石成分,是一种无创诊治泌尿系统结石的有效手段。

（4）胃 CT 平扫:参数选择及扫描定位见表 6-4、图 6-12。

表 6-4　胃 CT 平扫参数

项目	扫描类型	扫描范围	管电压/kV	管电流量/mAs	螺距	采集矩阵	扫描野（SFOV）/cm	采集层厚/mm	重建层厚/mm	重建间距/mm	显示矩阵	滤波函数	旋转时间/（s/r）	倾斜角度/°
胃CT平扫	螺旋扫描	剑突平面至脐平面	120~140	200~300	0.986:1~1.375:1	512×512,1 024×1 024	45~50	0.50~1.25	5~7	5~7	512×512,1 024×1 024	软组织	0.5~1.0	0

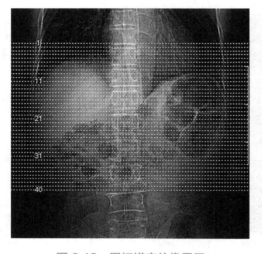

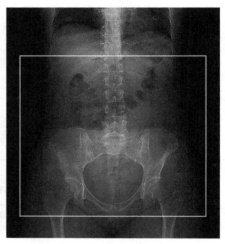

图 6-12　胃扫描定位像显示　　　图 6-13　小肠及结肠 CT 扫描定位像

（5）小肠及结肠 CT 平扫:参数选择及扫描定位见表 6-5、图 6-13。

表 6-5　小肠及结肠 CT 平扫参数

项目	扫描类型	扫描范围	管电压/kV	管电流量/mAs	螺距	采集矩阵	扫描野（SFOV）/cm	采集层厚/mm	重建层厚/mm	重建间距/mm	显示矩阵	滤波函数	旋转时间/（s/r）	倾斜角度/°
							扫描参数							
小肠及结肠CT平扫	螺旋扫描	膈下平面至耻骨联合平面	100~120	200~300	0.986:1~1.375:1	512×512,1 024×1 024	90~120	0.50~1.25	4~5	4~5	512×512,1 024×1 024	软组织	0.5~1.0	0

（6）上腹部 CT 平扫:参数选择参照表 6-1,但扫描范围上缘为双侧膈顶,下缘包括上腹部相应脏器且符合临床检查需求。

（7）全腹部 CT 平扫:参数选择见表 6-6。

表 6-6　全腹部 CT 平扫参数

项目	扫描类型	扫描范围	管电压/kV	管电流量/mAs	螺距	采集矩阵	扫描野（SFOV）/cm	采集层厚/mm	重建层厚/mm	重建间距/mm	显示矩阵	滤波函数	旋转时间/（s/r）	倾斜角度/°
全腹部 CT 平扫	螺旋扫描	膈肌顶部平面至耻骨联合平面	100~120	200~300	0.986∶1~1.375∶1	512×512，1 024×1 024	90~120	0.5~1.0	5	5	512×512，1 024×1 024	软组织	0.5~1.0	0

（二）增强检查

1. 体位　同腹部 CT 平扫。

2. 技术参数选择与扫描定位

（1）肝脏 CT 增强扫描与 CTA 扫描

1）常规 CT 增强与 CTA 扫描：参照肝脏 CT 平扫。

2）能谱 CT 对于腹部小病灶检出、定性分析及鉴别有一定优势。与传统 120keV 相比，能谱成像能够获得 40~140keV 单能量图像及物质分离图像。能谱 CT 单能量成像能够在确保图像质量的基础上进一步提高图像的对比度噪声比（CNR），相比于常规扫描更有利于小肝癌等病灶检出。此基础上，碘密度能进一步弱化背景 CT 值、部分容积效应，使碘剂分布情况得到准确表达，碘定量浓度分析在鉴别肝脏微小转移瘤与小囊肿中有明显优势。扫描参数参照肝脏 CT 平扫。

3）低剂量扫描：对于多期相扫描，且病变范围大，病变组织与正常组织密度差别较大的组织，宜采用低剂量螺旋扫描，管电压 80kV，管电流 160~200mAs，矩阵 512×512，滤波函数 FC10，螺距 1.375∶1，FOV40~50cm（图 6-14）。

（2）胰腺 CT 增强扫描与 CTA 扫描：技术参数选择与扫描定位同“胰腺常规平扫”。

（3）泌尿系统 CT 增强扫描与 CTA 扫描

1）常规增强与 CTA 扫描：参照“泌尿系统 CT 平扫”。

2）能谱 CT：通过虚拟平扫技术，在减少平扫的同时降低了受检者辐射剂量，同时虚拟平扫具有很好的影像质量及准确的 CT 值。扫描参数参照“泌尿系统 CT 平扫”。

3）低剂量扫描：泌尿系统为大范围、多期相扫描，平扫及常规增强扫描宜选用低剂量螺旋扫描，其管电压为 80kV，管电流为 120~140mAs，矩阵 512×512，滤波函数 FC10，螺距为 1.375∶1，FOV 为 40~50cm（图 6-15）。

（4）胃 CT 增强扫描与 CTA 扫描：技术参数选择与扫描定位同“胃常规平扫”。

（5）小肠及结肠 CT 增强扫描与 CTA 扫描

1）常规增强与 CTA 扫描：参照“小肠及结肠 CT 平扫”。

2）低剂量扫描：小肠及结肠低剂量螺旋扫描管电压为 80kV，管电流为 120~150mAs，矩阵为 512×512，滤波函数为 FC10~FC20，螺距为 1.375∶1，FOV 为 40~50cm。

（6）上腹部 CT 增强扫描

1）常规 CT 增强扫描：参照“上腹部 CT 平扫”。

2）低剂量扫描：对于病变范围大，且病变组织与正常组织密度差别较大的组织，参照“肝脏低剂量扫描”，宜采用管电压 80kV，管电流 160~200mAs，矩阵 512×512，滤波函数 FC10，螺距 1.375∶1，FOV 为 40~50cm。

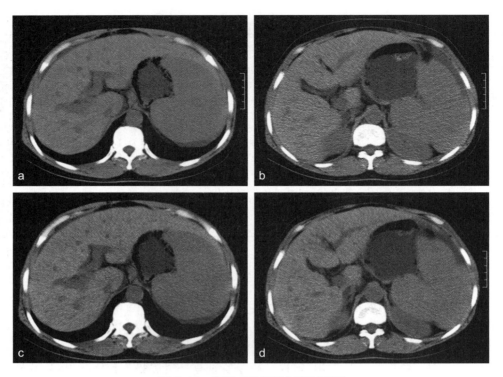

图6-14 肝脏CT扫描剂量对照图

a、b采用低剂量扫描,图像噪声加大,组织间对比度增加;c、d采用正常剂量扫描,图像噪声减小,组织间对比度降低。

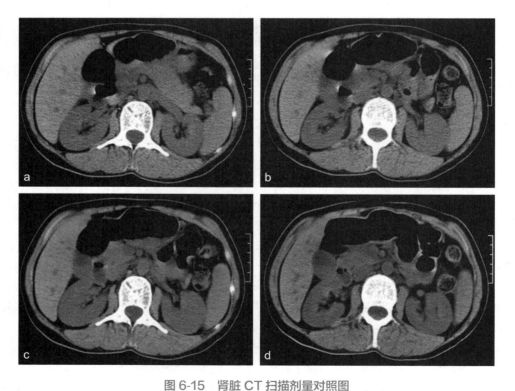

图6-15 肾脏CT扫描剂量对照图

a、b采用低剂量扫描,图像噪声加大,组织间对比度增加;c、d采用正常剂量扫描,图像噪声减小,组织间对比度降低。

（7）全腹部 CT 增强扫描

1）常规 CT 增强扫描：参照"全腹部 CT 平扫"。

2）虚拟平扫：双能量 CT 可以将碘对比剂直接从增强图像上减去，在全腹部 CT 增强扫描中有一定的应用，可用于鉴别肝脏或肾脏的肿瘤，分离一些含混不清的成分，如低密度脂肪成分、碘剂及检测肾结石等。具体扫描参数参照"全腹部 CT 平扫"。

3）低剂量扫描：对于全腹部大范围扫描，平扫及常规增强扫描均宜选用低剂量螺旋扫描，其管电压为 80kV，管电流为 120~140mAs，矩阵为 512×512，滤波函数为 FC10，大螺距（P）为 1.375：1，FOV 为 40~50cm。

（8）腹部血管 CT 成像

1）腹部血管 CT 成像参数选择见表 6-7。

表 6-7　腹部血管 CT 成像参数

项目	扫描类型	扫描范围	管电压/kV	管电流量/mAs	螺距	采集矩阵	扫描野（SFOV）/cm	采集层厚/mm	重建层厚/mm	重建间距/mm	显示矩阵	滤波函数	旋转时间/（s/r）	倾斜角度/°
腹部血管 CT 成像	螺旋扫描	第 11 胸椎上缘平面至髂内外动脉分叉以远水平；怀疑腹主动脉瘤拟行介入支架者，下延至股动脉上段；肾动脉 CTA 从肾上极到肾下极；肠系膜上动脉从第 11 胸椎上缘平面至髂前上棘平面	100~120	200~300	0.986：1~1.375：1	512×512，1 024×1 024	45	0.5~1.0	5	5	512×512，1 024×1 024	软组织	0.5~1.0	0

2）在腹部血管能谱成像中，单能量成像有助于提高信噪比，进一步降低噪声水平，比现行技术减少 36%~72%。在低千电子伏图像中提高血管中碘对比剂对比度，这样就可以降低对比剂注射速度和总量。扫描参数参照"腹部血管 CT 成像"。

3. 对比剂注射参数选用

（1）肝脏 CT 增强对比剂注射参数

1）常规增强扫描：①碘对比剂的浓度及用量：次等渗（300~370mgI/ml）非离子型对比剂，成人用量为 70~100ml（1.5~2.0ml/kg），加 30ml 生理盐水；儿童用量为 50~70ml（1.0~1.5ml/kg），加 30ml 生理盐水。②注射方式及速度：双筒或单筒高压注射器，静脉团注给药，3.0~3.5ml/s。③延迟时间：动脉期根据病情状态采用阈值法或经验法。阈值法阈值设置为 130~150Hu，监测平面为肝门平面对应的腹主动脉，感兴趣区（region of interest，ROI）为 35~55mm^2，诊断延迟时间为 5~7 秒；经验法从静脉团注对比剂到开始扫描时间为 18~25 秒，门脉期为 45~60 秒，平衡期为 90~120 秒。

2）CTA 扫描：①碘对比剂的浓度及用量：非离子型高浓度对比剂，一般选用 370mgI/ml，成人用量为 80~120ml（1.5~2.0ml/kg），加 30ml 生理盐水；儿童用量为 50~80ml（1.5~2.0ml/kg），加 30ml 生理盐水。②注射方式及速度：双筒高压注射器，静脉团注给药，3.5~4.5ml/s。③延迟时间：动脉期常采用智能血管追踪技术。阈值设置为140~160Hu,监测平面为肝门平面对应的腹主动脉,ROI 为 35~55mm²,诊断延迟时间为 4~6 秒。延迟时间经验法,动脉期 18~25 秒,门脉期为 45~60 秒,平衡期为 90~120 秒。

（2）胰腺 CT 增强对比剂注射参数

1）常规增强扫描:①碘对比剂的浓度及用量:非离子型对比剂,300~370mgI/ml,成人用量共 80~100ml（1.5~2.0ml/kg）,加 30ml 生理盐水;儿童用量为 1.0~1.5ml/kg,共 50~70ml,加 30ml 生理盐水。②注射方式及速度:双筒或单筒高压注射器,静脉团注给药,3.0~3.5ml/s。③延迟时间:动脉期采用阈值法或经验法。阈值法阈值设置为 130~140Hu,监测平面为腹腔干对应的腹主动脉,ROI 为 35~55mm²,诊断延迟时间为 5~7 秒;经验法从静脉团注对比剂到开始扫描时间为 25~35 秒,胰腺期为 50~60 秒,实质期为 120~140 秒。

2）CTA 扫描:①碘对比剂的浓度及用量:非离子型高浓度对比剂,一般选用 370mgI/ml,成人用量共 80~120ml（1.5~2.0ml/kg）,加 30ml 生理盐水;儿童用量为 1.5~2.0ml/kg,共 50~80ml,加 30ml 生理盐水。②注射方式及速度:双筒高压注射器,静脉团注给药,3.5~4.5ml/s。③延迟时间。动脉期常采用经验法或智能血管追踪技术,经验法扫描时间为注射对比剂后 25~30 秒,对比剂智能追踪法阈值设置为 130Hu,监测平面为腹腔干对应的腹主动脉,ROI 为 35~50mm²,诊断延迟时间为 3~5 秒;延迟时间经验法,动脉期 25~35 秒,胰腺期 50~60 秒,实质期 120~140 秒。

（3）泌尿系统 CT 增强对比剂注射参数

1）常规增强扫描:①对比剂的浓度及用量:非离子型对比剂,300~370mgI/ml,成人用量为 1.5~2.0ml/kg,共 80~100ml,加 30ml 生理盐水;儿童用量为 1.0~1.5ml/kg,共 50~70ml,加 30ml 生理盐水。②注射方式及速度:单筒或双筒高压注射器,静脉团注给药,3.0~3.5ml/s。③延迟时间:动脉期（肾皮质期）采用阈值法或经验法或智能血管追踪技术。阈值法阈值设置为 130~150Hu,监测平面为肾动脉对应的腹主动脉,ROI 为 35~55mm²,诊断延迟时间为 3~5 秒;经验法肾皮质期为 18~25 秒,肾髓质期为 90~120 秒,肾盂期为 150~180 秒。

2）CTA 扫描:①对比剂的浓度及用量:非离子性高浓度对比剂,一般选用 370mgI/ml,成人用量为 1.5~2.0ml/kg,共 80~120ml,加 30ml 生理盐水;儿童用量为 1.5~2.0ml/kg,共 60~80ml,加 30ml 生理盐水。②注射方式及速度:双筒高压注射器,静脉团注给药,3.5~4.0ml/s。③延迟时间:动脉期常采用经验法或智能血管追踪技术,经验法扫描时间为注射对比剂后 25~30 秒,对比剂智能追踪法阈值设置为 150Hu,监测平面为肾动脉对应的腹主动脉,ROI 为 35~50mm²,诊断延迟时间为 3~5 秒;经验法肾皮质期为 18~25 秒,肾髓质期为 90~120 秒,肾盂期为 150~180 秒。

（4）胃、小肠与结肠 CT 增强对比剂注射参数

1）常规增强扫描:①对比剂的浓度及用量:非离子型对比剂,300~370mgI/ml,成人用量为 1.5~2.0ml/kg,共 80~100ml,加生理盐水 30ml;儿童用量为 1.0~1.5ml/kg,共 50~70ml,加 30ml 生理盐水。②注射方式及速度:单筒或双筒高压注射器,静脉团注给药,3.0~3.5ml/s。③延迟时间:动脉期采用经验法或智能血管追踪技术。阈值法阈值设置为 160~180Hu,监测平面为肝门对应的腹主动脉,ROI 为 35~55mm²,诊断延迟时间为 5~6 秒;经验法动脉期为 30~35 秒,静脉期为 70~90 秒,延迟期为 120~150 秒。

2）CTA 扫描:①对比剂的浓度及用量:非离子型高浓度对比剂,一般选用 370mgI/ml,成人用量为 80~120ml（1.5~2.0ml/kg）,加 30ml 生理盐水;儿童用量为 60~80ml（1.5~2.0ml/kg）,加 30ml 生理盐水。②注射方式及速度:双筒高压注射器,静脉团注给药,3.5~4.0ml/s。③延迟时间:动脉期采用阈值法或经验法。阈值法阈值设置为 160~180Hu,监测平面为肝门对应的腹主动脉,ROI 为 40~55mm²,诊断延迟时间为 5~6 秒;经验法动脉期为 30~35 秒,静脉期为 70~90 秒,延迟期为 120~150 秒。

（5）上腹部 CT 增强扫描对比剂注射参数:①对比剂的浓度及用量:次等渗（300~370mgI/ml）

非离子型对比剂,成人用量为 70~100ml(1.5~2.0ml/kg),加 30ml 生理盐水;儿童用量为 50~70ml(1.0~1.5ml/kg),加 30ml 生理盐水。②注射方式及速度:双筒或单筒高压注射器,静脉团注给药,3.0~3.5ml/s。③延迟时间:动脉期根据病情状态采用经验法或智能血管追踪技术。阈值法阈值设置为 130~150Hu,监测平面为肝门平面对应的腹主动脉,ROI 为 35~55mm²,诊断延迟时间为 5~7 秒;经验法从静脉团注对比剂到开始扫描时间为 18~25 秒,门脉期为 45~60 秒,平衡期为 90~120 秒。

(6)全腹部 CT 增强扫描对比剂注射参数:①对比剂的浓度及用量:非离子型对比剂,300~370mgI/ml,成人用量为 1.5~2.0ml/kg,共 80~100ml,加生理盐水 30ml;儿童用量为 1.0~1.5ml/kg,共 50~70ml,加 30ml 生理盐水。②注射方式及速度:单筒或双筒高压注射器,静脉团注给药,3.0~3.5ml/s。③延迟时间:动脉期采用经验法或智能血管追踪技术。阈值法阈值设置为 160~180Hu,监测平面为肝门对应的腹主动脉,ROI 为 35~55mm²,诊断延迟时间为 5~6 秒;经验法胃动脉期为 30~35 秒,静脉期为 70~90 秒。

(7)腹部血管 CT 成像对比剂注射参数

1)对比剂的浓度及用量:非离子型高浓度对比剂,一般选用 370mgI/ml,用量为(扫描时间 +3~5 秒)× 团注速度,不超过 2.5ml/kg(婴幼儿用量不超过 2.0ml/kg),加 30ml 生理盐水。

2)注射方式及速度:单筒或双筒高压注射器,静脉团注给药,4.0~5.0ml/s,静脉留置针 18G 或 20G。

3)延迟时间:动脉期采用智能血管追踪技术(bolus tracking),ROI 为 40~55mm²,监测平面为降主动脉,阈值设置为 100~120Hu,自动触发扫描;经验法腹部动脉期为 30~35 秒,静脉期为 70~90 秒(图 6-16)。

- **测试团注**

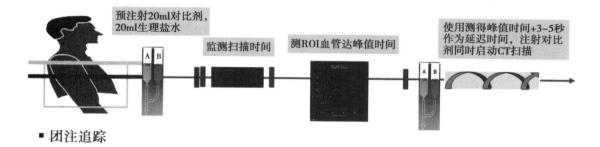

- **团注追踪**

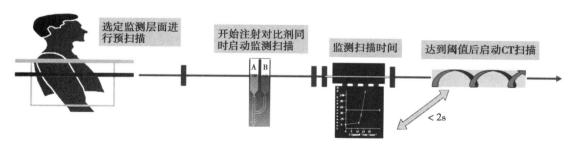

图 6-16 CTA 扫描流程示意图

(三)灌注成像

1. 体位 受检者一般选取仰卧位,双手举过头顶。扫描前的准备请参照"腹部 CT 增强检查",由于腹部 CT 灌注扫描的扫描时间较长,呼吸运动伪影会影响图像质量和参数的真实度,所以扫描前应认真训练受检者屏气。如不能长时间屏气,可扫描前训练受检者平静而浅慢地呼吸。扫描过程中需增加腹带,其目的是固定受检者腹部,限制受检者的腹式呼吸幅度。

2. 技术参数选择与扫描定位

（1）技术参数选择

1）肝脏血流灌注成像：轴位扫描，管电压80kV，管电流200mA，旋转时间1秒，探测器覆盖范围80mm，矩阵512×512，滤波函数FC10，延迟时间5秒，间隔时间1秒，总曝光时间26秒，每曝光一次产生16层图像，数据采集52秒，一共获得416层灌注图像。

2）胰腺血流灌注成像：轴位扫描，管电压80kV，管电流200mA，旋转时间1秒，探测器覆盖范围40mm，矩阵512×512，滤波函数FC10，延迟时间5秒，间隔时间1秒，总曝光时间26秒，每曝光一次产生8层图像，数据采集52秒，一共获得208层灌注图像。

3）泌尿系统血流灌注成像：轴位扫描，管电压80kV，管电流200mA，旋转时间1秒，探测器覆盖范围80mm，螺距0，矩阵512×512，滤波函数FC10，延迟时间5秒，间隔时间1秒，总曝光时间32秒，每曝光一次产生16层图像，数据采集64秒，一共获得512层灌注图像。

4）胃血流灌注成像：轴位扫描，管电压80kV，管电流200mA，采集层厚0.5mm×256，旋转时间1秒，探测器覆盖范围160mm，螺距0，矩阵512×512，滤波函数FC10，延迟时间5秒，间隔时间1秒，总曝光时间30秒，每曝光一次产生40层图像，数据采集60秒，一共获得1 200层灌注图像。

（2）扫描定位：参照"腹部增强扫描定位"。

3. 对比剂注射参数选用

（1）肝脏血流灌注对比剂注射参数：平扫确定肝脏扫描范围，以双筒高压注射器经肘静脉通道团注非离子型对比剂（370mgI/ml）50ml，注射速度5~6ml/s，随即以相同速度注射生理盐水15~20ml；灌注成像结束后再以3ml/s速度注射50~60ml对比剂，完成常规增强扫描。

（2）胰腺血流灌注对比剂注射参数：平扫确定胰腺扫描范围，以双筒高压注射器经肘静脉通道团注非离子型对比剂（370mgI/ml）50ml，注射速度5~7ml/s，随即以相同速度注射生理盐水20~30ml；灌注成像结束后再以3ml/s速度注射50~60ml对比剂，完成胰腺常规增强扫描。

（3）泌尿系统血流灌注对比剂注射参数：平扫确定肾脏扫描范围，以双筒高压注射器经肘静脉通道团注非离子型对比剂（370mgI/ml）50ml，注射速度5ml/s，随即以相同速度注射生理盐水15ml；灌注成像结束后再以3ml/s速度注射50~60ml对比剂，完成肾脏常规增强扫描。

（4）胃血流灌注对比剂注射参数：平扫确定胃扫描范围，以双筒高压注射器经肘静脉通道团注非离子型对比剂（370mgI/ml）50ml，注射速度5ml/s，随即以相同速度注射生理盐水15~20ml；灌注成像结束后再以3ml/s速度注射50~60ml对比剂，完成胃常规增强扫描。

三、图像处理

（一）窗口技术

1. 平扫检查 腹部平扫图像显示以软组织窗为主。

（1）肝脏CT平扫图像窗宽为200~250Hu，窗位为35~45Hu。病变组织与肝组织相近时，可适当调窄窗宽；反之，调大窗宽。

（2）胰腺CT平扫图像窗宽为250~280Hu，窗位为40~45Hu。若观察腹膜后神经丛或神经节是否受累，可调大窗宽。

（3）其他腹部CT平扫图像窗宽为300~450Hu，窗位为35~45Hu。

2. 增强扫描与CTA扫描

（1）肝脏CT增强扫描与CTA扫描：图像显示以软组织窗为主，增强图像窗宽为250~300Hu，窗位为40~50Hu。病变组织与肝组织相近时，可调窄窗宽；反之，调大窗宽。

（2）胰腺CT增强扫描与CTA扫描：图像显示以软组织窗为主，增强图像窗宽为250~300Hu，窗位为45~55Hu。若观察腹膜后神经丛或神经节是否受累，可调大窗宽。

（3）泌尿系统 CT 增强扫描与 CTA 扫描：图像显示以软组织窗为主，增强图像窗宽为 300~350Hu，窗位为 45~60Hu。

（4）胃 CT 增强扫描与 CTA 扫描：图像显示以软组织窗为主，增强图像窗宽为 300~350Hu，窗位为 50~60Hu。

（5）小肠及结肠 CT 增强与 CTA 扫描：图像显示以软组织窗为主，增强图像窗宽为 300~350Hu，窗位为 40~45Hu。如若观察小肠及结肠网膜、系膜及韧带血管，窗宽可进一步加大，窗位不变。

（6）腹部血管 CT 成像：图像显示以软组织窗为主，平扫图像窗宽为 250~300Hu，窗位为 40~55Hu，增强图像窗宽为 300~350Hu，窗位为 55~65Hu。

3. 灌注成像　CT 灌注伪彩图，包括血流量（blood flow，BF）、血容量（blood volume，BV）、表面通透性（permeability surface，PS）和平均通过时间（mean transit time，MTT）。

（二）图像重组

1. 平扫检查　将腹部平扫的原始数据，以采集层厚（0.5~1.0mm）50% 的重建间隔，进行软组织函数重建，其影像数据常以 MPR 等后处理重组。MPR 可以在任意平面显示腹部解剖结构，根据临床要求应追加提供矢状位和冠状位的重组图像。

2. 增强扫描与 CTA 扫描

（1）肝脏：将肝脏螺旋采集的动脉期或门脉期原始数据，以较薄的采集层厚（0.5~1mm），重叠 40%~50% 的重建间隔（0.3~0.5mm），软组织卷积核重建，其影像数据常以 MPR、CPR、VR 及 MIP 等后处理重组。MPR 及 CPR 为二维成像。MPR 能实时反映肝动脉及其分支或门静脉及其属支的空间构象或某一段血管壁及管腔情况。CPR 适用于走行复杂，不在同一平面的扭曲血管。VR 可以多方位立体显示肝血管的空间结构。MIP 利于增强血管的密度差显示，尤其是小血管（图 6-17）。

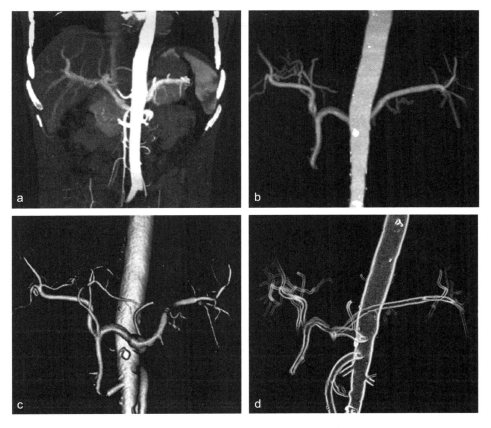

图 6-17　肝脏血管 CT 容积再现图像
a. MIP；b. MIP；c. VR；d. 血管透明化。

（2）胰腺：将胰腺螺旋采集的动脉期或胰腺期原始数据，以最小的采集层厚（0.5~1.0mm），重叠 40%~50% 的重建间隔（0.3~0.6mm），软组织函数 FC10 重建，其影像数据常以 MPR、CPR、VR 及 MIP 等后处理重组。对胰头动脉弓、胰体及胰尾等小血管，宜选用 MIP 及 VR 显示。

（3）泌尿系统：将肾脏螺旋采集的肾皮质期、肾髓质期或肾盂期原始数据，以采集层厚（0.5~1.0mm），重叠 40%~50% 的重建间隔，软组织卷积核重建，其影像数据常以 MPR、CPR、VR 及 MIP 等后处理重组。肾皮质期的 VR 及 MIP 后处理图像可以显示肠系膜上动脉与左肾静脉的关系，确定有无胡桃夹现象（左肾静脉受压综合征）。肾盂期 VR 及 MIP 后处理图像，能全方位地显示肾盂、输尿管及膀胱充盈和梗阻情况，价值可类似并替代静脉肾盂造影（IVP）检查（图 6-18）。

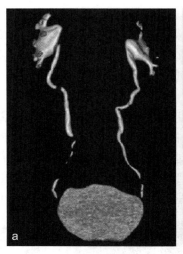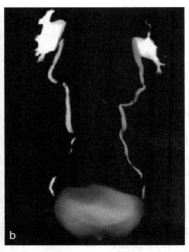

图 6-18　泌尿系统 CT 容积再现成像
a. VR；b. MIP。

（4）胃：将胃螺旋采集的动脉期或静脉期原始数据，以采集层厚（0.5~1.0mm），重叠 40%~50% 的重建间隔，软组织卷积核重建，其影像数据常以 MPR 及 VE 等后处理重组，MPR 可以任意平面显示胃壁有无增厚，VE 可以显示胃壁内表面情况。

（5）小肠及结肠：将小肠及结肠螺旋采集的动脉期或静脉期原始数据，以采集层厚（0.5~1.0mm），重叠 50% 的重建间隔，软组织函数重建，其影像数据常以 MPR 及 MIP 等后处理重组。MPR 可以任意平面显示小肠及结肠壁有无增厚、积气，系膜密度有无增高等。MIP 可以显示肠系膜上、下动脉有无狭窄、畸形以及动脉内有无血栓等（图 6-19）。

（6）腹部血管：采集腹部血管动脉期原始数据，以采集层厚（0.6~1.0mm），重叠 30%~40% 重建间隔，软组织卷积核重建。重组以 MPR、CPR、VR 及 MIP 为主（图 6-20）。MPR 可从不同角度观察病变，最大程度显示病灶；CPR 可对有管腔狭窄、支架植入的血管需进行曲面重组，以支架或狭窄区域血管为中心旋转；VR 技术可显示血管与周围组织和器官的关系，对于夹层可显示夹层累及的全程；MIP 技术可显示血管壁钙化、支架动脉情况、动脉瘤体与分支血管的关系及动脉瘤体血栓情况。

3. 灌注成像

（1）肝脏血流灌注成像：灌注影像数据传输至图像后处理工作站，应用灌注软件包（去卷积算法）处理数据。腹主动脉为输入动脉，门静脉或脾静脉为输出静脉，经灌注软件处理得到肝脏 CT 灌注伪彩图，确定组织 ROI。ROI 大小在 10~15mm^2。分别测量肝脏血流量（BF）、血容量（BV）、表面通透性（PS）和平均通过时间（MTT）（图 6-21）。

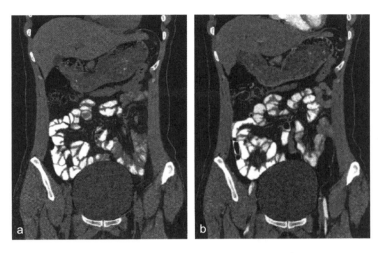

图 6-19　小肠、结肠 CT 多平面重组图像

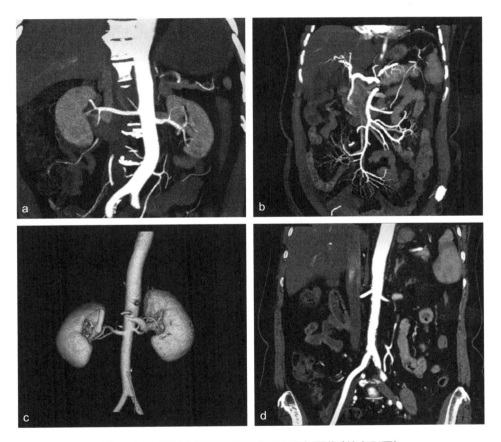

图 6-20　腹部血管 CT 造影多平面重组图像（数字彩图）

a. 肾动脉 MIP；b. 肠系膜动脉 MIP；c. 腹主动脉 VR；d. 腹主动脉 MPR。

（2）胰腺血管灌注成像：胰腺灌注后的影像数据传输到图像后处理工作站，使用灌注软件包（去卷积算法）处理数据。腹主动脉为输入动脉，门静脉或脾静脉为输出静脉，经软件处理得到胰腺 CT 灌注伪彩图，确定 ROI 大小在 5.0~7.0mm^2。分别多次测量胰腺血流量、血容量、表面通透性及平均通过时间，取其平均值为灌注参数值（图 6-22）。

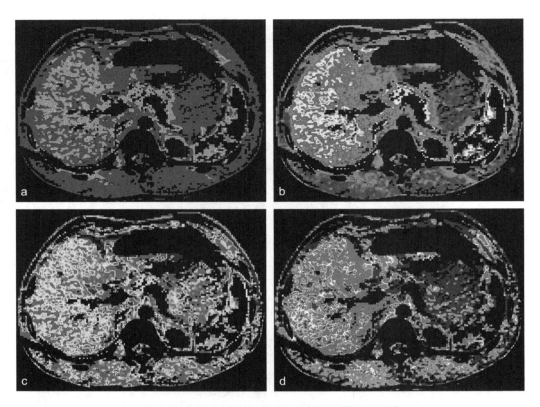

图 6-21　肝脏 CT 血流灌注成像技术（数字彩图）
a. 血流量；b. 血容量；c. 平均通过时间；d. 表面通透性。

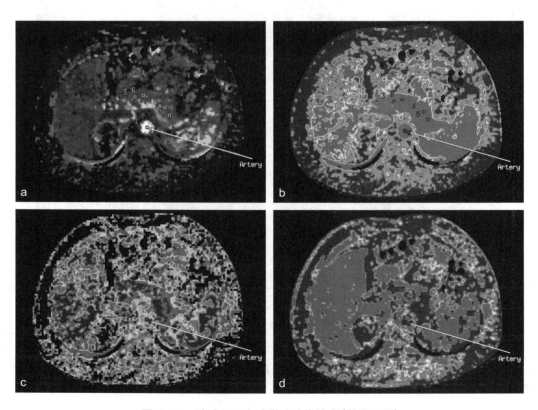

图 6-22　胰腺 CT 血流灌注成像技术（数字彩图）
a. 血流量；b. 血容量；c. 平均通过时间；d. 表面通透性。

（3）泌尿系统血流灌注成像：肾脏灌注后的影像数据传输到图像后处理工作站，使用灌注软件包（去卷积算法）处理数据。肾动脉为输入动脉，肾静脉为输出静脉，经软件处理得到肾脏 CT 灌注伪彩图，确定 ROI 大小在 6.0~9.0mm²。分别记录肾脏血流量、血容量、表面通透性及平均通过时间，多次测量，取其平均值为灌注参数值（图 6-23）。

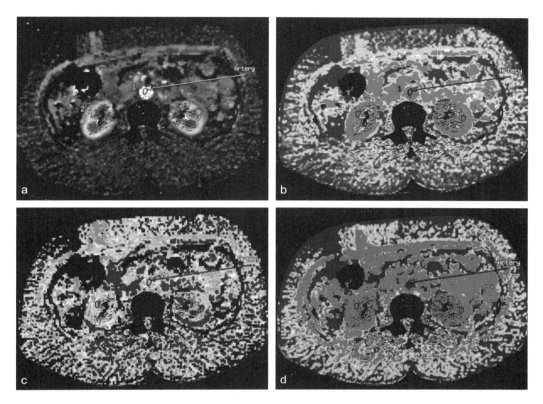

图 6-23　肾脏 CT 血流灌注成像技术（数字彩图）
a. 血流量；b. 血容量；c. 平均通过时间；d. 表面通透性。

（4）胃血流灌注成像：胃灌注后的影像数据传输到图像后处理工作站，使用灌注软件包（去卷积算法）处理数据。胃网膜右动脉为输入动脉，静脉为输出静脉，经软件处理得到胃 CT 灌注伪彩图，确定 ROI 大小在 1.0~2.0mm²。分别记录胃血流量、血容量、表面通透性及平均通过时间，多次测量，取其平均值为灌注参数值。

（三）排版打印

1. 平扫检查　常规图像采取软组织算法，依次摄取定位像、平扫的横断面图像。对于外伤或怀疑骨质破坏者，还需打印骨窗及 VR 图像。根据病变部位应追加打印矢状位和冠状位图像，必要时打印放大照相。

2. 增强扫描与 CTA 扫描　依次摄取定位像、平扫、增强的横断面图像及 MIP、VR 图像。MPR 包括横断面、冠状面及矢状面 5 幅，将血管旋转一周的 MIP 图 1 幅以及旋转血管一周的 VR（彩图）1 幅。

3. 灌注成像　依次摄取定位像、平扫和灌注伪彩图；必要时打印放大照相。

（王世威）

第二节　盆腔 CT 检查技术

一、适应证与相关准备

(一) 适应证

1. 盆骨病变　包括：盆骨的外伤，良、恶性肿瘤及肿瘤样病变，各种骨折；骨瘤、骨软骨瘤、骨髓瘤、转移瘤、骨肉瘤、尤因肉瘤等(图 6-24)。

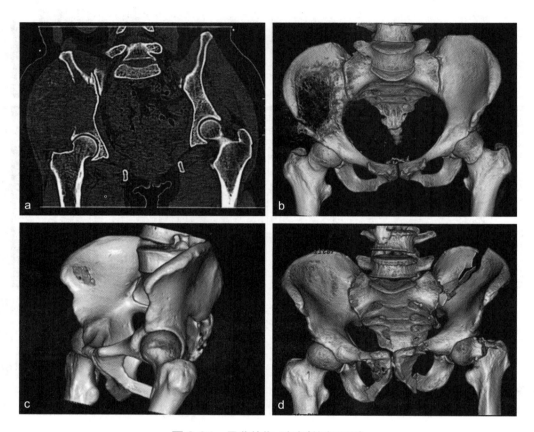

图 6-24　骨盆外伤、肿瘤(数字彩图)
a. 骨盆肿瘤 MPR；b、c. 骨盆肿瘤 VR；d. 骨盆骨折 VR。

2. 盆腔血管病变　包括髂血管及其分支的动脉粥样硬化、动静脉瘤、动脉夹层、动静脉畸形等。

3. 膀胱病变　包括膀胱炎，膀胱良、恶性肿瘤，膀胱结石等(图 6-25)。

4. 男性生殖系统病变　包括急性或慢性前列腺炎，前列腺增生，前列腺癌，睾丸附睾炎，睾丸良、恶性肿瘤等(图 6-26)。

5. 女性生殖系统病变　包括：子宫及其附件病变：急性或慢性盆腔炎，子宫肌瘤，子宫内膜癌，宫颈癌，卵巢囊肿，卵巢良、恶性肿瘤及畸胎瘤等(图 6-27)。

(二) 相关准备

1. 基本准备　见第三章第二节"CT 检查前准备"。

2. 检查前 1 周内禁服原子序数高或含重金属成分的药物，禁做消化道钡餐检查。

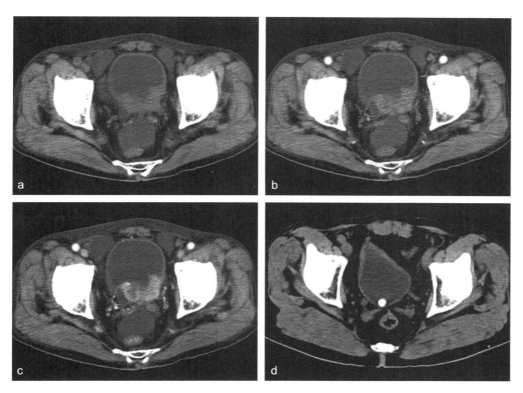

图 6-25 膀胱病变

a.膀胱肿瘤平扫;b.膀胱肿瘤动脉期;c.膀胱肿瘤静脉期;d.膀胱结石。

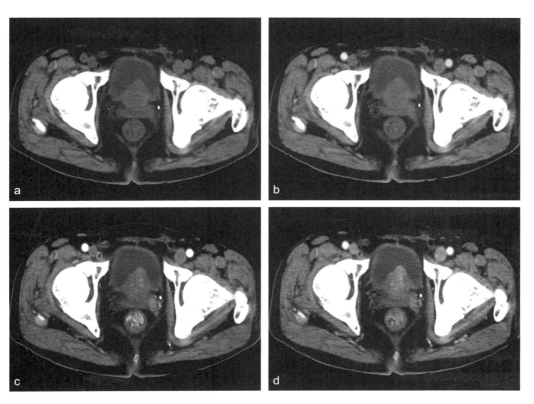

图 6-26 前列腺肿瘤

a.前列腺平扫;b.前列腺动脉期;c.前列腺静脉期;d.前列腺平衡期。

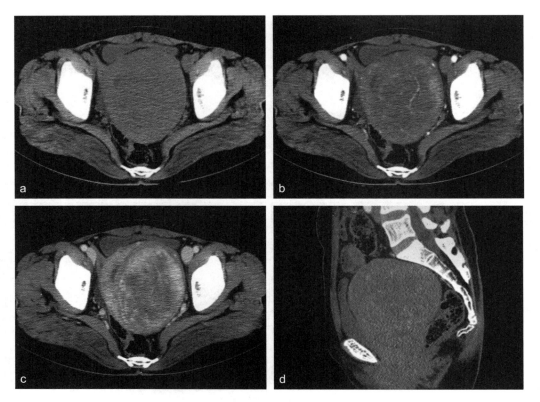

图 6-27 女性子宫肌瘤
a. 子宫平扫；b. 子宫动脉期；c. 子宫静脉期；d. 子宫矢状面 MPR。

3. 检查膀胱时，需禁食 3~4 小时，检查前大量饮水，以保持膀胱处于充盈状态，目的在于辨别膀胱与其他器官和病灶，减少膀胱和部分肠管的重叠。

4. 已婚女性受检者常规在妇科门诊放置阴道塞或纱布块（未婚、急症、阴道出血及阴道肿瘤等受检者除外），扩张的阴道有助于对宫颈的定位，以利于子宫颈及子宫病变的显示。

5. 对于临床怀疑有结肠、直肠病变者，先行灌肠术，然后注入 300~500ml 中性（水）或阴性（空气）对比剂保留灌肠。目的是使盆腔内的直肠和乙状结肠显影，与盆腔内的其他器官形成良好对比。

二、检查技术

（一）平扫检查

1. 体位 受检者仰卧位，头先进，两臂上举抱头，身体置于床面正中间，正面定位线对准人体正中矢状面，水平定位线对准人体腋中线（图 6-28）。

2. 技术参数选择与扫描定位 见表 6-8、图 6-29。

（二）增强检查

1. 体位 参照"盆腔 CT 平扫"。

2. 技术参数选择与扫描定位

（1）常规增强扫描：参照"盆腔 CT 平扫"。

（2）CTA：参照"盆腔 CT 平扫"。

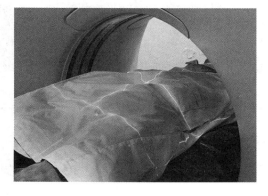

图 6-28 盆腔扫描定位示意图

表 6-8　盆腔常规平扫参数

项目	扫描类型	扫描范围	管电压/kV	管电流量/mAs	螺距	采集矩阵	扫描野（SFOV）/cm	采集层厚/mm	重建层厚/mm	重建间距/mm	显示矩阵	滤波函数	旋转时间/（s/r）	倾斜角度/°
盆腔常规平扫	螺旋扫描	双髂嵴上缘平面至耻骨下缘平面	120~140	200~300	0.986:1~1.375:1	512×512,1 024×1 024	90~120	0.5~1.0	5	5	512×512,1 024×1 024	软组织	0.5~1.0	0

（3）能谱 CT 的单能级成像中,低能级 40~70 单能级图像比 120keV 常规图像更能够提高血管及强化组织的对比度及图像质量,并且 70keV 单能级图像比 120keV 常规图像具有更优质的影像质量。此外,能谱 CT 的虚拟单能级成像中,低能级可提升组织间的对比度,继而提高肠道、子宫、前列腺及膀胱微小局灶性肿瘤的检出率,且借助多参数成像亦提升肿瘤 T 分期的准确度。此外,借助碘图、能谱曲线等工具基于转移淋巴结与原发灶的同源性,也可以提升 CT 诊断转移性淋巴结的灵敏度和特异度。

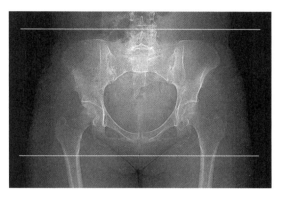

图 6-29　盆腔扫描定位像显示

（4）盆腔低剂量 CT 扫描技术:盆腔 CT 常需行多期扫描(平扫、动脉期、静脉期),受检者接受的辐射剂量会成倍增加。对盆腔实行低剂量 CT(LDCT)螺旋扫描非常必要。盆腔低剂量 CT 扫描降低辐射剂量的方法包括降低管电压、管电流、管电流与时间的乘积,使用自动管电流调制技术,迭代重建算法重建,增大螺距,减少扫描次数及扫描范围等。能谱 CT 虚拟平扫技术也为降低辐射剂量提供了一定价值。

在降低辐射剂量的同时又要保证良好的诊断图像质量,需注意:①熟悉盆腔相应的解剖关系,根据每个受检者的检查目的,精确确定扫描范围;②影响辐射剂量的参数有管电压、管电流、螺距、层厚、扫描范围、迭代重建方法等,利用 CT 不同的技术特点,根据每一个受检者 BMI 适当调整扫描参数,制订符合每个受检者的最佳低剂量扫描方案;③做好除受检部位外的辐射防护。

3.　对比剂注射参数选用

（1）常规增强扫描

1）对比剂的浓度及用量:非离子型对比剂 300~370mgI/ml,成人用量 1.5~2.0ml/kg,共 80~100ml,加生理盐水 30ml;儿童用量 1.5ml/kg,共 50~70ml。

2）注射方式及速度:使用双筒高压注射器,注射方法采用静脉团注法,留置针采用 18~20G,注射速度 2.5~3.0ml/s,儿童按照注药时间 20 秒计算速度。

3）延迟时间:盆腔检查一般行双期增强扫描。可以选用经验延迟法或实时血流检测法（bolus-tracking)。经验延迟法:开始注射对比剂后 35~40 秒行盆腔动脉期扫描,65~70 秒行静脉期扫描。实时血流检测法:设定监测平面为腹主动脉(左、右髂总动脉分叉上 2~3cm 处),阈值设置为 150~180Hu;达到阈值后自动触发动脉期延迟 12~17 秒,静脉期触发后延迟 42~57 秒。

（2）CTA 扫描

1）对比剂的浓度及用量:非离子型高浓度对比剂,推荐选用 370mgI/ml,用量为 1.5~2.0ml/kg,婴幼儿用量不超过 1.5ml/kg。

2）注射方式及速度:使用双筒高压注射器,注射方法采用静脉团注法,留置针采用 20~22G,

注射速度 4.0~4.5ml/s。

3）延迟时间：可通过三种方法确定扫描延迟时间：①经验延迟法。开始注射对比剂后 20~25 秒行盆腔动脉期扫描，65~70 秒行静脉期扫描。此外，心功能不全受检者不建议使用此方法。②小剂量同层扫描时间-曲线测定法（bolus test）。首先自肘正中静脉团注 15~20ml 小剂量对比剂，在左、右髂总动脉分叉 2~3cm 上腹主动脉水平进行同层动态扫描，采集其时间密度曲线（TD 曲线）来确定扫描开始时间。③智能血管追踪技术（bolus tracking）。监测平面为左、右髂总动脉分叉 2~3cm 上腹主动脉处，阈值设置为 100~120Hu，达到阈值后自动触发扫描；亦可将监测层面设定于髂内动脉，对比剂一进入即可手动触发扫描。

（三）灌注检查

CT 灌注成像（CTP）是一种能定性及定量分析肿瘤血供变化的功能学成像方法，通过分析动态增强图像计算组织的血流量（BF）、组织的血容量（BV）、平均通过时间（MTT）、表面通透性（PS）及灌注达峰时间（TTP）等，从而评价组织和器官的血流灌注状态，被用于诊断肿瘤和评估肿瘤靶向治疗后的反应。目前前列腺 CT 灌注成像在临床上通过反映前列腺血供的变化对诊治前列腺癌具有重要临床意义。

1. 扫描体位　参照"盆腔 CT 平扫"。

2. 技术参数选择与扫描定位

（1）常规剂量前列腺 CT 灌注成像：受检者先行盆腔平扫，扫描范围为膀胱、前列腺及精囊腺。平扫完成后根据平扫所示确定灌注扫描范围，即前列腺周围或病灶最大中心层。灌注扫描使用"CT perfusion"模式。注入对比剂后 4~6 秒开始灌注扫描，扫描参数为管电压 80kV，管电流 120~150mA，采集层厚 0.5mm×64，床保持不动，X 线管旋转时间 1 秒，矩阵 512×512，探测器扫描视野范围 40mm，灌注扫描方式为同层动态扫描，间隔时间 1 秒，总曝光时间 40 秒，每曝光一次产生 8 层图像，数据采集 80 秒，一共获得 320 层灌注图像。需要注意的是，灌注扫描的扫描时间较长，呼吸运动伪影会影响图像质量和参数的真实度，因此扫描前应认真训练受检者屏气，屏气时间最好达到 60~70 秒；如不能长时间屏气，扫描前可训练受检者平静而浅慢地呼吸；扫描过程中需增加腹带，其目的是固定受检者腹部，限制受检者的腹式呼吸幅度。

（2）低剂量前列腺 CT 灌注成像：CT 灌注成像需要对同一器官、组织进行多次扫描，如果说一次扫描产生一次辐射剂量，多次扫描就是每次扫描剂量的和。而前列腺属于敏感器官，倘若受检者受到严重辐射，盆腔中的睾丸组织及前列腺等对放射线存在高度敏感，则可能会发生精子畸变、染色体畸变等。研究证实前列腺 CT 灌注的辐射剂量很高，约 12~15mSv，因此在临床应用中受到一定限制。低剂量前列腺灌注扫描已成为医生与受检者的共同要求和期望，既能在降低辐射剂量的基础上满足临床诊断需求，又能提高前列腺部位较小病灶的检出率。

3. 对比剂注射参数选用　使用双筒高压注射器，采用 20~22G 留置针，从肘正中静脉以 ≥4ml/s 速度注入非离子型对比剂（370mgI/ml）50ml，随即以相同速度注射生理盐水 15ml；延迟 10 秒开始灌注扫描。对于注射速度的选择，由于不同品牌的 CT 机灌注成像使用的数学模型不同，其使用的灌注成像后处理软件也会不同，从而影响了注射速度的选择。主要有两种方法进行速度的选择：最大斜率法和去卷积法。

（1）最大斜率法：原理简单，使用也较为广泛。但它要求团注对比剂速度越快越好，越接近真实灌注情况。国外研究显示对比剂注射最高流速为 20ml/s，而国内 CT 灌注研究的注射速度多在 8~10ml/s，临床使用时较难达到这个速度。注射速度的提高会增加一些血管质量较差的受检者因注药而发生血管破裂的可能，即使是血管健康的受检者，过高的注射速度也会增加其不适感，因此现在常用流速一般为 4~6ml/s。

（2）去卷积法：原理较最大斜率法复杂，但其对比剂注射速度要求慢，可降低到 4ml/s。

三、图像处理

(一) 窗口技术

1. 平扫检查 盆腔 CT 平扫图像一般选用软组织窗显示。

(1) 子宫、前列腺及膀胱平扫图像建议窗宽为 300~350Hu,窗位为 30~35Hu。当病变组织与正常组织相近时,可适当调低窗位显示。

(2) 对于盆腔内乙状结肠或直肠等,观察肠管、肠腔时建议窗宽为 350~450Hu,窗位为 40~55Hu。

(3) 若有外伤、盆骨本身病变、盆腔病变紧邻盆骨等情形,应调节为骨窗,其窗宽为 1 200~1 500Hu,窗位为 500~700Hu。

(4) 若个体差异、扫描参数差异等导致图像灰白显示不佳,可通过调节窗宽、窗位保证良好的病变显示效果,突出病变部位。

2. 增强扫描与 CTA 扫描 盆腔 CT 增强图像显示以软组织窗为主。

(1) 子宫、前列腺及膀胱增强后图像建议窗宽为 400~450Hu,窗位为 35~40Hu。

(2) 观察盆腔内乙状结肠或直肠等肠管、肠腔状态时,增强图像建议为窗宽 400~500Hu,窗位为 40~55Hu。

(3) 盆腔血管 CTA 图像的显示以软组织窗为主,窗宽为 300~350Hu,窗位为 55~65Hu。

3. 灌注成像 前列腺 CT 灌注成像彩色灌注图包括血容量图、血流量图、平均通过时间图、表面通透性图。

(二) 图像重组

1. 平扫检查 将腹部平扫的原始数据,以采集层厚 0.5~1.0mm,50% 的重建间隔,软组织函数重建。对于外伤受检者,需另加骨窗重建,重建层厚为 1.0mm。目前常用于盆腔的三维重组技术有:多平面重组(MPR)、最大密度投影(MIP)、最小密度投影(minimum intensity projection,MinIP)、容积再现技术(VR)、仿真内镜技术(virtual endoscopy technique,VE)及表面阴影显示(shaded surface display,SSD)。

MPR 为盆腔 CT 首选的重建方法,可较好地显示肠管、子宫或前列腺、膀胱与肿瘤、炎性病变和血肿的解剖结构及毗邻关系。对于骨盆骨折,MPR 也可以详细显示骨折的部位、范围以及与周围解剖结构的关系。MIP 能够清晰显示血管走行、变异以及血管壁的改变,对微小血管及血管壁钙化的观察也具有一定优势。MinIP 主要用于密度较低的含气器官,对肠道的显示具有一定价值。VR 可三维呈现骨骼及脏器与肿瘤、血管的立体位置关系,也可显示血管表面状态。VE 可以较好地显示乙状结肠或直肠内壁,它可以通过伪彩色和明暗度的调节,观察空腔管腔内的情况,图像清晰,对腔内结果显示较优。SSD 运用透明化处理技术使重组出的图像具有 3D 立体效果,其空间立体感强,表面解剖关系清晰,有利于对空腔结构的显示、病灶的定位及周围关系的判读。

2. 增强扫描与 CTA 扫描

(1) 子宫、前列腺及膀胱:将子宫、前列腺或膀胱螺旋采集的动脉期或静脉期原始数据,以采集层厚 0.5~1.0mm,50% 的重建间隔,软组织函数重建,其影像数据常以 MPR 及 MIP 等后处理重组。MPR 可以在任意平面显示生殖器官或膀胱的形态,有利于准确判定病变的空间位置、大小、边缘、形状以及与周围血管的关系。

(2) 盆腔内结肠或直肠:将盆腔范围内结肠或直肠螺旋采集的动脉期或静脉期原始数据,以采集层厚 0.5~1.0mm,50% 的重建间隔,软组织函数重建,其影像数据常以 MPR 及 MIP 等后处理重组。MPR 可以任意平面显示结肠及直肠壁有无增厚、积气,系膜密度有无增高等,MIP 可以显示相关血管有无狭窄、畸形以及血管内有无血栓等。

(3) 盆腔血管:将盆腔血管动脉期或静脉期层厚 0.5~1.0mm 的原始数据传输至工作站进行重建,常规主要进行 MPR、MIP、VR 重组。盆腔大血管主要为主动脉的延续,包括髂血管及其分支,对重组获得的 CTA 图像进行多角度、多方位观察,以显示最优状态的血管。VR 及 MIP 在去骨时要尽量去干净,保证血管显示的质量。此外,根据临床诊断需要,对于局部细微病变可进行放大重建。

3. 灌注成像 前列腺 CT 灌注成像技术后处理的基本步骤是:首先将采集到的前列腺灌注原始数据传输到图像后处理工作站,使用灌注分析软件包获得感兴趣区动态时间密度曲线;再选择髂内动脉为输入动脉、髂内静脉为输出静脉,选择图像范围;经软件处理计算出血流量(BF)、血容量(BV)、表面通透性(PS)和平均通过时间(MTT)。根据色阶分别形成血容量图、血流量图、平均通过时间图、表面通透性图。ROI选择的标准:避开血管与组织边缘;尽量选择灌注最明显区域,尽可能包全病灶,若病灶较大,则选取多个同样大小的 ROI,合并计算,取其平均值(图 6-30)。

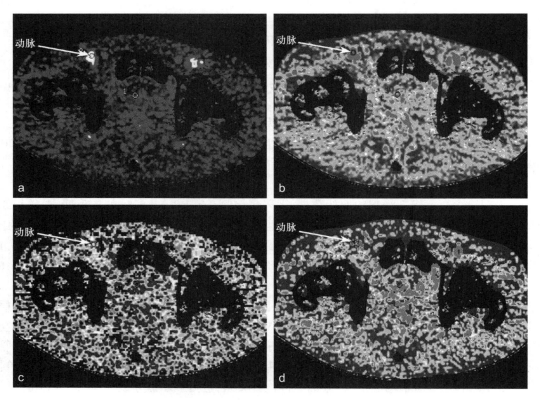

图 6-30　前列腺 CT 血流灌注成像技术(数字彩图)
a. 血流量;b. 血容量;c. 平均通过时间;d. 表面通透性。

(王世威)

第七章　脊柱、四肢骨关节 CT 检查技术

　　脊柱、四肢骨关节与血管 CT 检查主要有常规平扫、增强扫描及 CT 血管成像。由于各部位解剖结构各异，所以相对于其他部位的 CT 检查，图像的后处理非常重要，应选择合理的重建方法和方位。

第一节　脊柱 CT 检查技术

一、适应证与相关准备

（一）适应证

1. 外伤　包括脊柱（椎体及附件）有无挫伤、骨折，关节有无滑脱等（图 7-1、图 7-2 ）。

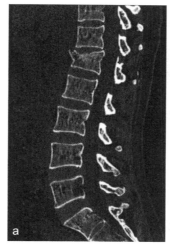
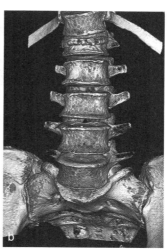

图 7-1　椎体压缩性骨折（数字彩图）
a. MPR 重建椎体矢状位；b. 椎体 VR。

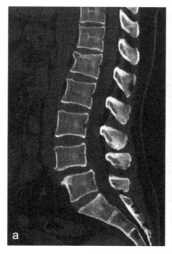
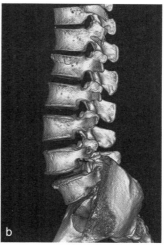

图 7-2　椎体滑脱（数字彩图）
a. MPR 重建椎体矢状位；b. 椎体 VR。

2. 椎间盘疾病　包括：脊柱及椎间盘退行性变；脊椎及附件骨质有无增生、硬化，椎间隙是否增宽或变窄；椎间盘有无真空现象，有无膨出、突出及脱出，以及椎间盘膨出、突出、脱出的分型（图 7-3）。

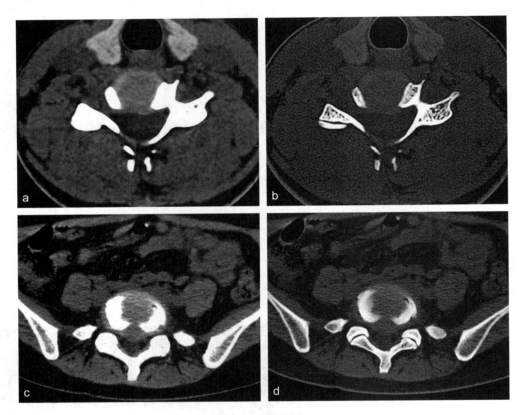

图 7-3　椎间盘突出

a. 颈椎间盘软组织窗；b. 颈椎间盘骨窗；c. 腰椎间盘软组织窗；d. 腰椎间盘骨窗。

3. 脊柱发育变异　脊柱有无弯曲，如先天性侧弯畸形、后凸畸形等。

4. 脊柱感染性疾病　包括特异性及非特异性感染，如脊柱化脓性感染、脊柱结核、强直性脊柱炎等（图 7-4）。

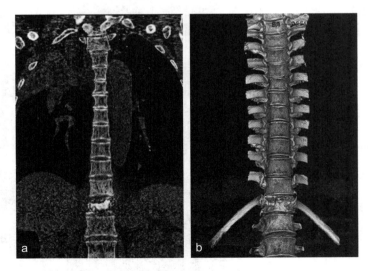

图 7-4　脊柱结核（数字彩图）

a. MPR 重建椎体冠状位；b. 椎体 VR。

5. 脊柱良、恶性肿瘤 有无椎体血管瘤、软骨瘤、骨髓瘤及转移性肿瘤等（图 7-5）。

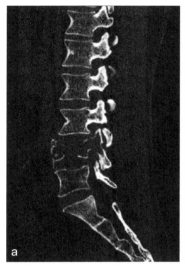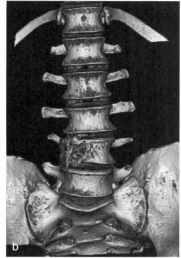

图 7-5 脊柱肿瘤（数字彩图）
a. MRP 重建椎体矢状位；b. 椎体 VR。

6. CT 引导下的介入疼痛治疗。

（二）相关准备

1. 基本准备 见第三章第二节"CT 检查前准备"。

2. 借助辅助棉垫、绷带及器材等固定体位。颈椎扫描时避免吞咽动作，腰椎扫描时双足屈曲。对不配合的受检者，可给予相应的镇静药物镇静。

二、检查技术

（一）平扫检查

1. 体位

（1）颈椎及椎间盘：仰卧位，头先进，标准人体解剖位，人体冠状及矢状面置于检查床及扫描机架定位线中心，两肩尽量下垂，下颌微仰，颈部两侧采用棉垫固定。

（2）胸椎及椎间盘：仰卧位，头先进，双手上举抱头，人体冠状及矢状面置于检查床及扫描机架定位线中心。

（3）腰椎及椎间盘：仰卧位，头先进，双手上举抱头，人体冠状及矢状面置于检查床及扫描机架定位线中心，双腿屈曲 35°~40° 并固定（图7-6）。

（4）骶椎：仰卧位，足先进，人体矢状面对准检查床中心，扫描机架中心水平线高于人体冠状面 3~5cm。

2. 技术参数选择与扫描定位

（1）技术参数：见表 7-1。

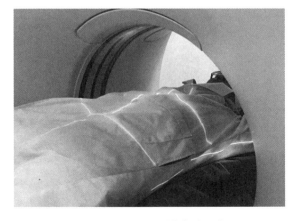

图 7-6 腰椎椎体扫描定位示意图

表 7-1　脊柱 CT 检查技术参数

项目	扫描类型	扫描范围	管电压/kV	管电流量/mAs	螺距	采集矩阵	扫描野(SFOV)/cm	采集层厚/mm	重建层厚/mm	重建间距/mm	显示矩阵	滤波函数	旋转时间/(s/r)	倾斜角度/°
脊柱CT检查	椎体选用螺旋扫描；椎间盘选用螺旋与非螺旋扫描(平行椎间隙轴位扫描)	颈椎:从鼻根平面至颈静脉切迹平面;胸椎:从颈静脉切迹平面与脐连线中点(第1腰椎)平面;腰椎:从剑突平面至耻骨联合上缘平面;骶椎:从脐与耻骨联合中点(第5腰椎)平面至尾椎下缘2~3cm平面	120~140	200~300	0.986:1~1.375:1	512×512, 1024×1024	120~150	0.5~1.0	椎体及附件为3~5;椎间盘为2~3	椎体及附件为3~5;椎间盘为2~3	512×512, 1024×1024	椎体及附件采用骨重建算法和软组织重建算法;椎间盘采用软组织重建算法	0.5~1.0	0~30

（2）扫描定位：常规采用正侧位定位像。各部位扫描定位像见图 7-7~图 7-9。

3. 注意事项

（1）外伤脊柱检查前务必了解外伤经过，仔细查体，小心移动摆位，防止检查过程的二次伤害及截瘫风险，特别是颈椎、胸椎及腰椎上段检查。

（2）对于侧弯及后凸畸形受检者，位置不易固定。为避免运动伪影，应尽量采用辅助设备让受检者处于舒适位置，必要时可采用侧卧位及俯卧位扫描。

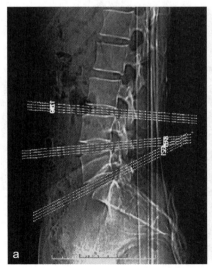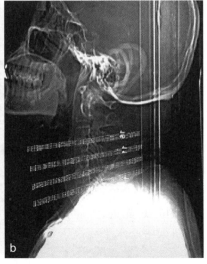

图 7-7　非螺旋扫描椎间盘定位像显示
a. 腰椎间盘；b. 颈椎间盘。

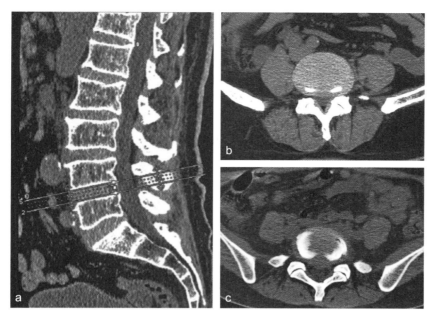

图 7-8　螺旋扫描椎间盘定位像显示
a. MRP 重建椎间盘定位像；b. 椎间盘软组织窗；c. 椎间盘骨窗。

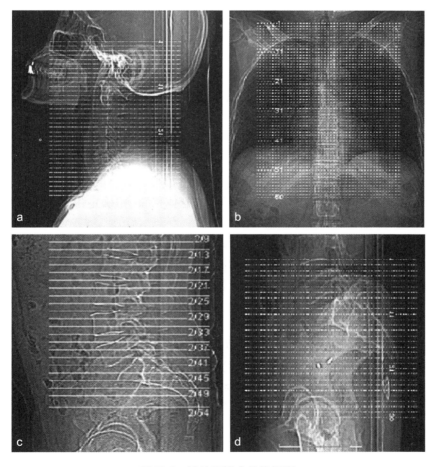

图 7-9　椎体扫描定位像显示
a. 颈椎；b. 胸椎；c. 腰椎；d. 骶椎。

（3）椎体螺旋扫描范围尽量包括一端具有特征或易于辨认的椎体，利于定位。

（4）椎间盘采用螺旋扫描方式重建，为降低噪声，增加密度分辨力，在辐射防护许可内，在螺旋扫描时适度增加管电流或扫描时间或减小螺距等。

（二）增强检查

1. 体位 同平扫。

2. 技术参数选择与扫描定位 同平扫。

3. 对比剂注射参数选用 对于脊柱外伤、退行性病变、椎间盘病变及脊柱发育变异等，一般平扫就行；对于脊柱及软组织感染、血管性病变及良、恶性肿瘤等，需要常规增强检查。

（1）对比剂的浓度及用量：非离子型对比剂，一般选用 300~370mgI/ml，成人用量为 2.0ml/kg（婴幼儿用量不超过 1.5ml/kg）。

（2）注射方式及速度：使用单筒或双筒高压注射器，静脉团注给药，2.5~3.5ml/s，静脉留置针 18G 或 20G。

（3）延迟时间：对于脊柱感染及良、恶性肿瘤等情况，开始注射对比剂后 40~45 秒扫描，静脉期为 60~90 秒，延迟期 90~120 秒。对于血管性病变，可采用团注追踪或测试团注扫描方式，团注追踪的阈值设置为 100~120Hu，监测层面选择脊柱病变所对应的供血动脉和静脉属支。

（4）螺距小于 1，管电压 120~140kV，管电流 250~350mAs。

三、图像处理

（一）窗口技术

1. 平扫检查 椎体及附件可采用骨窗和软组织窗显示，骨窗的窗宽为 1 200~1 500Hu，窗位为 500~700Hu，软组织的窗宽为 300~350Hu，窗位为 40~45Hu；椎间盘采用软组织窗显示，其窗宽为 250~300Hu，窗位为 35~40Hu。

2. 增强扫描 增强后椎体及附件的图像可采用骨窗和软组织窗显示。骨窗的窗宽为 1 200~1 500Hu，窗位为 500~700Hu，软组织的窗宽为 300~500Hu，窗位为 40~60Hu。

（二）图像重组

1. 平扫检查 将脊柱容积采集的原始数据，以 0.5~1.0mm 的重建层厚，50% 的重建间隔，骨、软组织函数分别重建，以 MPR、CPR、VR 及 MIP 等后处理分别重组。MPR 可显示脊柱冠状、矢状及任意斜面图像，显示病变周围关系，确定有无侧弯及后凸畸形等；CPR 可显示病变不在同一平面的毗邻及受侵关系；VR 可显示椎体及附件的立体构象，精确定位骨折及骨折片的对位对线关系，对手术方案的选择具有指导价值（图 7-10）。

2. 增强扫描 将采集到的动脉期或静脉期原始数据，以 0.5~1.0mm 的重建层厚，50% 的重建间隔，骨、软组织函数分别重建，以 MPR、CPR、VR 及 MIP 等后处理分别重组，重组出标准的横断位、冠状位、矢状位。冠状位、矢状位的层厚和间距为 3mm。MIP 亦可显示脊柱动静脉与病变情况以及有无动静脉畸形等。

3. 能谱 CT 去金属伪影 能谱 CT 能同时、同角度得到两种能量 X 线的采样数据，并根据这两种能量数据确定体素在 40~140keV 能量范围内的衰减系数，进一步得到 101 个单能量图像。这种相对纯净的单能量图像能够大大降低硬化伪影的影像并获得相对纯净的 CT 图像。这种技术在去除脊柱手术区金属伪影，优化对比结构的显示方面有较好的价值。

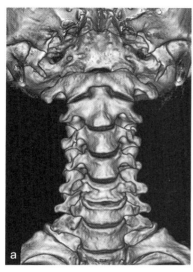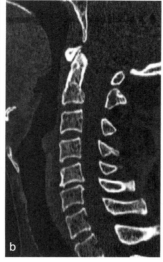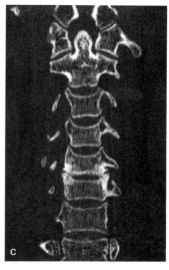

图 7-10　椎体 CT 多平面重组图像（数字彩图）
a. 椎体 VR；b. MPR 重建椎体矢状位；c. CPR 重建椎体冠状位。

（王世威）

第二节　四肢骨关节及软组织 CT 检查技术

一、适应证与相关准备

（一）适应证

1. 骨折　显示骨折碎片及移位情况，同时还能显示血肿、异物以及相邻组织的关系。

2. 骨肿瘤　通过平扫加增强可显示肿瘤病变的部位、形态、大小、范围及血供等情况，有助于对肿瘤进行定性诊断。

3. 其他骨病　如骨髓炎、骨结核、骨缺血性坏死等，CT 扫描可显示骨皮质和骨髓质的形态与密度的改变，同时可观察病变与周围组织的关系。

4. 各种软组织疾病　利用 CT 高密度分辨力和可采用对比剂增强检查的优势，确定软组织病变的部位、大小、形态及其与周围组织结构的关系。

5. 膝关节半月板损伤　如膝关节的 CT 扫描可显示半月板的形态、密度等，有助于对半月板损伤的诊断。

6. 四肢关节痛风结石的识别　确定痛风的发生，观察痛风的位置、大小、成分及与周围解剖结构的关系。

（二）相关准备

1. 基本准备　见第三章第二节"CT 检查前准备"。

2. 能谱扫描　尽量通过体位避开对侧关节对扫描的影响。

二、检查技术

（一）平扫检查

1. 体位　四肢骨关节的扫描体位通常为上肢选择头先进，下肢选择足先进。扫描四肢骨折占位时，以病变部位为中心，扫描范围应包括相邻的一个关节。

（1）双手、腕关节及尺、桡骨：扫描采用俯卧位，头先进，前臂向头侧伸直，手指并拢，掌心朝下并紧贴检查床面。

（2）双肩关节、胸锁关节、肘关节及肱骨：扫描采用仰卧位，头先进，双上肢自然平伸，置于身体两侧，双手掌心向上，被检查侧肢体尽可能置于床面中间。

（3）骨盆、双骶髂关节、髋关节及股骨：扫描采用仰卧位，双手抱头，头先进，足跟分开，足尖向内侧旋转并拢。

（4）双膝关节、踝关节及胫腓骨：扫描采用仰卧位，双手抱头，足先进，双下肢伸直，足尖向上，被检侧肢体置于床面中线处。

（5）双足：扫描采用仰卧或坐位，双下肢稍弯曲，双足平放于检查床面，足先进；双足同时检查时，两足之间略分开，并使足跟连线垂直于检查床中线；单侧足部检查时，被检侧足置于床面中线处。

2. 技术参数与扫描定位

（1）技术参数选择

1）常规扫描参数：见表7-2。

表 7-2　四肢骨关节及软组织 CT 扫描参数

扫描部位	扫描参数			
	管电压/kV	管电流/mA	层厚/mm	层间距/mm
双手	120	80~100	≤3	≤3
腕关节	120	80~100	2~3	2~3
尺桡骨	120	80~100	2~3	2~3
肘关节	120	100~200	2~3	2~3
肱骨	120	100~200	2~3	2~3
肩关节	120	200~300	3~5	3~5
骨盆	120	300~400	3~5	3~5
骶髂关节	120	300~400	3~5	3~5
髋关节	120	300~400	3~5	3~5
股骨	120	300~400	5	5
膝关节	120	300~400	5	5
膝关节半月板	120	300~400	1	1
胫腓骨	120	200~300	2	2
踝关节	120	200~300	2	2
双足	120	200~300	2	2

2）双能扫描参数：双能扫描的定位范围同上。

采用双源双能量技术时，管电压选择 140kV（X线管 A）和 80kV（X线管 B），管电流量选择 70mAs（140kV）和 3 800mAs（80kV），探测器组合为 64×0.625。

采用单源双层管电流技术时，双层光谱解析探测器可以将 X 线光子按照能量大小进行识别区分，从而分层接收高能和低能 X 线。

采用快速管电压切换技术时,X 线管不断切换高低管电压(80KV/140KV),在一圈扫描中完成双能量数据采集。

（2）扫描定位

1）定位像扫描:四肢关节的扫描均需扫描定位像,定位像应包含关节及相邻长骨,必要时正位加侧位定位像。在定位像上设定扫描范围,关节的扫描还应包括相邻长骨的近关节端,长骨的扫描也应包括相邻的关节。

2）扫描范围:见表 7-3。

表 7-3　四肢骨关节及软组织 CT 扫描范围

部位	扫描范围	部位	扫描范围
双手	自桡骨茎突至中指远节指骨	骶髂关节	骶髂关节上缘 1cm 至骶髂关节下缘 1cm
腕关节	自尺桡骨远端至掌骨体	髋关节	自髋臼上 2cm 至小转子平面
尺桡骨	自尺骨鹰嘴上缘至桡骨茎突下缘	股骨	自髋关节上缘至膝关节下缘
肘关节	自肱骨远端至尺桡骨近端	膝关节	自髌骨上 5cm 至胫骨平台下 5cm
肱骨	自肩峰至肱骨远端	胫腓骨	自膝关节上缘至踝关节下缘
肩关节	自肩峰至肩胛下缘	踝关节	自胫腓骨远端至距骨中段
骨盆	自髂嵴至小转子平面	双足	自足趾远端至跟骨

（二）增强检查

1. 体位　同平扫。

2. 技术参数与扫描定位

（1）扫描参数:动脉期扫描延迟时间为 25~35 秒,实质期扫描延迟时间为 60~70 秒。骨关节及软组织的增强扫描,主要是了解肿瘤病变的血供情况以及周围血管动脉瘤的位置和形态,还可以显示骨骼、肌肉内肿块与邻近动静脉血管的关系。

（2）扫描定位:见表 7-4。

3. 对比剂注射参数选用　增强扫描常规用静脉内团注法,对比剂用量为 60~80ml,流速为 2.0~3.0ml/s。

三、图像处理

（一）窗口技术

四肢骨关节及软组织的窗宽、窗位应包括骨窗和软组织窗,根据扫描部位的不同和病变的情况选择合适的窗宽、窗位。软组织窗窗宽 200~400Hu,窗位 40~50Hu;骨窗窗宽 1 000~1 500Hu,窗位 300~400Hu。

1. 双手、腕关节、尺桡骨、肘关节、肱骨、肩关节、双足等软组织窗窗宽 200~400Hu,窗位 20~40Hu;骨窗窗宽 2 000~3 000Hu,窗位 100~400Hu。

2. 骨盆、骶髂关节、髋关节、股骨、膝关节、胫腓骨、踝关节软组织窗窗宽 300~500Hu,窗位 30~60Hu;骨窗窗宽 2 000~3 000Hu,窗位 200~500Hu。

（二）图像重组

1. 后重建原则

（1）利用 MPR、CPR 及 VR/SSD 能清晰、直观、多方位、多角度地显示骨折的形态及脱位情况。

（2）在微小骨折中,以 MPR、MIP 重建为主,VR 为辅。

（3）肿瘤等原因引起的骨质破坏中，可利用增强的薄层图像 MPR 重建，通过横断位、冠状位、矢状位甚至任意斜面显示肿瘤和关节、血管的关系。

（4）术前可用 MPR 重建二维斜冠状、斜矢状平面及进行 SSD/VR 图像的骨骼畸形、受损程度评估，为假体或内固定植入提供依据。术后薄层 MIP 重建冠状、矢状等任意二维平面，CPR 及 3D MIP、VR 图显示假体或内固定结构，为术后效果评价提供依据。

2. 常规多平面重组

（1）双手、腕关节横断位 3mm 重建，冠状位 2mm 重建。

（2）尺桡骨、肘关节、肱骨、踝关节、双足横断位 5mm 重建，冠状位 2mm 重建。

（3）肩关节、骨盆、骶髂关节、髋关节、股骨、膝关节、胫腓骨横断位 5mm 重建，冠状位 3mm 重建。

3. 常规三维图像重组　四肢骨关节的检查通常需要进行三维图像重组，因为这项检查的对象多数为外伤或肿瘤受检者，三维图像重组有利于显示病变的全貌，可以帮助诊断医生和临床医生对病变区建立良好的空间关系（图 7-11~图 7-17）。

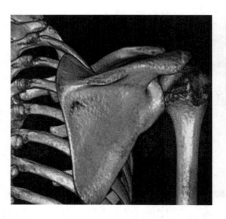

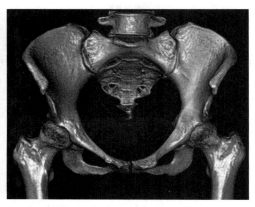

图 7-11　肩关节三维重组图（数字彩图）　　　图 7-12　髋关节三维重组图（数字彩图）

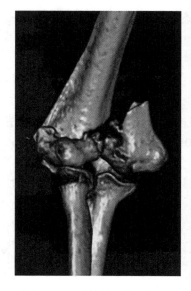

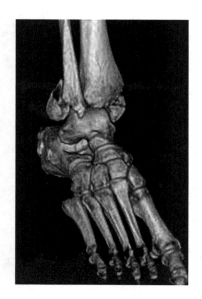

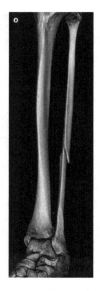

图 7-13　肘关节三维重组图
（数字彩图）
右侧肱骨髁上及髁间骨折。

图 7-14　踝关节三维重组图
（数字彩图）
右侧内、外踝粉碎性骨折。

图 7-15　左胫腓骨三维重组图
（数字彩图）
左侧腓骨中段粉碎性骨折。

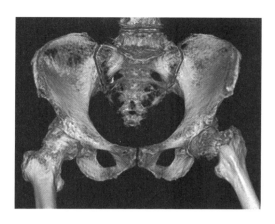

图 7-16　骨盆三维重组图（数字彩图）
左股骨颈骨皮质断裂，断端明显错位。

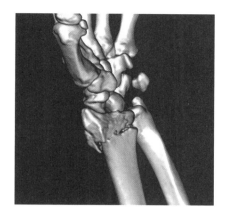

图 7-17　腕关节三维重组图（数字彩图）
左桡骨 Colles 骨折。

4. 能谱图像重组

（1）痛风结节双能量图像重建：将获得的不同电压及平均加权 120kV 图像传输至工作站，其中 MPR 横断位、冠状位、矢状位的常规处理用 120kV 的图像。用痛风分析软件分别显示骨组织、尿酸盐结晶、骨小梁/碘密度。通过 MPR 横断位、冠状位及矢状位重建的伪彩图结合 VR 三维显示，直观显示痛风结晶的大小、位置和骨质侵犯关系（图 7-18）。

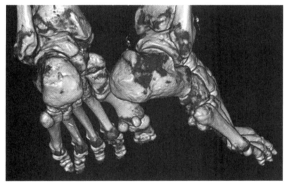
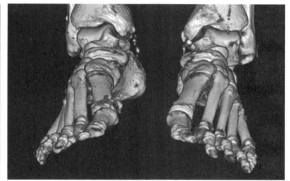

图 7-18　双能量痛风 VR 图（数字彩图）

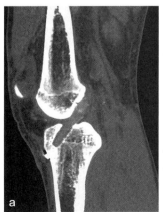
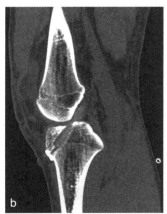

图 7-19　双能量去伪影
a. 80kV；b. 150kV。

（2）金属植入物伪影去除图像重建：针对不同部位，通过调整选择不同能谱值（keV）进行减影处理，得到不同质量的图像；选择高能谱值时，金属伪影去除较好，组织结构清晰，图像质量较好。一般而言，对于金属内固定，70kV 以上即可提供较好的图像质量，而外固定则需要选择 130kV（图 7-19）。

（吴波）

第三节　下肢动脉和静脉 CT 血管造影检查

一、适应证与相关准备

（一）适应证

1. 动脉疾病　包括动脉瘤（真/假性）、动脉血栓、粥样硬化闭塞症（糖尿病足）等。

2. 静脉疾病　包括深静脉血栓、单纯下肢静脉曲张、髂静脉压迫综合征。

3. 创伤性疾病　包括血管壁切伤、撕裂及损伤后病变，如动脉血栓形成、假性动脉瘤、损伤性动静脉瘘。

4. 存在溃疡或坏疽或显著跛行症状时的显著缺血评估。

5. 其他疾病　包括先天性疾病、肿瘤及肿瘤累及。

（二）相关准备

1. 基本准备　见第三章第二节"CT 检查前准备"。

2. 检查前预先建立静脉通道　单侧下肢静脉血管造影时，患侧下肢足背静脉给药；双下肢静脉血管造影时，上肢肘正中静脉给药。

3. 在动力注射之前，应测试并用盐水冲洗注射部位，以找到正确的注射点并降低溢出风险。

二、检查技术

（一）下肢 CTA 检查技术

1. 体位　检查者仰卧，足先进，双上肢上举，置于头部两侧或置于体部两侧，身体置于检查床面正中，双下肢需并拢，并保持对称。

2. 扫描参数与扫描定位

（1）定位像扫描：建议采用双定位像。侧位定位像，头侧至足侧扫描；正位定位像，足侧至头侧扫描。

（2）扫描范围：从髂动脉分叉（从第 3 腰椎开始）以上到足趾远端，根据临床适应证，扫描范围可以扩大到包括腹主动脉。

（3）扫描参数：采用螺旋扫描，标准算法；管电压 100~120kV，管电流采用智能管电流技术，层厚 0.6~1.0mm，螺距 0.5~1.0。通过设置 X 线管的旋转时间及扫描螺距，将曝光时间控制在 20~25 秒，可按照浏览及排版打印需求重建不同厚层图像。也可采用双能模式扫描，管电压组合选择 80kV/140kV 或 100kV/140kV。

（4）扫描方法

1）经验法扫描：延迟扫描时间的经验值为 30~35 秒。

2）智能血管追踪法：通常建议监测层面选择腹主动脉髂动脉分叉以上层面，监测区域选择腹主动脉，设阈值为 100~150Hu，扫描启动延迟时间选 7~10 秒，扫描方向为头侧至足侧，必须沿目标血管的血流方向进行扫描。

3）小剂量同层扫描时间-曲线测定法（bolus test）：自肘静脉以 20ml 小剂量注射碘对比剂，在腘动脉水平进行同层动态扫描，测量腘动脉的时间密度曲线。曲线峰值时间即为扫描延迟时间。对于循环障碍的受检者，此方法可以有效探测出强化时间，但测量花费的检查时间长，如果受检者同时出现腘动脉栓塞，就无法计算出扫描延迟时间。

3. 对比剂注射参数选用　对比剂注射方案：①选择肘正中静脉进行静脉团注，对比剂浓度 300~370mgI/ml，总量为 80~100ml。②双筒注射可使用双流速对比剂方案。20ml 生理盐水用于试注射,不建议注入对比剂后使用生理盐水对手臂静脉血管进行冲刷,因为扫描范围内没有静脉对比剂的影响。通常使用对比剂推注,即双流速的方法。第一期 3.0~5.0ml/s 注射对比剂 60ml,第二期 2.0~3.0ml/s 注射对比剂 30~40ml,这样既能保证长时间扫描在下肢远端对比剂的团注效果,又能有效地控制对比剂使用的总量。

（二）下肢 CTV 检查技术

1. 体位　与下肢动脉检查相同;需要注意的是下肢静脉的静脉通道需在双侧足背静脉穿入留置针,需于踝或膝水平用压脉带绑扎浅静脉,以阻断浅静脉直接汇流。有双能功能的 CT 可使用双能量法扫描,与单能 CTA 检查相比,双能量 CTA 可以自动、可重现的方式去除复杂的骨结构和骨髓,并能够从骨结构的血管（和钙化斑块）中将碘体素分离出来,以改进钙化和管腔的显示效果。

2. 扫描参数与扫描定位　管电压设置为 100~120kV,有效管电流量为 60~300mAs 或使用自动管电流调制技术。转速为 0.25~0.58s/r,螺距为 0.5~1.0。采集方式为容积采集,采集层厚为 0.6~1mm,常规重建 0.50~1.25mm 薄层图像传输至工作站备用。具体扫描参数根据 CT 机型和受检者自身情况及临床检查目的决定,保证容积 CT 剂量指数在 5~6mGy。也可采用双能模式扫描,管电压组合可选择 80kV/140kV 或 100kV/140kV。

3. 对比剂注射参数选用　间接法下肢静脉造影可同时完成双下肢静脉造影,经上肢静脉注射对比剂,对比剂浓度为 300~400mgI/ml,注射速度为 3.0~4.5ml/s,对比剂用量 120~150ml,注药后 150~180 秒开始扫描。

直接法下肢静脉造影仅用于单侧下肢静脉造影,经足背静脉给药。为避免对比剂浓度过大造成血管伪影,对比剂浓度为 350~400mgI/ml,将对比剂与生理盐水按比例 1∶4~1∶6 进行混匀,对比剂 + 盐水总量为 100ml,注射速度为 1.5~2.5ml/min,或混流法双管同时注射。扫描启动时间 = 注射总时间 – 曝光时间(定位像范围自动匹配)。

三、图像处理

1. 后重建原则

（1）上下肢动脉血管狭窄及闭塞:利用 MPR、CPR 及 VR/SSD 能清晰、直观、多方位、多角度地显示病变节段范围、狭窄程度、侧支血管,并可对斑块成分进行分析(图 7-20、图 7-21)。

（2）上下肢动脉瘤:明确动脉瘤形态和特征,如真性或假性动脉瘤、夹层动脉瘤;动脉瘤位置、大小、数量和范围;动脉瘤腔、瘤壁和瘤周情况;动脉瘤部位和主要分支关系;有无并发症。

（3）动脉损伤性疾病:明确动脉血管有无损伤;动脉损伤部位及范围;侧支循环开放情况。

（4）动静脉瘘:明确病灶的位置、数目、大小;明确动脉的数目、血管直径;显示周围组织受累情况。

（5）自体动静脉瘘:后处理需提供吻合口情况、有无狭窄及血栓形成、显示流入动脉及流出静脉;明确流出静脉有无瘤样扩张或血栓。

（6）下肢深静脉病变:观察下肢静脉,深静脉血栓范围及形态,浅静脉曲张,深浅静脉交通支开放状态及侧支循环建立情况。

2. 后重建描述　以动静脉瘘为例进行描述。

（1）寻找病变处:在横断面薄层图像上逐层寻找病变的位置,采用 MIP 重建的方式显示瘘口(图 7-22、图 7-23),一般层厚为 3~8mm。

（2）病变全程显示:在 MIP 图像的基础上以病变为中心进行旋转,显示病变全程,一般层厚为 3~8mm。同时采用 VR 旋转显示病变,带骨可显示解剖定位,去骨可显示病变,避免遮挡,并且对于周围图像可采用 MPR、CPR 或 VR 显示吻合口狭窄情况。

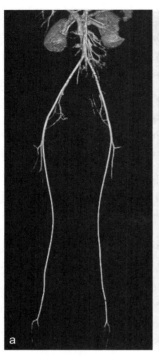
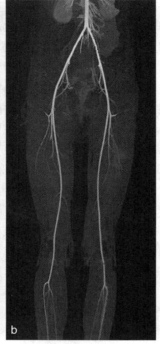
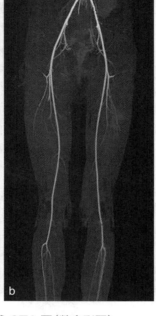
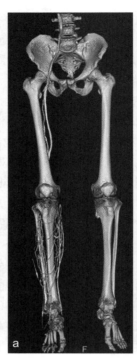
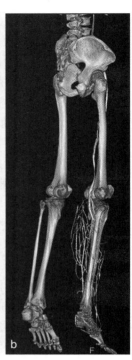

图 7-20　双下肢动脉 CTA 图（数字彩图）
a. 去除骨骼的 VR 图；b. MIP 图。

图 7-21　右下肢静脉 CTV 图（数字彩图）
保留骨骼的 VR 图。

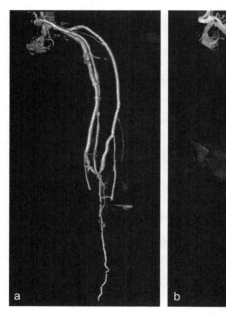
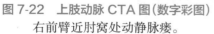
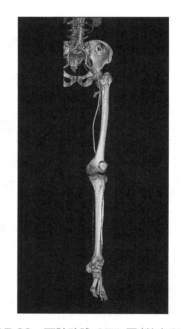

图 7-22　上肢动脉 CTA 图（数字彩图）
右前臂近肘窝处动静脉瘘。

图 7-23　下肢动脉 CTA 图（数字彩图）
左侧股动脉起始部动静脉瘘伴假性动脉瘤。

（3）血管显示：可以在 MIP 图像上以吻合口为中心旋转，采用 MPR、CPR 显示吻合情况，并以 VR 显示分支情况。

（4）病变狭窄程度测量：在轴位图像上针对存在狭窄并伴有畸形的血管，测量其血栓或者吻合口的直径。

（吴波）

第八章 图像质量控制与融合 CT 成像技术

本章主要介绍了 CT 图像评价指标与图像质量、CT 设备对图像质量的影响,以及融合 CT 成像技术。CT 图像质量的好坏直接关系着影像诊断对病变定性、定位的准确性。图像质量的影响因素很多,参数之间相互影响、相互关联,合理掌握图像质量的控制方法,可为诊断提供丰富的影像信息。

第一节 CT 图像评价指标与图像质量

一、CT 图像评价指标

（一）扫描重建时间与周期

1. 扫描时间（scanning time） 是指完成一次 X 线数据采集所持续的时间,即扫描每一层面时,所需的 X 线曝光时间。螺旋 CT 机的扫描时间是指在 X 线发生的过程中,扫描架旋转 360° 的时间,即 X 线穿透辐射从开始到结束所需的时间。穿透辐射至少要保证重建一幅图像的透射剂量,并保证 CT 设备能提供良好的图像质量,因此扫描时间是评价 CT 机性能的主要技术指标。

2. 重建时间（reconstruction time） 是指阵列处理器（array processor，AP）在主控计算机的控制下,将原始数据重建成显示数据矩阵所需要的时间,也就是扫描完毕到图像显示在监视器上的时间。重建时间与重建矩阵、阵列处理器的运算速度和内存容量有关。一般重建矩阵越大,阵列处理器运算速度越快,内存容量越大,重建时间就越短;反之就越长。重建时间缩短,除提高扫描效率外,还可以不断修正和补充扫描计划。

3. 扫描周期（scanning cycle） 是指从第一层面扫描开始到下一层面扫描开始的最短时间间隔,它是评价一台常规 CT 机的重要指标之一。通过观察扫描周期,可间接评估 X 线管的质量和计算机的运算速度。周期时间（cycle time）是指对组织的某一层面扫描开始,经重建到图像的显示,直至摄影完毕的全过程所花费的时间。早期 CT 扫描中的周期时间是指扫描时间和图像重建时间之和,目前各类 CT 机都有并行的处理功能,即主控计算机和阵列处理器同时工作。因此,边扫描边重建,前一层重建尚未结束,后一层扫描又开始,扫描周期时间明显缩短。

（二）空间分辨力

CT 图像的空间分辨力又称高对比分辨力,是指在高对比度的情况下,密度分辨力大于 10% 时,图像对组织结构空间大小的鉴别能力,即影像中对细微结构的分辨能力。它是 CT 机的主要技术指标之一。图像的空间分辨力主要取决于探测器孔径的宽度、探测器单元的孔径及间距、X 线焦点的尺寸和卷积滤波函数,同时也与被检物的吸收系数的差别和像素的大小有关。

（三）密度分辨力

密度分辨力是物体与匀质环境的 X 线线性衰减系数差别的相对值小于 1% 时,CT 图像能分辨物体微小差别的能力,是 CT 机的一项重要的技术指标。密度分辨力是由相应 CT 成像装置的噪声状况决定的,由于其受噪声的限制,所以常用噪声的标准偏差来表示。CT 的密度分辨力越高,说明系统区分不同密度物体的能力越好。

（四）时间分辨力

时间分辨力是指获取影像重建所需要扫描数据的采样时间。取决于机架旋转时间，并与数据采样和重建方式有关。

（五）图像噪声

图像噪声（imaging noise）是指在均匀物质的影像中，给定区域的各 CT 值对其平均值变化的量，其量值用给定区域 CT 值的标准偏差来表示，分为扫描噪声和组织噪声。扫描噪声是 X 线穿过人体组织后到达探测器的 X 光子数量不足，光子在矩阵内各像素上的分布不均匀所致，又称量子噪声；组织噪声是由各种组织平均 CT 值的差异所致，即同一组织的 CT 值常在一定范围内变化，而不同的组织也可以具有相同的 CT 值。

图像噪声的表现为图像的均匀性差，呈颗粒性，密度分辨力明显下降。在 CT 成像过程中，有许多数值变换和处理过程会形成图像的噪声，影响图像质量。其主要来源有四个方面：一是探测器方面，它包括 X 线的量、探测器的灵敏度、像素的大小和准直器的宽度；二是系统元件方面，如电子线路元件和机械振动因素；三是图像重建方法；四是 X 线散射线。

（六）部分容积效应

部分容积效应（partial volume effect）是指在同一扫描层面内，含有两种或两种以上不同密度的组织时，所测得的 CT 值是它们的平均值，它不能如实反映其中任何一种组织本身的 CT 值。部分容积效应对图像的影响一般是条形、环形大片干扰伪影。周围间隙现象是指在同一扫描层面上，与层面垂直的两种密度不同的相邻组织，其边缘部的 CT 值也不能真实地反映其本身组织的 CT 值，是部分容积效应的一种特殊现象。减少部分容积效应的方法：①采用薄层扫描；②测量 CT 值感兴趣区要小，尽可能放置于病灶中心。

（七）辐射剂量

辐射剂量（radiation dose）指在 X 线扫描过程中，扫描被检体所使用的 X 线的剂量。CT 中使用的剂量学参量包括：CT 剂量指数（CT dose index，CTDI）、加权剂量指数（CTDIW）、容积剂量指数（CTDI vol）、剂量长度乘积（dose length product，DLP）和有效剂量（effective dose，ED）。

辐射剂量作为 CT 机的一项重要的技术指标，它反映的是 X 线的强度和硬度。增大 X 线的剂量可以减少图像的噪声，但受 X 线防护原则的限制，受检者在接受 X 线的剂量时存在着一个安全标准，不能无限制地增加剂量。

影响辐射剂量的主要成像参数：①管电压；②管电流；③扫描层厚；④准直器宽度；⑤螺距。

（八）伪影

伪影主要来源于两个方面：一是机器的性能；二是受检者本身。前者主要是由机器设备的制造不良、调试不当或机器本身的故障而造成，常为放射状和环状伪影、高密度的界面伪影、宽条状伪影和帽状伪影。受检者自身产生的伪影主要是由受检者不合作、脏器的不自主运动、被检组织相邻部位密度差太大以及被检部位的高密度异物等所引起。

1. 机器性能

（1）光子量不足：扫描参数选择不正确，导致射线穿过受检者到达探测器的光子不足，而产生雪花状、条纹状伪影。改善光子量不足的方法：①增加管电流；②正确设置标准的体位；③优化扫描参数。

（2）散射伪影：X 线在穿透人体的过程中，与人体组织的原子间发生了比较复杂的相互作用，如光电效应、康普顿散射效应和电子对效应。散射光子通常偏离原射线的传播路径而被其他探测器接收，这导致探测器接收的信号有一部分来源于散射，得到的信号偏离了 X 线强度的真实值。散射效应降低了图像的对比度，增加了噪声，在图像中表现为低频条状伪影。减少伪影的方法：①使用准直器；②软件校正技术。

2. 受检者

（1）运动伪影：在 CT 扫描数据采集过程中，若该断层内被测物发生移位，将导致投影数据不一致，而产生运动伪影。运动伪影可分为自主运动和不自主运动。自主运动包括呼吸和吞咽运动等；不自主运动包括心搏和胃肠蠕动等生理运动。运动伪影常表现为粗细不等、黑白相间的条状伪影或叉状伪影。减少运动伪影的方法：①缩短扫描时间；②固定受检者，进行呼吸训练；③使 X 线管扫描的开始位置与运动的方向对齐；④给无法配合的受检者注射镇静剂；⑤心电门控技术；⑥应用特殊的重建技术，如图像形态分量分析运动伪影校正算法。

（2）射线硬化伪影：由于被检组织相邻部位密度差太大或高密度异物而产生的暗带、条状或杯状伪影。减少伪影的方法有：①取下可移动金属物体；②配置 X 线过滤器；③使用线束硬化补偿校正软件；④颅底伪影采用薄层扫描；⑤选用双能量成像技术；⑥应用金属伪影的软件校正技术。

二、影响 CT 图像质量的因素

CT 作为一个复杂的成像系统，其图像质量的影响因素众多，如扫描技术、机器设备等，这些因素之间也存在相互影响。

（一）图像质量参数

1. 分辨力（resolution）　是判断 CT 性能和评估图像质量的重要指标，包括空间分辨力和密度分辨力。

空间分辨力和密度分辨力密切相关并相互制约。提高空间分辨力，会增加像素数量，造成每个单位容积所获得光子数量按比例减少，噪声增大，导致密度分辨力下降，一些与组织结构密度差别不大的病灶不易显示。若要保持密度分辨力不变，应适当增加 X 线光子数量，使每个像素所获得的光子数量不变。

2. 噪声（noise）　是 CT 影像中亮度水平随机出现的波动，表现为图像的均匀性差，呈颗粒性，密度分辨力明显下降。其主要来源如下。

（1）探测器：包括 X 线的光子量、探测器的灵敏度、像素尺寸和准直器的宽度。

（2）系统元件：如电子线路元件和机械振动等。

（3）图像重建方式。

（4）X 线散射线：增加 X 线光子量可降低影像中亮度或密度的随机波动，使图像的噪声减低，密度分辨力提高。反之，减少 X 线光子量可增加影像中亮度或密度的随机波动，使图像的噪声增高，密度分辨力降低。

3. 伪影　指 CT 图像上出现的非真实的图形，主要表现形式为同心圆形、直线形、栅格形、放射状或不规则形等。其主要来源如下。

（1）机器固有因素：机器调试不当或硬件系统故障，如 X 线管、探测器、射线硬化效应等。为了减少机器伪影的产生，除对机器进行严格的性能测试外，CT 设备安装后还需进行调试和校准、定时维护和保养，使 CT 各系统处于良好的运行状态，同时还必须保证周围环境的稳定。

（2）人为因素：受检者运动、异物和扫描条件设置不当等。

4. 部分容积效应　主要与扫描层面内含不同属性组织成分量的多少有关，层厚越薄，所含组织的成分量越少，CT 值越接近单一组织的 CT 值，部分容积效应越小。相反，层厚越厚，所含组织的成分量越多，部分容积效应越大。如果感兴趣组织密度高于周围组织，所测得的 CT 值比实际 CT 值低；反之，如果低于周围组织，所测得的 CT 值比实际 CT 值高。

（二）扫描技术参数

1. X 线剂量（X-ray dose）　在 CT 扫描过程中，应根据组织的厚度和密度选择不同的 X 线剂量。在保证图像质量的前提下，通过改变管电流和扫描时间，应尽可能降低受检者所接受的

X线剂量。管电流增大,扫描时间变长,相应地X线的剂量增大,则图像噪声减小,图像质量变好;反之则图像质量变差。对于密度较大的组织或微小的结构,需增加X线剂量,以提高图像的密度分辨力和空间分辨力。

2. 层厚(slice thickness) 是指断层图像所代表的实际解剖厚度,它是影响图像质量的重要因素。层厚越薄,图像的空间分辨力越高,此时探测器所获得到的X线光子数减少,CT图像的密度分辨力下降。增加层厚,密度分辨力提高,而空间分辨力下降。CT扫描层厚的大小主要根据组织和病变的大小而定:小病灶和微小结构的显示,应采用薄层扫描或薄层加重叠扫描,同时适当增加X线剂量;大病灶或组织范围较大的部位,应选择厚层扫描,层厚和层间距尽量相等;但对病灶内部结构及细微信息的显示,必须进行薄层扫描,以利于观察细节和测量CT值,帮助病变定性。

3. 视野(field of view,FOV) 即观察的范围,可分为扫描观察范围和显示观察范围。扫描观察范围即根据观察部位的大小选择合适的扫描野,显示观察范围应根据病变所处部位、大小和性质而定,使重建图像显示更清楚,突出病灶的细微结构。通常情况下,都是通过改变显示野的范围或选择不同矩阵的形式来提高图像的显示分辨力,但图像重建像素的大小受CT扫描机本身固有分辨力的限制。重建像素、显示野和矩阵三者的关系是

$$重建像素 = 显示野/矩阵 \tag{9-1}$$

显示野一定,重建像素与矩阵呈负相关;矩阵一定,重建像素与显示野呈正相关。重建像素的大小主要影响空间分辨力。

4. 滤波函数(filter function) 又称重建算法(algorithm of reconstruction),是图像重建时所采用的一种数学计算模式。CT机内部系统设置有许多的数字软件过滤器,在扫描和图像重建过程中,根据不同组织病变的对比和诊断的需要,选择合适的滤波函数,获得图像的最佳显示,提高图像的空间分辨力和密度分辨力。CT图像重建常采用标准数学算法、软组织数学算法和骨细节数学算法三种算法。

标准数学算法使图像的密度分辨力和空间分辨力相均衡,是对分辨力没有特殊要求的部位而设定的重建算法,常用于脑和脊柱的重建;软组织数学算法在图像处理上更强调图像的密度分辨力,常用于密度差别不大的组织,使图像柔和平滑,如肝脏、脾脏、胰腺、肾脏和淋巴结等;骨细节数学算法强调图像的空间分辨力,主要适用于骨细节的显示和密度相差很大的组织,使图像边缘锐利、清晰,如内耳、肺和骨盆的显示。

(三) 机器的安装、调试和校准

机器安装、调试和校准的好坏直接影响CT的图像质量。首先,CT机房设计要严格按照防护原则设计射线防护,布局既要考虑发挥CT设备各部件的功能,又能合理利用有效的空间开展日常的检查工作。其次,还要有一个较好的机器工作环境,CT机房和计算机房的温度控制在18~25℃,湿度控制在40%~65%;电源功率要足够大,工作频率要稳定;室内必须防尘,保持一个清洁的工作环境。同时,CT机的安装必须注意以下方面。

1. 开箱时必须对照装箱清单的内容核对名称和数目,检查有无元器件的外表损伤。

2. 避免多次移动造成损坏,各部件的放置尽量一次到位。

3. 必须检查电源电压、频率和功率是否符合设备的要求,电缆线和各连线的布排是否合理。

CT机的调试和校准是用软件来完成的,内容包括X线的产生、探测器信号的输出、准直器的校准、检查床的运行、图像显示系统以及照相机的调试等。所有的调试内容完成后,再利用测试水模进行测试,目的是测试横断面照射野范围内射线剂量的均匀一致性和CT值的准确性。射线剂量一致性的测试由CT机的附带软件完成,要求在圆形水模的图像中心及离水模边缘1cm的12点钟、3点钟、6点钟和9点钟位置各设一个测试区。照射野范围内射线剂量不均一的产生原因是机架扫描圆孔的范围内处于中间部分的射线路径较长,导致扫描过程中X线硬化。X线束

的硬化通常由 CT 机内软件来校正。在摆放受检者体位时,尽可能将受检者置于机架扫描孔的中央。

（黄小华）

第二节　CT 设备对图像质量的影响

一、CT 的硬件与图像质量

（一）不同结构的 CT 对图像质量的影响

第一代 CT 机为旋转-平移扫描方式,扫描时机架环绕受检者做旋转和同步直线平移运动,缺点是射线利用率很低,扫描时间长,一个断面需 3~5 分钟。第二代 CT 机仍为旋转-平移扫描方式,缩小了探测器的孔径,加大了矩阵和提高了采样的精确性等,改善了图像质量。但是主要缺点在于探测器排列成直线,对于扇形的射线束而言,其中心和边缘部分的测量值不相等,需要做扫描后的校正,以避免出现伪影而影响图像质量。第三代 CT 机扫描方式为旋转-旋转方式,这种排列方式使扇形束的中心和边缘与探测器的距离相等,无需距离测量差的校正,缺点是扫描时需要对每一个相邻探测器的灵敏度差异进行校正,否则由于同步旋转的扫描运动会产生环形伪影。第四代 CT 的扫描方式是 X 线管环绕机架的旋转,扫描时没有探测器运动,只有 X 线管围绕受检者做 360° 的旋转,图像质量大为提高。多排螺旋 CT 实现各向同性的快速扫描,结合多排探测器及螺旋容积扫描,大大提高了扫描速度和图像质量,为疾病的诊断提供了更全面、清晰、直观的影像依据。

目前双能量成像技术被广泛应用于临床领域,主要包括虚拟平扫、血管及斑块提取、肾结石分析、痛风石分析、全肺灌注、单能谱、最佳强化、跟腱及韧带等图像细节和功能的显示。

（二）扫描系统与 CT 图像质量

扫描系统包括扫描机架内的 X 线管和冷却系统及高压发生系统,以及数据采集系统等。

1. X 线管　分为固定阳极和旋转阳极。固定阳极管主要用于第一和第二代 CT 机,扫描时间长、产热多,采用油冷或水冷强制冷却,目前已淘汰。第三和第四代 CT 机多采用旋转阳极管,因扫描时间短,要求管电流较大,一般为 100~600mA,采用油冷方式。

目前 X 线管使用透心凉直冷散热技术。在旋转轴承上的导油槽刻画条纹正好和汽车的轮胎条纹相反,汽车轮胎的条纹是把水排到外面,而透心凉技术把高压油往里挤,带走热量,直接冷却阳极靶面。X 线管为了提高热容量,还采用了“飞焦点”设计,即 X 线管阴极发出的电子束,曝光时交替使用,其变换速度约 1.0 毫秒,利用锯齿形电压波形的偏转,导致电子束的瞬时偏转,使高压发生时电子的撞击分别落在不同的阳极靶面上,从而提高了阳极的使用效率,并能提高成像的空间分辨力。

“零兆 X 线管”技术即将阳极靶面从真空管中分离出来,使阳极靶的背面完全浸在循环散热的冷却油中,把以往阳极靶面的间接散热变为直接散热,大大地提高了 X 线管的散热效率。零兆 X 线管将电子轰击靶面的焦点控制到 0.7mm × 0.7mm,最大程度上减少散射线对成像过程的影响;同时结合飞焦点技术,在不改变辐射剂量的前提下,每圈投影数得到了成倍的增加,达到 4 608 次/圈,实现了微细结构的高清晰质量成像,图像空间分辨力达到了经模体验证的 0.33mm × 0.33mm × 0.33mm,且各向同性;并且具备自动管电压调节功能,依据受检者体型与扫描部位的不同,自动选择最佳管电压;70kV 扫描,实现辐射剂量降低而图像对比度成倍提高,并可减少对比剂用量。

2. 高压发生系统　CT 机对高压的稳定性要求很高,电压波动会影响 X 线能量,进而影响

CT 的图像质量,这就要求高压发生器的高压稳定度必须在千分之一以下,纹波因素为万分之五。因此,任何高压发生系统都必须采用高精度的反馈稳压措施,目前均采用高频逆变高压技术,这种电压一致性好、稳定,纹波干扰小,图像分辨力更高。

3. 数据采集系统(data acquisition system,DAS) 由探测器、缓冲器、积分器和模数(A/D)转换器等组成。由探测器检测到的模拟信号,在计算机控制下,经缓冲、积分放大后进行模数转换,变为原始的数字信号。

目前 CT 机上所用的气体探测器多采用化学性能稳定的惰性气体,氙气(xenon,符号 Xe)或氪气(krypton,符号 Kr)等。气体探测器稳定性好,几何利用率高,但光子转换率低,通常使用高压气体(10~15 个大气压)来提高气体分子密度,增加电离概率,增强灵敏度。闪烁晶体探测器是利用某些晶体受射线照射后发光的特性制成,由闪烁晶体、光导及光电倍增管组成。闪烁晶体的锗酸铋(BGO)具有残光少、转换效率高、易加工、不易潮解、不易老化、性能稳定等优点。

转换器有模数和数模转换器两个。模数转换器是 CT 数据采集系统的主要组成部分。模数转换器的作用是将来自探测器的输出信号放大、积分后多路混合变为数字信号送入计算机处理,它的作用是把模拟信号通过比较积分后转变成数字信号。同样数模转化器是上述的逆向运算,将数字信号转换成相应的模拟信号。模数和数模转换器有两个重要的参数,即精度和速度。精度是指信号采样的精确程度,精度与分辨力有关,分辨力用量化级数或比特描述。速度是指信号的采集速度,也就是数字化一个模拟信号的时间。

4. 滤过器与准直器 从 X 线管发出的原发射线是一束包含不同能量的辐射,其中有不同数量的长波和短波。在实际使用中,CT 机所产生的 X 线也是多能谱的,而 CT 扫描必须要求 X 线束为能量均匀的硬射线。CT 扫描仪中使用了专用的滤过器,使 X 线管发出 X 线进行过滤,吸收低能量 X 线和去除散射线,优化射线的能谱,减少受检者的 X 线剂量,并且使通过滤过后的 X 线束变成能量分布相对均匀的硬射线,提高图像质量。

(三)计算机处理系统

CT 机的计算机处理系统由主计算机和阵列计算机两部分组成。主计算机是中央处理系统,通过数据系统总线进行双向通信,从而控制 CT 机整个系统的正常工作。其主要功能有:①扫描监控,存储扫描所输入的数据;②CT 值的校正和输入数据的扩展,即进行插值处理;③图像的重建控制及图像后处理;④CT 机自身故障诊断。

CT 扫描速度快,数据量大,成像质量要求高,并要求实时重建,必须由专用阵列处理器(AP)来完成。它与主计算机相连,在它的控制下进行高速数据运算(每秒可达数十兆次)。扫描控制系统(scan control unit,SCU)安装在扫描机架内。扫描控制系统自身的中央处理器(CPU)连接在数据总线和控制总线上,接收来自主计算机的各种操作指令和向主计算机发送请求命令与输送数据。

CT 机的扫描过程都是在主计算机控制下,由扫描控制系统来完成的。主计算机的扫描程序软件与扫描控制系统的监控程序、测试单元和初始化始终保持着双向通信。扫描控制系统控制的硬件主要有调整单元、脉冲控制、旋转控制和遮光板控制等,如:扫描旋转停止,复位电路,控制检查床升降移动及扫描架倾斜,扫描旋转运动,控制检查床的水平进退运动和 X 线的发生,扫描的开始和中断等都由扫描控制系统控制。机架里面设有各种检测探头,将检测信号(如旋转速度检测、机架倾角、床面位置等)通过数据总线传给主计算机,主计算机通过控制总线给扫描控制系统发出指令。扫描控制系统对准直器的调节是根据主计算机的预设层厚,相关电路自动调节准直器缝隙间距,控制扫描层厚。计算机处理系统是 CT 机的大脑,它的性能优劣直接关系着 CT 的正常运行和成像质量。

(四)附属设备

1. 检查床 作用是准确地把受检者输送到预定或适当的位置上进行扫描。检查床应能够上下运动;同时检查床还能够纵向移动,移动的范围应该能够做从头部至大腿的 CT 扫描,床纵向的移动要相当平滑,定位精度要高,绝对误差不允许超过 ±0.5mm,一些高档 CT 机可达正负误差不超过 0.25mm,特别是对 1mm 的薄层扫描,检查床移动精度要求非常高。另外,检查床的移动还应有准确的重复性,如扫描过程中有时要对感兴趣区反复扫描,每次扫描检查床必须能准确地到达同一层面。这就要求检查床不仅要有一定机械精度,控制信号也必须准确无误。在连续旋转式 CT 机(或螺旋 CT 机)中,床面还必须在扫描控制系统的控制下做恒速运动,其速度的准确性和稳定性直接影响图像质量。

2. 高压注射器　是 CT 增强扫描和 CT 血管成像必不可少的设备之一,它可以实现在很短的时间内将对比剂集中注入受检者的心血管内,高浓度地充盈受检部位,以获得对比度较好的影像。高压注射器能使对比剂注射与 CT 机曝光二者协调配合,从而提高了检查的准确性和成功率。高压注射器可在一定范围内选择对比剂注射总量、注射速度、注射压力,以及与生理盐水的不同组合注射,通过遥控操作高压注射器工作来实现不同的检查目的,以满足图像质量的要求。CT 增强扫描中,根据检查部位不同,依次在高压注射器上设定流速及压力,先后用两种速度进行扫描,维持血液中对比剂浓度,更好地配合多层螺旋 CT 动态扫描及 CT 血管造影术,更多地显示动脉及病变特点,为明确诊断提供可靠的影像依据。

二、CT 的软件与图像质量

CT 的软件最主要的功能就是处理探测器采集到的投影数据来进行图像重建,可分为系统软件(又称为基本功能软件)和应用软件(又称为特殊功能软件)两大类;处理包括原始数据的图像重建和横断面图像的评价及重组。重建图像的质量主要取决于原始数据的采集和重建参数,以及图像后处理软件的算法。图像原始数据参数的设置是否恰当可直接影响重建图像的效果。

(一)CT 软件

1. 系统软件　是指各类 CT 机均需具有的含扫描、诊断、显示和记录、图像处理及故障诊断等功能的软件。系统软件形成了一个以管理程序为核心,能调度几个互相独立软件的系统。常用的独立软件有预校正、平面扫描、轴向扫描、图像处理、故障诊断、外设传送等功能。

2. 应用软件　种类较多,它的改进和发展在一定程度上取代了扫描方式的发展,成为当今 CT 发展的重要标志。应用软件的功能主要如下。

(1)动态扫描(dynamic scan):通过动态扫描获得组织内对比剂的时间密度曲线,用于动态研究,从而可提供更多的诊断和鉴别诊断的信息。

(2)快速连续扫描(fast continue scan):在选取了必要的扫描技术参数后,整个扫描过程自动逐层进行,直到全部预置的扫描结束后,再逐一处理和显示图像。由于计算机的发展,现代 CT 可实现实时重建。

(3)定位扫描(scout scan):可准确地标定出欲扫描的区域和范围。

(4)目标扫描(object scan):仅对感兴趣区的层面实施扫描,而对感兴趣区以外的层面则采取较大的层厚、层距或间隔扫描。

(5)平滑过滤(smoothing filtering):使所有相邻的不同组织界面得到平滑过滤,产生平均的 CT 值,有效地提高相邻区域间的对比。

(6)三维图像重建(three dimensional imaging reconstruction):在薄层连续重叠扫描的基础上可重建出三维立体图像,常简称 3D-CT,较常规二维 CT 有更高的定位价值。

(二)CT 图像重建内插技术

螺旋扫描是在扫描床运动时,DAS 同步采集扫描数据,因而在图像重建时,必须考虑扫描床移动对图像重建带来的影响。螺旋扫描的数据采集是对一个被检区段的信息进行容积采集,X 线的运行轨迹并不形成一个平面,故 DAS 采集到的扫描数据是非平面的。但 CT 图像是横断面的,其图像重建必须采用横断面数据。多层螺旋CT(MSCT)的重建算法主要特点表现在优化采样扫描(optimized sampling scan)和滤过内插法(filter interpolation)两个方面。

1. 优化采样扫描　通过调整数据采集轨迹来获得信息补偿,调整螺距来缩短采样间隔,在z轴方向上增加采样密度,达到改善图像质量的目的。螺旋CT因扫描时床在运动,每周扫描的起点和终点并不在一个平面,如将扫描数据直接用于重建图像,就会产生运动性伪影和层面错位,故单层螺旋CT对原始数据的相邻点用内插法进行逐点修正,然后进行图像重建。但如果多层螺旋CT采用单层螺旋CT的重建方法,就会产生严重的伪影,因此对单一层面成像,MSCT通过优化采样扫描来获得好的图像质量。

2. 滤过内插法　指在z轴方向设置一个确定的滤过厚度,优化采样扫描的数据,通过改变滤过波形和厚度来调整层面灵敏度曲线外形、有效层厚及图像噪声,取代SSCT的线性内插法来实现z轴方向的多层图像重建。内插法是对重建图像的两端采集数据进行内插,使数据满足平面成像需要的方法,即取螺旋扫描数据段上的任何一点,将相邻两点扫描数据通过插值后,再做滤过投影并重建成一幅平面图像的方法。内插法有360°和180°线性内插两种算法。360°线性内插法是采用360°扫描数据以外的两点,通过内插形成一个平面数据。优点是图像噪声较小,缺点是实际重建层厚比标称层厚大30%~40%,导致层厚响应曲线(slice sensitivity profile,SSP)增宽,图像质量下降。为改善图像质量,可用180°线性内插算法。180°线性内插法是采用靠近重建平面的两点扫描数据,通过内插形成新的平面数据。180°线性内插与360°线性内插的最大区别是:前者采用第二个螺旋扫描数据,并使第二个螺旋扫描数据偏移180°,从而能够更靠近被重建的数据平面。180°线性内插法重建改善了层厚响应曲线,图像分辨力较高,但噪声增大。

(三) CT 图像重建算法

解析法是目前CT图像重建技术中应用最广泛的一种方法,它利用傅里叶转换投影定理。主要有三种方法:二维傅里叶转换重建法、空间滤波反投影法和滤波反投影法。其中滤波反投影法目前应用最多,其无须进行傅里叶转换,速度快,转换简单,图像质量好。解析法的特点是速度快,精度高。滤波反投影(filtered back projection,FBP)因其重建速度快、运算简单,成为传统的CT重建技术。滤波反投影不能完全分辨采集数据的基本成分,将采集数据理想化,忽略了采集过程中量子噪声和电子噪声对投影数据的污染,并将噪声带到重建图像中,有时甚至会放大噪声,影响图像质量,从而可能掩盖病变和有价值的诊断信息。它要求每次投影数据是精确定量和完全的,X线光子统计波动对其影响很大,它对伪影和噪声都很敏感,因此限制了辐射剂量的降低。

迭代重建(iterative reconstruction,IR)算法是改进图像质量的重要方法,它最大优点是通过反复多次的迭代可降低辐射剂量和相应减少伪影,一般可降低辐射剂量30%~70%。在极大地降低图像噪声的同时,还能有效地提高图像的空间分辨力。迭代重建技术的方法很多,已经在头颈部、胸部、腹部以及心脏等多个领域取得了广泛的临床应用。

(四) 图像重建与重组

根据病灶需要,重新设置图像层厚,一般为减薄,更有利于后续的图像处理,例如减薄重建以利于三维图像重组,避免遗漏病变。重建图像层间距一般小于或等于层厚,避免影像信息丢失。缩小显示视野可提高图像的空间分辨力,例如肺结节薄层靶重建时往往根据结节尺寸设置为200mm以下;缩小显示视野的同时须重新设置图像的中心位置,根据病灶位置设置重建视野中心的左右和上下,以保证所观察病灶在视野中心位置全部显示。根据病灶诊断需要选择不同的重建函数,图像重建效果从平滑逐渐锐利。精确选择病灶所在的层面范围,减少无用图像的生成,可以提高硬盘存储空间的利用率。

(五) 图像后处理高级软件临床应用

心脏后处理软件运用 MPR、CPR、VR、MIP 等技术,对心脏进行心血管钙化积分评估、心脏冠状动脉分析及心功能评估。CTA 的后处理技术是将 CT 增强技术与薄层、大范围、快速扫描技术相结合，通过合理的后处理，清晰显示全身各部位血管细节。血管的分析软件采用 MPR、CPR、VR、MIP 等技术对血管的各方位截面、全貌、外形、血管内部情况进行详细的分析，可用于各血管的动脉夹层、狭窄、栓塞、钙化、动脉瘤等疾病的诊断。

呼吸系统成像软件利用多种重建算法及丰富的后处理方法，可以显示支气管树、肺血管、肺内病灶及相关毗邻关系等，并可用虚拟支气管镜多角度观察支气管内腔的形态，为呼吸系统疾病的明确诊断提供更为可靠、精确的影像学信息；高级肺结节分析（lung VCAR）通过测量一定时间内肺结节体积和形态的变化来对结节进行有效的评估，自动分析每个结节是实性结节、非实性结节还是混合性结节，并可自动计算结节与肺血管和胸膜的毗邻关系，结节内不同成分用不同颜色显示，分别显示不同成分的测量结果，通过结节的体积变化为临床的后续治疗提供更加可靠的依据；肺气肿及功能评估软件用不同呼吸时相低剂量胸部扫描及 CT 阈值的调整，可观察肺内细微的密度变化及肺通气情况的变化，测量肺过度通气的范围及分布比例，用于肺气肿及减容术前/术后相关肺功能的评估，对临床诊断和治疗及相关科研工作具有重要应用价值。

仿真胃和结肠 CT 成像软件模拟消化道气、钡双重造影技术及虚拟内镜技术，全方位再现消化道的大体形态以及黏膜的形态改变（包括肿瘤、息肉、憩室等），为消化道疾病的诊断提供一种全新的成像方法；结肠 CT 成像的高级应用软件帮助医师评价结肠内腔和内壁情况，以确认是否存在结肠性病变。相比于大肠镜检查，该工具由于其三维演示功能，具有深度穿透的优势。但是在此项检查前肠道准备要求非常严格，肠道清洁是此项检查的首要条件。腹腔内脂肪测量软件采用平面计算方法，对腹腔内脂肪含量进行精确的测量，适用于对肥胖症的判别，2 型糖尿病、高脂血症等营养性疾病的诊断和风险评估以及冠心病风险的预测。全肝体积快速测量软件可评价肝硬化肝功能储备和肝叶切除术后受检者耐受情况，可用于进行活体肝脏移植术前评估，以及多种肝脏疾病的诊断和预后评价。

CT 灌注成像后处理分析软件反映的是血流动力学的改变，是一种功能成像，是指在静脉注射对比剂的同时对选定组织和器官的某一层面进行连续多次扫描，即动态增强扫描方式，以获得层面内每一个像素的时间密度曲线。根据该曲线利用不同的数学模型计算出血流量（BF）、血容量（BV）、对比剂平均通过时间（MTT）、对比剂峰值时间（TTP）、表面通透性（PS）、肝动脉分数（HAT）等血流参数，以此来评价组织和器官的灌注状态。常用于超急性期脑梗死缺血半暗带的判定、脑梗死前期脑缺血的发现、血管介入治疗效果的判定、肿瘤恶性程度的判定及评估放化疗的疗效。

CT 尿路造影软件运用多期扫描及后重建技术，采用 VR、MIP、CPR 等多种后处理方法，全方位为泌尿系统的多种疾病提供直观、清晰的影像学信息，已全面替代传统的泌尿系统 X 线平片检查和静脉肾盂造影。内耳和听小骨重组软件通过二维及三维的多种内耳和听小骨显示方式，清晰展示人体内最小骨骼的精细形态和解剖结构，更可揭示听器的组成全貌，对内耳、中耳及面神经管病变的诊断具有重要的临床价值。骨科畸形纠正评估及内固定支架透视软件可以任意角度重组，配合精确的二维和三维角度及长度测量工具，为骨科畸形纠正手术带来全新的全方位术前评估手段。内固定支架透视软件使用先进的降噪技术，一键式的操作，清晰展示内固定钢钉的情况。全景齿科成像软件的 VR 及曲面重组可以完美展现口腔及颌骨全景图像，包括牙冠、牙体、牙根、牙髓腔的局部细节及牙齿排列、咬合的情况，以及颌骨病变等丰富的信息，更能提供多种测量工具，进行深度、间距、角度等数据的测量，为齿科矫形和牙病防治提供有价值的影像学依据。

（黄小华）

第三节　融合 CT 成像技术

一、放射治疗中的 CT 成像技术

(一) 临床意义与检查前准备

1. 临床意义　CT 扫描能够准确地分辨出病变的密度,准确地测量出体表至病变的深度以及照射角度,为放疗剂量的制订提供参考资料。CT 定位扫描能够清晰显示体内淋巴结转移及分布情况,有助于肿瘤的 TNM 分期:对病变区域进行 CT 定位扫描后,根据图像确定肿瘤的上、下界限及侵犯范围;利用 CT 的准确走床及激光定位灯的指引进行划线放疗定位;利用 CT 后处理功能对肿块大小准确测量,设计照射野和照射角度,为制订放疗计划提供充分可靠的依据。

2. 设备准备

(1) 开 CT 模拟定位机前,检查机房室内温度(24℃左右)和湿度(50%~70%),以保证机器的正常运作。

(2) 按照开机顺序,依次开启设备电源和计算机电源,对 X 线管预热和空气校正,检查 CT 定位机的磁盘存储空间是否足够。

(3) 开启高压注射器电源,检查高压注射器是否异常,检查机房内与控制室的显示器是否同步并处于正常显示状态。

(4) 检查各种定位装置是否齐全,同时检查每个体位固定装置是否有零件松脱或丢失。

(5) 激光灯校准:将放疗定位专用体模板固定于检查床板上,确保检查左、右激光灯中心与体模板中心重合。用水平尺测量检查床板水平情况,保证检查床的定位精确性。定位线指示灯的正常误差范围不应大于 1mm。检查 CT 机内激光与扫描层面的一致性,外部定位激光精度及外部定位激光平面与 CT 机内激光平面的距离精度。根据不同治疗方式的剂量分布特点,激光的精度目标和要求视治疗采用的技术不同而有所不同,调强三维适形治疗及立体定向治疗要求的定位误差应不超过 1mm,常规放疗的误差应控制在 2mm 以内。

3. 受检者准备

(1) 受检者须携带有关的病史资料,如病史、超声检查、化验、放射性核素、MRI 和已做过的各种影像检查资料,以备参考。

(2) 除去检查部位的高密度物品,减少射线硬化伪影产生,以免影响射线的均匀性。

(3) 对于不配合的受检者,如婴幼儿、意识欠清的受检者,需征求主管医生同意,给予适量镇静剂,并建议家属陪同,防止意外发生。

(4) 增强检查前应告知受检者或家属对比剂的适应证和禁忌证,可能的不良反应和注意事项。询问增强扫描受检者的过敏史,受检者或家属需认真阅读增强检查注意事项。受检者或家属需在 CT 增强检查同意书上签字后方可进行检查。

(5) 对于术后未拆线的受检者,避免画定位标志记点及标记线时合并伤口感染,建议等拆线后再进行定位扫描。

(6) 充分暴露被放疗部位的皮肤画线,以后每次放疗最好穿同一件衣服,有利于放疗摆位的重复性。

(二) 设备特性

放疗中的专用 CT 又称 CT 模拟定位系统(CT-simulation localization system),简称 CT 模拟定位机(CT-Sim),由三大部分组成:CT 扫描机、模拟定位系统、外置激光定位系统。

诊断 CT 的孔径一般要求在 65~75cm,而 CT 模拟定位机要求使用大孔径 CT 配合大显示野,

CT 孔径大于等于 80cm,放疗定位中使用的定位装置体积一般较大(如乳腺托架、三维后装床),大孔径可以不受定位设备的限制,满足各种体位照射的需要,使受检者顺利通过。大显示野可以使机架内所有物体显示出来,保证人体外轮廓完整,同时可以消除传统的显示区外物体造成的伪影对图像 CT 值的影响,使得剂量计算更准确。

放疗定位 CT 对图像采集的速度要求不如诊断 CT 那么高,一般螺旋 CT 即可,既节约了成本,同时也在很短的时间内(通常 <1 分钟),获得受检者的影像学资料。

CT 模拟的全过程包括体位确定、固定,建立原始坐标系,图像采集、传输、重建,靶区勾画和确定,射野选择和布置,射野等中心确定,并将原始坐标系原点移动至等中心等一系列步骤。

(三)检查技术

1. 将所画的标记线/点与 CT 孔径的激光线重合,治疗床的读数复零,做一次性 CT 顺序扫描,不能重复扫或返回扫,否则计算机会拒绝接受或重建后失真,同时需留意观察 CT 扫描图像是否将技术标记线/点包括完全,如果未包括完全,需重新扫描;还应监视受检者有无体位的变化。

2. 头部扫描时,头顶第一层应露空,以利于计算脑部靶区的深度;胸部和腹部扫描时,应分别包括肋膈角和肾脏,以便在剂量体积直方图中计算肺组织及肾脏和周围重要脏器的剂量容积比。靶区出现剂量不均或周围脏器出现受量过高时,可进行相应的调整。

3. 对需增强扫描的部位进行扫描时,注入对比剂的时间应根据扫描速度快慢适时掌握,使扫描病变的时间正好等于对比剂流入病灶区的浓度达到高峰的时间。

4. 对于盆腔定位受检者,采用和放射治疗时相同的状态,以免影响治疗计划的精度。

5. 注意 CT 扫描范围比常规诊断扫描范围要大,以便在放疗计划设计时能够准确勾画临床肿瘤区(GTV)、临床靶区(CTV)、计划靶区(PTV)及照射面积(IV)等。扫描结束后,根据不同的放射治疗计划设计要求,通过网络直接传送所有 CT 图像到不同的治疗计划工作站,以便勾画 GTV、CTV 以及做治疗计划设计等。

6. 对参考点的标记有绝对坐标标记法和相对坐标标记法。常用相对坐标标记法:先找参考点,一般在定位好的面罩或者体膜上放置铅点,位置预估在病灶中心投影的正前方,用胶布固定,以便在 CT 图像上做参考(受检者在确诊时已有 CT 片或者 MRI 片)。扫描完成,检查图像无误后传至服务器,医生勾画靶区,物理师制订计划;计划完成后,要对受检者进行复位,找到真正的射野中心。复位时,按照物理师的复位坐标参数,移动 CT 床,按照激光灯的指示画出两侧及正前方的定位线,得到治疗时的参考定位线。

7. 验证照射野等中心精度。为了验证受检者皮肤表面照射野等中心参考点标记与实际靶区中心和计划靶区中心的重复精度,在其左、右、前皮肤表面照射野等中心参考点标记处放置 CT 可成像标识物,对此进行 1mm 的薄层扫描。在 CT 图像上测量 3 个参考相交点与实际靶区中心和计划靶区中心的重复精度,该误差一般 <1mm。

二、核医学中的 CT 成像技术

(一)临床意义与检查前准备

1. 临床意义

(1)肿瘤的临床分期及治疗后再分期。

(2)肿瘤治疗过程中的疗效监测和治疗后的疗效评价。

(3)肿瘤的良、恶性鉴别诊断。

(4)肿瘤受检者随访过程中监测肿瘤复发及转移。

(5)肿瘤治疗后残余与治疗后纤维化或坏死的鉴别。

(6)已发现肿瘤转移而临床需要寻找原发灶。

(7)不明原因发热、副癌综合征、肿瘤标志物异常升高受检者的肿瘤检测。

（8）指导放疗计划,提供有关肿瘤生物靶容积的信息。

（9）指导临床选择有价值的活检部位或介入治疗定位。

（10）肿瘤治疗新药与新技术的客观评价。

（11）恶性肿瘤的预后评估及生物学特征评价。

2. 受检者准备

（1）基础状态受检者应该能够具备仰卧30分钟以上的能力,坐位或半卧位保持肌肉松弛,避免在寒冷环境中长时间滞留。注射显像药物前、后应禁止肌肉过度运动(如频繁说话、嚼口香糖等),保持在安静、光线暗淡的房间。

（2）血糖控制受检者禁食和禁饮含糖饮料4~6小时,直至检查完毕前都可以饮用白开水。血糖水平一般控制在 <11.1mmol/L。血糖水平过高时,可以通过注射短效胰岛素降低血糖水平。胰岛素注射2小时后应该重新测定血糖水平,<11.1mmol/L 方可注射显像药物,否则建议专科医师对受检者血糖进行控制后择日进行显像。

（3）告知受检者,除了放射性核素药物本身有辐射,CT检查也有一定的辐射损伤,妊娠3个月内禁忌 CT 检查,检查时注意非检查部位的辐射防护。

（4）危重受检者须相关科室医护人员陪同来检查;躁动、婴幼儿等不合作受检者须预先给予镇定或麻醉。准备相应的抢救设备和急救药物。

（5）局部加扫:若要加扫胸部,需提前做好呼吸训练,根据相关指令配合呼吸,以免产生呼吸运动伪影;若要加扫腹部,嘱咐受检者做检查前一周内禁止消化道钡餐、钡餐肠道检查及服用高密度药物;加扫腹部前需准备好口服对比剂;若要加扫盆腔,须按医嘱排小便或充盈膀胱。

（二）设备特性

SPECT/CT 是将单光子发射计算机断层显像(SPECT)和 CT 这两种设备安装在同一个机架上,两种显像技术的定位坐标系统相互校准,在两次扫描期间受检者处于同一个检查床上且保持体位不变,可以防止因受检者移位产生误差,在一定程度上也解决了时间配准的问题。通过 SPECT/CT 图像融合技术,可以将 SPECT 灵敏反映体内组织器官生理、生化和功能的变化与 CT 提供的精确解剖结构信息相结合,真正实现功能、代谢、生化影像与解剖结构影像的实时融合,为临床提供了更加全面、客观、准确的诊断依据。不仅如此,CT 提供的图像数据还可用于 SPECT 的衰减校正,有效提高 SPECT 的图像质量。

PET/CT 由正电子发射断层显像(PET)和 CT 两部分组成,两者组合在同一个机架内,CT 位于 PET 的前方,后配 PET/CT 融合工作站。完成 CT 及 PET 扫描之后,PET/CT 融合工作站可分别重建 CT 和 PET 的断层图像以及两者的融合图像。PET/CT 具有 PET 和 CT 各自的全部功能,但它绝不是两者功能的简单叠加。PET/CT 设备硬件包括几个主要部分:①PET 影像扫描仪,采集 PET 影像数据;②CT 影像扫描仪,采集 CT 影像数据;③影像控制系统,控制扫描采集,传输数据和存储重建的 CT 数据;④影像重建系统,与扫描系统通信,计算 CT 断面的影像和传送数据;⑤高级计算系统,采集和临时存储 PET 原始数据;⑥PET 重建系统,将 PET 正弦图重建为影像;⑦影像处理系统,重建 3D 影像和 PET/CT 影像融合;⑧控制箱,启动 CT 采集和 PET 采集,开关 CT 机架和计算机。

（三）检查技术

1. 头部

（1）扫描体位:受检者仰卧于检查床上,头先进,下颌内收,头部正中矢状面与纵向定位线平行,瞳间线与横向定位线平行,水平定位线齐外耳孔。双上肢置于身体两侧。

（2）扫描方案:扫描范围从颅顶至第 3 颈椎。采用螺旋扫描,管电压 120~140kV,管电流量 250~400mAs,CT 采集层厚为 0.5~1.0mm,螺距 0.5~0.8:1,重建层厚为 5~10mm,重建间隔为 5~10mm,重建矩阵 512 × 512。

2. 颈部

（1）扫描体位：受检者仰卧于检查床上，头先进，头部稍后仰，以减少下颌骨与颈部的重叠，同时肩部放松，双上肢置于身体两侧，以减少肩部骨骼结构对下颈部扫描的影响，尽量使颈部与扫描层面垂直。

（2）扫描方案：扫描范围从下颌角至胸腔入口。采用螺旋扫描，管电压 120~140kV，管电流量 100~120mAs，CT 采集层厚为 0.5~1.0mm，螺距 0.5~0.8：1，重建层厚为 5~10mm，重建间隔为 5~10mm，重建矩阵 512×512。

3. 胸部

（1）扫描体位：受检者仰卧于检查床上，身体置于床面中线。双臂上举，以减少肩部组织及双上肢产生的射线硬化伪影，扫描架上激光灯定位于胸骨柄切迹水平。

（2）扫描方案：扫描范围从肺尖至肺底。普通胸部采集采用螺旋扫描，受检者平静呼吸，管电压 120~140kV，管电流量 100~120mAs，CT 采集层厚为 0.5~1.0mm，螺距 0.5~0.8，重建层厚为 5~10mm，重建间隔为 5~10mm，重建矩阵 512×512。肺薄层扫描采用螺旋扫描，嘱受检者根据广播口令屏气，管电压 120~140kV，管电流量 140~210mAs，CT 采集层厚为 0.5~1.0mm，螺距 0.5~0.8：1，重建层厚为 2~3mm，重建间隔为 4~10mm，重建矩阵 512×512。

4. 腹部

（1）扫描体位：受检者仰卧于检查床上，身体置于床面中线。双臂上举，扫描架上激光灯定位于膈顶水平。

（2）扫描方案：根据具体脏器确定扫描范围，采用螺旋扫描，管电压 120~140kV，管电流 100~120mAs，CT 采集层厚为 0.5~1.0mm，螺距 0.5~0.8：1，重建层厚为 5~10mm，重建间隔为 5~10mm，重建矩阵 512×512。

5. 盆腔

（1）扫描体位：受检者仰卧于检查床上，身体置于床面中线。双臂上举，扫描架上激光灯定位于髂前上棘水平。

（2）扫描方案：扫描范围从髂前上棘至耻骨联合下缘。采用螺旋扫描，管电压 120~140kV，管电流量 100~120mAs，CT 采集层厚为 0.5~1.0mm，螺距 0.5~0.8：1，重建层厚为 5~10mm，重建间隔为 5~10mm，重建矩阵 512×512。

6. 下肢

（1）扫描体位：受检者仰卧于检查床上，足先进，身体置于床面中线。双臂置于胸前，扫描架上激光灯定位于脚尖水平。

（2）扫描方案：扫描范围从脚尖至耻骨联合下缘。采用螺旋扫描，管电压 120~140kV，管电流量 100~120mAs，CT 采集层厚为 0.5~1.0mm，螺距 0.5~0.8：1，重建层厚为 5~10mm，重建间隔为 5~10mm，重建矩阵 512×512。

7. 全身　全身显像多应用于 PET/CT，常规扫描范围从颅顶至大腿中段，多分为头颈部与体部，分开完成，按对应部位扫描要求完成。

三、移动 CT 和术中 CT 成像技术

（一）移动 CT 成像技术

1. 临床意义与检查前准备

（1）临床意义：随着临床需求的多样化，固定封闭式的 CT 已不能完全满足临床需要。许多受检者病情危重，常需及时进行 CT 检查。但在转送受检者至 CT 室的过程中，可能会发生很多并发症，包括生理状态不稳定、诱发事件（如疼痛发作）和技术失误等，导致病情恶化、加重损伤，或引起继发性的损伤；同时，由于受检者离开了监护环境，在病情变化时很难提供适时的治疗措施。

移动 CT(mobile CT,MCT)应运而生。MCT 的使用可以及时发现受检者出现的各种异常情况变化,有效避免搬动受检者外出检查所带来的各种风险。MCT 灵活轻便,即使在狭窄的地方,一人即可移动其支架,并能放置于受检者床边。MCT 还可以平移,能为躺在不可移动床上的受检者进行扫描。应用 MCT 进行床边检查,避免了转运受检者、处理监测仪器等繁杂工作,降低了护理人员的工作负荷。使用 MCT 技术增加了手术的安全性、有效性,提高了现有设备的性价比。随着计算机技术和其他硬件技术的发展,MCT 更加小型化、便利化,更加灵活、方便,应用范围也逐渐扩大,具有体积小、质量轻、移动性好的特点,已经成为今后 CT 设备发展趋势之一。

(2)受检者准备:同第三章第二节"受检者准备"的内容。

2. 设备特性　与传统 CT 相比,MCT 的硬件主要特点是扫描机架和检查床都可以移动,质量较轻,且具有结构紧凑、系统集成度高、电源要求极低、射线剂量极低等技术特点。MCT 可通过 MCT 机架来实现病床与机架的相对移动,从而完成对受检者的扫描。

3. 检查技术　同第四章至第七章各部位检查技术内容。

(二)术中 CT

1. 临床意义与检查前准备

(1)临床意义:术中 CT 将医学影像诊断、图像精确导航、数字化网络控制及传输技术与外科手术、立体定向放射治疗相结合,全面地进行微创或无创的手术治疗,为医生提供精准的手术操作保障,同时可结合多功能治疗技术进行联合治疗。

(2)受检者准备:同第三章第二节"受检者准备"的内容。

2. 设备特性

(1)CT 地轨:按照要求进行设置。

(2)导航系统:由服务器(控制室内)、红外摄像系统、显示控制屏及软件系统组成。导航系统软件包括脊柱、膝关节、髋关节和神经外科软件。

(3)手术床系统:包括两套床柱、两套全碳纤维透视床面、一套通用手术床面及配件、液晶触摸墙面控制单元、红外控制单元、全碳纤维头架等。

(4)布局:CT 机架通过地上的导轨运动,技师在公共区域操作 CT,手术人员通过手术间内墙上的大屏幕获取扫描得到的图像,并作为导航的依据,实施手术。

(5)网络连接:按照 CT 设备和手术室状况安装网线。

3. 检查技术　同第四章至第七章各部位检查技术内容。

(吴波)

第九章 DSA 检查技术

数字减影血管造影(digital subtraction angiography,DSA)是 20 世纪 80 年代继 CT 之后出现的一项医学影像学新技术。DSA 是通过计算机将造影区域的蒙片像与一系列造影像进行相减,以消除造影区域的骨与软组织影像,突出一系列血管影像的一种检查方法,是微创性介入治疗不可缺少的影像检查技术。本章详细叙述 DSA 检查前准备、DSA 检查方式、DSA 特殊应用技术和放射介入治疗相关技术等方面的内容。

第一节 检查前准备

一、适应证、禁忌证及并发症

(一) 适应证

1. 血管性疾病

(1)血管本身的病变:血管瘤、血管畸形、血管狭窄、血管闭塞、血栓形成;血管疾病的介入治疗;血管病变的术后复查。

(2)外伤所致血管病变:外伤致血管损伤包括开放性损伤和闭合性损伤。对于部分损伤病例,可以通过 DSA 确定出血的部位、原因和性质后,进一步通过栓塞术、支架植入术进行治疗。

2. 肿瘤性疾病

(1)肿瘤病变的诊断与治疗:了解肿瘤的血供、范围;对微小肿瘤,DSA 可根据肿瘤对碘染色的情况判断肿瘤的大小、范围,有利于进一步栓塞治疗;对于肿瘤治疗的随访,通过 DSA 了解治疗后的肿瘤大小、形态,尤其对肿瘤的血供更加明确,有利于指导后续治疗。

(2)肿瘤手术前的栓塞治疗:对一些血管丰富的肿瘤,在开放性手术前进行肿瘤供血动脉的栓塞,可以减少受检者的出血,提高手术的成功率,减少并发症的发生。

3. 心脏、冠状动脉疾病

(1)心脏疾病的诊断与介入治疗:通过对主动脉、肺动脉及心房和心室的造影,可对先天性心脏病及获得性心脏病明确诊断;采用封堵术、球囊扩张术及瓣膜置换术进行心脏疾病的治疗。

(2)冠状动脉疾病的诊断与介入治疗:在冠状动脉造影的基础上发现冠状动脉的狭窄或某分支的闭塞,可通过球囊扩张及支架的植入进行治疗。

(二) 禁忌证

1. 碘对比剂过敏者。
2. 严重的心、肝、肾功能不全者。
3. 严重的凝血功能障碍,有明显出血倾向者。
4. 高热、急性感染及穿刺部位感染者。
5. 恶性甲状腺功能亢进。
6. 骨髓瘤患者。
7. 女性月经期及妊娠 3 个月以内者。

（三）并发症

1. 穿刺插管所致并发症

（1）穿刺部位血肿：是 DSA 检查的常见并发症，主要是穿刺不当、反复穿刺致血管损伤或拔管后压迫止血不当，导致血液外渗至血管外的组织间隙。

（2）动脉痉挛：多由导丝、导管反复刺激血管或在血管内停留时间过长所致。若在检查与治疗中发生，应停止导管或导丝运动，或通过导管在痉挛的动脉处注射利多卡因或罂粟碱来解除痉挛。

（3）假性动脉瘤、动脉夹层、动静脉瘘的形成：操作不当或导管、导丝过硬致使有动脉壁粥样斑块的血管内膜受损，导致假性动脉瘤或动脉夹层的形成，甚至形成动静脉瘘。

（4）动脉切割、血管破裂：①动脉切割：导管穿破血管进入非血管区，进行血管造影时靶血管消失。②血管破裂：外界因素导致血管破裂，造影时对比剂进入血管腔外，一般为球囊扩张时由于扩张球囊的大小超过本身血管的大小而发生血管破裂，若大血管破裂，可危及受检者的生命。

（5）异位栓塞、血栓、气栓的形成：①异位栓塞是栓塞剂进入非靶血管或组织，导致其栓塞。②血栓来自导管及导丝表面血液凝块、动脉斑块的脱落，导管、导丝反复移动致斑块脱落，脱落的血块、斑块随血流的运动进入某个血管而致血管栓塞。③气栓形成有两方面因素。一方面插管时导管及血管鞘未进行排气；另一方面为注射药液及对比剂时未排气或排气不充分，使气体进入血管内。

（6）导管在动脉内打结或折断：主要由于操作不当、导管的质量问题或拔管时没有进行导丝的引导而直接拔管，导致导管打结或折断。

（7）严重的心律失常：导管进入心室刺激房室的异位起搏点导致心律失常。

2. 对比剂过敏所致严重并发症

（1）碘过敏反应或特异质反应：特异质反应通常是指个体过敏反应，一般与使用剂量无关。主要为过敏性休克、荨麻疹、血管神经性水肿、喉头水肿、急性肺水肿、急性肾衰竭、横断性脊髓炎、癫痫和急性脑水肿。

（2）剂量依赖或物理化学反应：与对比剂用量、注入方式和速度有关。因对比剂具有高渗性、离子性和化学毒性，注射后会产生如恶心、呕吐、心动过速或心动过缓，甚至心搏骤停等一系列反应。

二、术前准备

充分的术前准备是手术成败的重要因素。具体准备包括受检者的准备、器械的准备和药品的准备。

（一）受检者准备

1. 碘过敏和麻醉药过敏试验。

2. 检测心、肝、肾功能及出凝血时间、血小板计数。

3. 术前 4 小时禁食。

4. 穿刺部位备皮。

5. 向受检者和家属简述造影目的、手术过程，消除受检者的顾虑及紧张心理。同时告知术中、术后可能发生的意外情况和并发症，得到受检者家属理解以及受检者的配合，并签署手术知情同意书等其他事项。

6. 对儿童及意识不清、不能配合者施行全身麻醉。

7. 建立静脉通道，便于术中给药和急救。

（二）器械准备

1. 手术器械准备　包括消毒手术包、手术器械包、穿刺针、导管鞘、导管、导丝、注射器等。

2. **造影设备准备**　术前检查 DSA 设备和高压注射器的运行状况,确保手术正常进行,备好心电监护仪、除颤器和吸引器等抢救设备。

(三)药物准备

1. **常规药物**　配备肝素、利多卡因、生理盐水及各类抢救药品。

2. **对比剂**　使用 270~400mgI/ml 非离子型对比剂。对比剂用量依据不同造影部位、目的、方式而不同。

(张修石　姚飞荣　高之振)

第二节　DSA 检查方式

DSA 检查方式包括 DSA 成像方式和减影方式。

一、DSA 成像方式

DSA 成像方式分静脉 DSA 和动脉 DSA 两类。静脉 DSA 分外周静脉法和中心静脉法,动脉 DSA 分选择性动脉 DSA 和超选择性动脉 DSA,目前以选择性或超选择性动脉 DSA 为主。

(一)静脉 DSA

经人体静脉注射对比剂的 DSA 检查,称为静脉 DSA(intravenous DSA,IV-DSA)。发展 DSA 最初的动机是希望通过静脉注射方式显示全身的动脉系统,但临床上基本得不到满足诊断和介入治疗的清晰血管影像。目前外周静脉法和中心静脉法基本废弃,主要用于腔静脉病变的诊断及介入治疗(如布-加综合征、深静脉血栓下腔滤器植入、髂静脉压迫综合征等)。

(二)动脉 DSA

动脉 DSA(intraarterial DSA,IA-DSA)是经皮股动脉或桡动脉穿刺,将所需的导管插入相应的血管内进行造影,获取所需要的 DSA 血管图像。它使用的对比剂浓度低,对比剂不需长时间地输注,并在注射参数的选择上有许多灵活性。同时,血管重叠少,图像清晰,质量高,图像质量受受检者的影响小,对受检者的损伤也小。

IA-DSA 有一个极为重要的特性,即 DSA 显示血管的能力与血管内碘浓度和 X 线的曝光量平方根的乘积成正比。比如,欲使一直径 2mm 的血管及其内径 1mm 的狭窄,与一直径 4mm 的血管及其内径 2mm 的狭窄获得同样的显示效果,可采用两种方法:一是将血管内的碘浓度加倍;二是将曝光量提高到 4 倍。增加 X 线的曝光量,无论是从设备的负荷还是受检者的辐射剂量来说都是不可取的。只有从提高血管内的碘浓度来考虑,把碘对比剂直接注射到靶血管或在靶血管的附近注射,来提高血管显示的图像质量,由此出现了选择性和超选择性 IA-DSA 的方法。

(三)动态 DSA

在 DSA 成像过程中,X 线管、人体和探测器在规律运动的情况下,获得 DSA 图像的方式,称为动态 DSA。常见的有旋转式血管造影和步进式血管造影或遥控对比剂跟踪技术等,适用于脑血管、冠状动脉、心脏及腹部 DSA 检查。

旋转 DSA 通过旋转式血管造影使成像部位重叠的血管得到充分显示,对于脑部血管和冠状动脉病变的检查与治疗具有指导性意义;采用遥控对比剂跟踪技术可在一次曝光过程中,观测全程血管结构;使用超短脉冲快速曝光采像,可以减少运动部位成像的运动性伪影的产生。

二、DSA 减影方式

DSA 的减影成像过程基本按下列顺序进行:①摄取成像区域普通像;②通过计算机制备 mask像,即素片、蒙片、掩模片或基片;③摄取血管造影像;④通过计算机将 mask 像与血管造影像减影生成减影像。①与③为同部位、同条件曝光,制备 mask 像是减影的关键。mask 像就是与普通像完全相同,而密度正好相反的图像,相当于透视影像。减影技术的基本内容是把两帧人体同一部位的图像相减,从而得出它们的差值部分,最后获得去除了骨骼和软组织,只留血管影像的减影图像(图 9-1)。

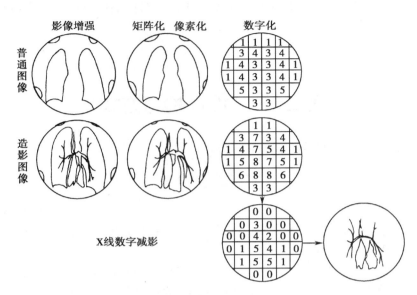

图 9-1 数字减影血管造影流程图

第一步摄取蒙像并对图像进行数字化处理,第二步摄取造影像并对图像进行数字化处理,第三步造影数字化图像减去蒙像数字化图像,第四步重建减影后图像。

数字减影方式可分为时间减影、能量减影和混合减影。时间减影有常规方式、脉冲方式、超脉冲方式、心电图触发脉冲方式、连续方式、时间间隔差方式、路标方式等。下面仅介绍目前临床经常使用的脉冲方式、超脉冲方式、心电图触发脉冲方式。

(一)脉冲方式

脉冲方式为每秒进行数帧摄影,如 3 帧/s、6 帧/s,采用间隙 X 线脉冲曝光,持续时间(脉冲宽度)在几毫秒到几百毫秒之间。同时 DSA 系统在对比剂未注入造影部位血管前和对比剂逐渐扩散的过程中对 X 线图像进行采样和减影,最后得到一系列连续间隔的减影图像。脉冲方式的特点是间隙、一连串单一曝光,射线剂量较强,所获得的图像信噪比较高,图像质量好,是一种普遍采用的方式。这种方式主要适用于活动较少的部位,如头部、颈部、腹部等(图9-2)。

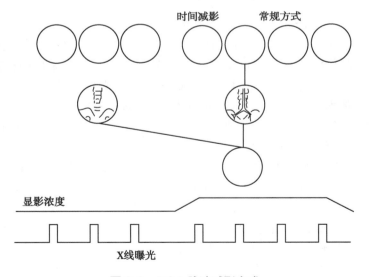

图 9-2 DSA 脉冲减影方式

采用脉冲式(1~6 帧/s)曝光采集造影全过程图像,包括蒙像、对比剂流入和对比剂流出全过程图像的采集,适用于非运动部位的 DSA 检查。

（二）超脉冲方式

超脉冲方式是在短时间进行 6~30 帧/s 的 X 线脉冲摄影,然后逐帧高速度重复减影,具有频率高、脉宽窄的特点,应用于快速运动的器官,以减少图像的移动模糊,如心脏、冠状动脉及大血管 DSA 成像。由于每帧的 X 线量较低,噪声相应增加,对比度、分辨力降低。由于在短时间内进行一系列的 X 线曝光,对 X 线机要求较高,X 线管的负荷也增大,需用大电流、大热容量的 X 线管,以及极少延时的快速控制电路(图 9-3)。

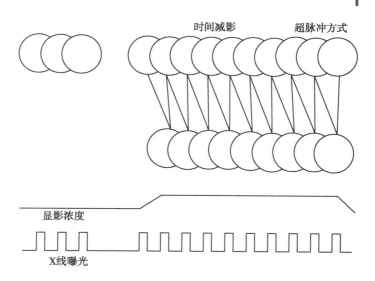

图 9-3　DSA 超脉冲减影方式

采用超高速脉冲式(6~30f/s)曝光采集造影全过程图像,包括蒙像、对比剂流入和对比剂流出全过程图像的采集,适用于运动部位的 DSA 检查。

（三）心电图触发脉冲方式

心电图触发 X 线脉冲与固定频率工作方式不同,它与心脏大血管的搏动节律相匹配,以保证系列中所有的图像与其节律同相位,释放曝光的时间点是变化的,以便掌握最小的心血管运动时机。外部心电图以三种方式触发采像:①连续心电图标记;②脉冲心电图标记;③脉冲心电门控。在系列心电图触发工作中,由于避免了心脏搏动产生的图像运动模糊,所以在图像频率低时也能获得对比度和分辨率高的图像。此方式用于心脏大血管的 DSA 检查(图 9-4)。

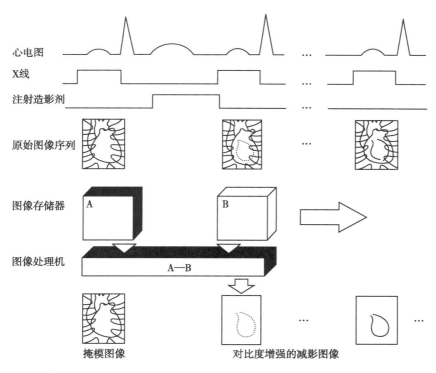

图 9-4　DSA 心电图触发脉冲减影方式

采用心电图 R 波触发曝光采集造影全过程图像,可保证减影图像处于心动周期的同一时相,主要用于心脏及冠状动脉的 DSA 检查。

（姚飞荣　高之振　张修石）

第三节　DSA 特殊应用技术

一、透视路径图技术与造影转化路径图技术

透视路径图技术又称透视减影（图 9-5）。当导管到达实行超选择插管的靶血管区域后，打开 DSA 设备上的路径图（road map）功能，透视下观察监视器，在解剖影像消失时利用手推法注入少许对比剂到达靶血管区，当靶血管区内的动脉血管在透视下显示最佳时，停止透视，此时靶血管区内的动脉血管显示最佳的图像停留在减影监视器上，将此图像作为基像。再次打开透视，由于实时透视图像与基像相减，减影监视器上可以看到一幅没有周边组织或器官的减影图像。基像中靶血管区的动脉血管由于有对比剂的充盈，经减影后形成一白色路径，而实时透视所看到的导管及导丝呈黑色"嵌入"在"白色血管路径"中，引导导管、导丝沿着血管轨迹准确进入目标血管。

造影转化路径图技术又称透视叠加，它利用造影图像作为背景，引导导管到达目的部位（图 9-6）。造影完成后，在回放的血管造影图像中选取一幅供血动脉连续充盈最好的，且符合临床要求的减影图像作为背景图像，启动造影转化路径图技术。在透视状态下，造影减影图像和实时透视图像叠加，再进行透视。此时该造影所取的图像作为 DSA 的路径图像保持在透视屏上，作为血管走向的参考图像，进而引导导管或导丝顺着血管轨迹进入血管内。

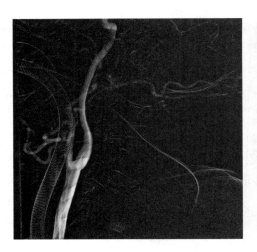
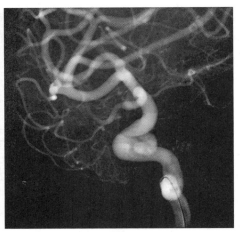

图 9-5　透视路径图　　　　　　　　　　图 9-6　造影转化路径图

二、旋转 DSA 技术与步进 DSA 技术

旋转 DSA 技术是在 C 臂旋转过程中经导管注射对比剂，进行曝光采集，获得一系列含对比剂的血管图像，经过计算机图像处理，获得一个连续动态的血管图像，达到动态观察血管影像目的的检查方法（图 9-7），实现了对于运动部位的动态减影数字血管图像。旋转采集能清楚显示血管的空间走行、有无狭窄和痉挛，能避开周围血管在正侧位像上的重叠影响，从最佳角度观察病变，能清楚地显示病变组织的血液供应及空间分布。旋转 DSA 技术目前主要用于：脑动脉瘤；冠状动脉和血管；了解胸部、腹部、盆腔部位肿瘤的供血动脉；一些异常血管的起源及走行；腹部一些血管的狭窄及变异；骨肿瘤的供血动脉以及肿瘤病变组织与骨骼的关系等。

步进 DSA 技术是一次性注射对比剂，通过自动跟踪造影获得整个下肢血管及分支的图像，解决了常规下肢血管造影需要分段、多次采集的问题（图 9-8）。步进 DSA 技术采用快速脉冲曝光

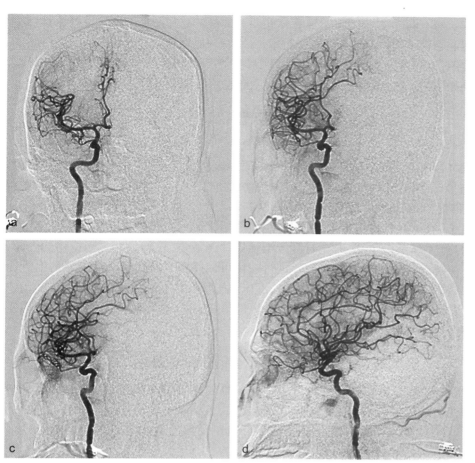
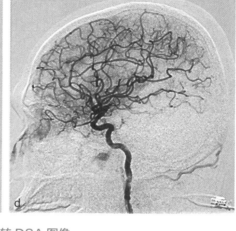
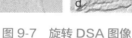

图 9-7　旋转 DSA 图像

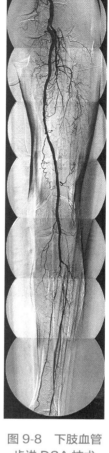

图 9-8　下肢血管
步进 DSA 技术

采集,实时减影成像。在注射造影前采集该部位的蒙片,随即采集造影图像进行减影,在脉冲曝光中,X 线管组件与探测器保持静止,导管床携人体移动,或导管床携人体保持静止,X 线管组件与探测器移动,以此获得该血管的全程减影图像,即为下肢血管造影的跟踪摄影。

三、实时动态三维路径图与智能路径图技术

实时动态三维路径图技术是通过实时三维成像技术,将三维血管影像与实时透视二维图像相融合,在介入手术过程中,可实时观察导管、导丝、弹簧圈等介入器材在三维血管树、血管病变内行进和治疗的过程(图 9-9)。该技术实现了在传统二维透视的环境下形象的动态三维血管路径导引,不但大大降低了复杂、扭曲血管树的超选择性造影难度和手术风险,而且减少了对比剂用量、X 线辐射剂量以及操作时间。

智能路径图技术是指介入医生根据不同介入手术通过一键操作选择最优化的路径图参数,并可根据路径图引导、注胶、放置弹簧圈等不同治疗方式选择最佳路径显示程序,分别增强显示血管路径、植入物、背景、液态胶。这些智能优化设置同时满足了对清晰图像和

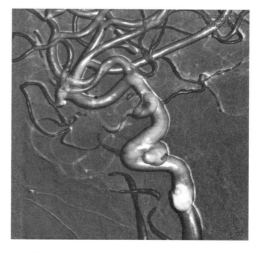

图 9-9　实时动态三维路径图(数字彩图)

低剂量对比剂的要求。对不同部位、类型的介入手术提供针对性的路径图标准参数设置,同时支持个性化定制参数。智能路径图技术通过二次减影技术,分别得到血管树和介入器械的减影图像,自动生成二次减影路径图,让介入医生在床旁随心所欲地调整血管、介入器械和透视背景图像。智能路径图技术简化了路径图的程序,可在介入手术中叠加更佳的路径图片,进行更精确的导航。

四、DSA 低剂量技术与
实时模糊蒙片 DSA 技术

DSA 低剂量技术(DSA low dose technique)是在保证影像质量优质的前提下,通过各种技术降低 X 线的辐射剂量。在保证成像质量、不影响临床诊断的前提下,凡是能降低受检者和操作者照射剂量的技术,都称为 DSA 低剂量技术。

实时模糊蒙片 DSA 技术是检查床或 C 臂在移动中采集图像数据,即蒙片和实时图像交替采集。利用间隔很短的两次曝光:第一次曝光时影像增强器适当散焦,获得一帧适当模糊的图像;间隔 33 毫秒再采集一帧清晰的造影图像。两者进行减影可以获得具有适当骨骼背景的血管图像。其特点是在 DSA 图像上保留浅淡的骨骼影像,可用于血管病变位置识别。它可以在运动中获得减影图像,免除了旋转 DSA 减影图像需要进行两次运动采集的麻烦,且避免了两次采集间受检者移动造成成像失败的可能。

五、自动最佳角度定位技术和智能低剂量技术

自动最佳角度定位技术是 DSA 的计算机可根据正侧位或左右斜位造影的病变血管显示情况,分析并确定该病变血管的最佳显示角度,通过一键操作,机架可自动转到该角度进行造影的技术。可以帮助操作者在短时间内找到感兴趣血管实际解剖位置的最佳视图,即该血管病变的最佳显示角度。

智能低剂量技术在实时透视和心脏曝光采集的过程中,在低剂量条件下,进一步提高了对图像解剖信息和噪声进行提取、分离、处理的算法效率,通过实时图像优化处理,低剂量也能获得满意的图像。智能低剂量技术通过多重解析度分析算法,提取解剖信息和背景噪声信号加以分离,以此为基础,分别实施信号增强和噪声平滑。该高级算法将过去逐帧的信号和噪声进行分析与优化,扩展到了序列图像的序贯分析。动态采集每一帧的噪声和信号特征,自动分析出整个序列的信号和噪声规律,最终快速实现逐帧的图像信号和噪声最优化。

六、虚拟支架置入术与 4D-DSA 技术

虚拟支架置入术是利用在 DSA 系统中进行的旋转血管造影采集的图像,通过计算机进行重建,获得 3D 血管影像,在 3D 工作站中对重建出来的动脉瘤及载瘤动脉,或者对狭窄血管进行血管分析,根据测量数据及支架要求的数据进行虚拟支架置入,通过虚拟支架功能的运行,能形象地展示支架置入的效果,可模拟显示支架置入后的情况,如支架置入的位置、大小是否合适,支架贴壁等情况(图 9-10)。

4D-DSA 技术在传统 3D 显像技术上加上"时间变量",不仅包含 3D 的长、宽和高的形态结构,更增加了一个时间轴,使含有对比剂的血管随着时间推移,逐渐呈现其形态结构。4D-DSA 是一种全新的成像技术,该技术于 2010 年开始应用于临床,可提供脑血管造影全过程的连续动态立体影像,对脑血管的结构,包括供血动脉、畸形血管团(病灶内动脉瘤、静脉瘤、动静脉瘘)了解得更精准,并可进行血流动力学评估。

七、C 臂 CT 技术与双期类 CT 应用技术

C 臂 CT 技术称类 CT 或血管 CT,是平板探测器 DSA 与 CT 技术相结合的产物,利用 DSA 的

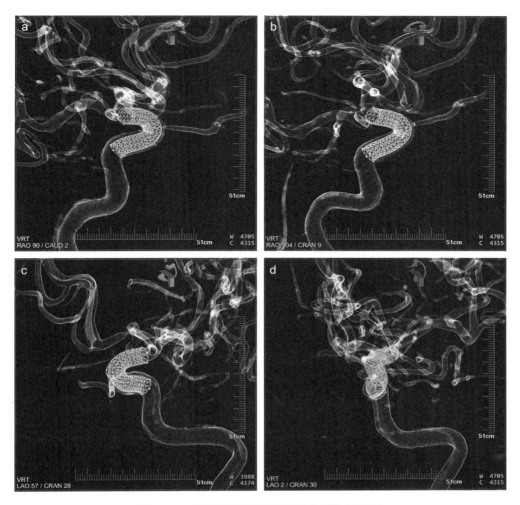

图 9-10　颈内动脉虚拟支架置入图（数字彩图）
a. 侧位；b. RAO 35°；c. RAO 60°；d. 正位。

C 臂快速旋转采集数据，然后重建成像，一次旋转可获得多个层面的图像。所采集到的系列图像存放在存储单元中，在后处理工作站上由技师根据要求选择不同处理技术获得不同三维图像，可以从任意角度观察，获取去骨血管三维图像、只有骨骼与血管的图像或只有骨骼的图像，还有虚拟内镜、导航等诸多技术。CT 的这些功能在 DSA 成像设备得以实现，故称类 CT 成像技术（图 9-11）。

双期类 CT 扫描是血管机类 CT 成像的新技术，指在 DSA 系统上进行两次类 CT 扫描，获得动脉期和实质期或静脉期两个期相的类 CT 图像。双期类 CT 应用技术成像对介入肿瘤成像特别有意义，能提高软组织肿瘤的检出率并可提供如肿瘤大小、轮廓、肿瘤滋养血管等更多信息。

八、组织灌注成像技术与左室定量分析技术

组织灌注成像是利用影像学技术对人体器官进行灌注成像，通过软件可测量局部组织血流灌注，了解其血流动力学及功能变化，对临床诊断及治疗均有重要参考价值。灌注成像可应用于脑缺血性疾病的辅助诊断及治疗效果评估、实体肿瘤介入栓塞后效果辅助评估以及其他脏器缺血性辅助诊断等。

左室定量分析技术对于衡量受检者的心功能有着重要的意义。利用 DSA 采集的数据可以自动且精确地计算出射血分数（EF）、每搏输出量（SV）、心输出量（CO）等参数和室壁运动分析（图 9-12），支持测量数据打印、心壁运动分析。左室定量分析技术还有自动轮廓显示和自动分析报告等功能。

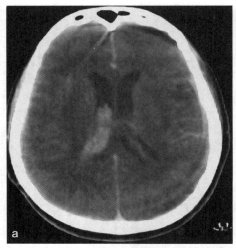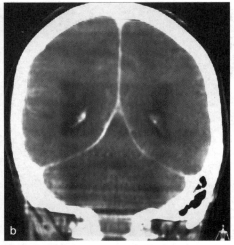

图 9-11　头颅类 CT 成像技术
a. 横断面;b. 冠状面。

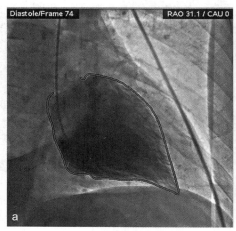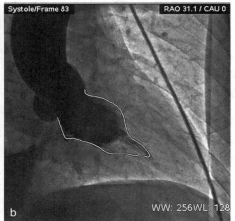

图 9-12　左心室定量分析
a. 舒张末期容积;b. 收缩末期容积。

九、定量血管分析技术与冠状动脉图像采集分析技术

定量血管分析功能包括自动轮廓显示和自动狭窄分析(图 9-13),可以进行自动、精确、可重复的血管分析和左心室功能分析,方便介入医生在术中或术后对病变进行测量,为后续的治疗作参考。血管定量分析功能优化了临床工作流程,为经皮冠脉介入术(percutaneous coronary intervention,PCI)节约了治疗时间,可反复估算冠状动脉或外周血管狭窄的严重程度。便捷的自动轮廓测量和狭窄分析,省去大部分烦琐的手工操作,同时支持手动修正轮廓,以得到更满意的分析结果。

冠状动脉采集分析技术是指注射一次对比剂做一次多轴运动旋转采集,覆盖 6~8 个常规造影角度,在保证原来所有摄影角度的基础上,增加对冠状动脉更多角度的观察,对解剖结构复杂的冠状动脉病变(如偏心性狭窄、重叠在大血管中的分支狭窄、冠状动脉分叉病变)的观察有很大作用,能够清晰显示支架膨胀,提示支架与周围分支血管的关系,显示钙化分布以及分析狭窄,同时还有图像调谐、边缘增强和冠状动脉血流储备分数(FFR)分析功能。

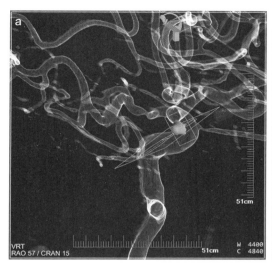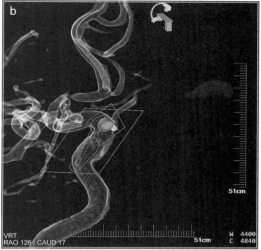

图 9-13　颈内动脉动脉瘤自动分析（数字彩图）
a. 左侧颈内动脉 C_6 段动脉瘤切线位；b. 左侧颈内动脉 C_6 段动脉瘤切线位正位。

十、图像融合技术与精准导航技术

图像融合（image fusion）技术是指将各种影像设备获得的数字影像信息，关于同一目标的图像数据经过计算机及图像处理技术最大限度地提取各自的数字影像的有效信息，最后融合成高质量多源图像的技术。DSA 图像融合技术是将 CT、MR 等图像与 DSA 采集的三维图像，或 DSA 采集的不同类型的三维图像融合在一起的技术（图 9-14），弥补了单一成像模式的局限性，提高图像信息的利用率，可以更直观地显示解剖及病变结构，提高治疗的精准性。图像融合包括双血管重建融合技术及 DSA 与磁共振和 CT 的图像融合。

精准导航技术是基于超前的融合图像技术，设计出优化的手术流程，可以有效帮助医生在诸如经导管主动脉瓣置换术（transcatheter aortic valve replacement，TAVR）等心脏结构病变的诊断及治疗过程中起到精确的指引导航作用，缩短手术准备时间，降低手术难度，保证手术顺利进行。其临床应用的价值具体体现在：①精确植入位置；②简化器械选择；③设计最佳摄影角度；④实时图像导航。

十一、实时三维穿刺引导技术与实时穿刺消融导航技术

实时三维穿刺引导技术是将传统的实时透视图像与类 CT 软组织成像或者其他影像设备（如MR、CT）影像数据精确融合，动态显示在导管床旁的同一显示器上，对复杂的经皮穿刺介入手术的术前穿刺路径、靶位精确定位、术中穿刺过程进行实时引导的创新性非血管介入穿刺引导工具，已被广泛应用于全身各部位多种病变的射频消融、组织活检和穿刺引流等复杂经皮介入穿刺手术。

实时穿刺消融导航技术是在肿瘤消融手术期间，为治疗计划制订和穿刺针引导提供全面帮助的介入工具。它允许根据每根针的规格，以 3D 形式显示计划消融区域和消融针之间的距离，同时可显示每针的等温线。它帮助临床医生规划消融针的最佳路径位置以覆盖目标病变。通过准确规划多个消融针，实时穿刺消融导航技术可帮助临床医生治疗肿瘤，并降低再手术的风险。

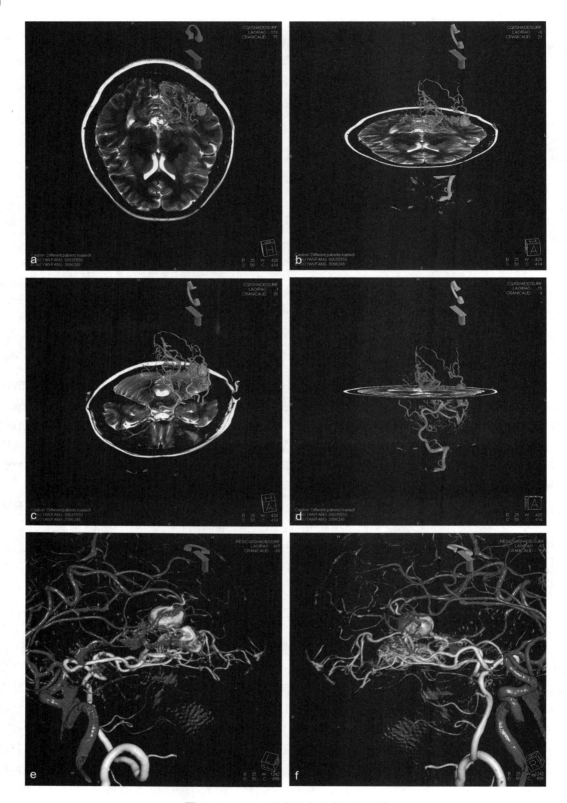

图 9-14　DSA 图像融合图（数字彩图）
a~d. DSA 图像与 MR 图像融合；e、f. DSA 图像与 DSA 图像融合。

（姚飞荣　高之振　张修石）

第四节 放射介入治疗的相关技术

一、穿刺插管技术

穿刺插管技术多用经皮穿刺技术（Seldinger 技术），即：在局麻或对不能合作的患者施行全麻的情况下，皮肤消毒后，用刀片尖挑开穿刺点处皮肤约 2mm 小口，选择合适的含针芯穿刺针，左手摸准被穿刺的动脉并用示指和中指（或环指）固定之；右手持针，保持针尖斜面向上与皮肤成 30°~40°，经穿刺点快速进针；当针刺中动脉后松开右手时，可见穿刺针跳动方向与动脉纵轴一致，此时拔出针芯并缓慢向外退针，可见血液从针尾喷出，立即插入导丝并退出穿刺针，通过导丝引入扩张鞘管或导管，直至将导管引入靶血管。此技术开始主要被用于穿刺动脉，后扩展到穿刺静脉。

二、灌注术

药物对疾病的疗效，除了与自身的药理作用和病变对药物的敏感性有关外，还取决于病变局部的药物浓度和药物与病变接触的时间长短等因素。介入放射学中经导管动脉内药物灌注术（transcatheter arterial infusion，TAI），就是在提高靶器官药物浓度的同时又不增加外周血药物浓度的方法。采用经皮动脉穿刺并插管至靶动脉，将药物持续性地灌注一定时间（一次冲击性灌注，常用 30 分钟或数小时将药物注完；长期药物灌注，多指 48 小时以上持续或间断性灌注）。灌注术临床用于恶性实体瘤、动脉痉挛或闭塞导致的缺血性病变、动脉内新鲜血栓形成的溶栓治疗等，是目前经血管途径介入治疗应用较广泛的技术之一。

三、栓塞术

经导管血管栓塞术（transcatheter arteral embolization，TAE），是在影像导引下，经导管向靶血管内注入或送入栓塞物质并使之闭塞，中断血供，从而达到预期治疗目的的介入治疗技术。根据不同病变和治疗目的，栓塞物质可从毛细血管床、分支至主干逐级栓塞，也可三者同时栓塞。栓塞术对病变治疗作用的机制主要是：阻塞靶血管，使肿瘤或靶器官缺血坏死；阻塞或破坏异常血管床、腔隙或通道；阻塞血管，使远端压力下降或直接从血管内封堵破裂的血管，以利于止血。

四、成形术与支架术

人体内血管、气管、消化道、胆管及尿路等软组织构成的中空管腔，一旦发生狭窄或阻塞，以前只能用外科学方法进行手术复通。随着 1974 年球囊导管研制成功，经皮腔内血管成形术（percutaneous transluminal angioplasty，PTA）逐渐应用于血管狭窄性病变的扩张，后又应用于瓣膜成形以及心血管以外的管腔狭窄或阻塞性病变的治疗，如食管成形术、胆道和输尿管成形术等。20 世纪 80 年代中后期，逐渐出现了血管内支架植入术、动脉内血栓旋切术、激光及超声血管成形术等。临床实践表明，PTA 加内支架植入术（stent implantation）是目前血管成形的主要技术，包括血管以外的胆道支架术、气管与支气管支架术、食管支架术以及经颈静脉肝内门腔内支架分流术（transjugular intrahepatic portosystemic stent shunt，TIPSS）等。内支架（stent）是用温度记忆合金丝等制成的管状支撑器，将其放入狭窄或闭塞的血管、气管、食管或胆管等管腔内，靠其膨胀力来支撑管腔并保持长期通畅。临床常见的有温度记忆支架、自膨胀支架和球囊扩张式支架等。支架植入血管后，患者需要长期服用抗凝药物。

五、针穿（抽吸）活检术

介入性穿刺活检术是一种简单易行、并发症少且很有价值的诊断方法，用于判定病变组织的良、恶性质,决定着临床的治疗方案。它包括抽吸活检术、切割活检术以及旋切活检术等。

现以抽吸活检术为例:在 X 线透视、超声或 CT 影像定位下,将抽吸活检针穿刺入病灶中,退出针芯,连接 10ml 或 20ml 注射空针并保持在负压状态下,将穿刺针小幅度推拉数次,以利于病变组织或细胞吸入针内。抽吸结束拔针时,不再抽拉注射器以保持针内负压。当针退出皮下组织和皮肤时需防止针内标本吸进针筒内,造成涂片困难;当针退出后,将针内标本轻轻推注在玻璃载片上,随即推片、固定并送病理。用无菌纱布敷盖穿刺点并稍加压迫,以防穿刺点出血。

一般地,肿瘤较大者其中心可能已发生坏死,而肿瘤边缘部分常生长活跃,此时取材应注意吸取其边缘部分,也可采用多向取材的方法。

六、灭能术

经皮穿刺向病变组织内注射无水乙醇、加热的碘油或对比剂、热水、醋酸等,或向病变组织内插入射频电极并加热,使病变组织的蛋白质强烈变性失活和凝固性坏死,达到治疗目的方法统称为灭能术,也叫消融术(ablation)。特别是向肿瘤和血管瘤(包括囊肿或神经节)内注射无水乙醇的消融术,是现在实体肿瘤介入治疗的一项重要内容。穿刺方法基本与经皮穿刺活检术相同,因无水乙醇加入碘油后,CT 导向下可较为准确、清晰地显示药物在病灶内的弥散与分布情况。对于直径小于 2cm 的瘤体,于瘤体中心注药即可弥散至整个病灶;对于较大的瘤体,应从瘤体穿刺点对侧开始注药,且注且退针至穿刺侧,也可在退针中转动针孔方向,让药液在瘤体内均匀散开。必要时行多点分次注药,最好将药物均匀弥散至瘤体外 0.5cm,尽量不遗漏周边的肿瘤细胞。

七、引流术

人体组织和器官内的生理管道或体腔,常因病理性积液、积血或积脓等,需要在影像导引下进行经皮穿刺诊断或治疗性引流,这就是介入放射学中的引流术(drainage technique),如经皮肝穿刺胆道造影及引流术(percutaneous transhepatic cholangio-drainage,PTCD)等。主要步骤:仔细分析影像学资料,确定最佳穿刺引流途径和体位,术前禁食 2~4 小时,必要时术前 30 分钟应用镇静剂;标记穿刺点,消毒铺巾,局麻并确定进针方向和深度后,选用 21~23G 细长穿刺针,平静呼吸下屏气穿刺到位后,令受检者平静浅呼吸,退出针芯,接注射器并回抽液体观察,或者经针鞘试注 1~3ml 稀释对比剂,进一步明确靶部位的形态、大小和毗邻关系;改用 18G 套针按上述途径穿刺到位后,退出针芯并沿针鞘送入导丝,固定住导丝并退出套针,沿导丝引入引流导管;验证引流通畅后即固定引流管并装接引流袋。引流术在临床常用于胆道及尿路梗阻,肝、脾及肾脓肿,肝及肾囊肿或囊性变等。

八、射频消融术

射频消融术(radiofrequency ablation,RFA),是利用电极导管在病变组织某一部位释放射频电流而导致局部组织细胞的凝固性坏死,从而达到治疗目的的介入性治疗技术。手术医生通过导管或者穿刺针套管针将射频电极或射频针引入病变部位,做好固定,然后将电极或射频针导线连接射频治疗仪,根据病变部位组织成分和组织范围、厚度,设定射频功率和治疗时间。射频消融术临床应用越来越广泛,目前主要用于心房颤动、预激综合征等心律失常,除头颅以外身体各部位的实体肿瘤,以及脊柱椎间盘突出等病变的治疗。

九、微波消融术

微波消融术(microwave ablation,MWA)是利用导管的同轴电缆将高频电流送到置于消融部位的电极,在电极和接地极板之间的组织内形成一个微波辐射场。由于病变组织的介电特性,微波辐射场使病变组织内的带电粒子与外加电场取得一致,不带电粒子转化为极子,这样在病变组织内存在位移电流。当外加电场是一个交变电场时,这些粒子和极子不断改变方向,相互摩擦产生热量,使微波成为一个分布式热源,将能量沉淀在组织内,而导致局部组织细胞的凝固性坏死。和射频消融术类似,微波消融术目前主要用于良、恶性实体肿瘤的介入治疗和椎间盘突出的介入治疗。

(姚飞荣　高之振　张修石)

第五节　头颈部 DSA 检查技术

一、血管解剖

(一) 动脉系统

头颈部的动脉系统起自主动脉弓,自右至左分别为头臂干(无名动脉)、左颈总动脉和左锁骨下动脉。头臂干发出右颈总动脉和右锁骨下动脉,锁骨下动脉发出椎动脉、胸廓内动脉、腋动脉等。

1. 颈内动脉(图 9-15)　颈总动脉于甲状软骨水平(C4 水平)分为颈内动脉和颈外动脉。颈内动脉起自颈总动脉的分叉部,经颈动脉孔入颅,穿过海绵窦,于前床突上方分为大脑前动脉和大脑中动脉。其行径以岩骨的颈动脉管外口为界,分为颅外段和颅内段。根据邻近的结构及经过的解剖部位将颈内动脉分成 7 个解剖段:颈段(C1)、岩段(C2)、破裂孔段(C3)、海绵窦段(C4)、床突段(C5)、眼段(C6)和交通段(C7)。其中岩段又分为岩垂直和岩水平段。

颈内动脉在颈段没有分支,在岩段有些小分支,有颈鼓室动脉、翼动脉;海绵窦段的小分支有海绵窦支、脑膜垂体干。脑段有几个主要分支,即颈内动脉脑内段发出 5 支主要分支(图9-16),分别是眼动脉、后交通动脉、脉络膜前动脉、大脑前动脉和大脑中动脉。

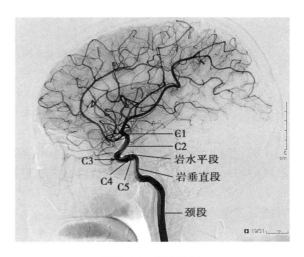

图 9-15　颈内动脉

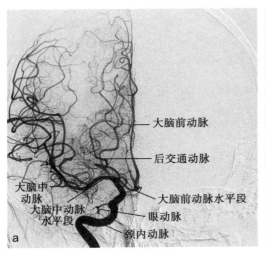
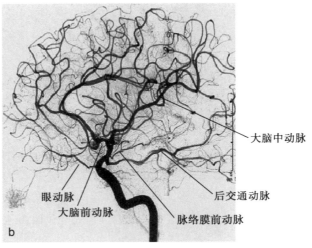

图 9-16　颈内动脉各分支血管示意图
a. 颈内动脉分支正位像;b. 颈内动脉侧位像。

2. 颈外动脉 是颈总动脉的另一终支,于甲状软骨水平(约 C₄ 水平)与颈内动脉分开,位于颈内动脉的前内侧,然后跨过其前方绕至前外侧上行,穿腮腺实质,达下颌颈高度,分为颞浅动脉和上颌动脉两个终支;主要供应颈前部、面部及颅部(皮肤、颅骨和硬脑膜等)的血液;主要分支有8支,由近至远端分别为甲状腺上动脉、咽升动脉、舌动脉、面动脉、枕动脉、耳后动脉、上颌动脉、颞浅动脉(图 9-17)。

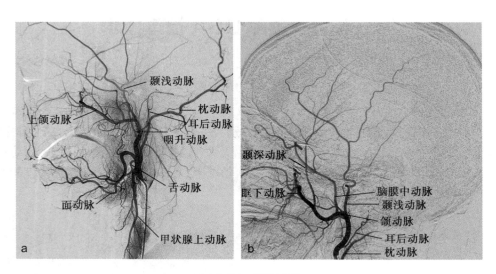

图 9-17　颈外动脉
a. 近端;b. 远端。

3. 椎动脉 起自锁骨下动脉,经第 6 至第 1 颈椎横突孔上行,从枕骨大孔的椎动脉孔入颅,入颅后由延髓外侧转向腹侧走行,两侧椎动脉在脑桥下缘汇合成基底动脉。椎动脉在颈段发出脊髓支和肌支,比较细小,一般血管造影不能看到。椎动脉在颅内段的主要分支有脊髓前动脉、脊髓后动脉和小脑下后动脉(图 9-18)。

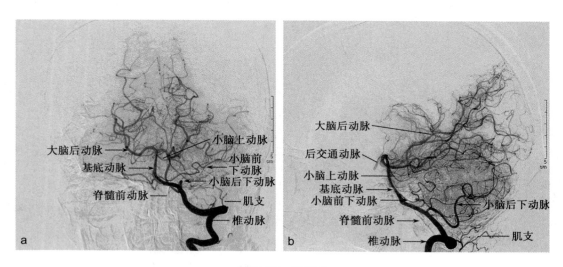

图 9-18　椎动脉
a. 正位像;b. 侧位像。

4. 基底动脉 由双侧椎动脉在脑桥下缘汇合而成。主要分支有小脑前下动脉、小脑上动脉和左、右大脑后动脉。

基底动脉发出的左、右大脑后动脉与前交通动脉、后交通动脉、颈内动脉颅内段、大脑前动脉构成一个基底动脉环（Willis 环）（图 9-19）。

（二）静脉系统

头部的静脉主要由颅内静脉、颅外静脉组成。脑及脑膜的静脉回流可分为板障静脉、脑膜静脉、硬脑膜窦、脑的深静脉和浅静脉（图 9-20）。

大脑静脉回流的总体情况如下。

（1）大脑表浅静脉→大脑上静脉→上矢状窦→横窦→乙状窦→颈内静脉。

（2）大脑深部静脉、丘脑纹状体表静脉、膈静脉、丘脑体静脉、纹状体、胼胝体、侧脑室静脉→大脑大静脉→下矢状窦→直窦→横窦→乙状窦→颈内静脉。

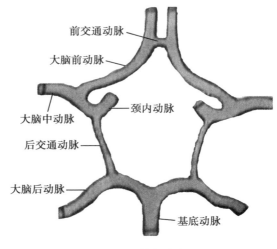

图 9-19　基底动脉环

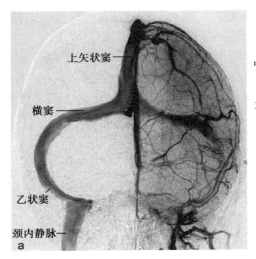

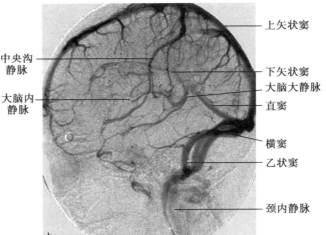

图 9-20　脑静脉回流
a. 颅内静脉回流正位；b. 颅内静脉回流侧位。

（3）眼静脉、大脑中浅静脉、中央沟静脉、下吻合静脉→海绵窦→岩上窦（岩下窦）→横窦→乙状窦→颈内静脉。

二、造影技术

（一）手术操作

1. 颈动脉　包括颈总动脉、颈内动脉、颈外动脉。应用经皮穿刺技术行股动脉穿刺，将所选用的单弯导管沿股动脉送至升主动脉弓，常规先行右侧颈动脉及分支的造影。转动导管，使导管的尖端向上，缓慢地向后拉，使导管头端抵达无名动脉开口处，然后旋转导管使导管头端指向内侧，继续推进使其进入右颈总动脉。转动 C 臂，使颈部成侧位像，将导管顶端插至第 4、5 颈椎平面时，根据造影目的将导管送入颈外或颈内动脉，然后注入少量对比剂，证实导管在靶血管后，透视下行造影定位，确认无误后即可造影。左颈总动脉自主动脉弓发出，其主干与主动脉弓约成锐角，旋转导管使其尖端向上，然后缓慢向后拉导管，使导管前端进入左颈总动脉开口，并利用回抽和推动等操作技巧，使导管进入左颈总动脉，采用同样的方法将导管送入颈外或颈内动脉进行相应的造影。颈外动脉分支较多，常用超选择性插管进行造影。

2. 椎动脉　任何一侧椎动脉的造影均可获得椎-基底动脉血管像。左椎动脉的开口部与左锁骨下动脉的上行段平行,导管容易进入左椎动脉,也是常用左椎动脉插管造影的原因。将导管推进至主动脉弓部,使导管头端指向外上方,直指左锁骨下动脉,略向上推进,并旋转导管,使其尖端指向内上方,进入左椎动脉,继续向前插进3~4cm。注射对比剂后证实为椎动脉,再进行造影位置的定位,即可造影。

右椎动脉因插管困难而较少应用。有动静脉畸形或烟雾病者,或当左侧椎动脉狭窄、闭塞时,则行右椎动脉插管造影。导管经主动脉弓进入无名动脉后,转动导管使其尖端指向外上方,插入右锁骨下动脉,再转动导管使其尖端向上,略向后拉导管,使导管前端进入右椎动脉开口。注射对比剂后证实为椎动脉,继续向前插进3~4cm,再进行造影位置的定位,即可造影。

（二）造影参数选择

对比剂常规选用300~370mgI/ml非离子型对比剂。主动脉弓造影时,造影参数为:对比剂用量30~35ml,注射速度15~18ml/s,压力限制600~900PSI;颈总动脉造影,对比剂用量8~10ml,注射速度6~7ml/s,压力限制300~400PSI;颈内动脉造影时,对比剂用量6~8ml,注射速度4~6ml/s,压力限制150~200PSI;颈外动脉造影时,对比剂用量5~6ml,注射速度3~4ml/s,压力限制150~200PSI;超选择性颈外动脉分支造影时,对比剂用量3~5ml,注射速度2~3ml/s。椎动脉造影时,对比剂用量6~8ml,注射速度3~4ml/s,压力限制150~200PSI。考虑有海绵窦瘘者造影参数应加大,造影参数为:对比剂用量12~15ml,注射速度10~12ml/s,压力限制200~300PSI。旋转造影参数:颈内动脉造影参数为,C臂在头位,对比剂用量18~24ml,注射速度3~4ml/s,压力限制150~200PSI,对比剂延时时间为2秒;椎动脉造影参数为,对比剂用量2~3ml,注射速度10~15ml/s,压力限制150~200PSI,对比剂延时时间为2秒。若采用侧位旋转造影,则其他参数不变,延时4秒。

（三）造影体位与图像采集

颈总、颈内动脉造影常规摄取头颅侧位和头位(汤氏位15°~20°),必要时加左、右前斜位。侧位为水平侧位,使两外耳孔重合,前颅底骨重叠;汤氏位透视下观察要使双侧岩骨与眼眶内上缘重叠。采集时间12~15秒,采集速度3~6帧/s。颈外动脉造影取正、侧位,必要时加左、右前斜位,采集时间6~10秒,采集速度3~6帧/s。椎动脉造影的常规体位是标准侧位和汤氏位,采集时间8~10秒,采集速度3~6帧/s。若在侧位上,颈内、外动脉开口处不明显,可采用15°~30°斜位来显示颈内、外动脉的根部。若要了解主动脉弓、颈动脉及椎动脉的起始点分布情况,可采用主动脉弓造影,即45°~60°左前斜位,可使主动脉弓、头臂干、左颈总动脉及椎动脉显示清晰。

三、图像处理与重建

1. 窗口技术　通过对DSA图像进行窗宽、窗位的调节,提高图像的清晰度,有效地使细小血管清晰显示,病变及周围组织显示充分。

2. 再蒙片或像素位移　因受检者的运动,DSA图像减影不彻底,质量下降。通过再蒙片或像素位移,改变减影对,更正减影影像中的移动伪影,提高图像质量。

3. 骨性标记　能在减影的影像上添加一定的背景解剖的应用,减影与非减影的转换,提高血管的解剖定位,明确血管病变的部位、走向及病变的范围,为治疗提供明确的方向。

4. 图像感兴趣区的处理　为了更仔细地显示病变部位或做定量分析,需要做以下处理。

（1）局部放大:对获得的减影图像中感兴趣区进行局部放大,以便观察细微结构,必要时进行再重建,提高诊断准确率。

（2）测量分析:对获得的减影图像中感兴趣区的血管进行测量,如病变血管的直径、狭窄的长度及程度。

5. 图像三维处理　旋转造影后利用三维重建技术对血管进行重建,获得3D图像,能提高动脉瘤的诊断准确性,特别是对瘤体形态、大小、瘤颈及其与载瘤血管关系的显示优于2D-DSA和旋转 DSA,同时也提高动脉瘤、动脉狭窄和动静脉畸形在治疗时的准确性、安全性,缩短手术时间,减少受检者和操作者的 X 线辐射剂量。3D-DSA 的主要重建技术如下。

（1）最大密度投影（maximum intensity projection,MIP）:可 360° 全方位旋转,血管影像清晰,原始信息丢失较少,主要用于血管直径和动脉瘤直径的测量,可以较精确地显示血管之间的解剖关系,不会使微弹簧圈产生伪影。因此,其对弹簧圈大小、形态的选择,尤其对第一个弹簧圈的选择有重要意义。同时 MIP 还可以显示动脉瘤微弹簧圈栓塞后形成的钢圈与血液的界面,确认栓塞的程度与效果。

（2）表面阴影显示（shaded surface display,SSD）:在 MIP 重建的基础上,设置适当的图像阈值而形成的立体感较强的图像,主要用于整体血管三维重建。

（3）容积再现技术（volume rendering technique,VR）:使血管壁在一定程度上透明化,使血管表面与深部结构同时立体地显示,血管图像清晰、逼真。可以发现血管内壁上的硬化斑块及透视出血管壁上动脉瘤或其分支的开口。

（4）仿真内镜（virtual endoscopy,VE）:根据 3D 图像,选取病变血管,通过仿真内镜,可以观察血管腔内情况,可显示动脉瘤瘤颈在载瘤动脉的开口,有无动脉瘤瘤腔内起源的正常动脉及某些动静脉瘘的瘘口（图 9-21）。

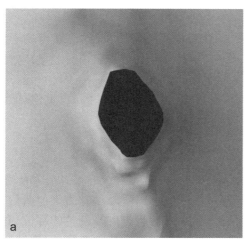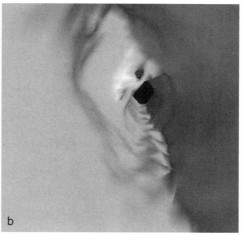

图9-21　DSA仿真内镜图（数字彩图）
a. 正常颈内动脉;b. 颈内动脉斑块。

（5）其他:图像重建还有彩色容积重建、梯度重建及求和（SUM）重建等。图像处理技术有剪切技术、覆盖技术和融合技术等。

四、图像质量控制

（一）术前准备

1. 一般资料　认真核查受检者的资料信息,包括姓名、年龄、性别、病区、科室、床号、住院号及 DSA 号。

2. 受检者准备　去除受检者身上的异物,告知检查的注意事项,训练呼吸运动,使受检者在造影中能予以配合,减少运动伪影。

3. 技师准备　检查设备是否正常运行,在医师穿刺前检查 DSA 的透视或采集功能,如发现问题,及时告知介入手术医师并上报科室负责人。根据手术情况备好高压注射器及相应的对比剂和连接装置。

（二）造影体位

1. 常规体位 常规造影体位为头位和侧位，必要时增加左、右前斜位。受检者仰卧位时头颅矢状面垂直台面，透视下确定标准正位像，成头位，岩骨投影在眼眶内，减少血管与岩骨的重叠，嘱受检者屏气下采集图像。侧位像使双侧外耳孔重叠，前颅底呈线样，造影时获得标准的血管侧位图像。

2. 特殊体位 有些病变显示的角度比较复杂，需要采用特殊的角度或体位进行检查，要注意将感兴趣区部位放在照射野的中心，避免失真和变形，提高影像质量。

（三）技术参数

1. 造影参数的选择 根据不同部位的血管选择相应的造影参数，根据实际情况合理使用造影参数，确保每次造影成功。

2. 特殊参数的选择 旋转造影时对比剂用量和延时时间要根据对比剂到达靶血管时间和造影时长来计算确定。

3. 特殊功能的应用 3D 图像质量的关键在于做好旋转造影，采集后也可以通过后处理调节图像质量，以应用于实时动态三维路径图。

4. 技术操作 图像感兴趣区的显示，应放在照射野中心。造影导管位置准确，防止导管头端贴壁，影响对比剂的血流动力学的改变而导致造影图像质量不佳。

（四）图像处理与后处理

1. 图像处理 对于运动伪影，可通过增加采集速度，提高图像质量；对已获得的不佳图像，可以通过窗口技术进行调节；对于体厚的受检者，图像噪声大，可适当增加辐射剂量，降低量子噪声，提高图像质量。

2. 图像后处理 通过窗口技术进行图像调节，也可通过本身的软件（如再重建、剪切、拼接等）提高图像质量。

五、相关病变介入治疗的 DSA 技术

1. 头颈部肿瘤性病变 对颅脑肿瘤进行 DSA 检查时，必须对颈内动脉、颈外动脉和椎动脉分别造影，颈内动脉、椎动脉通常取常规体位。但颅后窝有肿瘤时，颈外动脉需正位造影，采用与椎动脉正位（汤氏位）同样体位，能将病变部位更好地显示出来。根据肿瘤发生的部位，有时候也需要行椎动脉造影，多用患侧造影为好，尤其对于恶性肿瘤，应行多血管的造影，了解肿瘤的血供情况。但颅后窝内有肿瘤时，也需进行双侧造影。

2. 头颈部血管性病变

（1）前交通动脉瘤造影与介入治疗：前交通动脉瘤在头位（汤氏位）上与大脑前动脉重叠，同时又是 A1 与 A2 的交界处，在侧位上与大脑中动脉重叠，需要通过正侧或斜位及瓦氏位将其显示出来。根据瘤体的偏向采用不同的倾斜方向与角度，一般斜位角度不宜太大，约 15°。根据瘤体的指向不同，采用头位或足位，以显示瘤颈与载瘤动脉的关系，角度约 20°~25°。通过旋转造影及 3D 重建，可显示动脉瘤与载瘤动脉的关系。

介入治疗：在造影的基础上，选择动脉瘤的最佳显示位置，依据瘤体的形态与大小选择相应的弹簧圈，进行动脉瘤的栓塞。栓塞后进行造影复查，评估栓塞的效果。

（2）后交通动脉瘤造影与介入治疗：颈内动脉的后交通动脉瘤，在 DSA 检查中，多数在正位像与颈内动脉重叠，但大多数情况用侧位图像可以做出诊断。在标准侧位上可显示动脉瘤的颈部、后交通动脉分叉部及其他分支血管。若不能清晰显示，可采用侧位加头位或足位及其他位置进行造影。有条件者应行旋转 DSA，通过 3D 成像，可充分显示动脉瘤的瘤颈与载瘤动脉的关系。

介入治疗同前交通动脉瘤的介入治疗。

（3）脑动静脉畸形造影与介入治疗：脑动静脉畸形（arteriovenous malformation，AVM）是一种

先天性局部脑血管发生的变异,病变部位的动脉直接与静脉相接,形成了脑动静脉之间的短路,产生一系列脑血流动力学上的改变,临床上可表现为反复的颅内出血、部分性或全身性抽搐发作、短暂脑缺血发作及进行性神经功能障碍等。为了明确畸形血管与周围血管的关系,DSA 检查时应分别进行颈内、颈外动脉和椎动脉造影。造影体位用颈动脉、椎动脉的常规造影体位,对于颅后窝处的病变,追加头颅前后位。

介入治疗:在全身麻醉下进行 DSA 造影,明确畸形团的位置、供血动脉数量及引流静脉的情况,选择最佳显示位置,根据畸形团不同的供血动脉,将微导管超选择性插入供血动脉,通过造影确认微导管的位置,注射对比剂核实畸形团的供血状态,无误后再注入组织胶将畸形血管栓塞。

（4）颈部血管狭窄:颈内动脉系统病变导致的脑缺血以大脑半球和眼部症状为主,如对侧上肢、面部产生轻度偏瘫、失语,对侧偏身感觉障碍等;基底动脉缺血者,主要为脑干、小脑、大脑枕叶等产生一些缺血相应症状;头臂动脉狭窄或闭塞可引起脑和手臂缺血的一些症状。造影体位为常规旋转正位、侧位和左右斜位。

介入治疗:通过造影确认狭窄血管的长度、狭窄的程度,测量病变血管的直径、狭窄的长度,选择相应的球囊扩张支架。

（姚飞荣　高之振　张修石）

第六节　胸部 DSA 检查技术

一、血管解剖

（一）动脉系统

1. 胸主动脉　起自心脏左室流出道,自主动脉口向右上升为升主动脉,约于第 2 胸肋关节（胸骨角平面）高度移行于主动脉弓。主动脉弓的凸面向上,自右至左分别发出头臂干、左颈总动脉和左锁骨下动脉。再向左下行走至第 4 胸椎水平移行于降主动脉,穿过膈肌裂孔后即为腹主动脉（图 9-22a）。

2. 肺动脉　属于肺的功能性血管。肺动脉在左侧第二胸肋关节水平起自右心室,斜向左后上方行走,在主动脉弓下方,气管隆嵴的前方分出左、右肺动脉,右肺动脉分出右肺动脉上、下干,右肺动脉下干再分出右中叶肺动脉和右下叶肺动脉,左肺动脉分出左上叶肺动脉和左下叶肺动脉,远端的各级分支与相应的支气管伴行,支配相应的肺组织（图 9-22b）。

3. 支气管动脉　属于肺的营养性血管,起自胸主动脉的脏支,数目及开口变异很大,右侧多为 1 支,左侧多为 2 支。也有部分发自肋间动脉、锁骨下动脉和腹主动脉等。其开口大部分在第4、5 胸椎水平,相当于气管隆嵴处（图 9-22c）。

4. 肋间动脉　起自胸主动脉的壁支,节段性对称性分布,共有 9 对,分布于第 3~11 肋间隙（图 9-22d）。

5. 胸廓内动脉　也叫内乳动脉,起于锁骨下动脉第一段下缘,于第 6 肋间隙水平分为膈肌动脉和腹壁上动脉两终支。

（二）静脉系统

1. 肺静脉　左、右各 2 支,分别为左肺上静脉和左肺下静脉,右肺上静脉和右肺下静脉。

2. 支气管静脉　经支气管动脉流经肺部的血液回流主要分为深浅两组。

（1）深支气管静脉有许多属支,起自肺内的细支气管的血管网,并与肺静脉吻合,最后形成一支注入肺静脉或左心房。

（2）浅支气管静脉一般每侧有两支,引流肺门处支气管、肺胸膜及肺门淋巴结静脉血,右侧汇入奇静脉,左侧汇入副半奇静脉或左最上肋间后静脉。

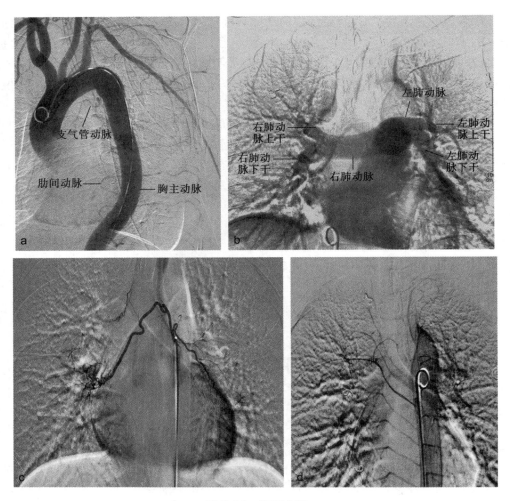

图 9-22 胸部血管
a. 胸主动脉；b. 肺动脉；c. 支气管动脉右侧增粗；d. 部分肋间动脉。

3. 上腔静脉 接收来自头颈部和上肢各静脉的血，由左、右无名静脉于右侧第 1 肋软骨水平汇合而成，下行进入右心房。

二、造影技术

（一）手术操作

1. 胸主动脉造影 应用经皮穿刺技术行股动脉穿刺，在正位透视下，将所选用的猪尾导管经腹主动脉插至胸主动脉，然后转成左前斜位，继续推动导管至升主动脉的升部。

2. 肺动脉造影 经股静脉穿刺插管，导管随导丝经下腔静脉至右心房达右心室，或经肘静脉或颈内静脉穿刺插管，导管随导丝经上腔静脉至右心房达右心室。导管前端可置于肺动脉主干或左右肺动脉分支，或右室流出道。

3. 支气管动脉造影 在常规局部消毒后，应用经皮穿刺技术行股动脉穿刺插管，将导管插到胸主动脉，于第 5、6 胸椎水平，缓慢地上下移动，寻找支气管动脉开口。当有嵌顿或挂钩感时，可能已插入支气管动脉，即用手推碘对比剂 0.5~1.0ml，在透视下观察支气管动脉的显示，确认没有与脊髓动脉共干后，注射对比剂进行造影。

4. 肋间动脉和胸廓内动脉造影 肋间动脉造影方法与支气管动脉造影大致相同。胸廓内动脉一般行股动脉穿刺，选用 4F 或 5F 的相应导管，进入主动脉弓，转动导管使导管头进入左或右锁骨下动脉,用导丝引导使导管头向后滑入胸廓内动脉,进行超选择性造影。

5. 上腔静脉造影　可应用穿刺法,穿刺头臂静脉或贵要静脉或肘正中静脉,也可经股静脉穿刺插管,导管随导丝经下腔静脉至上腔静脉。采用猪尾导管进行造影。

(二)造影参数选择

选用对比剂浓度为 300~370mgI/ml 的非离子型对比剂。胸主动脉造影,对比剂用量为 30~40ml,注射速度为 18~22ml/s,压力限制 600~900PSI;肺动脉主干造影,对比剂用量为 15~20ml,注射速度为 10~12ml/s,压力限制 300~600PSI;一侧肺动脉造影,对比剂用量为 10~20ml,注射速度为6~8ml/s,压力限制 300~600PSI;支气管动脉造影,对比剂用量为 3~4ml,注射速度为 1~2ml/s,压力限制 250~300PSI,或手推对比剂;锁骨下动脉及腋动脉造影,对比剂用量为 8~10ml,注射速度为 3~4ml/s,压力限制 300~400PSI;胸廓内动脉及肋间动脉造影,对比剂用量为 3~4ml,注射速度为 1~2ml/s,压力限制 300~450PSI 或手推对比剂;上腔静脉造影,对比剂用量为 15~20ml,注射速度为 10~12ml/s,压力限制 400~600PSI;下腔静脉造影,对比剂用量为 20~30ml,注射速度为 12~15ml/s,压力限制 400~600PSI。

(三)造影体位与图像采集

1. 胸主动脉造影常规取左前斜位 45°~60°,必要时加照正位或右前斜位,特殊情况采用侧位。采集时间 10~15 秒,采集速度 6~8 帧/s。屏气下曝光,如为全麻醉手术,则暂停呼吸下曝光。

2. 肺动脉造影常规取正位成像,必要时加照斜位或侧位。采集时间 8~12 秒,采集速度 6~8 帧/s。

3. 支气管动脉造影常规取正位成像,必要时加照斜位或侧位。采集时间 4~10 秒,采集速度3~6 帧/s。

4. 肋间动脉和胸廓动脉造影常规取正位成像,必要时加照斜位或侧位。采集时间 4~10 秒,采集速度 3~6 帧/s。

5. 上腔静脉造影常规取正位成像,必要时加照斜位或侧位。采集时间 6~10 秒,采集速度3~6 帧/s。

三、图像处理与重建

1. 补偿滤过　由于肺部的密度不一致,在做心脏检查时,肺部的透亮度增加,图像的背景亮度加大,影响图像质量。在采集图像时,在肺野内加入一些密度相对低的物质,或使用光谱滤过器,使 X 线在被照射区衰减接近均匀,防止饱和伪影的产生。

2. 呼吸性移动对策　为防止因呼吸产生的伪影,在采集图像时使受检者屏气,或采取短暂的呼吸停止,减少运动伪影的产生。

3. 胸主动脉重建　使用血管造影机配备的 3D-DSA 功能对胸主动脉进行旋转造影,并将采集的二维图像传输到后处理工作站后进行血管结构重建,得到三维图像。

四、图像质量控制

(一)术前准备

1. 一般资料　认真核查受检者的资料信息,包括姓名、年龄、性别、病区、科室、床号、住院号及 DSA 号。

2. 受检者准备　去除受检者身上的异物,告知受检者检查的注意事项,训练受检者的呼吸运动,使其在造影中能予以配合,减少运动伪影。

3. 技师准备　检查设备是否正常运行,在医师穿刺前检查 DSA 的透视或采集功能。如发现问题,及时告知介入手术医师并上报科室负责人。根据手术情况备好高压注射器及相应的对比剂和连接装置。准备测量工具及标记物质,用于手术的测量评估。

(二)造影体位

1. 常规体位　常规造影体位为正位,胸主动脉为左前斜位。必要时增加左、右侧位。主动脉夹层置入单分支支架时,为了显示左锁骨下动脉与左颈总动脉的位置关系,需要在左前斜位上加头位或足位。

2. 其他体位 对呼吸困难者可采用半卧位或导管床倾斜角度,机架也同时倾斜相应角度,减少影像失真。对于上肢需要手术者,应加上手托板,图像尽量与平板的轴线一致。

(三) 质量控制的具体措施

1. 去除受检者身上的异物。
2. 合理摆放受检者的体位。
3. 缩小被照体至探测器的距离。
4. 根据受检者具体情况选择合适的技术参数。
5. 术前反复训练受检者的呼吸运动,使之手术中能予以配合。

五、相关病变介入治疗的 DSA 技术

1. 主动脉缩窄 先天性主动脉缩窄(coarctation of the aorta,CoA)是指自无名动脉至第 1 对肋间动脉之间的主动脉管腔先天性局限性狭窄,常见于动脉导管或动脉韧带与主动脉连接的相邻部位。分型包括单纯性主动脉缩窄、主动脉缩窄合并主动脉峡部发育不全、主动脉缩窄合并主动脉弓发育不全。造影体位为常规旋转正位和左前斜位,屏气采集图像。

介入治疗方法:球囊血管成形术(balloon angioplasty,BA)和主动脉支架置入术(stent implantation,SI)。

2. 主动脉夹层(aortic dissection,AD) 主动脉内膜撕裂,导致主动脉腔内的血液从内膜撕裂处进入中膜,使内膜与中膜分离。在国际上,AD 分型主要有 DeBakey 和 Stanford 两种分型方法。Debakey 分型根据破口位置及夹层累及范围,分为三型:①Ⅰ型:夹层起自升主动脉,向远端延伸累及降主动脉和/或腹主动脉;②Ⅱ型:夹层起自升主动脉并局限于升主动脉;③Ⅲ型:夹层起自降主动脉,并局限于降主动脉(ⅢA 型)或向远端延伸累及腹主动脉(ⅢB 型)。Stanford 分型仅考虑最近端破口位置:①A 型:夹层起自升主动脉,相当于 DeBakey Ⅰ型及Ⅱ型;②B 型:夹层起自降主动脉,相当于 DeBakey Ⅲ型。造影体位为常规旋转正位和左前斜位,降低对比剂注射压力,屏气采集图像。

介入治疗方法:对于 Stanford A 型主动脉夹层,介入治疗通常需在体外循环下进行,根据病变不同,采用不同外科手术方式;对于 Stanford B 型主动脉夹层,则更多地选择胸主动脉覆膜支架腔内隔绝术。主动脉夹层常常累及主动脉弓上分支动脉开口,随着腔内器具的改进和腔内技术的进步,出现开放手术杂交腔内隔绝(象鼻手术)或腔内隔绝杂交开放手术(颈部或经胸旁路手术)的各类杂交手术方式。完全腔内技术重建主动脉弓,包括开窗技术、分支型支架移植物、烟囱技术。经股动脉切开穿刺置入血管鞘,将猪尾导管在真腔内送至主动脉弓部造影,明确破口位置。凭借术前 CTA 检查资料,可以用 3D 打印技术对复杂的血管病变部位构建模型,结合 DSA 造影进行病情评估,选取适当尺寸的覆膜支架,输送系统经股动脉上行,送支架至恰当的位置,释放覆膜支架,再次造影确定支架位置及破口封堵情况。主动脉覆膜支架置入前应根据所选的覆膜支架的手术系统评估入路动脉的直径、钙化程度、扭曲程度等。

3. 支气管动脉的栓塞术(bronchial artery embolization,BAE) 是经皮穿刺导管插入支气管动脉,使用栓塞物质对靶血管进行栓塞,使靶血管闭塞,达到治疗目的。造影时采用正位或者斜位,屏气采集图像。

介入治疗方法:一般需要进行双侧的支气管动脉造影,确认出血或病变血管,有时需要进行超选择性造影才能明确病变部位。防止支气管动脉与脊髓动脉相通产生误栓导致截瘫,病变部位明确后注射栓塞剂进行栓塞。

4. 支气管动脉灌注疗法(bronchialarteryinfusion,BAI) 指利用支气管动脉插管将导管插入支气管动脉内,将抗癌药物注入靶血管,达到在短时间内杀伤癌细胞的目的。常规体位为正位,必要时加侧位或斜位。

介入治疗方法:将介入导管置入支气管动脉后,进行选择性支气管动脉造影,确定供血的支气管动脉后,固定导管,将抗癌药物用生理盐水稀释后缓慢地注射到靶血管内。

(姚飞荣　高之振　张修石)

第七节　心脏与冠状动脉 DSA 检查技术

一、血管解剖

(一)心脏解剖

1. 心的位置　心位于胸腔中纵隔内,2/3 位于正中线左侧,1/3 位于正中线右侧。心的前面大部分被肺和胸膜所遮盖,只有一小部分借心包与胸骨下部和左侧 4~6 肋软骨相邻,此区称心包裸区。

2. 心的外形　心呈倒置圆锥形,长轴约与正中矢状面成 45° 向左下倾斜。心的外形可归纳为一尖、一底、两面(前面、后面)、三缘(左缘、右缘、后缘)、三沟(冠状沟、前室间沟、后室间沟)。

3. 心腔的结构　心有四个腔,分别是左、右心房和左、右心室,心房间有房间隔,心室间有室间隔(图 9-23)。

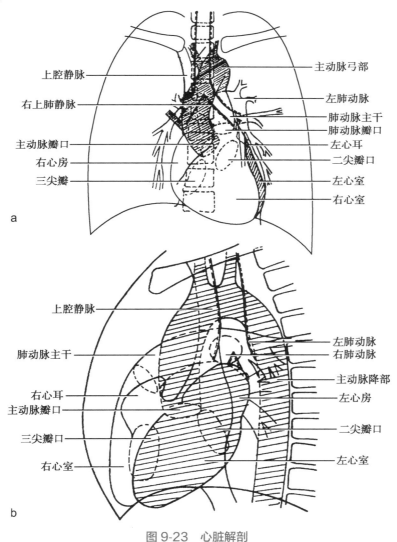

图 9-23　心脏解剖
a. 心脏解剖正位像;b. 心脏解剖侧位像。

（二）冠状动脉解剖

冠状动脉是供应心肌血氧的血管，它的解剖形态颇多变异。在正常情况下冠状动脉分出两大主支，为左冠状动脉（left coronary artery，LCA）和右冠状动脉（right coronary artery，RCA），分别开口于升主动脉的左、右冠状动脉瓣窦（图9-24）。左冠状动脉主干（LM）直径约 4~5mm，长度约 0.5~2.0cm，在肺动脉总干和左心耳之间沿左侧房室沟向前向下分为前降支（LAD）和回旋支（LCX）。前降支为左冠状动脉主干的延续，沿前室间沟下行，再绕过心尖切迹到达心脏后壁，在后室间沟下 1/3 处与右冠状动脉的后降支相吻合。前降支向左侧发出数支对角支，向右侧发出数支平行而细小的间隔支等分支。回旋支从左

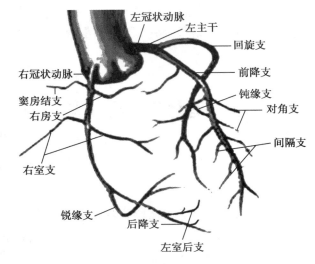

图 9-24　冠状动脉分支图

冠状动脉主干发出后，沿左房室沟前方紧贴左心耳底部，向左向后行走，再经心脏左缘下行到达膈面。回旋支发出的分支颇多变异，主要分支有数支钝缘支，心房支。右冠状动脉自右冠状动脉瓣窦发出后贴近右心耳底部，沿后房室沟向外向下行。右冠状动脉的主要分支有右房支、窦房结支、右室支、锐缘支、后降支和左室后支等。

（三）冠状静脉解剖

冠状静脉多伴行相邻的冠状动脉，如心大静脉也称左冠状静脉，心中静脉亦称右冠状静脉。常由心大、心中和心小静脉汇入冠状静脉窦，最后注入右心房。

二、造影技术

（一）心血管造影

心血管造影是临床诊断心血管疾病的"金标准"之一。目前临床主要应用选择性心脏房室造影，它能直接显示造影部位的血管病变情况，对心大血管疾病的诊断、治疗起决定性作用。

1. 手术操作　选择性右心房、右心室及肺动脉造影，是经股静脉穿刺插入 5F~7F 猪尾导管或右心造影导管，按造影目的分别将导管置于右心房、右室流出道、肺动脉主干或左右分支等处进行造影。左心房造影可在右心房、右心室或肺动脉内注射对比剂，经肺循环使左心房显影，也可用穿刺房间隔的方法将导管送入左心房造影；左心室造影从股动脉、桡动脉或肱动脉穿刺并插入猪尾导管进入左心室进行造影。

2. 摄影体位

（1）长轴斜位：探测器置左前斜位（LAO）35°~65°，同时向头侧倾斜，头位（cranial，CRA）25°~30°（图9-25）。此位置主要显示主动脉窗，室间隔前半部及二尖瓣环常呈切线位，左室流出道拉长显示，肺动脉主干及左下肺动脉延续部展开等，适用于选择性左、右心室造影。

（2）四腔位：又称肝锁位。取身体长轴向右斜与

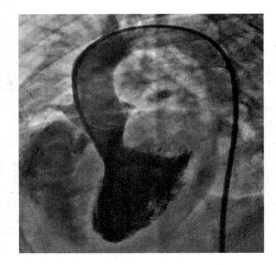

图 9-25　左心室造影 LAO 55°
加 CRA 25° 效果图

台面中线成 20°~30°,探测器置于 LAO 40°~50°,同时足位(caudal,CAU)45°。此时,整个房间隔和室间隔的后半部呈切线位,四个房室互相分开,房室瓣也分开且呈正面观。四腔位适用于房室通道型室间隔缺损(如心内膜垫缺损)、二尖瓣骑跨及单心室等的选择性左心室造影,三尖瓣骑跨或三尖瓣闭锁时的选择性右心房造影,三尖瓣关闭不全、单心室或右室双出口的选择性右心室造影等。

（3）半坐位:又名肺动脉轴位。受检者取正位,将胸部垫高,使探测器置于 CRA 45°~55°。让肺动脉分叉部基本与 X 线垂直,以显示肺动脉瓣、主干、分叉及左右肺动脉分支,此时主、肺动脉也分开。半坐位适用于法洛四联症、肺动脉狭窄或异位肺动脉等的选择性右心室和肺动脉造影,假性动脉干及主、肺动脉间隔缺损时的主动脉造影等。

（4）延长右前斜位:探测器置于右前斜位(RAO)30°~35°,同时向头侧倾斜,头位(CRA)20°~30°。让 X 线与右室流出道及肺动脉几乎垂直,显示主、肺动脉的前后关系,充分显示右室流出道、肺动脉瓣、肺动脉主干及其右侧分支。延长右前斜位适用于选择性右心房、右心室和肺动脉造影。

（5）右前斜位:通常取 RAO 30°,可观察左心室功能、心室壁病变及二尖瓣功能(图 9-26)。

（6）正位:标准前后位。

（7）侧位:仰卧水平(左、右)侧位(图 9-27)。

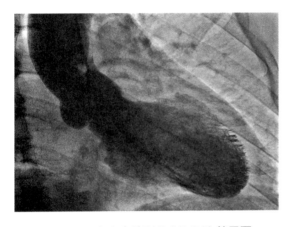

图 9-26　左心室造影 RAO 30° 效果图

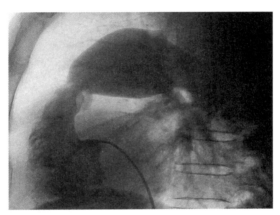

图 9-27　右室造影侧位效果图

（8）其他:LAO 20°~35° 加 CRA 20°~30° 体位可显示房间隔及室间隔后部;RAO 30°~45° 体位可观察二尖瓣反流等。对于先天性心脏病,须灵活设计某些复合倾斜角度的摄影体位,以清晰地显示病变解剖部位。

3. 摄影参数选择　对比剂浓度为 300~370mgI/ml。用量:成人主动脉及左心室造影,每次 35~40ml,注射速度 18~20ml/s;右心室和/或肺动脉主干造影,每次 25~30ml,注射速度 14~16ml/s;左、右心房造影,每次 20~25ml,注射速度 10~12ml/s(儿童以 1.25~1.50ml/kg 体重计算,注射速度 10~16ml/s)。压力限制选用 600~900PSI。以 15~30 帧/s 的采集速度连续采集影像。

（二）选择性冠状动脉造影

选择性冠状动脉造影术(selective coronary arteriography)是诊断冠心病的"金标准"。它不仅能准确地判断冠状动脉内病变的程度与范围,还能通过发现受损血管数目和受损心肌范围而准确地判断预后;可作为各种冠状动脉血管成形术和重建手术前后的评价与预后判断。

1. 手术操作　冠状动脉造影常用血管径路为股动脉或桡动脉穿刺插管,将导管分别选择性插入左、右冠状动脉口部,试注入对比剂证实导管在冠状动脉口内,先进行冠状动脉口内压力检测,避免导管嵌顿入冠状动脉口内,如压力正常即可以行冠状动脉造影。一般情况下,先做左冠状动脉造影,后做右冠状动脉造影。有时在冠状动脉开口变异,难以找到的情况下,可先行左心室造影,了解左心室功能、冠状动脉开口及主动脉形态等情况,便于选择冠状动脉造影导管型号和指导插管。

（1）股动脉入路:动脉穿刺成功后,选用冠状动脉造影导管(Judkins 导管),引入左冠状动脉导管,当导管头端达到升主动脉时,左冠状动脉导管抵住升主动脉右壁,将管尖抵住升主动脉左侧壁慢慢下滑,导管尖即可顺利进入左冠状动脉口。以 1~2ml 对比剂先行试验推注,观察冠状动脉内压力正常,确认插管位置恰当,然后手推对比剂,每次约 8~10ml,以 15~30 帧/s 数字录像多体位投照进行造影检查。左冠状动脉造影结束后,在左前斜位透视下,右冠状动脉导管抵达升主动脉右冠窦底轻轻提拉和旋转导管头端使其转向右侧,轻轻上下滑动,一般都可顺利进入右冠状动脉口。以 1~2ml 对比剂先行试验推注,观察冠状动脉内压力正常,确认插管位置恰当,然后手推对比剂,每次 6~8ml。右冠状动脉开口变异较多,因此插管较为困难,操作者应轻柔、耐心。

（2）桡动脉入路:经皮桡动脉穿刺插管时,选用桡动脉多功能造影管(Sones 导管),可避免由更换导管造成的桡动脉痉挛。在透视下,将导管经桡动脉送至主动脉窦底部,使其前端成形,操纵导管使其头端位于左冠状动脉开口附近,轻轻提拉和旋转导管头端即可以进入左冠状动脉开口。以 1~2ml 对比剂先行试验推注,观察冠状动脉内压力正常,确认插管位置恰当,即行多体位造影。左冠状动脉造影结束后,在左前斜位透视下,将导管头端移至主动脉瓣缘水平窦底处,管头向前,轻送并旋转至右侧,轻轻上下滑动,即可以进入右冠状动脉口。

2. 摄影体位(图 9-28)

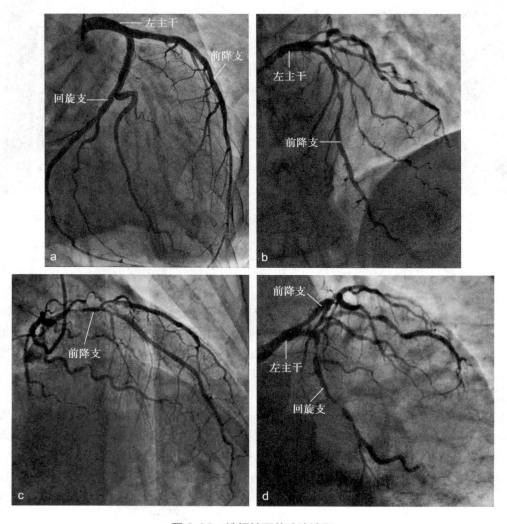

图 9-28　选择性冠状动脉造影
a. 冠状动脉造影 RAO 30° 加 CAU 25° 效果图;b. 冠状动脉造影 CRA 30° 效果图;c. 冠状动脉造影 RAO 50° 加 CRA 20° 效果图;d. 冠状动脉造影 CAU 30° 效果图;

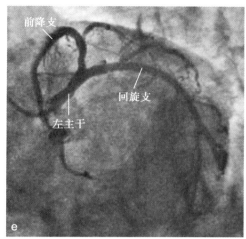
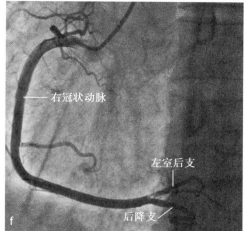
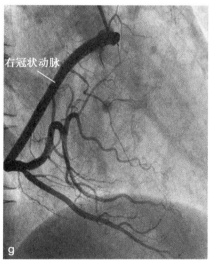

图 9-28（续）
e. 冠状动脉造影 LAO 45° 加 CAU 25° 效果图；
f. 冠状动脉造影 LAO 45° 效果图；g. 冠状动脉造影 RAO 30° 效果图。

（1）左冠状动脉主干：摄影体位通常为左前斜位（LAO）45° 加头位（CRA）25°~30° 或左前斜位（LAO）45° 加足位（CAU）15°~20°（即蜘蛛位，横位心时采用）。在此两方位可以观察到左冠状动脉主干及前降支，回旋支的开口处；正位加头位 30° 可显示左冠状动脉主干远端；如左冠状动脉主干较短时，右前斜位加足位可观察左冠状动脉主干；右前斜位（RAO）30° 及加头位或者足位也可以较好地展示左冠状动脉主干。

（2）左前降支：摄影体位通常为左前斜位 30°~45° 加头位 20°~25°，可对左前降支近端和中段以及角支和室间隔穿支开口部位清晰观察；右前斜位 35°~55° 加头位 15°~25° 或加足位 25° 也是显示左前降支近段较好的投照角度；正位加头位 30°~35° 为左前降支中段、远段显示的最佳摄影体位。

（3）回旋支：摄影体位通常为右前斜位 30° 加足位 15°~25°、前后位（AP）加足位 25°~30°、左前位 45° 加足位 25° 能清晰显示左回旋支。

（4）右冠状动脉：摄影体位通常为左前斜位 45°，能清晰显示右冠状动脉起始部至后降支的血管节段；右前斜位 30° 加足位 15°~20° 亦是较好显示右冠状动脉主干的体位；左前斜位 45° 加头位 15°~20° 可显示右冠状动脉后降支和左室后支；前后位加头位 20°~25° 亦可较好地显示后降支和左室后支。

3. 摄影参数选择　对比剂选用非离子型对比剂，浓度为 300~370mgI/ml，左冠状动脉每次 8~10ml，右冠状动脉每次 6~8ml，手推对比剂 1~2 秒内匀速推完，以 15~30 帧/s 的采集速度连续采集影像。

（三）旋转冠状动脉造影

选用冠状动脉造影导管（Judkins 导管），采用股动脉或桡动脉穿刺插管，将导管分别选择性插入左、右冠状动脉口部。为获得较好的旋转采集序列，首先需要将受检者置于等中心位，即在后前位和侧位透视下使感兴趣区都在视野的中心。然后在非透视下进行常速旋转轨迹测试，以确保机架运动过程不会遇到障碍。准备好高压注射器推注对比剂。按下旋转采集键后机架即开始按设定轨迹高速旋转采集。对比剂完全显示整个冠状动脉，通常在旋转运动停止延迟数秒钟后停止采集。应注意的是对比剂注射在旋转前开始，在旋转结束后终止，准备的对比剂用量应超过 4ml/s 乘以旋转时间。旋转采集的机架旋转角度左冠为右前斜 30° 加头位 25°（RAO 30° 加 CRA 25°）至左前斜位 50° 加头位 25°（LAO 50° 加 CRA 25°）；右冠为左前斜位 60°（LAO 60°）至右前斜位 30°（RAO 30°）。根据每例受检者冠状动脉血流的特征及影像采集所需要的时间来调整对比剂用量及注射速度。一般用法是右冠旋转采集用 12ml 对比剂，每秒注射 3ml，左冠旋转采集用 16ml 对比剂，每秒注射 4ml。所有造影采集速度都为 30 帧/s。

旋转冠状动脉造影的主要优点是应用较少的对比剂及 X 线辐射剂量即能显示大量的冠状动脉病变信息。旋转冠状动脉造影对比剂的应用减少了近 1/5，辐射剂量左冠及右冠均明显减少。旋转冠状动脉造影既减少了辐射剂量，又没有损失完整冠状动脉造影的影像信息。旋转冠状动脉造影实际上比标准冠状动脉造影提供了更多的冠状动脉影像信息，尤其是开口病变、分叉病变及明显偏心病变，还为术者冠状动脉三维重建提供了视觉效果，减少了术者寻找最佳投射角度对技术熟练的依赖程度。

三、图像处理与重建

（一）屏幕图像

1. 透视图像　一般采用小视野，低脉冲，前后及左右倾角，以及缩光器组合使用。透视时焦点与影像平板的距离尽可能地远，受检者与影像平板的距离尽可能地近。可通过放大摄影来减少噪声、减少散射线，使图像更加清晰。插管过程及治疗中，采取间断脉冲透视，缩小透视野，应用静态分屏路标技术及窗口技术，可充分显示血管的开口及其走行，有利于导丝及导管超选择性地插入。超选择性地插入时应用高脉冲或连续脉冲透视以得到优质的透视影像。

2. 采集图像　心脏冠状动脉与左心室造影可应用 15 帧/s 或 30 帧/s。多角度全方位观察心血管情况，避免漏诊。在介入治疗时应将受检者的空曝区及肺部区域应用滤板技术进行遮挡，增加图像均匀性，减少噪声等。

（二）照片图像

可通过三维重建软件对 3D 图形进行切割、导航引导等，在全方位旋转状态下同步观察，选择最佳血管解剖状态进行图像的存储。

1. 左心室造影心功能分析　经外周动脉（股动脉、桡动脉）经皮穿刺，动脉穿刺成功后，放入血管鞘，经血管鞘引入 6F 或 7F 猪尾导管至左心室造影，采用右前斜位 30° 摄影。对比剂选用非离子型对比剂，浓度为 300~370mgI/ml，用量：成人一般 35~40ml，18~20ml/s 连续注射；儿童以 1.25~1.50ml/kg 体重计算，13~16ml/s 连续注射。15~30 帧/s 连续采集影像，观察心室壁的收缩功能及室壁运动情况。利用心功能分析软件，首先进行导管校正，校正因子为导管外径和图像中的导管外径之比。选取舒张末期心室容积（EDV）和收缩末期心室容积（ESV）时须避免造影时导管刺激引起的期前收缩。采用 Simpson 法测定左心射血分数（LVEF），EF=EDV−ESV/EDV。射血分数是目前临床上最常用的心脏功能指标，它是心室每搏输出量与心室舒张末期容积的比值。

2. 定量冠状动脉狭窄分析　常规多体位分别做左、右冠状动脉造影，选取冠状动脉狭窄显影最佳体位。首先，进行导管校正，校正因子为导管外径和图像中的导管外径之比。然后选取冠状动脉狭窄段，截取其近端及远端正常血管直径为参考血管直径，与病变处血管直径相比较，自动分析靶血管病变的长度、直径、狭窄处最小直径、狭窄率、参考血管直径、分叉病变夹角。

3. 自动角度摄影分析系统　操作中需要准确把握冠状动脉造影术造影摄影体位,并能清楚地暴露冠状动脉的主支和分支血管的全貌及血管开口处的情况。通过自动角度摄影分析系统,冠状动脉显影的最佳摄影体位与心脏位置类型(横位心、垂位心等)的特异性关系,尽量做到 X 线的摄影方向与冠状动脉走行垂直,在该角度下的造影图像中感兴趣血管段具有最小投影缩短和最小被其他血管的遮盖。最佳造影角度下的血管狭窄百分比测量能显著提高其定量分析的精度,从而为冠心病诊断提供可靠的解剖和功能信息,为介入治疗或冠状动脉搭桥手术方案的选择提供科学依据。

4. 支架精显　利用动态校正的 X 线透视显影技术,将采集的连续帧中对应标记点叠加转换成数字电影来显影支架。支架精显功能可增强置入冠状动脉支架的可视性,观察支架与血管的情况。对于已存在支架,它可确定后续支架锚定点,帮助术者精确串联支架。术后也可使用此技术观察串联、分叉支架的接驳情况。

5. 动态冠状动脉路径图　是带有运动补偿的实时动态冠状动脉路径图。计算机通过后处理标记出显影血管,将显影血管通过动态补偿后制作为蒙片,在透视下将蒙片与实时画面叠加,为术者提供动态路径图。动态冠状动脉路径图在经皮冠状动脉介入治疗过程中为术者对导管、导丝的位置提供连续的路径参照。与此同时减少在术中冒烟的次数,可减轻受检者对比剂的负担。

四、图像质量控制

(一)术前准备

1. 一般资料　认真核查受检者的资料信息,包括姓名、年龄、性别、病区、科室、床号、住院号及 DSA 号。

2. 受检者准备　去除受检者身上的异物,告知受检者检查的注意事项,训练受检者的呼吸运动,使其在造影中能予以配合,减少运动伪影的产生。

3. 技师准备　检查设备是否正常运行,在医师穿刺前检查 DSA 的透视或采集功能。如发现问题,及时告知介入手术医师并上报科室负责人。根据手术情况备好高压注射器及相应的对比剂和连接装置。准备手术中需要进行测量的工具,如标准钢球或标尺等。

(二)技术因素对图像质量的影响

1. 技术参数的选择　心室及主动脉管腔较大,流速快,对比剂注射压力应增加,否则造影时达不到一定注射量,会降低血管的显影效果。

2. 医师的图像意识　感兴趣区的显示应该在显示屏中心,体位选择要合理,能充分显示各个血管的病变与比邻组织的关系,达到最大限度诊断的目的。

**3. 掌握冠状动脉血管腔内成像的机制,有利于提高图像质量。如 OCT 成像时需阻断血流,掌握好对比剂注射的时机,可提高 OCT 的图像质量,获得更好的治疗效果。

(三)质量控制的具体措施

1. 去除受检者身上的异物。

2. 合理摆放受检者的体位。

3. 缩小被照体至探测器的距离。

4. 根据受检者具体情况选择合适的技术参数。

5. 术前反复训练受检者的呼吸运动,使其在手术中能予以配合。

五、相关病变介入治疗的 DSA 技术

1. 动脉导管未闭与卵圆孔未闭封堵术　动脉导管未闭(PDA)是最常见的先天性心脏病之一,目前治疗方法主要有介入封堵术、开胸结扎术、胸腔镜手术等。介入治疗是动脉导管未闭的

首选治疗方法。卵圆孔是胚胎时期心脏房间隔的一个生理性通道,出生后大多数人原发隔和继发隔相互靠近、粘连、融合,逐渐形成永久性房间隔,若未融合则形成卵圆孔未闭(PFO)。卵圆孔未闭与脑卒中相关联,封堵卵圆孔未闭优于药物治疗。

(1)动脉导管未闭封堵术:经皮穿刺右股动脉、股静脉成功后,放入血管鞘。先用猪尾导管行降主动脉造影,采用左侧位投影,确认其导管的位置、大小、形态。建立股静脉-右房-右室-肺动脉-动脉导管-降主动脉的半轨道,选择比测量动脉导管宽度大4~8mm的封堵器及合适的输送鞘管系统,在透视下送入封堵器,卡于动脉导管内。重复左侧位降主动脉造影,若无残余分流,即可释放封堵器,完成治疗。

(2)卵圆孔未闭封堵术:常规穿刺股静脉,送入鞘管,行常规右心导管术。检查测量上、下腔静脉至肺动脉水平的压力。经超声心动图检查无残余分流,对周边结构(包括左房室、右房室和冠状静脉窦等)无不良影响,心电图监测无房室传导阻滞时,可释放封堵器。

2. 房间隔与室间隔缺损封堵术 房间隔缺损是先天性心脏病中最常见的一种病变,介入封堵术安全性高,采用经股静脉穿刺的方法,将封堵伞送入心房,补贴固定在房间隔缺损(ASD)处,阻断房水平左向右分流,恢复正常血液循环。室间隔缺损是最常见的先天性心脏病之一,它亦可能是后天性的,可发生在室间隔的任何解剖部位,介入封堵术创伤小,痛苦少,疗效显著,患者乐于接受。

(1)房间隔缺损封堵术:局麻或全麻下穿刺股静脉,放入血管鞘,经血管鞘进入端侧孔多功能导管到右心房,行右心导管检查。将260cm加硬导丝从右心房经房间隔缺损处进入左心房,置于左上肺静脉内,再更换输送鞘管于左房内。根据术前彩超测量的房缺大小,选择比测量缺损大4~6mm的封堵器及合适的输送鞘管系统至左房内,在透视及超声心动图监测下,先打开封堵器的左房侧伞,回撤至房间隔缺损的左房侧,固定输送导管,继续回撤鞘管,打开封堵器的右房侧伞。经透视及超声心动图下监测封堵器位置及形态达满意且无残余分流时,可用少许力反复推拉输送鞘管,重复超声及透视,当封堵器固定不变时,可操纵旋转柄释放封堵器。

(2)室间隔缺损封堵术:经皮穿刺右侧股动脉、股静脉成功后,放入血管鞘。先用猪尾导管行左心室造影,采用左前斜位45°~55°加向头位斜25°~30°摄影,确认其室缺的位置、大小、形态及其与主动脉瓣的距离,再做主动脉瓣上造影,确认有无主动脉瓣反流,然后建立股动脉-降主动脉-左心室-室缺损处-右心室-股静脉的轨道,选择比测量缺损口大3~4mm的封堵器及合适的输送鞘管系统,从股静脉侧经输送长鞘送入封堵器,在升主动脉或左心室内张开封堵器前伞,后撤于室间隔缺损处;于右心室面侧张开后伞,将封堵器卡于缺损处,再以左前斜位45°~55°加头位25°~30°做左心室及主动脉瓣上造影。若观察其缺损处封堵完全及未影响主动脉瓣开放,即可释放封堵器,完成治疗。

3. 主动脉瓣与肺动脉瓣狭窄球囊扩张术 主动脉瓣狭窄可为先天性,也可以是获得性。先天性主动脉瓣狭窄的发病率占先天性心脏病的3%~6%。1984年Lababidi等首先报道经皮腔内球囊主动脉瓣成形术(percutaneous balloon aortic valvuloplasty,PBAV)治疗主动脉瓣狭窄。经20多年的临床实践表明,PBAV和外科瓣膜切开术效果基本相同,因此对于适合PBAV的病例,介入治疗仍为有效的治疗方法。

(1)主动脉瓣狭窄球囊扩张术:常规插管股动、静脉,肝素100U/kg抗凝,先行左、右心导管检查,把猪尾导管置于升主动脉进行测压和造影;造影体位个体有差异,常根据CT冠状动脉成像显示瓣膜的最佳角度分析得到,常规左前斜位7°~30°加头位一些角度(头位角度可根据心脏的形态以透视显示最佳而确定);对比剂用量为15~20ml,注射速度为12~15ml/s,压力限制400~600PSI;采集时间6~10秒,采集速度15帧/s。观察主动脉瓣反流程度。由于瓣口狭窄以及射流的存在,猪尾导管难以直接插至左心室,可取直头导丝经导管伸出于导管头端,操控导丝插至左心室,然后循导丝插入猪尾导管,但应避免误入冠状动脉。导管插入左心室后,先行测量跨瓣压差,再行长轴斜位左心室造影,观察瓣膜狭窄类型,并测量主动脉瓣环及瓣口直径。首先由导管插入 260cm 长的 J 形加硬导引钢丝至左心室,撤去导管,留置长导引钢丝于左心室内,然后循导丝插入球囊导管,直至主动脉瓣口处。先以少量稀释对比剂扩张球囊,确定球囊中央跨于狭窄的主动脉瓣口。如果球囊位置良好,则用稀释后的对比剂快速扩张球囊,随球囊腔内压力的增加,"腰征"随之消失。一旦球囊全部扩张,立即吸瘪球囊。通常从开始扩张球囊至吸瘪球囊的总时间为 5~10 秒,反复两三次,每次间隔 5 分钟左右。

(2)肺动脉瓣狭窄球囊扩张术:经皮穿刺股静脉成功后,放入血管鞘,经血管鞘进入端侧孔多功能导管到右心室,测量肺动脉瓣上与瓣下的压力差,压差大于 50mmHg 就有扩张指征。换猪尾导管做右心室侧位造影,右心室造影可见肺动脉瓣处明显的"射流征",肺动脉总干的狭窄后扩张。测量肺动脉瓣环直径,选择较肺动脉瓣环直径大 20%~40% 的肺动脉瓣扩张球囊或二尖瓣扩张球囊,经导管放入"二圈半"导丝,沿该导丝送入球囊导管,在左侧位透视下置球囊中心于肺动脉瓣口,以对比剂与生理盐水 1:5 配制的球囊导管充盈液充盈球囊至狭窄形成的切迹消失,迅速回抽减压至球囊完全回缩后撤出。测量肺动脉瓣跨瓣压差,压差小于 25mmHg,疗效较好。

4. 二尖瓣狭窄球囊扩张术 是利用球囊扩张的机械力量使粘连的二尖瓣叶交界处分离,以缓解瓣口狭窄,从而降低左心房内压力,缓解肺淤血症状,对受检者提高生活质量有重要意义。

二尖瓣狭窄球囊扩张术:经皮穿刺右股静脉成功后,放入血管鞘,行右心房造影,观察三尖瓣环、左心房及主动脉根部的相对解剖关系。穿刺房间隔,穿刺成功后,经导管放入"二圈半"左房导丝,用扩张器扩张股静脉穿刺孔和房间隔穿刺孔。根据身高选择球囊大小:身高大于 180cm,球囊直径 26~30mm;身高大于 160cm,球囊直径 24~28mm;身高大于 150cm,球囊直径 22~26mm;身高小于 150cm,球囊直径 20~24mm。球囊导管经股静脉-右心房-左心房-二尖瓣口,在透视监视下扩张二尖瓣口,直至扩张后球囊被压征象消失。迅速回抽减压至球囊完全回缩后撤出二尖瓣口。扩张前、后测量左心房压力,以左心房压力下降为判断标准。不可过度扩张,以免造成二尖瓣关闭不全。

5. 冠状动脉狭窄球囊成形术与冠状动脉血管内支架放置术 冠状动脉是心脏的供血动脉,各种原因引起的冠状动脉狭窄就会导致相应供血区心肌缺血,严重狭窄会导致大面积心肌缺血,从而发生急性冠脉综合征,甚至死亡。目前对于严重冠状动脉狭窄,临床主要采取介入治疗,包括冠状动脉狭窄球囊成形术和冠状动脉支架放置术。

(1)冠状动脉狭窄球囊成形术:先行冠状动脉血管造影,了解血管病变位置、程度和侧支血液供应情况,狭窄段上、下方的血流速度等血流动力学改变。将造影导管换成指引导管,选择合适类型的指引导管,提高指引导管和冠状动脉开口的同轴性,然后注入 100U/kg 体重的肝素,注射硝酸甘油 100~300μg 可减少冠状动脉痉挛。用导丝试通过狭窄段,此操作应在多方向 X 线透视下进行,以免导丝进入假道,形成血管夹层。导丝通过狭窄段后,注入对比剂显示导丝进入狭窄血管的真腔内,位置准确后深插导丝至病变血管远端。选择球囊导管,以球囊与靶部位的血管直径 1:1~1.1:1 来选择球囊导管,将球囊导管沿导丝送入狭窄段,压力泵加压扩张。药物涂层球囊压力一般为 8mmHg,持续 60~90 秒。

(2)冠状动脉血管内支架放置术:对于经选择性冠状动脉造影明确冠状动脉有局限性或阶段性狭窄者,更换指引导管,引导导管为冠状动脉介入提供输送管道,在选择时需注意内径、支持力以及与冠状动脉开口的同轴性。指引导管一旦进入冠状动脉开口,应首先观察压力,在确保无压力嵌顿的情况下进行下一步操作。注入 100U/kg 体重的肝素,注射硝酸甘油 100~300μg 可减少冠状动脉痉挛的发生。送入导丝,导丝头部需弯成一定的弯度,弯度的大小应根据病变的走行、血管直径和特点来决定。导丝进入冠状动脉开口时动作要轻柔,在确保推进导丝无任何阻力的情况下将其送入血管内,导丝通过狭窄病变时要边转动钢丝边推送,导丝到位后要造影确认其在血管真腔内,再行操作。导丝通过狭窄段血管腔内至血管远端。选择合适的球囊导管,球囊扩张时其压力应由小向大逐渐增加,直到球囊上病变压迹消失为止。选择合适长度及大小的支架,使其贴附在血管壁上,支架起到支撑血管的作用,使血管狭窄处的血流恢复正常,有效保证心肌的血液供应。

(姚飞荣　高之振　张修石)

第八节　腹部 DSA 检查技术

一、血管解剖

(一)动脉系统

胸主动脉经膈肌的主动脉裂孔(约第 12 胸椎平面)进入腹腔,改名为腹主动脉,在脊柱的左前方行走,至第 4 腰椎平面分为左、右髂总动脉,其直径约 20mm。腹主动脉的分支包括脏支和壁支。脏支有腹腔动脉、肠系膜上动脉、肠系膜下动脉、肾动脉、肾上腺动脉和睾丸动脉(或卵巢动脉)。壁支有膈下动脉、腰动脉和骶正中动脉(图 9-29)。

(二)静脉系统

1. 下腔静脉　为单一的大静脉,收集膈肌以下的腹、盆部和下肢的静脉血液。左、右髂总静脉在第 5 腰椎平面汇合成下腔静脉,沿脊柱右旁上行,经膈肌的腔静脉裂孔进入胸腔达右心房。其上行途中接纳腹、盆腔内脏和腹、盆壁组织的各支静脉的血液回流。

2. 肝脏静脉系统　包括肝左静脉、肝中静脉和肝右静脉,分别接收肝左、中、右叶的血液。肝左静脉与肝中静脉通常共干或合干后汇入下腔静脉,肝静脉在肝脏后部斜向下腔静脉方向走行,在下腔静脉窝上端注入下腔静脉,此处为第二肝门。在下腔静脉窝下端,有来自肝右叶的副肝静脉和尾状叶的几支小静脉注入下腔静脉,此处为第三肝门。

3. 门静脉系统　由肠系膜上静脉和脾静脉在第 1~2 腰椎平面汇合而成,主干向右上走行入肝门。门静脉主干分左、右支,再经五六级分支终于肝窦。门静脉主干长约 6cm,近肝端宽度约 1.9cm,远肝端宽约 2.3cm。收集脾静脉、胃冠状静脉、肠系膜上静脉和肠系膜下静脉的血液。

二、造影技术

(一)手术操作

1. 动脉系统　采用经皮穿刺技术,行股动脉或肱动脉穿刺插管。对不同器官、不同检查目的采用不同的造影导管进行相应的插管,行选择或超选择性动脉造影。

2. 下腔静脉系统　采用经皮穿刺技术,行股静脉或肘正中静脉、颈内静脉穿刺插管。对不同器官进行相应的插管,行选择或超选择性静脉造影。

3. 门静脉系统　采用经皮肝穿刺或经颈静脉进入肝静脉穿刺门静脉造影,也可以采用动脉造影,即在腹腔动脉或肠系膜上动脉进行动脉造影至门静脉期,间接显示门静脉。

(二)造影参数选择

对比剂使用相应浓度的非离子型对比剂,如 320mgI/ml、370mgI/ml 的碘对比剂等。腹主动脉造影:对比剂用量为 30~35ml,注射速度为 15~20ml/s,压力限制 600~900PSI;腹腔动脉造影:对比剂用量为 18~25ml,注射速度为 6~7ml/s,压力限制 300~500PSI;肝动脉造影:对比剂用量为 15~18ml,注射速度为 5~6ml/s,压力限制 300~500PSI。造影程序:采集速度为 3~6 帧/s,注射延迟 0.5 秒,屏气状态曝光至肝内毛细血管期。腹腔动脉或肠系膜上动脉造影,间接观察门静脉者,曝光持续 15~20 秒,直至门静脉显示。

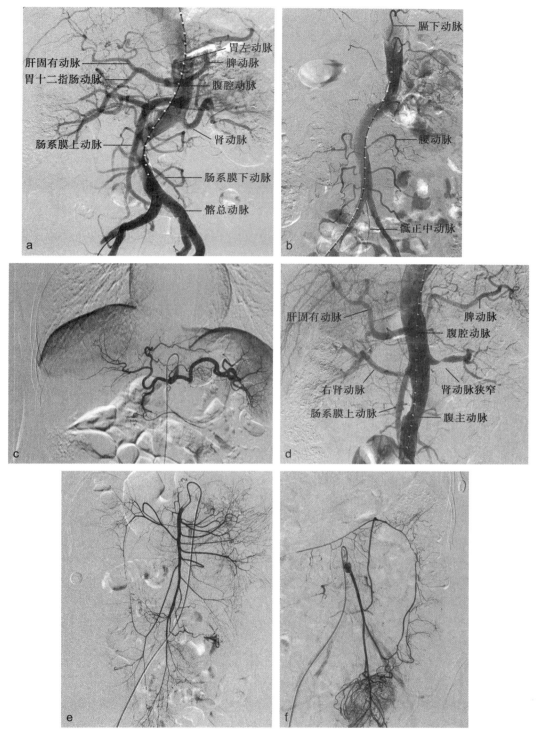

图 9-29　腹部 DSA 动脉系统血管解剖
a.腹部血管；b.腹部细小血管；c.腹腔动脉；d.肾动脉；e.肠系膜上动脉；f.肠系膜下动脉。

　　肠系膜上动脉造影：对比剂用量为 15~20ml，注射速度为 5~7ml/s，压力限制 200~300PSI；肠系膜下动脉造影：对比剂用量为 9~12ml，注射速度为 3~4ml/s，压力限制 200~300PSI；胃十二指肠动脉造影：对比剂用量为 8~10ml/s，注射速度为 3~4ml/s，压力限制 200~300PSI；胃左或胃右动脉、胰十二指肠动脉及肠系膜上、下动脉分支的造影：对比剂用量为 6~8ml，注射速度为 2~3ml/s，压力限制 200~300PSI；肾动脉造影：对比剂用量为 10~15ml，注射速度为 5~6ml/s，压力限制 200~300PSI；肾内动脉超选择性造影：对比剂用量为 6~8ml，注射速度为 2~3ml/s，压力限制 200~300PSI；选择性肾上腺动脉造影：对比剂用量为 4~6ml，注射速度为 2~3ml/s，压力限制 200~300PSI；膈动脉造影：对比剂用量为 4~6ml，注射速度为 2~3ml/s，压力限制 200~300PSI。

下腔静脉造影：对比剂用量为 25~30ml，注射速度为 10~15ml/s，压力限制为 500~600PSI。

直接门静脉造影：对比剂用量为 10~15ml，注射速度为 7~8ml/s，压力限制为 200~300PSI。

（三）造影体位与图像采集

腹主动脉、腹腔动脉和肝动脉造影均采用正位，腹主动脉、腹腔动脉采集时间为 10~20 秒，采集速度 6~8 帧/s。对于动脉瘤或血管主干相互重叠者，可选用左或右前斜位，或其他不同角度的体位，以使病变充分显示；选择性肾动脉造影在正位的基础上，加摄同侧倾斜位，角度约为 10°~15°，以使肾动脉完全显示；采集时间 10~20 秒，采集速度 3~6 帧/s。肾上腺动脉造影取正位，必要时加摄同侧倾斜位，角度约为 15°~20°，以利于显示该侧肾上腺动脉；胰腺供养动脉造影、脾动脉造影及胆系供养动脉造影一般用正位，采集时间为 10~20 秒，采集速度为 3~6 帧/s；对于血管性病变，如动脉瘤、动静脉瘘、动静脉畸形，需要显示病变全貌，则加摄不同角度斜位；下腔静脉造影常规正位，采集时间为 6~10 秒，采集速度为 3~6 帧/s。根据病变显示情况加摄左、右斜位和侧位。腹部受呼吸运动影响，DSA 检查均屏气曝光采集图像。

三、图像处理与重建

1. 补偿过滤器　因为消化道内的气体过多，所以侧腹部及肝的横膈处容易产生饱和状伪影，应作对应的密度补偿过滤，可用铅、含铅丙烯、增感纸、黏土、树脂等各种材料。

2. 图像处理　由于呼吸运动及肠道的蠕动、腹腔内的气体及高密度物质均对图像质量有很大的影响，虽然在行 DSA 检查前有清洁肠道、手术前排空膀胱、去除造影区域金属异物等术前准备，但往往还是因为屏气不佳、不自主运动、体内金属物植入等，不可避免会出现运动伪影和射线硬化伪影等。此时后期需要进行蒙像再选择后再次进行减影处理，或者通过蒙像像素位移技术和造影像进行配对减影，对于射线硬化伪影可以通过一些降噪算法重建图像。

3. 图像重建　根据腹部不同血管病变的诊断和介入治疗的需要，一般会对介入部位的血管像做相应的图像后处理，如为了显示腹部动脉、门静脉、下腔静脉等血管的全貌，可以使用最大密度投影（MIP）、表面阴影显示（SSD）、容积再现（VR）等血管重建技术，对于血管狭窄和血管内支架置入术可以使用三维血管定量分析、血管重建缩放、实时动态三维路径图、仿真内镜、4D-DSA 技术等。

四、图像质量控制

（一）术前准备

1. 一般资料　认真核查受检者的资料信息，包括姓名、年龄、性别、病区、科室、床号、住院号及 DSA 号。

2. 受检者准备　去除受检者身上的异物，告知受检者检查的注意事项，训练受检者的呼吸运动，使其在造影中能予以配合，减少运动伪影的产生。

3. 技师准备　检查设备是否正常运行，在医师穿刺前检查 DSA 的透视或采集功能。如发现问题，及时告知介入手术医师并上报科室负责人。根据手术情况备好高压注射器及相应的对比剂和连接装置。

（二）造影体位

1. 常规体位　常规造影体位为正位，必要时增加左右斜位。

2. 其他体位　采用颈静脉穿刺时，根据医师的站位不同，需要改变图像监视器的位置。尽量使监视器靠近医师，以便更好地观察图像。

（三）质量控制的具体措施

1. 选择合适的曝光条件　肝动脉造影需要显示门静脉,而门静脉的显示为血液循环的后期,采集时间较长,造影后期采集帧数反而少。若受检者屏气不好,图像效果就差。可采用编程采集技术,人为地把后期的采集速度提高,这样能有效提高图像质量。行经颈静脉肝内门体静脉分流术（transju-gular intrahepatic portosystemic shunt,TIPS）手术需要间接显示门静脉,对比剂的用量比常规造影要多（如注射速度 5ml/s,剂量 20ml,压力限制 300PSI）。腹主动脉瘤造影时为了显示腹主动脉及髂动脉及其分支,需要使用较大量的对比剂（如注射速度 18~20ml/s,剂量 35~40ml）。

2. 认真训练受检者的呼吸运动　肝动脉造影需平静呼吸下屏气造影,如采用深吸气后屏气造影,膈下病灶的检出将会受到影响。

3. 合理使用图像后处理　如提高亮度,放大图像,改变清晰度、对比度,使用组合蒙片、像素位移等技术,提高图像质量。

4. 定位准确,合理利用遮光器,提高感兴趣区病变的图像质量,同时也减少辐射剂量的危害。

5. 减少伪影　腹部的伪影主要为运动伪影和饱和伪影,还有异物产生的伪影。

（1）运动伪影:受检者的运动及肠道的蠕动,使 DSA 图像减影不彻底甚至图像模糊。特别是腹部出血的检查,肠道蠕动的气泡影像与出血征象相似,容易造成误诊,通过改变体位才能区别出血与伪影。此时可以训练受检者屏气,或注入抑制肠蠕动的药物。训练受检者的呼吸状态,使其在屏气状态下采集图像。

（2）饱和伪影:肠腔内的气体容易产生饱和伪影,术前尽量做好肠道的清洁工作和排空膀胱尿液,确保图像质量。

（3）异物伪影:主要为密度高的异物伪影,如衣服上的金属纽扣、饰物以及电极片、电极线等。这些异物如与血管重叠,在血管减影成像时,导致血管中断、狭窄等假象,直接影响影像诊断及影像介入治疗手术的评估。

6. 提高介入操作的技术水平　丰富的诊断经验、娴熟的插管技术及默契的配合,可大大提高 DSA 的影像质量,同时,在造影过程中,对一些微小的占位及出血灶,如何将病变显示清楚,选择合适的摄影位置、最佳对比剂浓度及注射速度至关重要。

五、相关病变介入治疗的 DSA 技术

1. 肝、胆、胰、脾肿瘤与血管病变的介入治疗

（1）肝癌的灌注治疗:经导管动脉灌注技术（transcatheter arterial infusion,TAI）是经导管动脉内灌注药物,以提高靶器官药物浓度而不增加外周血管药物浓度的方法。肝癌的灌注治疗方法:常规采用正位,采用经皮穿刺技术进行股动脉穿刺,并置放 5F、6F 的动脉鞘,以导丝作为向导,将 5F 的肝动脉导管送入腹主动脉,然后在主动脉弓部进行"塑形"。在第 1 腰椎处探找腹腔干开口,当导管进入腹腔干后注入少量对比剂以明确血管走行。根据血管图示,将导管插入肝固有动脉,进行肝动脉造影,了解肝动脉的供血、肿瘤染色情况,同时采用延时造影,观察门静脉是否通畅。依据肿瘤不同的位置,可进行超选择性造影,了解肝脏左、右叶的肿瘤分布情况。有时常规肝动脉造影不能发现肝肿瘤的染色情况,考虑肿瘤有其他来源的血供,需要进行肠系膜上动脉、膈动脉或其他动脉的造影。确定肿瘤的供血动脉后,将药物持续性地灌注至靶血管。有的受检者采用一次冲击性灌注,常用 30 分钟或数小时将药物注完;有的受检者采用长期药物灌注,多指 48 小时以上持续或间断性灌注,需要在体表埋入注射泵,以持续注射化疗药物。

（2）肝癌的栓塞治疗:经导管动脉栓塞术（transcatheter arterial embolization,TAE）是在影像设备的导引下,经导管向靶血管内注入或送入栓塞物质并使之闭塞,中断血供,从而达到预期治疗目的的介入治疗技术。根据不同病变和治疗目的,栓塞物质可从毛细血管、分支至主干逐级进行栓塞,也可三者同时栓塞。栓塞术对病变治疗作用的机制主要是:阻塞靶血管使肿瘤或靶器官缺血坏

死。因肝脏是特殊的脏器,受肝动脉和门静脉二重的血流支配,其比例被认为是 1:3,而肝细胞癌几乎只受来自肝动脉的血流支配,所以可采用栓塞术进行肝癌的治疗,治疗常规在正位下进行。

（3）肝硬化的门脉高压介入治疗:主要包括经颈静脉肝内门腔内支架分流术(TIPSS)和经皮肝穿胃冠状静脉栓塞术(PTVE)。

经颈静脉肝内门腔内支架分流术(TIPSS)是治疗肝硬化、门静脉高压、食管胃底静脉曲张破裂出血的一种介入手术。主要用于治疗肝硬化门静脉高压症或近期发生食管胃底静脉曲张破裂大出血者、内科治疗欠佳或不能接受外科手术者、断流术后再出血、顽固性腹水、布-加综合征等,还可用于肝移植前的术前准备和确定性手术的术前准备。

经皮肝穿胃冠状静脉栓塞术(percutaneous transhepatic varices embolization,PTVE)是经皮肤肝脏穿刺至肝内门静脉分支,导管经门静脉主干超选择至胃冠状静脉进行造影,选择合适的栓塞材料,栓塞食管胃底曲张静脉,达到治疗食管胃底曲张静脉出血的一种有效的介入治疗方法。

（4）肝癌的消融治疗:是在影像设备的引导下,直接经皮肤穿刺肝脏内的肿瘤,用物理或化学的方法直接杀灭肿瘤组织的治疗方法。物理治疗的方法是指通过加热或冷冻肿瘤组织,使肿瘤细胞坏死,主要包括射频消融、微波消融、激光消融、冷冻消融等。其中射频消融和微波消融应用最多。化学消融是指直接在肿瘤组织内注入化学物质,如无水乙醇、乙酸等,使局部细胞脱水、坏死、崩解,达到杀灭肿瘤细胞的目的。

（5）胆道梗阻的介入治疗:经皮肝穿刺胆道造影及引流术(percutaneous transhepatic cholangio-drainage,PTCD)虽然是非血管介入技术,但也是目前介入治疗胆道梗阻病变的常用方法。PTCD有内、外引流之分,通过经皮穿刺肝胆道成像(percutaneous transhepatic cholangiography,PTC)的穿刺针引入导丝,而后拔出穿刺针,沿导丝送进末段有多个侧孔的导管,导管在梗阻段上方的胆管内,其内口亦在该处。胆汁经导管外口连续引流为外引流;若导管通过梗阻区,留置于梗阻远端的胆管内或进入十二指肠,胆汁则沿导管侧孔流入梗阻下方的胆管或十二指肠,称为内引流。

（6）腹主动脉瘤的腔内治疗:当腹主动脉因某种原因产生局限性扩张,其直径超过正常值的1.5 倍时,即为腹主动脉瘤。腹主动脉瘤一旦形成,使腹主动脉管壁变薄,往往会自发破裂,导致受检者迅速死亡。1990 年 Parodi 发明了腔内隔绝治疗,即采用支架植入术,使腹主动脉瘤的治疗进入了全新的微创时代。术前先进行 CTA 检查,明确腹主动脉及其分支血管的具体解剖结构及动脉瘤的变化情况,根据 CTA 测量数据可以 3D 打印腹部血管病变模型,再进行术前评估,制订个体化的治疗方案。经股动脉切开穿刺,在超滑超硬导丝的引导下,将标记导管送至动脉瘤上方进行多次、多角度造影评估,将腹膜支架输送系统送入腹主动脉内,在透视下,将带有标记的支架送到相应的血管位置,确认无误后进行支架的释放。若为 B 型动脉瘤,应植入 Y 形支架,但要注意分支支架的对接点。

（7）布-加综合征的介入治疗:布-加综合征(Budd-Chiari syndrome,BCS)是指下腔静脉或肝静脉部分或完全阻塞,导致下腔静脉回心血流或肝静脉出肝的血流受阻,出现下腔静脉高压或窦性门静脉高压引起的一系列临床症状。治疗方法:通过股静脉穿刺并放置 5F、6F 的动脉鞘,以导丝作为向导将 5F 的猪尾导管进入下腔静脉,往上直行至有阻力为止,再进行下腔静脉造影,了解下腔静脉狭窄、闭塞情况;再通过颈内静脉穿刺,采用上述同样的方法,使猪尾导管通过右心房进入下腔近端静脉,进行造影,了解其狭窄、闭塞情况。为了使狭窄、闭塞的长度和形式能得到充分显示,常采用下腔静脉近端、下腔静脉同时造影。根据造影的结果,确认下腔静脉狭窄的长度和闭塞的类型。膜状狭窄及闭塞者采用单纯的球囊扩张术进行治疗。若狭窄闭塞有一定的长度,采用球囊扩张加支架植入术进行治疗。若为完全闭塞者,则采用穿刺方式,开通下腔静脉通道。若为肝静脉狭窄闭塞者,则经颈静脉穿刺使之再通。

2. 胃肠道肿瘤与血管病变的介入治疗 消化道分上消化道和下消化道,位于屈氏韧带以上的为上消化道。消化道出血因所在位置不同,其临床表现不一样。上消化道以呕血为主,下消化道以血便为主。根据临床表现不同,栓塞中寻找的靶血管不同。动脉栓塞治疗:在消化道出血性疾病中应用的主要目的是超选择性插管栓塞出血血管,降低动脉灌注压的同时保证胃肠道有充足的侧支循环,降低因栓塞发生消化道梗死的可能。消化道出血中胃及十二指肠出血栓塞治疗具有非常确切的疗效,而且胃及十二指肠侧支循环丰富,可以使用微弹簧圈和大尺寸的海绵颗粒进行超选择性栓塞。栓塞相对安全,发生坏死和穿孔的风险小。对肠系膜上动脉或肠系膜下动脉出血进行栓塞时,由于小肠和直肠的侧支循环相对不丰富,栓塞后有发生肠坏死的风险,所以造影明确出血点后与外科医生进行沟通,尽可能采用外科手术方式进行止血,造影检查只作为手术的指导。对于无法行外科手术者可进行超选择性插管,使导管距离出血点越近越好,在栓塞时使用弹簧圈或大直径的海绵颗粒,栓塞时要防止反流。

3. 肾脏肿瘤与血管病变的介入治疗

(1)肾动脉狭窄:是继发性高血压的重要原因,目前临床对于重度肾动脉狭窄主要采取球囊扩张和支架置入术治疗。先进行肾动脉造影,明确狭窄部位、程度和长度,然后用球囊对狭窄肾动脉进行扩张,最后置入合适的肾动脉支架。常规采用正位,必要时采用斜位来去除脊柱的重叠。

(2)肾肿瘤栓塞治疗:和腹部其他脏器肿瘤栓塞治疗一样,先行造影,明确肿瘤供血动脉,然后超选至供血动脉内注入栓塞材料。

(姚飞荣　高之振　张修石)

第九节　盆腔 DSA 检查技术

一、血管解剖

(一)动脉系统

腹主动脉在第 4 腰椎平面分成左、右髂总动脉,于骶髂关节平面处分成髂内和髂外动脉。髂内动脉从髂总动脉分出后即分为脏支和壁支,脏支供应盆腔内各脏器血液,其分支有臀上动脉、臀下动脉、阴部内动脉、直肠下动脉、子宫动脉等。髂内动脉有丰富的吻合支,当髂内动脉闭塞后可见以下侧支循环形成:直肠上、下动脉沟通;直肠中、上动脉沟通;腹壁下动脉与闭孔动脉、骶中动脉、骶外侧动脉沟通;腰动脉与髂腰动脉、股动脉的旋股支及其穿支沟通;两侧子宫动脉、卵巢动脉的沟通等。髂外动脉在骶髂关节前方自髂总动脉分出后,斜向下、外行走,主要分支有腹壁下动脉和旋髂深动脉两支。髂外动脉沿腰大肌内侧缘下降,经腹股沟韧带的深面至股前部,移行为股动脉(图 9-30)。

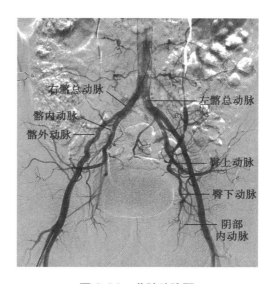

图 9-30　盆腔动脉图

(二)静脉系统

髂静脉是盆腔和下肢静脉血液回流的主干,双侧髂总静脉约于第 5 腰椎平面的右侧,汇合成下腔静脉,沿脊柱右侧上行最终注入右心房。右髂总静脉位于骶髂关节前方,于同名动脉后方,几乎成直线与下腔静脉连续;左侧髂总静脉较长,在第 5 腰椎前方类似直角注入下腔静脉。髂内静脉起自坐骨大孔上方,至骶髂关节前与髂外静脉汇成髂总静脉。髂内静脉通常无瓣膜,接纳盆腔脏器和盆壁的静脉血,其属支与同名动脉伴行。髂外静脉延伸为股静脉,起自腹股沟韧带下缘的后方,沿小骨盆入口边缘与同名动脉伴行。右侧髂外静脉初始走行位于动脉的内侧,向上逐渐转至动脉背侧;左侧髂外静脉全程位于动脉的内侧。

二、造影技术

(一)手术操作

1. 动脉造影　常用的方法是经皮穿刺技术行股动脉穿刺插管,将导管插入腹主动脉,在腹主动脉远端(约第4腰椎上缘)进行造影,显示两侧髂总动脉及其分支,再行单侧髂总动脉造影及髂内或髂外动脉造影。

2. 静脉造影

(1)顺行性静脉造影:经皮穿刺下肢静脉或表浅静脉注射对比剂进行造影。

(2)逆行性静脉造影:采用经皮穿刺技术行股静脉穿刺插管,将导管置于患侧髂静脉注射对比剂进行造影。

(二)造影参数选择

对比剂采用相应浓度的非离子型对比剂,如320mgI/ml、300mgI/ml的对比剂等。腹主动脉远端造影,对比剂用量为20~25ml,注射速度15~18ml/s,压力限制600~900PSI;髂总动脉造影,对比剂用量为18~20ml,注射速度8~10ml/s,压力限制600~900PSI;髂内和髂外动脉造影,对比剂用量为10~12ml,注射速度5~6ml/s,压力限制300~500PSI;髂内和髂外动脉的分支造影(子宫动脉、膀胱动脉及卵巢动脉),对比剂用量为6~8ml,注射速度2~3ml/s,压力限制200~300PSI。

静脉造影因采用的造影方式不同,其参数也不同。顺行性静脉造影采用为50~60ml,注射速度1~2ml/s,压力限制100~150PSI;逆行性静脉造影、髂静脉造影:对比剂用量10~15ml,注射速度8~10ml/s,压力限制200~300PSI。

(三)造影体位与图像采集

常规采用正位,必要时加摄斜位。观察髂总静脉与下腔静脉关系,采用标准侧位。髂总动脉、髂内动脉、子宫动脉、卵巢动脉常规图像采集时间10~20秒,采集速度3~6帧/s。

三、图像处理与重建

1. 图像处理　呼吸运动及肠道的蠕动、肠腔内的气体及体内高密度物质均对图像质量有很大的影响。虽然在行DSA检查前做了清洁肠道、手术前排空膀胱、去除造影区域金属异物等术前准备,但往往还是因为屏气不佳、不自主运动、体内金属物植入等,不可避免会出现运动伪影和射线硬化伪影等。此时后期需要进行蒙像再选择后再次进行减影处理,或者通过蒙像像素位移技术和造影像进行配对减影,对于射线硬化伪影可以通过一些降噪算法重建图像。

2. 图像重建　根据盆腔不同血管病变的诊断和介入治疗的需要,一般会对介入部位的血管像做相应的图像后处理,如为了显示腹主动脉下部和髂动脉与周围分支血管的关系,可以使用最大密度投影(MIP)、表面阴影显示(SSD)、容积再现(VR)等血管重建技术;为了显示盆腔肿瘤的供血动脉和引流血管,可以使用图像融合技术;对于血管狭窄和血管内支架置入术,可以使用三维血管定量分析、血管重建缩放、实时动态三维路径图、血管内镜、4D-DSA技术等。

四、图像质量控制

(一)术前准备

1. 一般资料　认真核查受检者的资料信息,如姓名、年龄、性别、病区、科室、床号、住院号及DSA号。

2. 受检者准备　去除受检者身上的异物,告知受检者检查的注意事项,训练受检者的呼吸运动,使其在造影中能予以配合,减少运动伪影的产生。

3. 技师准备　检查设备是否正常运行,在医师穿刺前检查 DSA 的透视或采集功能。如发现问题,及时告知介入手术医师并上报科室负责人。根据手术情况备好高压注射器及相应的对比剂和连接装置。

(二)检查技术

1. 常规体位　常规造影体位为正位,必要时增加左右斜位。

2. 技术参数　造影参数的选择:对比剂用量不足,血管充盈不够,细小血管不能显示;延时时间不正确,减影图像不清晰。

3. 技术操作　图像感兴趣区的显示,应放在显示屏的中心,否则整体效果差。造影导管位置准确,防止导管头端贴壁,影响对比剂的血流动力学改变,导致造影图像质量不佳。

(三)伪影对图像质量的影响

1. 体外伪影　衣服及裤子的高密度影对血管造影的影响,特别是内裤上的物体容易被忽视。

2. 运动伪影　受检者的运动及肠道的蠕动,使 DSA 图像减影不干净甚至图像模糊。

3. 饱和伪影　肠腔内的气体容易产生饱和伪影,术前尽量做好肠道的清洁工作,确保图像质量。

五、相关病变介入治疗的 DSA 技术

1. 盆腔肿瘤病变介入治疗

(1)前列腺病变的介入治疗:一种相对较新的介入治疗方法,主要治疗前列腺增生、前列腺癌等疾病。对于大体积的前列腺癌受检者,可先行术前血管栓塞,待肿瘤的体积减小后再进行外科根治性手术切除;对于部分高龄、有多种基础病或不能耐受外科手术治疗的受检者,介入治疗具有出血少、受检者易接受、恢复快及并发症少的特点。

(2)直肠癌的化疗药物灌注术:由于直肠癌发展缓慢,早期无症状,就诊时已是中晚期。采用直肠癌的化疗药物灌注术可使受检者的生活质量和生存期明显提高。方法:采用经皮穿刺技术进行股动脉穿刺,并置放 5F、6F 的动脉鞘,以导丝作为向导,将 5F 的 RH 或 cobra 导管进入腹主动脉,进行塑形或调节导管头的方向,先进行选择性肠系膜下动脉造影,然后进行超选择性直肠上动脉造影,确认病变部位后注入化疗药物。灌注完毕后,将导管插入左或右髂内动脉进行造影,找出直肠下动脉并行药物灌注。再行另一侧髂内动脉造影,找出直肠下动脉并行药物灌注。

2. 盆腔血管病变的介入治疗

(1)子宫动脉栓塞术(uterine arterial embolization,UAE):是在局部麻醉下行股动脉穿刺,以导丝作为向导,将导管超选择性插至子宫动脉并注入栓塞剂的一种技术。方法:采用经皮穿刺技术进行股动脉穿刺,并置放 5F、6F 的动脉鞘,以导丝作为向导,将 5F 的 RH 或 cobra 导管进入腹主动脉,进行塑形或调节导管头的方向,使导管抵达髂总动脉的分支处,进入相应的髂内动脉,然后超选择性地插入髂内动脉前干,继而进入子宫动脉或采用专用的子宫栓塞导管送入靶血管。确认子宫动脉的供血情况后,注入栓塞剂进行栓塞。一侧栓塞结束后行造影复查,评估栓塞程度与效果,退出导管。进行另一侧髂内动脉造影,同上方法,超选择性地插入子宫动脉,进行造影并栓塞,最后造影评估栓塞效果。

(2)产后出血的介入治疗:产后出血是指胎儿娩出后 24 小时内出血超过 500ml,剖宫产出血超过 1 000ml,是产科的严重并发症,也是我国孕产妇死亡的第一原因。产后出血是产科高度关注的并发症。引起产后出血的原因很多,包括子宫收缩乏力、胎盘剥离不全、软产道裂伤、凝血障碍等。产后出血的处理原则是准确找到出血原因,迅速止血,纠正失血性休克,挽救患者生命。对于经保守治疗无效的产后出血,血管性介入治疗以其微创、止血快、可以保留患者子宫和生育能力的优点,在工作中获得临床医生和受检者的认可。产后出血栓塞治疗时采用正位,超选双侧

髂内动脉或双侧子宫动脉造影,根据造影结果寻找出血动脉,治疗时要超选至靶血管,栓塞时要求全程监控栓塞剂的注入过程,防止栓塞剂逃逸,栓塞后要再次造影,详细判断有无遗漏出血点。

(姚飞荣　高之振　张修石)

第十节　四肢 DSA 检查技术

一、血管解剖

(一)上肢血管

1. 上肢动脉(图9-31)　双侧上肢动脉都是锁骨下动脉的延续。左锁骨下动脉起自主动脉弓,右侧起自头臂干。锁骨下动脉向上出胸廓上口并沿第1肋骨上缘向外下方走行,至第1肋骨外侧缘改名为腋动脉。锁骨下动脉自近至远分别发出椎动脉、胸廓内动脉、甲状颈干、肋颈干、肩峰动脉及腋动脉等。

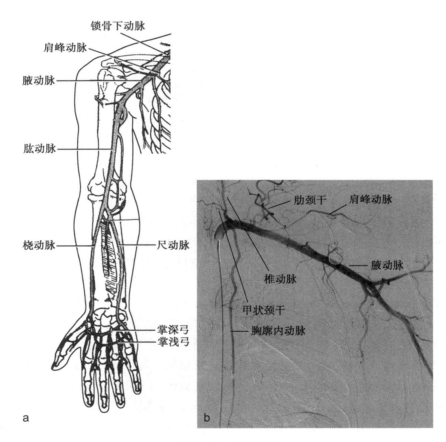

图 9-31　上肢动脉
a. 上肢动脉示意图;b. 上肢动脉造影图。

2. 上肢静脉　上肢的浅静脉变异较大,深静脉的分支、走行与同名动脉伴行。深、浅静脉均有静脉瓣。头静脉自前臂的背侧桡侧转入前臂掌侧,经上臂在锁骨下进入腋静脉或锁骨下静脉。贵要静脉沿前臂后面尺侧上行再沿上臂内侧走行,进入肱静脉或腋静脉。肘正中静脉连接自头静脉和贵要静脉,接受前臂正中静脉。

（二）下肢血管

1. 下肢动脉（图 9-32） 髂外动脉出腹股沟续为股动脉，分支动脉有股浅动脉和股深动脉

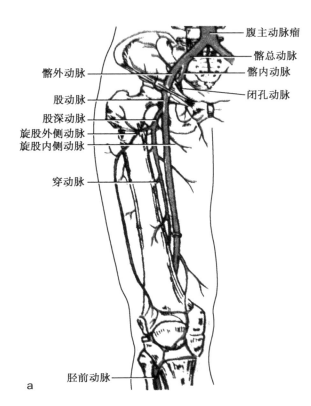

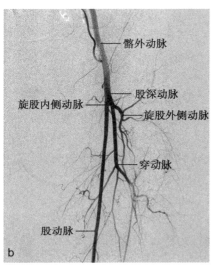

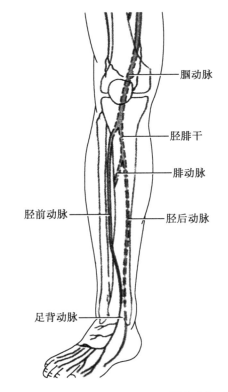

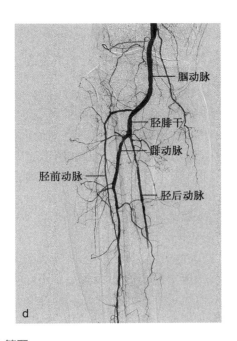

图 9-32 下肢血管图

a. 下肢血管示意图；b. 下肢血管造影图；c. 胫、腓动脉示意图；d. 胫、腓动脉造影图。

（旋股内侧动脉、旋股外侧动脉、穿动脉等），股动脉在腘窝处改名为腘动脉，主要分支有膝上、中、下动脉，胫前动脉和胫后动脉。胫前动脉下行延续为足背动脉，末端形成足背动脉弓和足底深支；胫后动脉为腘动脉的直接延续，主要分支有腓动脉、胫骨滋养动脉、足底外侧动脉等。其中，足底外侧动脉与胫前动脉的足底支吻合成足底动脉弓。

2. 下肢静脉　主要有浅静脉、深静脉和交通静脉。浅静脉位于皮下组织和深筋膜外，深静脉与同名动脉伴行，深、浅静脉之间有交通静脉连接。浅静脉主要由小隐静脉和大隐静脉构成：小隐静脉起自足背外侧缘静脉，沿外踝后方上行，在膝关节注入腘静脉；大隐静脉起自足背内侧缘静脉，沿大腿内侧上行注入股静脉。下肢静脉均有静脉瓣。

二、造影技术

（一）手术操作

1. 动脉造影　四肢动脉造影大多采用股动脉穿刺，部分采用肱动脉或桡动脉穿刺，应用经皮穿刺技术，根据不同的部位，把相应导管插入靶血管进行造影。

2. 静脉造影

（1）顺行性静脉造影：经皮穿刺下肢静脉或表浅静脉注射对比剂进行造影。

（2）逆行性静脉造影：采用经皮穿刺技术行股静脉或肘正中静脉穿刺插管，将导管置于患侧股静脉或肘正中静脉注射对比剂进行造影。

（二）造影参数选择

1. 动脉造影

（1）上肢动脉：采用相应浓度的非离子型对比剂，如 320mgI/ml、300mgI/ml 的碘对比剂等。根据导管头所在位置，采用不同的造影参数。锁骨下动脉造影，对比剂用量为 12~15ml，注射速度为 5~6ml/s，压力限制 300~400PSI；腋动脉造影，对比剂用量为 10~12ml，注射速度为 3~4ml/s，压力限制 250~300PSI。观测掌弓造影应延时，造影至远端血管显示清晰。

（2）下肢动脉：对比剂同上肢动脉。髂总动脉造影，对比剂用量为 20~25ml，注射速度为 12~15ml/s，压力限制 500~600PSI；髂外动脉造影，对比剂用量为 10~12ml，注射速度为 5~6ml/s，压力限制 500~600PSI；股动脉造影，对比剂用量为 10~12ml，注射速度为 5~6ml/s，压力限制为 300~400PSI；选择性下肢动脉造影将导管置于股动脉上段进行小腿动脉和足背动脉造影：对比剂用量为 10~12ml/次，注射速度为 4~6ml/s，压力限制 300~400PSI。注意应用曝光延时，造影至远端血管显示清晰。

2. 静脉造影　顺行静脉造影时，采用非离子型对比剂，如 320mgI/ml 的碘对比剂、370mgI/ml 的对比剂，按 1:1 稀释后使用，对比剂用量为每次 60~80ml，注射速度为 1.0~1.5ml/s，注射压力 100PSI。注药曝光时，当对比剂流入髂静脉时，嘱受检者屏气，做 Valsalva 功能试验，观察下肢静脉瓣的功能情况。逆行静脉造影时，采用相应浓度的非离子型对比剂，根据穿刺点不同，选择不同的造影参数。股静脉穿刺时，对比剂用量为 10~15ml，注射速度为 6~8ml/s，压力限制 300~400PSI。

上、下肢动静脉造影均可选用 DSA 脉冲方式成像，采集速度为 2~3 帧/s。曝光采集至毛细血管期显示为止。

下肢动脉造影应注意是注射延迟还是曝光延迟，延迟的时间为多少。选择何种延迟、延迟时间多少，则应根据不同病变而定。不同类型的血管病变，对动脉血流的影响不同。例如：有动静脉瘘者，血流速度明显加快，采集时间应提前，即注射延迟；下肢动脉闭塞症者，血流速度明显减慢，采集时间应适当延迟，即曝光延迟。正常对比剂在下肢动脉内流动速度约 5~15cm/s，根据正常下肢的血液灌注时间，可大致确定不同部位的最佳采像时间。

在实际工作中，因病变的程度、范围不同，导管头所在血管的位置不同，注射对比剂的时间则不同,应根据具体的情况而定。对于下肢动脉阻塞性病变者,造影时应在注射对比剂后进行曝光采集,延时时间要长,具体多少则应根据具体的情况而定。采用步进式血管造影、对比剂跟踪血管造影技术,对于下肢动脉造影的成像质量有帮助。

(三) 造影体位

上肢血管造影常规取正位,必要时加侧位和斜位,上肢外展,尽量使上肢中心与探测器中心一致。

下肢血管造影常规取正位,必要时加侧位和斜位。足底部的血管应采用头位加斜位,展示整个足底血管情况。双下肢同时造影,使双下肢并拢,足尖向上,双足间加密度补偿器,同时进行肢体上、下端的固定,提高图像质量。

三、图像处理与重建

(一) 步进 DSA 技术

步进 DSA 技术是一次性注射对比剂,通过自动跟踪造影获得整个下肢血管及分支的图像,可获得普通数字减影血管造影技术需要分段、多次采集才能获得的效果。其优势就是能在一次性注射对比剂的同时获得整个下肢的图像,减少了对比剂的用量,同时也减少了受检者接受的 X 线辐射剂量,缩短了造影时间。

(二) 图像拼接技术

图像拼接技术(image mosaics)就是将数张有重叠部分的图像(可能是不同时间、不同视角或者不同传感器获得的)拼成一幅大型的无缝高分辨率图像的技术(图 9-33)。

图像的拼接主要包括以下 4 个步骤。

(1)图像的预拼接:确定两幅相邻图像重合的较精确位置。

(2)特征点的提取:在基本重合位置确定后,找到待匹配的特征点。

(3)图像矩阵变换及拼接:根据匹配点建立图像的变换矩阵并实现图像的拼接。

(4)图像的平滑处理:通过图像拼接技术,将单次采集的多段造影的下肢动脉图像拼接成一幅下肢动脉的全程图像。对下肢血管病变能进行直接、完整的观察,有利于临床的诊断与介入治疗。

(三) 图像优化的措施

四肢形状不同,粗细长短不一,尤其下肢,X 线成像区域密度相差很大,容易造成 DSA 成像出现饱和性伪影,造成成像区域的图像缺失,所以必须使用密度补偿,使成像区域的 X 线强度分布趋于一致,以便获得优质的图像。下肢血管造影时,在下肢插入与肢体厚度相反的补偿器(采用均质橡胶),同时对肢体上、下端进行固定,既可以减少运动伪影,也可以减少饱和伪影,提高图像质量。

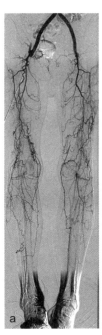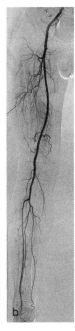

图 9-33　下肢造影拼接图
a. 双侧下肢拼接图;b. 单侧下肢拼接图。

四、图像质量控制

(一) 术前准备

1. 一般资料　认真核查受检者的资料信息,如姓名、年龄、性别、病区、科室、床号、住院号及 DSA 号。四肢检查时一定要核对检查部位,上、下和左、右肢体要分清,单侧、双侧要注明。

2. 受检者准备　去除受检者身上的异物,告知受检者检查的注意事项,做好受检者体位的设计,保证图像方向与肢体位置显示一致。被检侧肢体在检查中处于制动状态,防止运动伪影的产生。

3. 技师准备 检查设备是否正常运行,在医师穿刺前检查 DSA 的透视或采集功能。如发现问题,及时告知介入手术医师并上报科室负责人。根据手术情况备好高压注射器及相应的对比剂和连接装置。

(二)造影体位

1. 常规体位 上肢血管造影常规取正位,必要时加侧位和斜位,上肢外展,尽量使上肢中心与探测器中心一致。下肢血管造影常规取正位,必要时加侧位和斜位。双下肢同时造影,使双下肢并拢,足尖向上,双足间加密度补偿器,同时进行肢体上、下端的固定,提高图像质量。

2. 特殊体位 对于上肢的检查常需要采用外展位,这样会导致平板的中心与肢体的图像轴线不一致,甚至图像的缺失。为保证图像质量,尽量采用能旋转的平板。对于足底血管的显示,常需要采用头位加斜位的造影,这样足底血管影像才能展开,各分支血管显示清晰。

(三)技术参数

1. 造影参数的选择 根据穿刺插管后导管头端的位置及注射针头的位置,使用不同的造影参数。若血管路径长,对比剂量少,远端血管显示就差;若血管闭塞,延时时间不正确,远端血管图像就不清晰。

2. 特殊参数的选择 四肢血管造影一般对比剂按 4∶6 稀释(40% 对比剂,60% 生理盐水),可减少对比剂高浓度对血管刺激,减少运动伪影;在顺行静脉造影,对比剂流入髂静脉时,嘱受检者做 Valsalva 功能试验,观察下肢静脉瓣的功能情况。试验配合的效果对静脉瓣的功能判定有直接的关系。

3. 下肢动脉造影的延时 应注意是注射延迟还是曝光延迟。延迟时间多少,应根据不同病变而定。不同类型的血管病变,对动脉血流的影响不同,如:有动静脉瘘者,血流速度明显加快,采集时间应提前,即注射延迟;下肢动脉闭塞症者,血流速度明显减慢,采集时间应适当延迟,即曝光延迟。必要时采用编程采集技术对下肢动脉造影很有帮助。

五、相关病变介入治疗的 DSA 技术

1. 四肢肿瘤病变介入治疗 四肢肿瘤介入治疗主要用于来源于骨、软骨的恶性肿瘤和来源于脂肪、肌肉、血管等软组织的恶性肿瘤的辅助治疗,包括原发性骨肿瘤中骨肉瘤、软骨肉瘤、尤因肉瘤和继发性骨转移瘤、横纹肌肉瘤、血管肉类、脂肪肉瘤等。治疗方法包括外科手术前的载瘤动脉栓塞和部分局限性肿瘤或者不适宜外科手术肿瘤的射频消融术与微波消融术。进行载瘤动脉栓塞时,在正位下行下肢动脉造影,寻找载瘤动脉,超选后注射栓塞材料。射频和微波治疗时需要严格参考 CT、MR 的图像寻找穿刺部位,避免神经和血管的炙热损伤。

2. 四肢血管病变的介入治疗

(1)动脉闭塞的血管腔内成形术:动脉闭塞可分为急性动脉闭塞和慢性动脉闭塞。临床上可有动脉腔缓慢地闭塞而形成的闭塞性动脉硬化(ASO)和血栓闭塞性脉管炎(TAO)两种疾病,后者被称为 Buerger 病。经皮腔内血管成形术(PTA)又称"腔内血管成形术",是将球囊置于狭窄血管处,向球囊内注入含有对比剂的液体,对球囊进行加压,使之膨胀并扩张,持续约 2~3 分钟后抽吸出球囊内对比剂,反复多次,对狭窄闭塞的血管进行扩张,使血管再通。球囊扩张后血管可能再发生狭窄,则需要行支架植入。PTA 联合血管内支架植入术是目前血管成形的主要技术。支架植入术是将支架置于狭窄或闭塞的血管管腔内,依靠支架膨胀力支撑管腔并保持开通。方法:采用经皮穿刺技术进行股动脉穿刺,并置放 5F 或 6F 的动脉鞘,以导丝作为向导,将 5F 的猪尾导管插入腹主动脉远端进行造影,观察双侧髂动脉的供血情况,再通过导管塑形使用导丝引导,将导管插入病变侧血管。当进入病变侧血管时应更换成单弯导管,沿着血管下行至闭塞端

对于下肢血管的闭塞或狭窄,一般从健侧穿刺,有时也采用病变侧穿刺。对闭塞狭窄的血管采用导丝引导,导丝通过狭窄的血管后,使用球囊对其进行扩张,扩张后再次造影,了解血管开通情况,必要时植入支架。支架植入后,应进行下肢全程造影,了解狭窄的血管再通情况以及远端血管的通畅情况。

(2)急性血管闭塞的溶栓及取栓术:下肢动脉急性血管闭塞是由心脏或动脉内脱落的血栓或因动脉病变而在短时间内形成的血栓完全阻塞下肢动脉,造成下肢急性缺血,并出现相应的临床表现。血栓溶解术是经导管向血栓内直接注入溶栓药物,溶解血栓,使闭塞的血管再通的一种技术。治疗方法:选择性股动脉穿刺作为溶栓导管入路,经健侧髂总动脉翻越腹主动脉分叉部,先行腹主动脉远端、双下肢动脉造影,明确动脉管腔狭窄的部位、程度,血栓闭塞的位置,患肢侧支循环情况,健侧血管情况等。使用猪尾导管或多功能导管作为溶栓导管,将导管插入血栓或尽量靠近血栓,以 50 万 U 尿激酶溶于 0.9% 生理盐水 50ml 中,缓慢推注,边溶栓,边造影,观察溶栓的效果。经造影证实血栓部分溶解后,再进一步将导管向前推进,尽量插入血栓内,然后继续灌注尿激酶。每次溶栓,术中共注入尿激酶 30 万~50 万 U。经造影证实患肢血管部分通后,可使用专用的溶栓导管,插入栓塞段的血管中,返回病房,以尿激酶每小时 2 万~5 万 U 持续泵入,共治疗 2~3 天,再在 DSA 下造影复查溶栓效果。若仍有大量的血栓存在,则采用取栓术。

(3)血管异常分流的栓塞术(TAE):使用血管栓塞术,向异常分流动脉注入栓塞物质,使血管暂时或永久闭塞,用于外伤性出血、肿瘤术前栓塞、动静脉畸形的栓塞等。

1)动脉瘤:可由动脉硬化、外伤、先天性发育缺陷所引起,四肢血管的动脉瘤主要以外伤性多见。在临床上以超声检查为主要手段,必要时采用 CTA 进一步明确血管瘤的大小及其与载瘤动脉的关系。通过 DSA 的造影可发现外伤血管的部位、出血的情况及与载瘤动脉的关系。通过栓塞术可有效地对靶血管进行栓塞,以达到非手术治疗的目的。方法:对于四肢的动脉瘤,不论上肢还是下肢,目前多采用经皮穿刺技术进行股动脉穿刺,并置放 5F 的动脉鞘,以导丝作为向导,将 5F 的单弯导管送入相应的动脉,进行造影,观测动脉的供血情况;再通过超选择性插管,进入动脉瘤的载瘤动脉。根据病变情况、治疗的目的采取相应的栓塞措施,如直接采用栓塞术进行栓塞,用弹簧圈或明胶海绵对载瘤动脉进行栓塞;或采用覆膜支架,覆盖载瘤动脉,切断动脉瘤的供血,达到非外科手术治疗的目的。

2)血管发育不良:动脉、静脉、毛细血管由于发育障碍,产生血管的各种畸形,如动静脉畸形、小血管发育畸形等。目前介入治疗主要用于动静脉畸形,通过栓塞术对畸形静脉甚至载瘤动脉进行栓塞,达到治疗目的。动静脉畸形临床表现为患侧肢体肿胀麻木,局部有血管扭曲、扩张,有血管杂音,以多普勒超声诊断为主。DSA 造影可见供血动脉增粗,小血管数目增多并扭曲,静脉显影提前。对于这种畸形的血管,外科手术因创伤面大而不被接受。目前介入材料与技术的发展,使介入治疗更具有优势。对于畸形的动脉用弹簧圈进行栓塞,毛细血管采用黏胶进行栓塞。方法:采用经皮穿刺技术进行股动脉穿刺,并置放 5F 的动脉鞘,以导丝作为向导,将 5F 的单弯导管送入相应的动脉进行造影,观察畸形动脉的供血情况;再进行超选择性造影,明确病变瘘口及范围。将导管送至瘘口的近端动脉,根据造影结果,选择合适的弹簧圈进行栓塞。若一个弹簧圈不够,可选用多个弹簧圈进行栓塞,但大小必须合适:太小则容易进入瘘口远端的静脉内;太大则不能卷曲成形,也不能很好地栓塞血管。栓塞结束后再次造影明确栓塞结果。若有多支的动脉供血,对一支血管栓塞达不到效果,可对多支畸形血管进行栓塞。

(姚飞荣 高之振 张修石)

第十章 DSA 成像质量控制

DSA 图像是影像诊断和介入治疗的基础,图像质量的优劣直接影响诊断的准确性和介入治疗的精确性。

第一节 DSA 设备硬件对图像质量的影响

一、机架与导管床

(一) 机架多方位旋转与升降

1. 基本要求 机架又称 C 臂,C 臂旋转速度一般在 20°~30°/s 之间,旋转采集速度 >50°/s,旋转采集角度≥240°,摄影角度 LAO/RAO 130°/130°,CRA/CAU 55°/45°,可围绕等中心点进行多方位旋转。机架成角范围越大,越有利于对解剖结构的多角度观察。

2. 机架多方位旋转 在旋转数字减影血管造影过程中,可以动态观察含有对比剂的血管图像,获得造影全程的血管影像。DSA 机架具有以下功能。

(1) 角度支持:C 臂可进行各种角度的透视和摄影。

(2) 角度记忆:当 C 臂转到需要的角度进行透视观察时,系统能自动搜索并重放该角度已有的造影,供医生诊断或介入治疗时参考。这种功能可以减少重复工作,提高工作效率。在 DSA 检查中,只要输入所设位置的编码,机器会自动旋转到所需的位置及角度。

(3) 体位记忆技术:当透视某一病变时,可将确认为最佳的体位存储下来,执行其他任务后再要回到先前的最佳体位时,按下设定键,机架会自动回到所需的位置,这样可以获得原来的最佳体位图像,便于前后对比,提高了手术效率,也减少了反复透视或采集图像的流程,确保图像质量。

(4) 快速旋转:在非旋转状态下 C 臂转速(RAO/LAO)≥25°/s,旋转采集状态下 C 臂转速≥50°/s,快速旋转速度≥60°/s。机架纵向移动速度≥15cm/s。一般采用高分辨力快速方式旋转采集图像,但受检者接受的辐射剂量要大一些。

3. 探测器的升降 DSA 装置有准直器和平板探测器跟踪旋转技术,当机架和手术床位置发生变化时,准直器和平板探测器可跟踪旋转,保证图像始终保持正位无偏转。C 臂等中心点至地面距离是固定的,探测器可在等中心位置上运动,运动幅度为 0~45cm。在手术中尽量使探测器贴近人体,减轻图像失真,提高图像质量,同时减少散射线对图像质量的影响,也减少射线对操作人员的危害。

(二) 导管床升降与倾斜

1. 导管床基本特性 介入手术的导管床一般都采用碳纤维材质,减少 X 线的吸收,保证图像质量。导管床最大承重 390kg,床长 >300cm,方便铺放导管和导丝等介入器材。床宽 >45cm,便于介入医师的操作。

2. 导管床升降 导管床可以实现床面的升降、旋转,床面四向浮动等功能,通过调节导管床,使受检者保持不同的体位,从而适应临床手术的需要。进行透视或采集图像时,应升高床面,使被检体接近探测器,减少图像放大率,提高图像质量。

3. 导管床的倾斜　一般介入手术的导管床没有倾斜的功能,部分导管床或复合手术用的床设有床身倾斜功能。一是针对手术的体位,二是受检者的合作体位。复合手术导管床可进行头足倾斜和左右倾斜,头足倾斜角度≥17°,角度倾斜有利于心功能不全受检者的介入治疗,方便开放式手术引流或满足特殊体位要求。

二、X 线发生系统

X 线发生系统的主要作用是产生连续稳定的 X 线,以确保获得最佳的图像质量。

(一) 高压发生器功率与频率

1. 高频逆变发生器基本特性　目前数字血管造影系统均采用微机控制的大容量脉冲式高频逆变发生器,计算机控制管电压和管电流以及曝光参数,输出功率可达 100kW 以上,管电压40~125kV,管电流 1 000~1 250mA。射线性能稳定,软射线成分较少,辐射剂量低,成像质量高,连续工作能力强,故障率低。

2. 高压发生器功率　X 线机在心血管造影时,为了减少活动脏器在曝光期间的活动对影像质量的影响,多采用脉冲曝光,使用高采集流速,曝光时间为数毫秒,所以分给每幅图像时间均很短,这就要求所用的 X 线机能在短时间内输出足够大的功率,X 线质量稳定,从而获得满意的 X 线图像。一般要求 X 线机的功率在 80kW 或以上。

3. 高压发生器频率　一般逆变频率为 50~100kHz,最短曝光时间小于 0.5 毫秒。脉冲宽度小,曝光时间短,有利于动态器官的摄影,主要用于心脏、冠状动脉及大血管病变的检查,运动伪影少,图像质量高。频率高,千伏波形平稳,X 线剂量均匀,量子噪声低,图像质量高。

(二) 最大管电流与输出电压设置

DSA 装置输出电压为 40~125kV,一般在 70~80kV 内运行。当透视体厚增加,管电压值也增加,最高限值为 125kV。

数字血管造影系统的管电流为 1 000~1 250mA,高压范围 40~125kV,具备脉冲透视功能,以满足超短时间、低电压、大电流连续脉冲式动态采集的需要。同时还能自动根据成像区衰减状态调整管电压、管电流等参数,使 X 线管保持最佳负荷状态,在安全辐射剂量范围内获取最佳图像质量。

大型 DSA 装置最大管电流大于 1 000mA,主要考虑连续负荷大,X 线的承载能力强,在长时间的运行中能确保图像质量,保证检查与介入手术的顺利进行。

(三) X 线管阳极热容量与最大散热率

1. X 线管阳极热容量　阳极热容量代表 X 线管的承受能力,热容量越大,X 线管的承受能力越强,X 线管的连续工作能力也随之提高。一般要求 DSA 装置 X 线管的热容量大于 2MHu,有的 X 线管最大热容量为 5.5MHu。数字血管造影系统的 X 线管阳极热容量在 2.4~6.4MHu 之间。

2. X 线管阳极最大散热率　是指 X 线管阳极的最大散热功率。最大阳极散热率达到1 820kHU/min。X 线管阳极的最大散热功率大,则意味着 X 线管内产生的热量可被冷却系统迅速带走,保障 X 线管可连续工作,不会过热停机。

(四) X 线管阳极连续高速转速与 X 线管焦点

在旋转阳极 X 线管中,由于阳极不断地旋转,热量分布在一个环形的面积上,大大增加了散热面积,显著降低了阳极温度,大大提高了 X 线管的功率。数字血管造影系统的阳极连续转速达到 4 200 转/min,有的转速可高达 9 000 转/min,并且磨损极少。

X 线管焦点的大小直接关系到成像的品质,对微小病灶的观察亦取决于焦点的大小。有效焦点越小,图像越清晰,分辨率越高。数字血管造影系统的小焦点为 0.4~0.6mm;大焦点为0.7~1.2mm。可根据不同的部位,为受检者治疗的术式选择不同的焦点。在手术过程中如果大焦点烧断,可改用小焦点工作来把手术继续完成。

（五）X 线管光圈补偿滤光器与窗口滤过材料

1. X 线管光圈补偿滤光器 遮光器（限束器）的作用是控制摄影中心和照射野的大小，避免不必要的 X 线照射，吸收散射线，提高影像清晰度。目前多采用多叶遮光器，用来限制 X 线照射视野，避免受检者受到不必要的辐射。通过计算机控制，设计出虚拟光栅技术和自动光栅技术，提高视野的利用率，减少 X 线的辐射，减少散射线对图像质量的影响。

2. 窗口滤过材料 为了提高 X 线的质量，减少软射线对图像质量的影响，在 X 线管窗口内部设有多块铜滤片。计算机根据摄影部位、体位、成像参数自动选择，保证最佳过滤效果，消除软射线，减少辐射剂量，同时提高了 X 线质量和图像质量。

三、探测器

（一）平板探测器结构与尺寸

1. 平板探测器结构 目前 DSA 主要使用的是碘化铯非晶硅平板探测器。碘化铯闪烁晶体直径约 5~10μm，针柱的碘化铯外表面由重元素铊包裹，以形成可见光波导的传导。碘化铯被证明是效率最高和性能最稳定的 X 线转换物质，在诊断 X 线能量范围内，碘化铯材料具有优于其他 X 线荧光体材料的吸收性能。据实验研究，单个 X 线光子可产生 800~1 000 个光电子。在当前产品中，碘化铯与非晶硅的结合可获得最高的 DQE 值。

2. 平板探测器尺寸 对于心血管的检查常用较小的平板，主要便于倾斜角度，一般会采用 20cm×20cm 或 30cm×30cm。对于外周血管的检查则需要尺寸大的平板，如 30cm×38cm、40cm×40cm 等。

（二）平板探测器分辨力与灰阶及像素尺寸

目前 DSA 的平板探测器中最高的空间分辨力已经能达到 3.25LP/mm。在探测器面积一定的条件下，为了增加空间分辨力，可以通过减小像素尺寸、降低单位像素面积、增加像素密度来实现。但单位像素的面积越小，像素有效因子越少，像素的感光性能越低，信噪比越低，动态范围越窄。

新近的 16bit 灰阶的最新一代平板探测器，可记录的灰阶等级则能达到 65 536，可以反映很小密度的层次变化。灰阶差异越明显，对比度越大，分辨得就越清楚。

（三）平板探测器视野与变焦

在实际使用过程中，介入医生可以根据不同摄影部位、不同病灶，来有选择性地使用平板的不同视野，以达到最佳的观察效果和最低的辐射剂量。不同型号的 DSA 具有不同的视野个数，有 8 个、6 个、5 个和 3 个等。介入手术中，对于脑血管造影，一般会选择 31cm（以下均指对角线尺寸）或 37cm 的视野；对于冠状动脉造影，则会选择 23cm、20cm 或 17cm 的视野；而对于整个胸、腹部造影，则会选择 48cm 或 41cm 的视野。

平板探测器变焦是把图片内的每个像素面积增大，从而达到放大目的。数字变焦可以对 X 线透视影像的放大比例进行数字化调整。如果获取了通过数字变焦所设置的放大比例的 X 线透视影像，则无论在数字变焦中如何设置放大比例，都可以获取正常尺寸的影像。

（张修石　姚飞荣　高之振）

第二节　DSA 图像形成因素对图像质量的影响

一、检查方法

（一）成像方法

1. 静脉 DSA（IV-DSA） 是通过静脉注射方式显示动脉系统的造影方法，是一种高对比剂剂量的造影检查,每次检查需要多次注入大量对比剂,才能显示感兴趣区血管影像。由于对比剂需要经过肺循环,对比剂浓度被稀释,动脉内的对比剂浓度低,血管图像质量差。

2. 动脉DSA(IA-DSA) 采用穿刺插管方法将对比剂直接注入感兴趣动脉或接近感兴趣动脉处进行造影。靶血管对比剂浓度高,局部血管充盈显示,影像重叠少,图像清晰,质量高。

3. 动态DSA 在DSA成像过程中,X线管、人体和探测器在规律运动的情况下,通过两次采集图像(第一次蒙片采集,第二次造影图像采集)获得DSA的动态图像。在做动态DSA时,被检体不能运动,否则减影效果差,图像质量差。

（二）采集方式

1. 脉冲方式 采用间隙X线脉冲曝光,1~6帧/s,这种方式主要适用于活动较少的部位,如脑、颈、腹部等。其优点是每帧X线辐射剂量高,图像信号强,成像质量高。

2. 超脉冲方式 是在短时间内进行6~30帧/s的X线脉冲摄影,然后逐帧高速度重复减影,具有频率高、脉宽窄的特点,被应用于快速运动的器官,如心脏、冠状动脉及大血管DSA成像,以减少图像的运动性伪影,提高图像质量。

3. 心电图触发脉冲方式 心电图触发X线脉冲与心脏大血管的搏动节律相匹配,以保证系列中所有的图像与其节律同相位,曝光的启动和结束按照心电节律的变化而改变,以便掌握最小的心血管运动时机。采用R-R波触发造影,减少心动周期的影响。

二、受检者

1. 受检者的配合 在检查前应与受检者进行沟通,争取受检者的配合。造影前对受检者要进行呼吸训练,减少运动伪影的影响。对意识差或无意识的受检者,应给予镇静剂或适当麻醉。对一些易活动的受检部位施行附加固定,避免运动模糊的产生,提高图像质量。

2. 操作技术的灵活应用 在DSA检查过程中,受检者本身自主和不自主的移动、心脏搏动、吞咽、呼吸或胃肠蠕动等,均可形成运动性伪影。应采用采集流速高的序列方式进行造影,造影时观察受检者的变化,正确把握曝光时机,提高图像质量。

三、对比剂应用

1. 对比剂浓度和用量 造影时应根据不同的造影方法和部位、注射速度、注射总量、注射压力以及导管的大小与前端位置等情况选择所用对比剂的注射参数。为获得优质的DSA图像,对比剂的浓度、用量和注射速度选择应遵循下列原则:DSA信号随着血管内碘浓度与血管直径乘积的增加而增加;血管显影所需对比剂最低含碘量与血管直径成反比;DSA显示血管及病变的能力与血管内浓度及辐射曝光剂量的平方根的积成正比。因此,检查直径大的血管时,增加对比剂用量与浓度无助于血管的显示;而检查直径小的血管时,增加对比剂浓度及剂量将改善血管的显示效果。

2. 对比剂温度 直接注射低温对比剂到靶血管,容易导致血管痉挛。实验表明,对比剂温度从20℃增加到37℃时,对比剂的黏度明显降低,可以提高小直径血管造影的质量。

四、注射参数

1. 基本特性 DSA减影图像质量好坏与注射参数的选择直接相关,如何确立注射参数直接影响DSA的碘信号。注射参数包括对比剂的浓度和用量,注射速度和斜率,注射压力等。

2. 注射速度 受多种因素,即造影导管的内径、长度、单侧孔,对比剂黏度,导管头端与血管的方位关系等影响。实际注射速度往往小于选择的注射速度。对比剂注射速度的设定依据导管头端所在的靶血管的血流速度,一般注射速度应等于或略大于其血流速度;如注射速度过低,对比剂将被血液较多地稀释,血管充盈不满意;注射速度过大,造影时出现反流现象,影响对靶血管的观察,同时也增加血管内压力,有血管破裂的危险。另外,在选择对比剂注射速度时,还应考虑血管病变性质,如广泛夹层动脉瘤、室壁瘤或脑出血等病例,采用较低的对比剂注射速度为宜。

3. 对比剂用量 根据不同部位、不同病变及不同的造影目的选用不同的对比剂用量。合理的对比剂用量,应能充分显示病变,达到诊断和治疗目的。

4. 注射压力 应大于或等于血管内部压力。若选择注射压力限制过低,注射时会因为达不到注射速度或出现自动保护而停止注射;选择注射压力限制过高,有可能在注射时打破导管或注射筒,甚至造成人员伤害。注射所需压力与注射速度、对比剂浓度、对比剂温度、导管尺寸等因素有关。

5. 注射时机 选择注射延迟时,X线设备先曝光后再注射对比剂;选用X线曝光延迟方式时,先注射对比剂后再曝光采集图像。DSA造影检查时,根据造影要求设定曝光延迟或注射延迟。对于下肢动脉闭塞症的造影,闭塞部位不同,采用的曝光延时的时间不同,尤其是胫腓动脉远端及踝足部的血管,延长的时间很长。对于腹腔动脉造影且需观察门静脉、颈内动脉造影且需观察静脉窦者,及髂外动脉注射对比剂观察足背动脉,采集时间要达到15~20秒。

五、造影导管

1. 导管的选择 不同部位其血管的走向不同,所选导管头的形态也不同。正确选择目的血管的造影导管,有利于对比剂在短时间内到达靶血管,使血管的对比剂浓度增加,血管快速充盈,提高图像质量。若导管选择不合理,造影时血管内的对比剂浓度低,血管显示不清晰。

2. 导管的直径和导管头的位置 对于不同的血管,采用不同直径的导管造影。若对大血管采用小直径的导管造影,对比剂流量不足,血管充盈不够,导致血管显示不清晰,影响诊断与治疗。若导管头位置不居血管中央而贴壁,则对比剂注射不流畅,血管内对比剂出现分层现象,血管内对比剂分布不均,也会影响血管造影的图像质量。

3. 对比剂注射速度大小与导管半径的四次方成正比,与导管长度成反比。导管半径的微小变化将会引起对比剂注射速度的显著变化。导管头端有侧孔的造影,流速要选大些;病变区血管丰富,则流速也要加大,这样在短时间内血管充盈,图像质量高。

六、图像形成过程

(一) 曝光采像

1. 采集速度 外周血管的采集速度小,一般每秒两三帧。心脏、大血管等运动器官采集速度大,一般采用15~25帧/s。一般地,四肢采用2帧/s,头颈部、腹部采用4帧/s,冠状动脉采用25帧/s。若运动的部位采像的速度过低,图像就会模糊不清,出现运动性伪影。

2. 采集时机 除了使用曝光延时或注射延时来掌握造影的时机外,还应注意受检者呼吸运动的配合等。如胸部造影时可以嘱受检者深吸气后屏气造影,但腹部造影时则应在平静呼吸下屏气造影。

(二) 图像处理

1. 基本处理 包括透视图像和采集图像处理。透视图像不清晰时,若受检者体厚,可以采用高剂量的方式,提高图像质量。注意要将感兴趣区放在成像中心,这样图像不产生畸变。采用窗口技术改变图像的亮度和对比度,通过局部放大观察细小血管的情况。

2. 图像后处理 包括图像全幅和局部放大,多幅图像显示,图像边缘增强、边缘平滑,图像正负像切换,图像的几何变换,还有3D图像的处理、3D-DSA的再处理(血管分析、MIP、血管内镜、透明技术及虚拟支架等)、伪彩色处理、图像融合等。

通过图像后处理,可以获得比原图像更丰富的图像信息。如脑动脉瘤,可出现动脉瘤及载瘤动脉与其他血管重叠,不能明确动脉瘤与载瘤动脉的关系,通过剪切处理把不相关的血管剪切掉

(多次剪切),就能清晰显示病变与周边的关系,便于制订治疗方案。

七、伪影

伪影是指原本被检物体并不存在而在图像上却出现的各种形态的虚假影像。伪影大致分为与受检者有关伪影和与机器有关的伪影两类。

(一) 受检者伪影

1. 运动伪影　即运动引起的血管造影的图像与蒙片图像解剖位置偏移,减影对图像不能完全重合,减影不彻底,图像模糊不清。因此,在胸部 DSA 介入治疗手术前,应反复训练受检者呼吸运动,即受检者深吸气后屏气,取得受检者的配合。对于无法配合的受检者,采用被动屏气(受检者闭嘴,操作人员捏住鼻子)下或提高采集流速进行图像采集。

2. 饱和伪影　X 线衰减值的动态范围超过图像信号处理规定的动态范围,即照射区域厚度、密度相差太大,密度低的部位的局部视频信号饱和,失去信息,形成一片均匀亮度的无 DSA 信号的盲区,称为饱和状伪影。因为心脏密度大,肺组织密度低,膈上肺组织与膈下肝组织间密度差异大,这些区域产生饱和伪影,所以采用密度补偿器可降低心脏与肺组织、膈上肺组织与膈下肝组织间的密度差异,提高图像质量。

3. 异物伪影　主要为密度高的异物伪影,如衣服上金属纽扣、饰物以及电极片、电极线等。这些异物与血管重叠,在血管减影成像时,导致血管中断、狭窄等假象,直接影响介入治疗手术的疗效。

(二) 设备伪影

1. 噪声　包括系统噪声(X 线源、探测器)、量子噪声(电子线路及 A/D 转换)、散射线噪声及其他噪声。噪声的增加,使信噪比下降,图像清晰度下降,严重者直接影响图像质量。

2. 放射伪影　主要为 C 臂 CT 扫描,有金属产生放射伪影。脑动脉瘤栓塞后行 C 臂 CT 扫描,会表现出放射伪影。

3. 环状伪影　C 臂 CT 扫描前未进行空气校正,图像出现圆形的低密度影。在进行 C 臂 CT 检查时,应先做空气校正,再行 C 臂 CT 扫描,可以去除环状伪影,提高图像质量。

(三) 减少伪影的措施

1. 术前与受检者充分沟通,争取受检者术中的积极配合。
2. 定期做好设备的维护清洁工作,保证设备处于良好状态。
3. 根据 X 线摄影学原理及诊断需求,选择最佳摄影体位。
4. 根据病变部位结构特点,选择恰当的造影检查方式和参数。
5. 正确使用遮光器、密度补偿器等,避免饱和伪影的产生。
6. 充分利用 DSA 设备的后处理功能,使影像符合诊断学需求。

(姚飞荣　高之振　张修石)

第十一章 磁共振成像安全性及其检查前准备

本章内容主要包括磁共振成像安全性、检查原则、适应证与禁忌证及其检查前准备等。安全性和适应证是能否正常进行磁共振成像的前提；适应证与禁忌证是选择检查方法、确定检查技术的依据，也是确保磁共振成像质量的基础。耐心、细致的检查前准备不但体现了对受检者的人文关怀，也是得到满意影像质量的必要条件。

第一节 磁共振成像的安全性与原则

一、磁共振成像的安全性

MRI 检查安全性包括静磁场的安全性、梯度磁场的安全性、射频磁场的安全性、不良心理反应、孕妇 MRI 检查安全性及 MRI 对比剂安全性等。

（一）静磁场的安全性

静磁场的安全性主要体现在投射效应、体内植入物的兼容性和对人体的生物效应等方面，当前暂无证据表明临床 MRI 设备（场强≤3T）对人体具有明显的损伤作用。

1. 投射效应（missile effect 或 projectile effect） 是 MRI 系统最大的安全性问题之一，是指在强磁场作用下铁磁性物体从磁体以外的地方以一定速度投向磁体的现象。受到铁磁性效应作用的物体叫作铁磁性投射物（projectiles）。它可以从远处，甚至从毫无准备的受检者、家属或医务人员手中快速"飞"向磁体，从而造成人员或设备的伤害。其伤害程度与磁体的场强，铁磁性投射物的大小、形状、磁性及其和主磁体的距离等有关。随着场强不断提高，强磁场的潜在危险首先来自投射效应。铁磁性投射物既可以是缝衣针、别针、螺丝刀、扳手、指甲刀、钢笔（圆珠笔）、钥匙、硬币、饰物、发卡、手表等小物体，也可能是轮椅、氧气瓶、吸尘器、工具箱等大物体。因此，为了避免投射物伤害事故的发生，MRI 室应建立一整套安全防范措施，并在磁体室入口处安装可调阈值的铁磁探测系统。

2. 体内植入物的兼容性 体内植入物（implants and devices）泛指通过各种渠道进（置）入体内并长期停留在体内的异物（包括某些具有特殊功能的机械或电子器件），如弹片、铁砂、假牙、动脉夹、人工股骨头、人工血管、心脏起搏器、心脏除颤器、人工心脏瓣膜、人工耳蜗、神经刺激器、骨增长刺激器、植入性药物泵、探查电极和避孕环等。根据它们在磁场中的表现，一般将其分为铁磁性和非铁磁性两大类。MRI 受检者体内的各种铁磁性物体会在磁力的作用下发生移位或倾斜，甚至射频电磁波作用使植入体内的某些电子设备温度升高、过热或失灵。MRI 兼容性取决于 MRI 系统磁场强度，如在 1.5T 测试的物体不能确保与 3.0T MRI 系统相兼容。非铁磁性植入物又有金属性和非金属性之分。体内具有非铁磁性植入物的受检者是可以接受 MRI 检查的。但是，如果这类非铁磁性植入物为金属，在 MR 图像中会形成金属伪影而干扰 MR 图像。图像被扰乱的程度取决于置入物的磁化率、几何形状、处于体内的位置以及所用的扫描序列等。

（二）梯度磁场的安全性

梯度磁场是时变磁场，其安全性主要包括周围神经刺激、肌肉刺激在内的生物效应以及强大的噪声。

1. 周围神经刺激效应　MRI 扫描序列的成像速度越快,梯度磁场的变化率越大,在组织中产生的感应电流密度就越大。当感应电流达到特定强度及频率,即可能刺激相关组织。感应电流刺激皮肤感觉神经或外周骨骼肌神经,受检者会表现发麻、肌肉不随意收缩或跳动等现象,即周围神经刺激效应。机体外周的组织感应电流密度达到神经活动电流密度($3\ 000A/cm^2$)的 10% 这个安全阈值($300A/cm^2$),就有可能导致误动作。常见于平面回波成像(echo planar imaging,EPI)扫描引起受检者周围神经或肌肉的刺激,引起周围神经刺激的切换率(dB/dt)阈值一般在 60T/s,因此,MRI 仪设置的 dB/dt 工作值都在 45T/s 以下。高场强、EPI 技术时,容易超出安全标准。

2. 噪声　MRI 设备的噪声主要指梯度场噪声,即扫描过程中因梯度场的不断开启或关闭而形成的特殊噪声。系统的静磁场越高、梯度爬升速度越快或梯度脉冲的频率越高,噪声就会越大。这种噪声不仅影响医患之间的通话联络,还对受检者造成一定程度的心理或生理伤害。噪声的控制主要包括被动噪声控制和主动噪声控制:前者即 MRI 检查的受检者佩戴耳塞或 MRI 专用耳罩;后者通过主动应用噪声消除技术或抗噪技术来显著减弱噪声。应特别注意对新生儿、早产儿,具有较低声压承受能力的受检者(如小孩、老人和孕妇),以及被麻醉患者的听力保护。

(三)射频磁场的安全性

射频脉冲对人体的生物效应主要表现为致热效应,其程度可使用特定吸收率(specific absorption rate,SAR)表示。人体不同器官、组织的电磁和热特性存在差异,温度升高程度与射频脉冲的持续时间、能量沉积速度、环境温度和湿度以及受检者的体温调节系统状态等因素有关。射频磁场热效应的另一安全问题是灼伤,应避免受检者相邻身体部位形成类似的电流环路,可使用软垫将受检者身体和线圈导线、磁体孔壁进行隔离。

(四)孕妇 MRI 检查安全性

MRI 一直被认为是一种安全的检查手段,尽管还没有足够的证据认为 MRI 对胎儿存在不良影响,但它对妊娠妇女的安全性仍然是一个有争议的话题。为此,美国食品药品监督管理局(FDA)至今未对孕妇(胎儿)、婴儿接受 MRI 检查的安全性予以肯定,英国国家放射保护委员会(National Radiology Protection Board,NRPB)也建议妊娠 3 个月内的孕妇谨慎应用 MRI 检查。

(五)不良心理反应

有些受检者在 MRI 检查中可能出现焦虑、压抑、恐慌等严重反应,感到明显而持久的过度恐惧,即幽闭恐惧症。为此,需要采取以下措施来降低其发生率:①检查前让受检者充分了解 MRI 的相关信息;②改变检查体位,如仰卧位改为俯卧位、头先进改为足先进等;③使用 MRI 专用耳机为受检者播放音乐以分散其注意力;④允许一名受检者亲属进入扫描室陪同检查;⑤提高 MRI 系统内的照明强度等。

(六)MRI 对比剂

增强 MRI 检查可额外提供重要的诊断信息,目前已被广泛应用于临床实践中。钆螯合物对比剂是临床上最常使用的 MRI 对比剂,其安全性虽然较高,但也可能出现严重的类过敏反应,既往有过敏史的高危受检者应谨慎选择该检查。

二、磁共振成像原则

1. 受检者检查体位的选择原则　合理设置检查体位是 MRI 技术人员的基本功。MRI 检查时受检者体位多采用仰卧位、俯卧位、左侧卧位或右侧卧位等。由于 MRI 检查时间较长,故应以其舒适、能够配合检查为原则。对于被动体位者,MRI 技术人员既要保证受检者的舒适,又要让受检部位贴近线圈或位于线圈成像范围以内,并尽量靠近磁场中心。

2. 射频线圈的选择原则　射频线圈的形状、大小、敏感性及检查部位与线圈间的距离均能影响影像质量。在选择线圈时，应充分考虑检测范围、检测深度与图像质量的关系，应用合适的表面线圈。对于一些特殊脏器，必须选择专用表面线圈，如乳腺 MRI 检查。

3. MR 成像中心的选择原则 磁场中心的利用十分重要。磁场强度在主磁场的磁体中心直径 50cm 的球形内最均匀，越远离中心，磁场均匀度越差，采集的信号也弱。所以，体位设计时要注意将被检查部位的中心与线圈中心重合，并放置于主磁场中心。

4. MRI 检查平面的选择原则 包括：①扫描平面应符合观察习惯，便于显示解剖结构，其中横断面扫描是大部分脏器最常用的扫描平面；②当病变位于脏器边缘部分时，为辨认两者的解剖关系，扫描平面必须垂直于病变与脏器的接触界面，并确保 MR 图像能显示病变及相应的正常组织；③为显示长条状或管状结构的全貌，扫描平面应尽量平行于其走向；④为了显示管腔内液体的流动效应，扫描平面应尽量垂直于液体的流动方向；⑤当两个扫描平面都能清晰显示病变时，应选择扫描时间较短的平面。

5. MRI 扫描序列的选择及相位编码方向的设置原则

（1）在典型成像平面方向上，我们应根据具体检查目的和检查部位选择两个或两个以上的扫描序列。这些序列包括：①能显示脏器解剖结构的 T_1WI 序列、PDWI 序列；②能反映其信号特征的 T_2WI 序列；③必要时，还要有能提供组织血流动力学特点的 MRA 序列、增强序列等，以尽可能多地显示组织特性参数。

（2）相位编码方向的设置：①为减少卷积伪影，采用矩形 FOV 缩短扫描时间，选择解剖径线较短的方向为相位编码方向，如颅脑横断面形态学扫描时，相位编码方向为左右方向；②由于运动伪影出现在相位编码方向上，当解剖经线与伪影对图像的影响产生矛盾时，优先选择减少伪影的方向为相位编码方向，如颅脑 EPI 序列扫描时，相位编码方向则为前后方向。

（周学军）

第二节　磁共振成像前准备

一、适应证与禁忌证

（一）适应证

MRI 检查适用于人体的任何部位，包括颅脑、耳、鼻、咽、喉、颈部、心脏、肺、纵隔、乳腺、肝、胆、胰、脾、胃肠道、肾及肾上腺、膀胱、前列腺、子宫及附件、四肢骨关节及软组织、脊柱、脊髓、外周血管及神经等。MRI 适用于人体多种疾病的诊断，包括肿瘤性、感染性、结核性、寄生虫性、血管性、代谢性、中毒性、先天性、外伤性等疾病。

1. MRI 在中枢神经系统病变诊断中的应用 MRI 对于中枢神经系统肿瘤、感染、血管性病变、白质病变、发育畸形、退行性病变、脑室系统及蛛网膜下腔病变、出血性病变的诊断均优于CT。MRI 具有不产生骨伪影的优点，对颅后窝及颅颈交界区病变的诊断具有独特的优势。目前，MRI 在中枢神经系统的应用已扩展到分子水平。

2. MRI 在颈部病变诊断中的应用 MRI 具有软组织高分辨特点及血管流空效应，可清晰显示咽、喉、甲状腺、颈部淋巴结、血管及颈部肌肉，对颈部病变诊断具有重要价值。

3. MRI 在胸部病变诊断中的应用

（1）MRI 对纵隔及肺门淋巴结肿大、占位性病变的诊断具有特别的价值。肺为含气器官，相等体积 MR 成像肺组织质子含量相对少，信号弱，且因呼吸运动伪影的影响，肺的 MR 成像质量相对较差，如钙化及小病灶的检出常不如 CT。

（2）根据心脏具有周期性搏动的特点，运用心电门控触发技术，MRI 可对心肌、心腔、心包病变及某些先天性心脏病做出准确诊断,且可对心脏功能做定量分析。MRI 的流空效应及电影白血技术,可直观地显示主动脉瘤、主动脉夹层等大血管疾病。

4．MRI 在肝、胆、脾、胰及泌尿系病变诊断中的应用

（1）MRI 多参数技术及快速和超快速序列在肝脏病变的鉴别诊断中具有重要价值,对典型病例不需用对比剂即可通过 T_1 加权像和 T_2 加权像直接鉴别肝脏良、恶性病变。磁共振胰胆管成像（MR cholangiopancreatography, MRCP）应用 MR 水成像技术,不需用对比剂即可获得造影效果,对胆囊、胆道及胰腺疾病的诊断有很大的价值。

（2）由于胰腺周围脂肪衬托,MRI 可显示出胰腺及胰腺导管,MRCP 对胰腺疾病亦有一定的帮助,在对胰腺病变的诊断中 CT 与 MRI 具有互补性。

（3）肾与其周围脂肪囊在 MR 图像上形成鲜明的对比,肾实质与肾盂内尿液形成良好对比。MRI 对肾脏疾病的诊断具有重要价值,可直接显示尿液磁共振图像（MR urography, MRU）,对输尿管狭窄、梗阻具有重要价值。

5．MRI 在盆腔病变诊断中的应用　MRI 多方位、大视野成像可清晰地显示盆腔的解剖结构,尤其对女性盆腔疾病具有重要诊断价值,对盆腔内血管及淋巴结的鉴别较容易,是盆腔肿瘤、炎症、子宫内膜异位症、转移癌等病变的最佳影像学检查手段。

6．MRI 在四肢骨骼及软组织病变诊断中的应用　MRI 对四肢骨髓炎、软组织内肿瘤及血管畸形有良好的显示效果。MRI 可清晰显示软骨、关节囊、关节液及关节韧带,对关节软骨损伤、半月板损伤、关节积液等病变的诊断具有其他影像学检查无法比拟的价值。在关节软骨的变性与坏死诊断中,MRI 可早于其他影像学方法发现病变。

7．其他　利用特殊的 MR 成像技术和序列,能简便、无创地实施 MR 血管造影和 MR 水成像。

（二）禁忌证

MRI 系统的强磁场和射频场有可能使心脏起搏器失灵,也容易使各种体内金属性植入物移位,在射频脉冲作用下,体内的金属还会因发热而造成伤害。因此,MRI 检查具有绝对禁忌证和相对禁忌证。

1．绝对禁忌证　指受检者进入磁体室扫描区域后,会导致生命危险或发生伤害的情况。MRI 检查的绝对禁忌证包括如下方面。

（1）装有心脏起搏器、心脏磁性金属瓣膜、冠状动脉磁性金属支架者。MRI 兼容的心脏起搏器除外。

（2）有铁磁性异物者,如眼内金属异物。

（3）有电子耳蜗者。

2．相对禁忌证　指受检者进入磁孔后,可能会导致潜在伤害的情况。MRI 检查的相对禁忌证包括如下方面。

（1）检查部位有金属置入物,如血管止血夹、人工关节、固定钢板等。

（2）佩戴有呼吸机及心电监护设备的危重受检者。

（3）体内有胰岛素泵等神经刺激器的受检者。

（4）妊娠 3 个月以内的早孕受检者。

（5）高热受检者。

二、磁共振成像前准备

（一）MRI 设备的准备

1．MRI 设备环境温度、湿度要求　MRI 设备对环境温度、湿度有严格规定:温度要保持在 18~22℃,湿度应控制在 60% 左右,不超过 70%。

2．MRI 设备准备　定期做好 MRI 设备维护,确保其处于完好运行状态。

（二）受检者的准备

1. **认真阅读并核对 MRI 检查申请单** 了解受检者病史及相关检查资料（包括影像资料和生化资料），明确检查目的和要求。对检查目的和要求不明确的申请单，应与临床申请医师核实确认。

2. **详细询问病史** 询问是否体内有植入物，植入物类型及植入时间等，并填写磁共振成像安全筛查表。如果无法确定植入物是否安全但病情需要扫描时，应尽量在磁场强度较低的 MRI 设备上进行扫描，以减少风险。

3. **确认受检者无禁忌证** 嘱受检者认真阅读检查注意事项，按要求准备。凡体内装有铁磁性金属置入物者，应严禁 MRI 检查。

4. **去除随身携带的金属物品** 进入磁体室前，嘱受检者及陪同家属除去随身携带的任何金属物品。

5. **详细介绍 MRI 检查** ①向受检者详细讲述 MRI 检查过程，告知受检者所需检查时间及扫描时系统噪声，消除其恐惧心理；②按检查部位要求，认真耐心训练受检者呼吸状态，以便最大限度地取得受检者配合并减少运动伪影；③告知增强扫描的受检者，注入对比剂后的不适状况及需要配合的问题。

6. **适量的镇静** 为提高检查成功率，对于婴幼儿、烦躁不安及幽闭恐惧症受检者，应给予适量的镇静剂或麻醉药（由麻醉师用药并陪同）。

7. **特殊准备** 为了提高腹部及盆腔 MR 影像质量，在 MRI 检查前常常需要一些特殊准备，如腹部及盆腔常规 MRI 检查前要求受检者必须空腹，并禁食、禁水 4 小时以上；MRCP 检查前还要求受检者禁食、禁水 6 小时以上，必要时口服胃肠道阴性对比剂以突出胰胆管信号，达到良好的胰胆管成像效果。盆腔 MRI 检查前膀胱应适度充盈。小肠 MRI 检查前还有专门准备，将在第十四章第一节"图像质量控制"中介绍。

在以上准备基础上，MRI 技术人员还需为受检者选择并连接合适的表面线圈，设置恰当的检查体位，定位激光灯开启时务必嘱受检者闭眼；根据检查目的，确定最佳扫描方案，进行 MRI 扫描及扫描后处理；完成扫描后，务必帮助其离开检查床并安全撤离磁体室。

（周学军）

第十二章　颅脑与颈部及五官磁共振成像检查技术

本章内容包括颅脑、颈部及五官磁共振成像技术。T_1WI 和 T_2WI 序列是大多数颅脑、颈部及五官疾病诊断的最基本和最常用序列。T_2 液体抑制反转恢复（fluid attenuated inversion recovery，flair）序列和弥散加权成像（diffusion weighted imaging，DWI）序列对检出病变更敏感，可作为常规序列的补充。对比剂增强检查、MRA 及其他特殊功能成像技术，各有其优点和不足，应在熟练掌握其技术特点的基础上，针对不同的疾病，制订科学合理的影像检查方案，获得解剖与功能（或代谢）一体化的图像。

第一节　颅脑常规 MRI 检查技术

MRI 具有较高的软组织分辨力，不仅能够显示颅脑病变，而且有助于了解病变与毗邻组织结构的空间关系，为临床制订治疗计划和评估预后提供有价值的信息。

一、颅脑 MRI 检查技术

1. 适应证　①颅脑外伤，尤其适用于 CT 检查阴性者；②脑血管性疾病，如脑梗死、脑出血、脑血管畸形等；③颅内占位性病变，如良/恶性肿瘤、囊肿等；④颅内感染等炎症；⑤脑部退行性病变；⑥脑白质病变；⑦颅脑先天性发育异常、脑积水、脑萎缩；⑧颅骨骨源性疾病等。

2. 射频线圈　选用头部正交线圈、头部多通道相控阵线圈或头颈部联合线圈。

3. 检查体位及成像中心　仰卧位，头先进，取标准头颅正位，眉间作为成像中心，与线圈中心重合。

4. 扫描技术与成像参数

（1）普通扫描

1）扫描序列和成像平面：T_2WI 及 T_1WI 为首选序列，T_2 flair 序列对病灶更敏感，并能检出被脑脊液掩盖的病灶，如蛛网膜下腔出血。因此，常规应用此三个序列做颅脑成像。T_2^*WI 序列对急性脑出血较敏感。T_2 flair 及 DWI 序列对脑梗死较敏感，尤其 DWI 序列对早期脑梗死最敏感。对于 T_1WI 及 T_2WI 序列均显示为高信号的病灶，应增加脂肪抑制技术的 T_1WI，以鉴别高信号病灶成分是否为脂肪成分。颅脑以横断面为主，扫描序列包括自旋回波序列（spin echo，SE）或快速自旋回波序列（fast spin echo，FSE）-T_1WI 序列、FSE-T_2WI 序列、T_2 flair 序列等，并辅以矢状面或冠状面 T_1WI 或 T_2WI 序列。

2）定位方法：横断面在矢状面和冠状面定位像上设置（图 12-1），成像层面平行于胼胝体嘴部与压部的连线，在冠状面定位像上使横断面扫描层面平行于两侧颞叶底部连线，在横断面定位像上调整扫描野范围。横断面成像范围自小脑下缘至颅顶。在扫描层面范围下方设置预饱和带，消除血流搏动伪影。

矢状面在横断面和冠状面定位图像上设置（图 12-2），成像层面与大脑正中矢状面平行，在冠状面定位像上与大脑正中矢状面、脑干及延髓平行，在矢状面定位像上调整扫描野范围。矢状面成像范围视病情包含病灶或全脑。

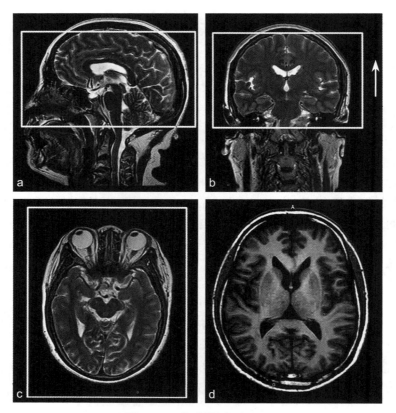

图 12-1　颅脑横断面 MRI
a、b、c. 矢状面定位;d. 横断面 T_1WI(箭头方向为扫描方向)。

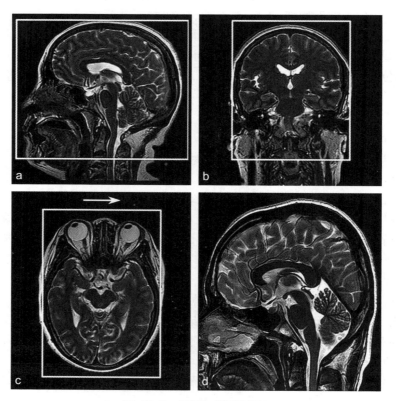

图 12-2　颅脑矢状面 MRI
a、b、c. 矢状面定位(箭头方向为扫描方向);d. 矢状面 T_2WI。

冠状面在横断面和矢状面定位图像上设置(图 12-3),成像层面与大脑正中矢状面垂直,在矢状面定位像上使冠状成像层面与脑干平行,在冠状面定位像上调整扫描野。冠状面成像范围视病情包含病灶或全脑。在扫描层面范围下方设置预饱和带,消除血流搏动伪影。

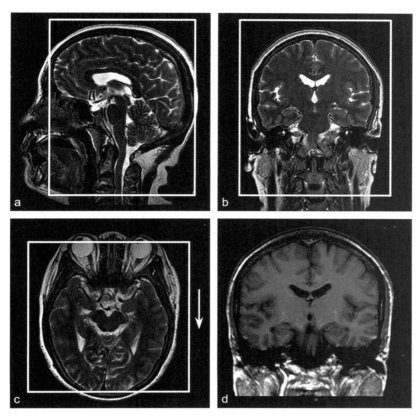

图 12-3　颅脑冠状面 MRI
a、b、c. 冠状面定位(箭头方向为扫描方向);d. 冠状面 T_1WI。

3)相位编码方向:横断面及冠状面成像采用左右方向,矢状面成像采用前后方向。

(2)增强扫描

1)对比剂用量及其注射速度:采用钆对比剂(如 GD-DTPA),常规剂量为 0.1mmol/kg 体重,以 0.5~2.0ml/s 速度静脉注射,注射完对比剂后,随即等速注射 15~20ml 生理盐水。

2)扫描时相、扫描序列和成像平面:注射完对比剂后即开始增强扫描,采用横断面、矢状面、冠状面脂肪抑制 T_1WI 序列,扫描层面与平扫保持一致。

(3)颅脑 MR 成像参数见表 12-1。这些参数包括重复时间(repetition time,TR)、回波时间(echo time,TE)、反转时间(inversion time,TI)、翻转角(flip angle,FA)、扫描视野(field of view,FOV)、矩阵(matrix)、扫描层厚(slice thickness)及层间距(slice gap)、激励次数(number of excitations,NEX)、接收频带宽度(bandwidth,BW)、回波链长(echo train length,ETL)。

5. 图像质量要求

(1)覆盖全脑。

(2)全脑双侧结构尽量对称显示。

(3)无明显伪影。

(4)标准颅脑 MR 图像(图 12-4)。

表 12-1 颅脑 MR 成像参数

脉冲序列	TR/ms	TE/ms	TI/ms	FA/°	ETL	矩阵	FOV/cm	层厚/间隔/mm	NEX/次
FSE-T$_1$WI	300~600	10~15	—	90	2~4	256×192	20~24	5/1.5	2~4
T$_1$ flair	1 500~2 000	10~25	700~860	180	6~8	256×192	20~24	5/1.5	2
FSE-T$_2$WI	≥2 500	90~120	—	90	20~30	256×192	20~24	5/1.5	2
T$_2$ flair	≥8 000	90~120	2 000~2 500	180	15~30	256×192	20~24	5/1.5	2

注:本书 MR 成像参数为场强 1.5T 或 3.0T MRI 系统参考值。

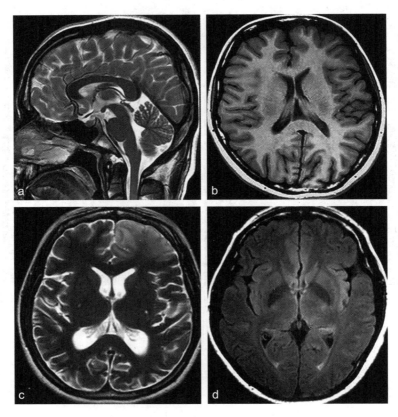

图 12-4 颅脑 MR 图像

a. 矢状面 T$_2$WI（箭头方向为扫描方向）；b. 横断面 T$_1$ flair；c. 横断面 T$_2$WI；d. 横断面 T$_2$ flair。

二、颅脑 MRA 检查技术

颅脑 MR 血管成像（MR angiography，MRA）技术属于非介入性成像方法。根据采集目标血管的不同，颅脑 MRA 可分为颅脑动脉成像和颅脑静脉成像。根据成像原理的不同，颅脑 MRA 可分为时间飞跃法 MRA（time of flight MRA，TOF-MRA）、相位对比法 MRA（phase contrast MRA，PC-MRA）、平衡式稳态自由进动法 MRA、基于动脉自旋标记的 MRA 和对比剂增强血管成像（contrast enhancement MRA，CE-MRA）等。

（一）3D-TOF-MRA

1. 适应证 包括血管瘤、动静脉畸形、脑血管意外、烟雾病等。

2. 射频线圈　头部正交线圈,头部多通道相控阵线圈或头颈部联合线圈。

3. 受检者体位及成像中心　仰卧位,头先进,取标准头颅正位,眉间作为成像中心,与线圈中心重合。

4. 扫描技术

（1）扫描序列和成像平面:采用横断面 3D-TOF 快速梯度回波序列。

（2）定位方法:在矢状面和冠状面定位像上设置 3D-TOF-MRA 横断面,层面与多数颅内动脉走行垂直或成角,或与胼胝体嘴部与压部的连线平行,在冠状面上与两侧颞叶底部连线平行,在横断面上调整扫描野。扫描方向由上至下。扫描范围以 Willis 环为中心,一般从枕骨大孔处至半卵圆中心（centrum semiovale）,或根据颅脑 MR 图像所示病变范围而定。可单个 3D 层块采集,也可多个 3D 层块重叠扫描。多 3D 层块扫描时,层块之间重叠应相当于其厚度的 25%。在颅顶设置预饱和带。运用流动补偿技术,以增强血流信号及消除流动伪影（图 12-5）。对于动静脉畸形病例,取消预饱和带,可同时显示动静脉畸形的动脉、畸形血管及引流静脉（图 12-6）。

（3）相位编码方向:采用左右方向。

（4）颅脑 MRA 成像参数:见表 12-2。

表 12-2　颅脑 MRA 成像参数

脉冲序列	TR/ms	FA/°	TE/ms	矩阵	FOV/cm	层厚/间隔/mm	NEX/次
3D-TOF-MRA	20~40	15~25	最短	256×224	20~24	1.0~2.0/0	2
2D-TOF-MRA	20~40	60~70	最短	256×224	20~24	0.6~2.0/0	2
3D-PC-MRA	20~60	10~20	最短	256×256	20~24	0.6~2.0/0	1~2
3D-CE-MRA	20~40	10~20	最短	256×224	20~33	1.2~2.0/0	0.5~1.0

注:TE 设置为最短的反相位时间,1.5T 一般为 2.4ms,3T 一般为 1.2ms。

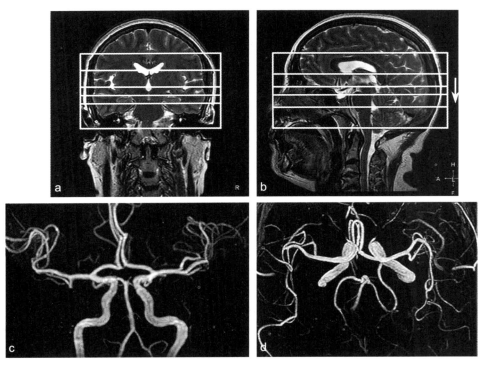

图 12-5　颅脑血管 3D-TOF-MRA

a、b. 定位像（箭头方向为扫描方向）;c. 冠状位 3D-TOF-MRA;d. 横断位 3D-TOF-MRA。

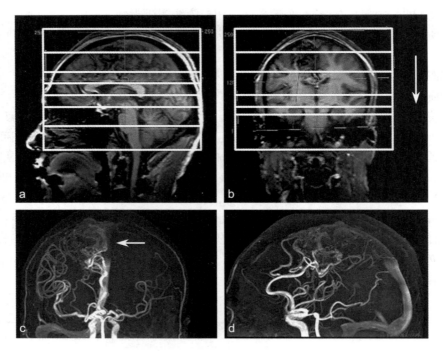

图 12-6　颅脑血管 3D-TOF-MRA（无预饱和）

a、b. 3D 定位像（不设预饱和带）（箭头方向为扫描方向）；c、d. 3D-TOF-MRA 显示正常动脉、右侧动静脉畸形血管、粗大的引流静脉及矢状窦、乙状窦（短箭头所指）。

5. 图像质量要求

（1）图像需经过三维后处理。

（2）三维动脉 MIP 血管影像清晰（见图 12-6）。

（3）显示颅内大脑前、中、后动脉血管主干及 Willis 环血管。

（4）必要时，还可以用 MPR 处理生成任意方向的二维血管图像，以便观察血管与周围组织结构的关系。

（二）2D-TOF-MRA

1. 适应证　包括脑静脉窦先天变异，静脉窦损伤，静脉栓塞，肿瘤性病变压迫、侵袭静脉系统等。

2. 射频线圈　采用头部正交线圈、头部多通道相控阵线圈或头颈部联合线圈。

3. 检查体位及成像中心　标准头颅正位，即仰卧位，头先进，眉间作为成像中心，与线圈中心重合。

4. 扫描技术与成像参数

（1）扫描序列和成像平面：采用斜矢状面（或冠状面）2D-TOF 快速梯度回波序列。与 3D-TOF-MRA 比较，该序列流入饱和效应小，可采集较大范围，流动-静止对比好，对慢速血流、血流方向一致的血管显示好，但空间分辨力差，会导致复杂弯曲血管的信号丢失。

（2）定位方法：斜矢状面在横断面定位像上设置，扫描层面与颅脑正中矢状面大约成 15°，这样能使成像层面最大限度地与尽量多的颅内静脉成角，扫描范围在横断面及冠状面定位像上包含双侧乙状窦外缘，在矢状面定位像上调整 FOV（图 12-7）。在 FOV 下方设置预饱和带，消除动脉血流影像。

（3）相位编码方向：斜矢状面成像采用前后方向，冠状面成像采用左右方向。

（4）MR 成像参数：因场强、机型等而有所不同。成像参数见表 12-2。

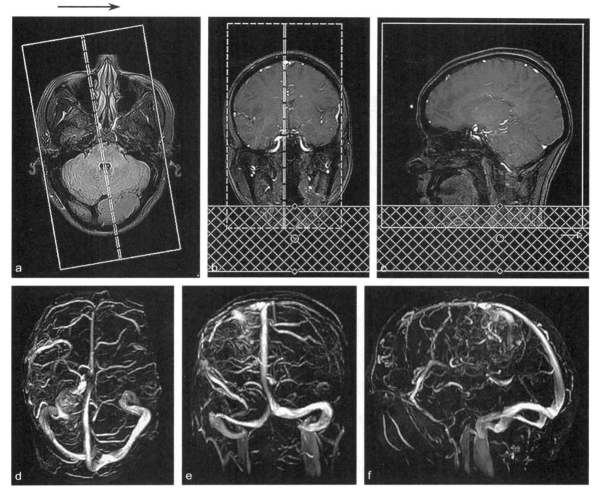

图 12-7　颅脑血管 2D TOF-MRA
a、b、c. 定位像(箭头方向为扫描方向);d、e、f. 2D TOF-MRA 的 MIP 图。

5. 图像质量要求

(1)三维静脉及静脉窦 MIP 血管影像清晰。

(2)显示矢状窦及其引流静脉、乙状窦、横窦、直窦等静脉血管。

(3)标准颅内静脉 2D-TOF-MRA(见图 12-7)。

(三)3D-PC-MRA

1. 适应证　同 3D-TOF-MRA 及 2D-TOF-MRA。

2. 射频线圈　采用头部正交线圈、头部多通道相控阵线圈或头颈部联合线圈。

3. 受检者体位及成像中心　仰卧位,头先进,取标准头颅正位,眉间作为成像中心,与线圈中心重合。

4. 扫描技术与成像参数

(1)扫描序列和成像平面:采用横断面、矢状面、冠状面 3D-PC 快速梯度回波序列。该序列具有以下特点:①仅血流呈高信号,背景抑制优于 3D-TOF 法;②空间分辨力高;③成像容积内信号均匀一致;④有很宽的流速敏感范围,可显示动脉与静脉;⑤能定量和定性分析,但成像时间较长。它可用于分析可疑病变细节,如大量血肿未吸收时,观察被血肿掩盖的血管病变。

（2）定位方法：一般采用矢状面扫描，在横断面和冠状面定位像上设置矢状面，扫描层面与大脑正中矢状面平行，扫描范围包括全颅外缘。在矢状面定位像上调整扫描野（图 12-8）。根据显示目标血管的不同，设置预饱和带和流速编码值。

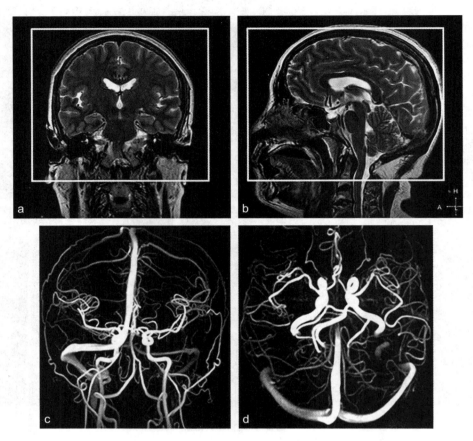

图 12-8　颅脑血管 3D-PC-MRA

a、b. 定位像；c、d. 3D-PC-MRA。

（3）相位编码方向：矢状面采用前后方向，横断面及冠状面采用左右方向。

（4）MR 成像参数：因场强、机型等而有所不同。成像参数见表 12-2。流速编码值的设置应比目标血管最大流速高出 20%。颅内动脉成像时，流速编码值为 70cm/s；颅内静脉成像时，流速编码值为 15~30cm/s。

5. 图像质量要求

（1）图像需经三维后处理。由于 PC 法中动脉与静脉流速重叠，该 MRA 成像中无法完全消除静脉信号。

（2）颅内血管 3D-PC-MRA（见图 12-8）。

（四）3D-CE-MRA

1. 适应证　主要用于颅脑大面积血管病变。可在不同时相观察到动脉或静脉病变，亦可做减影显示病变。

2. 射频线圈　采用头部正交线圈、头部多通道相控阵线圈或头颈部联合线圈。

3. 受检者体位及成像中心　仰卧位，头先进，取标准头颅正位，眉间作为成像中心，与线圈中心重合。

4. 扫描技术与成像参数

（1）扫描序列和成像平面：采用冠状面快速动态采集 3D 梯度回波序列。

（2）定位方法：冠状面在矢状面和横断面定位像上设置，扫描层面与脑干大致平行，扫描范围包括大脑动脉环（Willis 环）。在横断面定位像上调整扫描野。

（3）相位编码方向：采用左右方向。

（4）MR 成像参数：因场强、机型等而有所不同。成像参数见表 12-2。

（5）成像方法：以 18G 静脉留置针建立肘静脉通道，以三通连接管分别接 50ml 生理盐水及钆对比剂（如 Gd-DTPA）。先行 3D 蒙片快速扫描，再采用高压注射器快速团注剂量为 0.2mmol/kg 体重的 Gd-DTPA，静脉注射速度为 2.0~2.5ml/s，后进行连续 2 次以上的动态多期扫描（动脉期和静脉期）。扫描开始时间是 CE-MRA 成败的关键，一般按 $T_s=T_t-T_a/2$ 计算（T_s 是扫描开始时间，T_t 为对比剂达峰时间，T_a 为数据采集时间）。这需要采用试验性团注技术测量对比剂达峰时间，显然比较烦琐。为了解决其局限性，可以采用 MR 透视技术。MR 透视技术能实时检测靶血管内对比剂浓度变化，当对比剂到达颈内动脉时启动 3D 梯度回波序列采集。

为了克服常规 CE-MRA 时间分辨力低的缺陷，1996 年 Korosec 等首先提出一种超快速多时相 MRA 新技术，称为时间分辨对比动态增强 MR 血管成像技术（time-resolved imaging of contrast kinetics，TRICKS）。它根据 K 空间中心决定图像对比，K 空间外围决定图像分辨力。其采用椭圆形中心 K 空间采集，4 倍于外围 K 空间的方法成倍提高 CE-MRA 的时间分辨力，将采集到的对比剂注射后的图像与蒙片减影，可以得到一系列的类似于 DSA 的动态图像，但其空间分辨力稍低于常规静态的高分辨力 CE-MRA。

5. 图像后处理　将注射对比剂后的多期扫描图像对应减去蒙片（注射对比剂前采集图像），即得到高信号的血管影像，再将其进行 MIP，即可获得连续的三维血管像。

三、鞍区 MRI 检查技术

1. 适应证　包括鞍区肿瘤（含垂体微腺瘤和垂体腺瘤）、鞍区血管性疾病、颅脑外伤累及鞍区、鞍区先天性发育异常、鞍区肿瘤术后复查、鞍区感染、鞍区骨源性疾病等。

2. 射频线圈　采用头部正交线圈、头部多通道相控阵线圈或头颈部联合线圈。

3. 检查体位及成像中心　仰卧位，头先进，取标准头颅正位，眉间作为成像中心，与线圈中心重合。

4. 扫描技术与成像参数

（1）普通扫描

1）扫描序列和成像平面：采用矢状面 SE 或 FSE-T$_1$WI 序列、冠状面 SE 或 FSE-T$_1$WI 序列、FSE-T$_2$WI 或快速恢复的快速自旋回波（fast recovery fast spin echo，FRFSE）-T$_2$WI 序列进行鞍区薄层、高分辨力扫描。

2）定位方法：矢状面在冠状面上定位，扫描平面与正中矢状面平行（图 12-9），在扫描层面范围上下方或左右方设置预饱和带，消除血流搏动伪影。冠状面在矢状面上定位，一般扫描平面垂直于垂体窝以保证垂体高度测量准确（图 12-10），也可选择扫描平面平行于垂体柄，以便于观察垂体柄的侧偏（图 12-11）。在扫描层面范围上下方或前后方设置预饱和带，消除血流搏动伪影。成像范围从前床突至后床突。

3）相位编码方向：矢状面、冠状面成像分别采用前后方向和左右方向。

（2）增强扫描

1）对比剂用量及其注射速度：采用钆对比剂（如 Gd-DTPA），半剂量为 0.05mmol/kg 体重，静脉注射速度为 1.0~1.5ml/s，注射完对比剂后随即等速注射 15~20ml 生理盐水。

2）扫描序列和成像平面：常规做矢状面 T$_1$WI、冠状面 T$_1$WI 序列，必要时加横断面 T$_1$WI 序列。

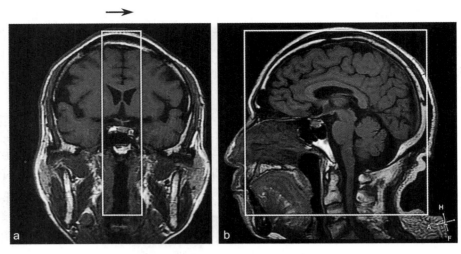

图 12-9　垂体矢状面成像
a. 冠状面 T_1WI（箭头方向为扫描方向）；b. 矢状面 T_1WI。

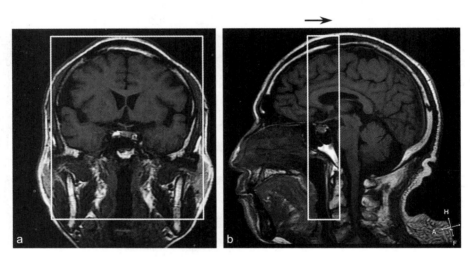

图 12-10　垂体冠状面成像
a. 冠状面 T_1WI；b. 矢状面 T_1WI（箭头方向为扫描方向）。

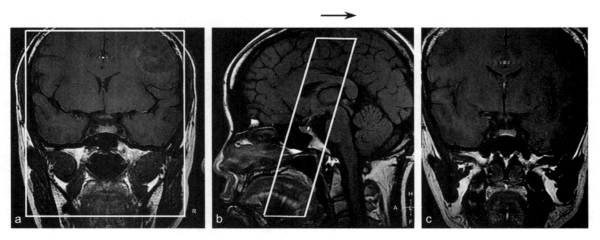

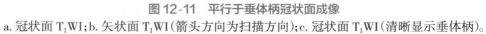

图 12-11　平行于垂体柄冠状面成像
a. 冠状面 T_1WI；b. 矢状面 T_1WI（箭头方向为扫描方向）；c. 冠状面 T_1WI（清晰显示垂体柄）。

3）扫描时相：注射完对比剂后即开始增强扫描，扫描序列一般与增强前 T_1WI 序列相同。

垂体微腺瘤以及小于 1cm 的垂体瘤需做动态增强扫描，即多时相采集，冠状面 T_1WI-fs 序列快速动态连续成像。该技术也采用半剂量对比剂（剂量为 0.05mmol/kg），单次采集时间 20~30 秒，动态采集时相 8~10 次，总扫描时间 >2 分钟。扫描时，先采集蒙片，注射对比剂后，立即采用冠状面连续成像。动态增强扫描完成后，再行增强的矢状面 T_1WI、冠状面 T_1WI 扫描或 3D T_1WI。

（3）鞍区成像参数见表 12-3。

表 12-3　鞍区 MR 成像参数

脉冲序列	TR/ms	FA/°	TE/ms	ETL	矩阵	FOV/cm	层厚/间隔/mm	NEX/次
FSE-T_1WI	300~600	90	15~20	4	288×224	18~20	2~3/0.3	4
FSE-T_2WI	≥2 500	90	90~120	10~20	256×224	18~20	2~5/0.3	2~4
Dyn[①]	200~300	90	6~10	4	224×224	18~20	2~3/0.3	2

注：①Dyn（dynamic）即动态扫描（FSE-T_1WI）。

5. 图像质量要求

（1）清晰显示蝶鞍、垂体、垂体柄、视交叉、下丘脑、海绵窦、颈内动脉、大脑前动脉主干等结构，矢状面及冠状面最大化显示垂体柄长度。

（2）无明显运动伪影，磁敏感伪影不影响鞍区影像诊断。

（3）标准垂体 MR 图像（图 12-12）。

（4）对于动态增强扫描所获原始图像，应进行 T_1 灌注时间-信号强度曲线分析（图 12-13）。

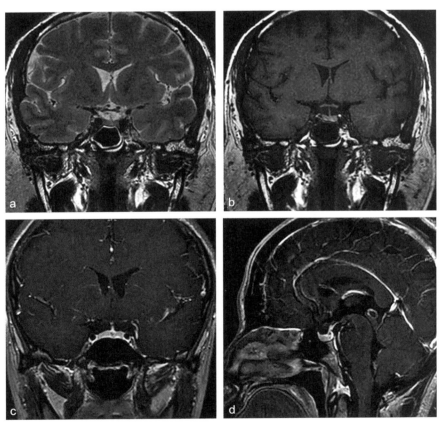

图 12-12　垂体 MR 图像
a. 冠状面 T_2WI；b. 冠状面 T_1WI；c. 增强冠状面 T_1WI；d. 增强矢状面 T_1WI。

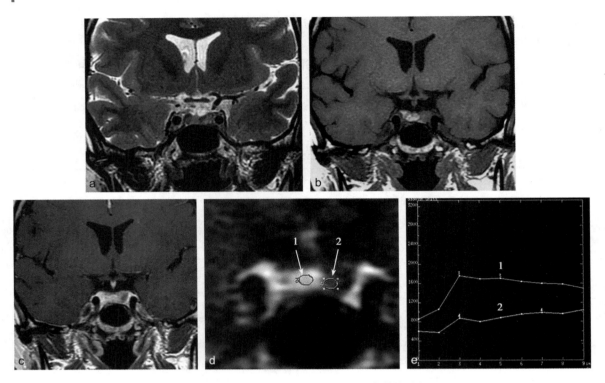

图 12-13　垂体 T₁ 灌注时间-信号强度曲线分析

a. 冠状面 T₂WI；b. 冠状面 T₁WI；c. 增强冠状面 T₁WI；d. 后处理标记；e. 后处理曲线（横坐标代表扫描期相，纵坐标代表信号强度）。1 指正常垂体，2 指垂体瘤。

四、脑桥小脑三角 MRI 检查技术

1. 适应证　包括面瘫、脑桥小脑三角区肿瘤及肿瘤样病变、颅脑外伤累及小脑角区、脑桥小脑先天性发育异常、脑桥小脑区肿瘤术后复查、内耳道骨源性疾病、内耳发育畸形等。

2. 射频线圈　采用头部正交线圈、头部多通道相控阵线圈或头颈部联合线圈。

3. 受检者体位及成像中心　仰卧位、头先进，取标准头颅正位，眉间作为成像中心，与线圈中心重合。

4. 扫描技术与成像参数

（1）普通扫描

1）扫描序列和成像平面：采用冠状面 SE 或 FSE-T₁WI 序列、横断面 SE 或 FSE-T₁WI 序列、FSE-T₂WI 序列，必要时采用矢状面 SE 或 FSE-T₁WI 序列、FSE-T₂WI 序列行脑桥小脑三角区薄层、高分辨力扫描。观察神经与血管毗邻关系者，可进行横断面 3D-TOF-MRA，如 3D 稳态采集快速成像（fast imaging employing steady-state acquisition，FIESTA）序列/3D 真实稳态进动快速成像（true fast imaging with steady-state precession，true FISP）序列/3D 平衡式稳态自由进动（balance fast field echo，balance FFE）序列或 3D T₁WI 序列成像。观察内耳道病变者，可进行 3D FIESTA 序列成像。必要时（如胆脂瘤），采用脂肪抑制技术。

2）定位方法：横断面在矢状面和冠状面定位像上定位，成像平面与前颅底平行，成像方向自颅底向下，扫描范围包括脑桥上界至延髓枕骨大孔水平（图 12-14）；冠状面在矢状面和横断面上定位，成像平面与脑干上下长轴线平行，扫描范围包括脑桥小脑三角区（图 12-15）；矢状面在冠状面和横断面上定位，成像平面平行于颅脑正中矢状面，扫描范围包括双侧颞骨外缘或病变区（图 12-16）。添加上下饱和带以减轻血管搏动伪影。

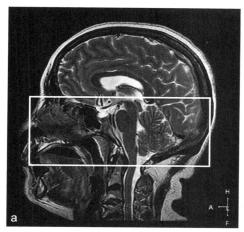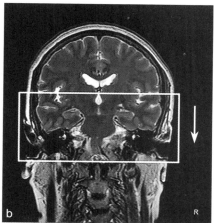

图 12-14　脑桥小脑三角横断面 MRI
a. 矢状面 T_2WI；b. 冠状面 T_2WI（箭头方向为扫描方向）。

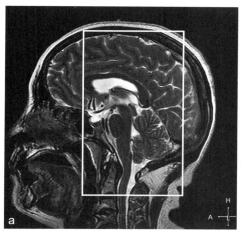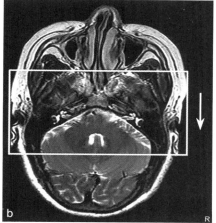

图 12-15　脑桥小脑三角冠状面 MRI
a. 矢状面 T_2WI；b. 横断面 T_2WI（箭头方向为扫描方向）。

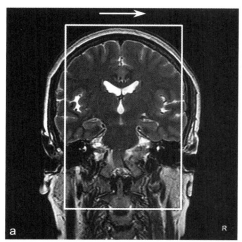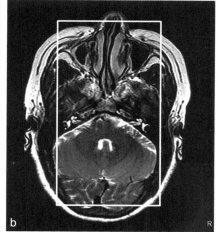

图 12-16　脑桥小脑三角矢状面 MRI
a. 冠状面 T_2WI（箭头方向为扫描方向）；b. 横断面 T_2WI。

3）相位编码方向：横断面和冠状面成像采用左右方向；矢状面成像采用前后方向。

（2）增强扫描

1）对比剂用量及其注射速度：采用对比剂（如 GD-DTPA），常规剂量为 0.1mmol/kg 体重，以 0.5~2.0ml/s 速度静脉注射，注射完对比剂后随即等速注射 15~20ml 生理盐水。

2）扫描时相、扫描序列和成像平面：注射完对比剂后即开始增强扫描，采用横断面、矢状面、冠状面脂肪抑制 T_1WI 序列，扫描层面与平扫保持一致。

（3）脑桥小脑三角成像参数见表 12-4。

表 12-4　脑桥小三角区 MR 成像参数

脉冲序列	TR/ms	FA/°	TE/ms	ETL	矩阵	FOV/cm	层厚/间隔/mm	NEX/次
FSE-T_1WI	300~600	90	10~20	2~4	256×256	18~22	3/0~0.5	2~4
FSE-T_2WI	≥2 500	90	90~120	15~20	256×224	18~22	2/0~0.5	2
3D-TOF-MRA	20~30	15	最短①		320×224	18~20	0.6~1.2/0	2
3D FIESTA	4~6	60	1~3		512×512	16	0.6~1.0/0	4

注：①设备可设置的最短时间。

5. 图像质量要求

（1）清晰显示脑干、延髓、部分脑神经（如三叉神经、面神经及听神经颅内段）、细小血管等结构。

（2）无明显运动伪影，磁敏感伪影及血管搏动伪影不影响影像诊断。

（3）标准脑桥小脑三角 MR 图像（图 12-17）。

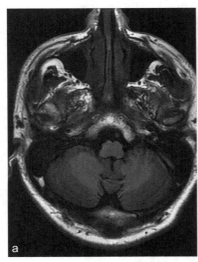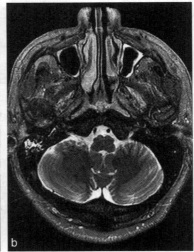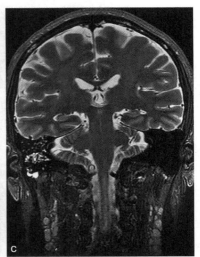

图 12-17　脑桥小脑三角 MR 图像
a. 横断面 T_1WI；b. 横断面脂肪抑制 T_2WI；c. 冠状面脂肪抑制 T_2WI。

五、MR 脑弥散加权成像

（一）MR 脑弥散加权成像（diffusion-weighted imaging，DWI）

通过 DWI 计算出扩散敏感梯度方向上水分子的表观扩散系数（ADC 值）。ADC 值反映了水分子的扩散运动能力。ADC 值越高，表示水分子扩散能力越强，ADC 值越低，表示水分子扩散能力越弱，从而间接反映脑细胞的功能。

1. 适应证 包括:①急性期及亚急性期脑梗死的诊断;②表皮样囊肿及蛛网膜囊肿的鉴别诊断;③脑肿瘤及转移瘤的鉴别诊断;④脑肿瘤恶性级别的评估;⑤脑白质变性疾病,如多发性硬化(MS)、缺血性白质疏松(LA)、肌萎缩性侧索硬化症(ALS)、阿尔茨海默病(AD);⑥其他,如精神分裂症、慢性酒精中毒、弥散性轴索损伤等。

2. 射频线圈、检查体位及成像中心 同颅脑 MRI。

3. 扫描技术与成像参数

(1)扫描序列和成像平面:采用横断面 DWI 序列。

(2)定位方法:横断面尽量避开颅底界面,成像层面平行于胼胝体嘴部与压部的连线,扫描方向由下至上,成像范围从枕骨大孔至颅顶。不需要添加上下饱和带。

(3)相位编码方向:采用前后方向。

(4)脑弥散加权成像参数见表 12-5。

表 12-5　脑弥散加权成像参数

脉冲序列	TR/ms	FA/°	TE/ms	b 值/(s/mm^2)	矩阵	FOV/cm	层厚/间隔/mm	NEX
DWI	≥5 000	90	80~90	0,1 000~1 500	128×128	20~25	4~5/1	2~6
DTI[①]	≥8 000	90	80~90	0,1 000	160×160	20~25	4~5/0	2~6
3D T$_1$WI	5~10	15	2.1~4.5		256×256	20~25	0.8~1.0/0	1

注:①弥散敏感梯度施加方向一般选择 13~25 个。

4. 图像质量要求

(1)显示全脑两侧结构,两侧尽量对称。

(2)无明显磁敏感伪影和奈奎斯特(Nyquist N/2)伪影。

(3)扫描完成后,在工作站经 DWI 后处理软件进行图像后处理,计算出受检组织平均扩散系数(average diffusion coefficient,ADC)值及 ADC 图。

(4)标准脑扩散加权图像(图 12-18)。

(二)脑弥散张量成像

在均质介质中水分子的运动是无序随机运动的,其向各个方向运动的概率,即扩散程度是相同的,即具有各向同性(isotropy)的特征。然而,在人体组织中,由于受到组织细胞结构的影响,水分子在各个方向的扩散程度是不同的,具有方向依赖性,即具有各向异性(anisotropy)的特征。由于 DWI 序列只在 X、Y、Z 轴三个方向上施加扩散敏感梯度脉冲,不能完全、正确地反映不同组织中水分子在三维空间内各个方向上不同的扩散情况,组织的各向异性程度被低估。为了更准确地定量分析组织内各个方向上水分子不同的扩散程度特性,引入了张量 D 的概念,通过至少在 6 个不同方向上施加弥散敏感梯度及采集 1 个不施加弥散敏感梯度(b 值为 0)的图像,由 6 个弥散加权像分别和非弥散加权像的信号强度衰减差异中得到 6 幅表观扩散系数 ADC 图,将这些数据进行六元一次方程组的数学模式处理,求得每个体素的有效弥散张量 D 值。施加的弥散敏感梯度方向越多,则 DTI 数据越准确。目前的 MRI 设备技术最多可实现 256 个不同方向的成像。

1. 适应证 包括脑外伤、脑灰质异位症、放射性脑炎、脑梗死、脑白质变性、脑肿瘤等。

2. 射频线圈、检查体位及成像中心 同颅脑 MRI。

3. 扫描技术与成像参数

(1)扫描序列和成像平面:全脑标准横断面 DTI 序列。

(2)定位方法:横断面在矢状面和冠状面定位像上定位,成像层面采用标准横断面,或平行于胼胝体嘴部与压部的连线,扫描方向由下至上,成像范围从枕骨大孔至颅顶。在冠状面和横断面定位像调整位置和角度,使图像居中对称。不需要添加上下饱和带。

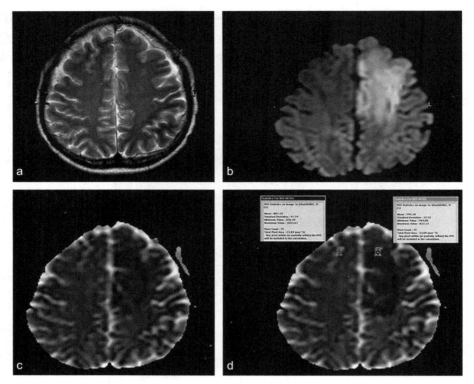

图 12-18 超急性脑梗死 DWI

a. 常规 T_2WI，未见异常；b. DWI（b 值 =1 000s/mm^2），示左侧脑实质区片状异常高信
号；c. 表观扩散系数 ADC 图，示左侧脑实质病灶（梗死）区低信号；d. ADC 测量。

（3）相位编码方向：采用前后方向。

（4）推荐脑弥散加权成像参数见表 12-5。

4. 图像后处理 扫描完成后，在工作站经 DTI 后处理软件进行图像后处理，将 3D T_1WI 与
DTI 融合，并计算出受检组织平均扩散系数（ADC）、部分各向异性指数（fractional anisotropy，FA）、
相对各向异性指数（relative anisotropy，RA）、容积比（volume rate，VR）及相应的 ADC 图、FA 图、
RA 图、VR 图。利用最大本征向量对应纤维束传导方向将大脑中枢神经纤维束轨迹描绘出来，直
观查看和研究活体中枢神经以及周围神经系统的神经通路的连接和连续性走行，这就是白质纤
维束追踪成像（图 12-19）。

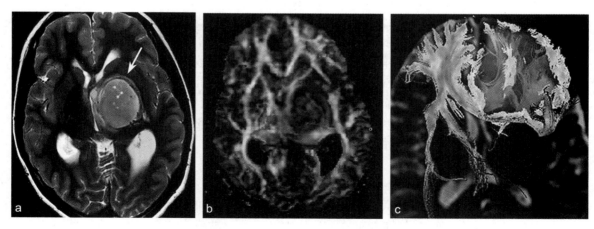

图 12-19 脑弥散张量图（数字彩图）

a. 内囊平面 FA 图（箭头所指脑膜瘤）；b. 彩色弥散张量图；c. 白质纤维束追踪。

六、MR 脑灌注检查技术

　　MR 脑灌注成像（perfusion weighted imaging,PWI）是通过测量血流动力学参数来反映脑组织血流灌注及微血管渗透情况的一种功能磁共振成像技术。根据成像原理不同,该技术分为动态对比增强 MRI（dynamic contrast-enhanced MRI,DCE-MRI）、动态磁敏感对比增强 MRI（dynamic susceptibility contrast,DSC-MRI）和动脉自旋标记（arterial spin labeling,ASL）灌注成像等。这里着重介绍后两种成像技术。

（一）动态磁敏感对比增强 MRI（DSC-MRI）

　　1. 适应证　包括：①脑血管性病变,如脑梗死、脑血管畸形等；②颅内肿瘤和转移瘤鉴别诊断；③脑胶质瘤级别鉴别；④放射性脑病；⑤其他疾病,如癫痫、抑郁症及阿尔茨海默病等。

　　2. 射频线圈、检查体位及成像中心　同颅脑 MRI。

　　3. 扫描技术与成像参数

　　（1）常规扫描

　　1）扫描序列和成像平面：横断面 DSC-MRI 序列。

　　2）定位方法：横断面在矢状面和冠状面定位像上定位,成像层面平行于胼胝体嘴部与压部的连线,或平行平颅底,扫描方向由下至上,成像范围从枕骨大孔至颅顶,在冠状面和横断面定位像调整位置和角度,使图像居中对称。去除扫描层面上下饱和带。

　　3）相位编码方向：采用前后方向。

　　（2）增强扫描

　　1）对比剂用量及其注射速度：采用钆对比剂（如 GD-DTPA）,常规剂量为 0.1mmol/kg 体重,静脉注射速度为 3.0~8.0ml/s,注射完对比剂后随即等速注射 15~20ml 生理盐水。

　　2）扫描序列和成像平面：采用横断面 PWI 序列。

　　3）扫描时相：先启动该序列扫描,在 2~3 时相扫描后快速注射对比剂,完成扫描后再针对病灶进行横断面、冠状面、矢状面做 T_1WI 延时增强扫描。

　　（3）脑灌注成像参数见表 12-6。

表 12-6　脑灌注成像参数

脉冲序列	TR/ms	FA/°	PLD/ms[④]	TE/ms	ETL	矩阵	FOV/cm	层厚/间隔/mm	NEX/次
FSE-T_1WI	300~600	90		10~25	2~4	256×192	22~24	3~6/1	2~4
DSC-MRI[①]	1 500~2 000	90		30		128×128	22~24	3~6/1	1
2D ASL[②]	800	180		20~25		96×96	22~24	5~6/1	1
3D ASL[③]	2 500~4 000	180	1 500~2 500	10~20		64×64	22~24	3~6/0	3

　　注：①设定扫描时相为 40。

　　②反转时间（inversion time,TI）=1 200 毫秒。

　　③螺旋状 K 空间填充。

　　④PLD：标记后延迟时间（post label delay,PLD）。

　　4. 图像后处理　扫描完成后,在工作站经时间-信号强度后处理软件进行分析,得出局部相对脑血容量（γCBV）、局部血流平均通过时间（MTT）、达峰时间（TTP）和局部脑血流量（γCBF）等参数。脑 DSC 图如图 12-20 所示。

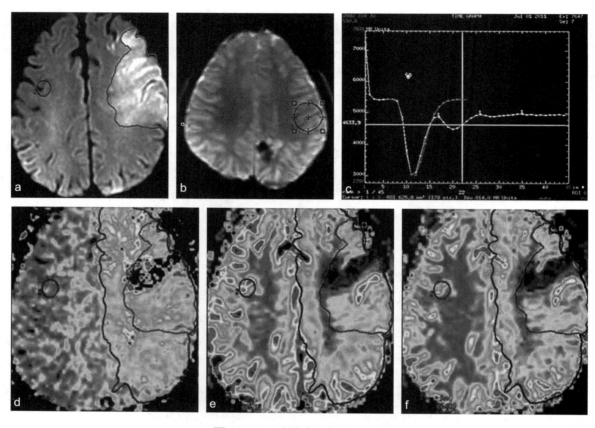

图 12-20　脑灌注图（数字彩图）

a. 横断面 DWI；b. 横断面 PWI；c. 时间-信号强度曲线；d. PWI（MTT）；e. PWI。（CBV）；f. PWI（CBF）

（二）动脉自旋标记灌注成像

动脉自旋标记（arterial spin labeling，ASL）灌注成像不使用对比剂，而利用自身动脉血中的水分子作为内源性示踪剂来获取组织微循环的灌注信息，对人体完全无害，且水分子能自由扩散，因此，ASL 的灌注结果准确性高。

1. 适应证　除了 DSC-MRI 的适应证外，ASL 灌注成像还适用于儿童、新生儿、胎儿的脑血管疾病，脑血管畸形及意外，肿瘤性疾病及恶性肿瘤分级，感染或炎症性疾病及随访。

2. 射频线圈、受检者体位及成像中心　同颅脑 MRI。

3. 扫描技术与成像参数

（1）2D ASL：对流入的动脉血进行脉冲式反转动脉自旋标记，基于二维激励梯度回波序列采集。理论上可以得到脑血流量（BF）、血容量（BV）及平均通过时间（MTT）等三个血流动力学参数。

（2）3D ASL：对流入的动脉血进行连续式反转动脉自旋标记，基于三维全脑激励快速自旋回波序列采集，图像伪影小。在三维全脑定位后，先行非标记成像，再采集标记图像，最后将两组图像进行减影，则得到血流灌注图像。3D ASL 序列中，随着标记延时时间（post label delay，PLD）延长，图像信噪比（SNR）会下降。脑血流速度快，选用 PLD 时间为 1.0~1.5 秒；脑血流速度慢，延长 PLD 时间，选用 1.5~2.5 秒。

（3）脑 ASL 成像参数：见表 12-6。

4. 图像后处理　扫描完成后，在工作站经 ASL 后处理软件进行分析，得出脑血流量（CBF）。脑 3D ASL 图如图 12-21 所示。

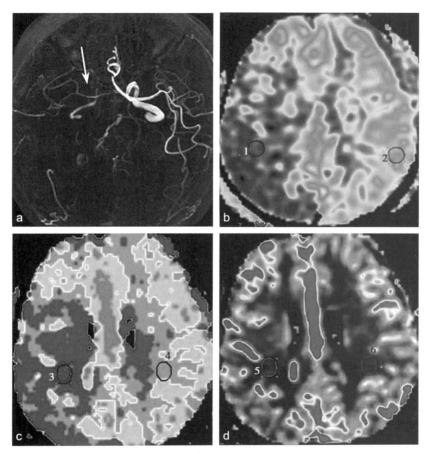

图 12-21 脑 3D ASL 图(数字彩图)

a. MRA(白箭头示右侧大脑中动脉闭塞);b. 3D ASL(感兴趣区 1、2 表明右侧血流量明显低于左侧);c. PWI(感兴趣区 3、4 表明右侧平均通过时间明显长于左侧);d. PWI(感兴趣 5、6 表明右侧血流量明显低于左侧)。

七、MR 脑活动功能检查技术

MR 脑活动功能成像是利用 MR 技术探测人脑在不同条件及不同区域,与神经活动相关的生理变化的实验方法,是一种 MR 脑活动功能检查技术。血氧水平依赖(blood oxygenation level dependent effect,BOLD)技术是 MR 脑活动功能成像(functional magnetic resonance imaging,fMRI)的基础。它是基于局部脑组织内氧合血红蛋白和脱氧血红蛋白的相对含量变化所导致的局部脑组织磁化率的改变,通过 MRI 中一些特殊成像序列来显示这种对比改变的成像技术。其成像过程包括实验设计、数据采集和数据处理等三个阶段。这里主要介绍后两个阶段。

1. 适应证 BOLD-fMRI 主要用于功能皮层中枢的定位,包括视觉、运动、听觉、感觉、语言等皮层中枢的定位研究,这对于指导临床外科手术定位及术后随访评估预后具有重要的参考意义。fMRI 的应用目前已扩展至记忆等认知功能的研究领域,此外 fMRI 还被应用于手术前定位、化学刺激研究以及癫痫的评价等。

2. 射频线圈、受检者体位及成像中心 同颅脑 MRI。

3. 扫描技术与成像参数

(1)扫描序列和成像平面:采用标准横断面梯度回波-平面回波成像(gradient echo-echo

planar imaging,GRE-EPI）序列 BOLD 成像；横断面 FSE-T_1WI 序列或 3D T_1WI 序列成像,用于脑功能定位线融合。

（2）定位方法:横断面在矢状面和冠状面上定位,成像层面平行于胼胝体嘴部与压部的连线,扫描方向由上至下,成像范围从大脑顶叶至颅底。3D T_1WI 序列成像需全脑覆盖,扫描范围超出颅脑范围,要求 BOLD 最上面层面包括顶叶灰质结构。定位完成后,按照扫描方案进行扫描。不需要添加上下饱和带。

（3）相位编码方向:采用前后方向。

（4）脑 BOLD 成像参数见表 12-7。

表 12-7　脑 BOLD 成像参数

脉冲序列	TR/ms	FA/°	TI/ms	TE/ms	ETL	矩阵	FOV/cm	层厚/间隔/mm	NEX/次
FSE-T_1WI	1 500~2 000	90	720~860	10~20	2~4	256×224	20~25	5~6/0.5	2
BOLD	3 000	90		30~40		64×64	20~25	5~6/0.5	1~2
3D T_1WI	5~10	15		2.1~4.5		256×224	20~25	1/0	1

4. 扫描方案

（1）扫描前的充分准备:①根据临床要求,结合所观察的神经中枢,配备适当的刺激工具,设计相应刺激模式;②向受检者详细介绍并充分讨论检查过程。

（2）优化扫描参数:①BOLD 扫描矩阵不宜过高,3.0T MRI 设备可设置为 96×96;②为了减少磁敏感伪影,增加平均采集次数;③为了提高信噪比、减少变形失真,可使用斜波脉冲,增加激励脉冲带宽;④BOLD 扫描层数因受 TR 影响而有限制,当扫描层数有限时,可以增加扫描层厚以符合临床扫描范围需要。

（3）参考扫描方案:①TR=3 000 毫秒,即扫描一期的时间为 3 秒,也可根据不同实验进行调整;②扫描 128 期,共 6 分 24 秒;③开始 8 期为静息状态(共 24 秒),10 期刺激状态(共 30 秒),10 期静止状态(共 30 秒);④一动一静为一组(共 6 组),即一共 6 分 24 秒,前面 24 秒为静息状态,然后 30 秒为刺激状态,30 秒休息,反复 6 次,共 6 分 24 秒。

5. 图像后处理
扫描完成后,在工作站经 BOLD 后处理软件处理,既实现功能像与解剖像的融合(图 12-22),也能显示信号与刺激方案之间的相关性。

八、磁敏感加权成像技术

磁敏感加权成像(susceptibility weighted imaging,SWI)是一种以 T_2^* 加权序列为基础,依据不同组织间的磁敏感性差异提供对比度,采用三维薄层多梯度回波扫描、射频脉冲扰相,并进行完全流动补偿的 MR 成像技术。它将采集的强度数据与相位数据经一系列复杂处理最终形成 SWI 图像,强调组织间的磁敏感差异,可以反映组织内源性磁敏感特性,如显示静脉血、出血(红细胞不同时期的降解成分)、铁离子沉积等,在小静脉显示上具有独到优势。

1. 适应证
①脑出血、肿瘤出血及肿瘤内血管的显示;②外伤或钙化;③异常静脉形成(静脉畸形,引流静脉);④观察灰质核团(铁蛋白);⑤脑代谢性疾病(异常铁蛋白形成)。

2. 射频线圈、受检者体位及成像中心
同颅脑 MRI。

3. 扫描技术与成像参数

（1）扫描序列和成像平面:采用横断面磁敏感加权成像序列。

（2）定位方法:横断面在矢状面和冠状面定位像上定位,为了避免颅底磁敏感伪影的影响,可在矢状面定位像调整定位线角度,避开颅底结构。

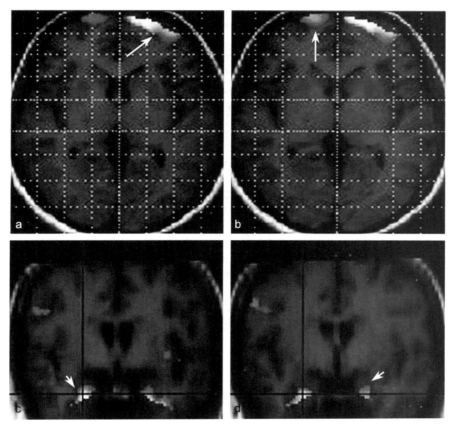

图 12-22　脑功能能像与解剖像融合（数字彩图）

a、b. 快乐面孔（双侧额极区长箭头）；c、d. 悲伤面孔（双侧杏仁核及海马旁回短箭头）。

（3）相位编码方向：采用左右方向。

（4）脑 SWI 成像参数：见表 12-8。

表 12-8　脑 SWI 成像参数

脉冲序列	TR/ms	FA/°	TE/ms	ETL	矩阵	FOV/cm	层厚/间隔/mm	NEX/次
SWI	31~90	20	7.2~14.0	8~12	320×320	20~25	2/0	2

4. 图像后处理　扫描完成后，在工作站经 SWI 后处理软件进行处理，得出脑 SWI 图（图 12-23）。

九、MR 脑波谱成像技术

MR 脑波谱成像技术目前临床应用最多的是氢质子磁共振波谱（proton magnetic resonance spectroscopy，^{1}H-MRS）。与常规 MRI 不同，MRS 主要应用激励回波脉冲法（stimulated echo acquisition mode，STEAM）和定点分辨选择波谱法（pointed resolved selective spectroscopy，PRESS）。前者只能进行单体素成像，信噪比较低，短 TE 成像时图像质量最佳；后者信噪比相对较高，最适合长 TE 成像。因此，PRESS 采集为首选的 MRS 序列。

1. 适应证　①脑梗死；②脑肿瘤，尤其是对脑内肿瘤与脑外肿瘤的鉴别、脑肿瘤与非肿瘤性病变的鉴别、脑肿瘤良恶性鉴别、恶性肿瘤的分级、肿瘤术后复发与坏死的鉴别、原发与转移瘤的

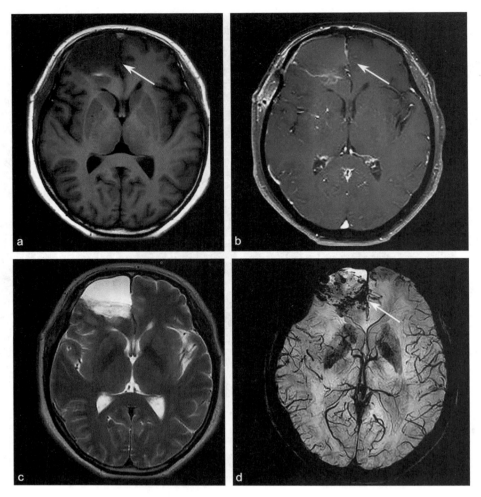

图 12-23 右额叶脑胶质瘤术后
a. 横断面 T_1WI；b. 横断面增强 T_1WI；c. 横断面 T_2WI；d. SWI 图（箭头所指术区微出血灶）。

鉴别等；③颅咽管瘤与垂体瘤的鉴别；④脑白质和脑灰质疾病；⑤癫痫和代谢性疾病等。

2. 射频线圈、受检者体位及成像中心 同颅脑 MRI。

3. 扫描技术与成像参数

（1）扫描序列和成像平面：可根据需要选择横断面点解析波谱技术（PRESS）或激励回波技术（STEAM）成像。STEAM 序列，信噪比较低，对运动较敏感，TE 短，适用于观察短 T_2 的代谢产物；PRESS 序列信噪比较高，对运动不敏感，对匀场和水抑制的要求不如 STEAM 严格，但是 TE 较长（一般 135~270 毫秒），难以发现短 T_2 的代谢产物。

（2）定位方法：准确的空间定位是 MRS 采集成功的前提。确定 MRS 扫描感兴趣区（ROI）时，应避开干扰组织，如颅骨、空气、脂肪、硬膜、脑脊液等。若无法避免干扰组织，在其周边呈切线位放置饱和带并添加局部匀场，以保证其局部磁场的绝对均匀。如肿瘤病灶位于脑表面，采集信号的矩形定位框就会部分位于脑外，对信号的采集会产生影响；肿瘤结节不明显而表现为大量水肿信号时，准确定位也存在相当的难度。这就需要事先结合平扫图像仔细鉴别病灶所在。所有方向定位像均需覆盖全脑大范围扫描（一般层厚为 5mm），以利于波谱定位时，观察波谱定位区域周围结构是否会影响谱线质量。

（3）脑 MRS 成像参数：见表 12-9。

表12-9　脑MRS成像参数

脉冲序列	TR/ms	FA/°	TI/ms	TE/ms	ETL	矩阵	FOV/cm	层厚/间隔/mm	NEX/次
T₁flair	1 500~2 000	180	720~860	10~20	2~4	256×224	20~25	5~6/0	2
PRESS	1 000	90		35,144,288		18×18	20~25	10/0	128
STEAM	1 500	90		30~35			20~25	20/0	128

4. 扫描方案

（1）单通道和多通道线圈均可进行 MRS，但多通道线圈扫描多体素波谱时需要针对病变区域做偏中心校准扫描。

（2）为了避免体素选择带来的误差，在做 MRS 前，宜先进行 MR 增强扫描以确定体素是否来自肿瘤组织。也有学者认为，Gd-DTPA 与肿瘤组织中细胞外的胆碱化合物（Cho）发生相互作用，会引起 T_2 值缩短、基线增宽，从而导致 ¹H-MRS 可探测到的 Cho 峰降低。因此，为了避免 MR 增强扫描对 ¹H-MRS 代谢物波峰的影响，MRS 应在平扫后、增强前进行检查。

（3）自动预扫描后，出现波谱预扫描结果，波谱预扫描结果直接影响谱线质量。一般要求：①单体素波谱预扫描水峰半高线宽（LnWidth）<7；②二维多体素波谱预扫描水峰半高线宽 <10；③三维多体素波谱预扫描水峰半高线宽 <15。

（4）MRS 需要自动水抑制优化，以改善波谱扫描水抑制的效果。但使用多通道线圈时，建议关闭该技术。

5. 图像后处理
扫描完成后，在工作站经 MRS 后处理软件处理，可以得到成像区域各种标志物的相对含量（图12-24）。

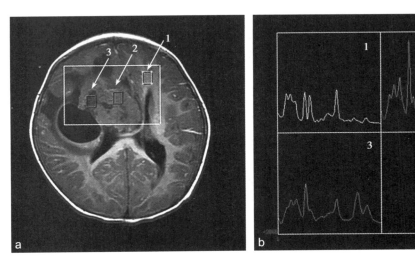

图12-24　脑MRS（数字彩图）
a. 横断面增强 T₁WI 图；b. 波谱图，其中 1、2、3 体素对应的波谱。

十、图像质量控制

（一）图像满足影像诊断需要

1. **显示范围**　包括颅内脑组织、脑外组织及其周围结构。
2. **显示组织结构**　显示标准成像平面的标准影像，其中横断面及冠状面 MRI 应左右基本对称。
3. **显示组织对比**　垂体 MR 成像能显示垂体结构和相邻脑组织的信号强度，可反映各自的权重特征,且图像上信噪比高,能清晰显示和辨别垂体、垂体柄、视交叉及其周围组织结构和异常改变。海马与周围组织对比明显,能辨认海马结构,并可进行其大小和信号强度测量。MRA 图像包括颈内动脉颅内段、大脑前动脉、大脑中动脉、基底动脉、大脑后动脉及其主要分支血管结构的显示。血管结构显示清晰,边缘光滑连续,主要分支和属支清晰可辨,与背景结构有良好对比,能确切显示其管径和走行。

(二) 检查前特殊准备与体位设计

1. 检查前充分准备 对特殊患者需镇静与沟通,并取得患者配合。

2. 标准颅脑体位设计 对于特殊体型,务必做到头颅中心、线圈中心与磁场中心三者重合。如新生儿颅脑检查时枕部及后背垫高固定,并注意保暖。

(三) 质量控制要点

1. 规范选择扫描序列及扫描平面 颅脑 MRI 常规包括形态学扫描序列(如 T_1 flair、T_2WI 及 T_2 flair 序列)和功能性扫描序列(如 DWI、DTI、DSC 序列)。对于小儿和不合作的成年人,如外伤患者、昏迷患者及一些不能配合的老年患者,可用颅脑快速扫描序列代替常规序列。选择扫描平面时,应将横断面作为颅脑 MRI 基本扫描层面。在此基础上,增加矢状面 T_1WI 或 T_2WI。冠状面扫描用于显示和诊断某些脑白质病变、垂体病变和海马异常。在 3D-TOF-MRA 定位时,注意扫描层面尽量与大多数动脉血管走向垂直或成角。

2. 合理设置扫描参数 扫描参数设置时,既要个性化进行参数设置,更要注意各参数之间的匹配关系(图 12-25)。

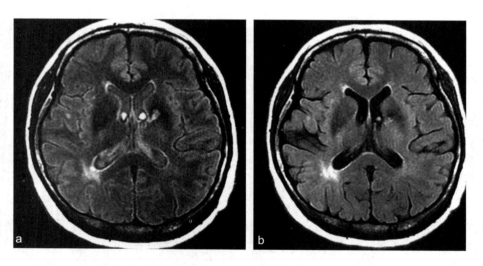

图 12-25 横断面 T_2 flair 自由水信号抑制
a. TR 与 TI 不匹配;b. TR 与 TI 匹配。

3. 选择合适的应用技术 MRA 时,施加磁化传递(magnetization transfer,MT)可抑制背景静止组织信号,从而提高血管高信号与周围静止组织信号的对比,改善血管信号均匀度、分辨力等。凡遇到某组织 T_1WI 高信号或 GD-DTPA 增强 T_1WI,均采用脂肪抑制技术,以抑制脂肪高信号。在 DWI、DTI 序列设计时,务必把相位编码方向设置为前后方向,并注意添加局部匀场。

4. 伪影的控制和消除 正确认识伪影形成机制(图 12-26),尽量减小并消除颅脑 MRI 伪影的影响。在采用小视野扫描或者改变频率编码方向时,需要考虑相位方向上图像可能出现的卷褶现象,此时需要通过加用非卷褶技术或者过采样技术来解决。

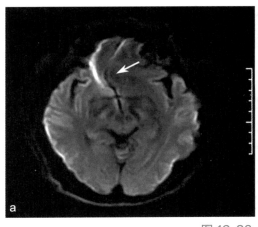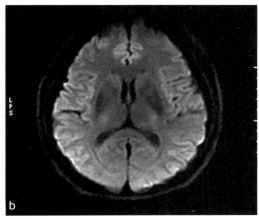

图 12-26　DWI 变形

a. 相位编码设置左右方向(白箭头);b. 相位编码设置前后方向。

（周学军　徐绍忠）

第二节　五官及颈部 MRI 检查技术

一、眼部 MRI 检查技术

1. 适应证　适用于眼眶内及其周围组织,包括眼球、视神经、视网膜等检查,检查病变主要包括占位性病变、外伤、炎症等。

2. 射频线圈　采用头颅线圈、头颈联合线圈,检查眼球病变时也可采用专用多通道环形表面线圈。使用环形线圈时应尽量将线圈贴近眼部,但注意避免线圈和受检者皮肤直接接触。

3. 检查体位及成像中心　仰卧位,头先进,取标准头颅正位,两侧可用软垫固定使头部不能旋转,保持眼球平视前方,并嘱受检者控制眼球运动,必要时提前做眼球控制训练。成像中心对准双眼连线中点,并与线圈中心重合。

4. 扫描技术与成像参数

（1）普通扫描

1）扫描序列和成像平面:采用横断面 $T_2WI\text{-}fs$、T_1WI 及 T_2WI 序列,冠状面 T_1WI 或 T_2WI 序列,斜矢状面 $T_2WI\text{-}fs$ 序列。

2）定位方法:横断面在冠状面定位像上设置(图 12-27),成像层面平行于两侧眼球中点的连线。在矢状面定位像上扫描层面平行于视神经长轴并经过视神经。在横断面定位像上调整扫描野范围及扫描角度。扫描范围包括眼眶上、下壁。

斜矢状面在横断面定位像上设置(图 12-28),成像层面平行并经过被检侧视神经长轴,在冠状面定位像上调整扫描野范围及扫描角度。扫描范围包括该眼眶内、外缘。为避免产生交叉伪影,双侧眼眶可分别定位扫描。

冠状面在横断面定位像上设置(图 12-29),成像层面与大脑中线垂直。在矢状面定位像上成像层面垂直于双侧视神经长轴所在平面,并在冠状面上调整扫描野范围及扫描角度。扫描范围自眼眶前缘至视交叉,或根据病变大小适当调整成像范围。

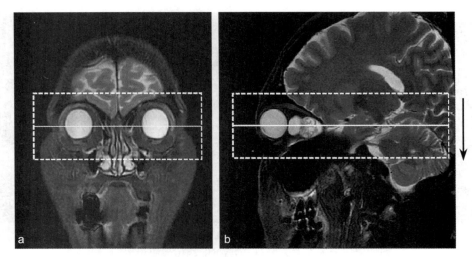

图 12-27　眼部横断面 MRI 定位
a. 冠状面 T_2WI-fs；b. 矢状面 T_2WI-fs（箭头方向为扫描方向）。

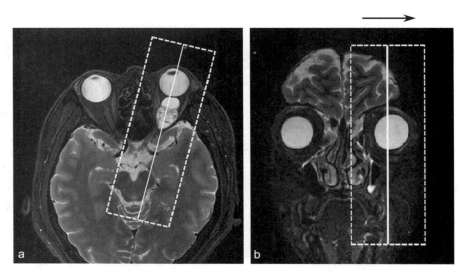

图 12-28　眼部斜矢状面定位
a. 横断面 T_2WI-fs；b. 冠状面 T_2WI-fs（箭头方向为扫描方向）。

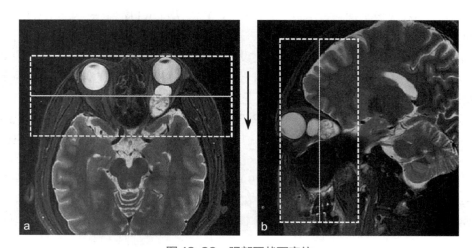

图 12-29　眼部冠状面定位
a. 横断面 T_2WI-fs（箭头方向为扫描方向）；b. 矢状面 T_2WI-fs。

3）相位编码方向:横断面、冠状面成像采用左右方向,矢状面成像采用前后方向。

（2）增强扫描

1）对比剂用量及其注射速度:采用钆对比剂(如 Gd-DTPA),剂量为 0.1~0.2mmol/kg,静脉注射速度为 0.5~1.5ml/s,注射完对比剂后随即等速注射 15~20ml 生理盐水。

2）扫描序列和成像平面:增强后横断面、斜矢状面及冠状面 T_1WI-fs 序列。

3）扫描时相:注射对比剂后立即行增强扫描。如评估病变的血供情况及强化方式时,则需进行动态增强扫描来明确诊断,选择横断面行动态增强扫描,通常选择多期持续扫描时间大约 5 分钟,完成动态增强扫描后做时间-信号强度曲线分析肿块的灌注及药物动力学情况。

（3）眼眶 MR 成像参数:见表 12-10。

表 12-10　眼眶 MR 成像参数

脉冲序列	TR/ms	TE/ms	FA/°	层厚/层间距/mm	ETL	矩阵	FOV/cm	NEX/次
T_1WI	300~600	10~30	90	2~3/0.5	2~3	320×256	16~20	2~4
T_2WI	≥3 000	80	90	2~3/0.5	16~20	320×256	16~20	2~4

5. 图像质量要求

（1）两侧眼眶对称显示,扫描范围包括眼眶上、下缘,斜矢状面完整显示视神经走行。

（2）无明显伪影,图像符合诊断要求。

（3）眼球及眼眶内组织对比良好,眼肌和视神经显示清晰。

（4）标准眼球及眼眶 MR 图像(图 12-30)。

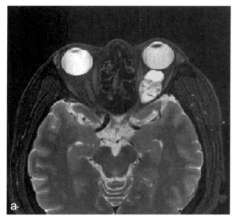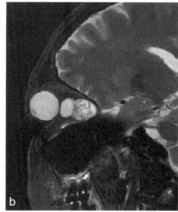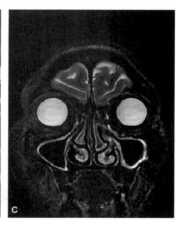

图 12-30　眼球及眼眶 MRI
a. 横断面 T_2WI-fs;b. 斜矢状面 T_2WI-fs;c. 冠状面 T_2WI-fs。

二、鼻及鼻窦、鼻咽部、颌面部 MRI 检查技术

1. 适应证　鼻咽部及颌面部炎性病变、肉芽肿病变、肿瘤病变,包括鼻窦炎、鼻息肉、鼻窦囊肿、鼻咽癌、腮腺及颌面部肿瘤等。

2. 射频线圈　采用头颅线圈,如病灶位于鼻咽下部或范围较大时可采用头颈联合线圈。

3. 检查体位及成像中心　仰卧位,头先进,取标准头颅正位,两眼眶下缘连线中点作为成像中心,并与线圈中心重合。

4. 扫描技术与成像参数

（1）普通扫描

1）扫描序列和成像平面：采用横断面 T_2WI-fs、T_1WI 及 T_2WI 序列，冠状面 T_2WI-fs 序列，矢状面 T_1WI 或 T_2WI 序列，必要时增加横断面 DWI 序列。

2）定位方法：横断面在矢状面定位像上设置，成像层面平行于硬腭，扫描方向自上而下。在冠状面定位像上成像层面与大脑中线垂直，在横断面定位像上调整视野范围及扫描角度。鼻及副鼻窦扫描范围从额窦上缘至上颌窦下缘（图 12-31）；鼻咽部扫描范围从前颅窝至喉腔上缘，口咽部扫描范围从硬腭至舌骨；颌面部扫描范围自前额至下颌软组织下缘。

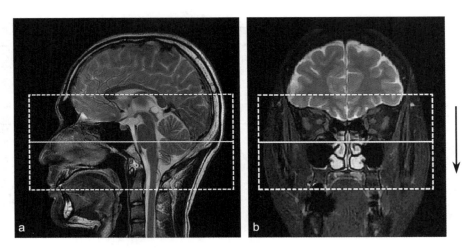

图 12-31 鼻及鼻窦横断面定位
a. 矢状面 T_2WI；b. 冠状面 T_2WI-fs（箭头方向为扫描方向）。

矢状面在横断面定位像上设置，成像层面平行于鼻咽部、颌面部正中矢状面，在冠状面定位像上，成像层面平行于大脑中线，扫描方向从右至左（图 12-32）。扫描范围根据病变范围大小来定，颌面部成像范围包含两侧颌面部外缘。

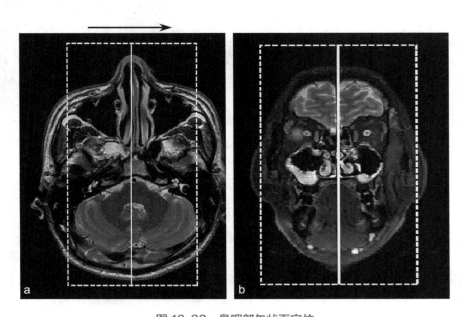

图 12-32 鼻咽部矢状面定位
a. 横断面 T_2WI（箭头方向为扫描方向）；b. 冠状面 T_2WI-fs。

冠状面在横断面定位像上设置,成像层面与大脑中线垂直,在矢状面定位像上,成像平面与硬腭平面垂直,扫描方向从前向后,在冠状面定位像上调整扫描野范围及扫描角度。鼻及副鼻窦扫描范围从鼻尖软组织前缘至枕骨大孔前缘,包含全组副鼻窦;鼻咽部扫描范围从上颌窦后壁至颈椎前缘;颌面部扫描范围从鼻尖软组织前缘至下颌骨后缘。当病变范围较大时,需要包括整个颈部软组织(图 12-33)。

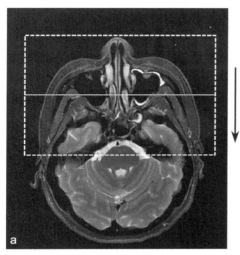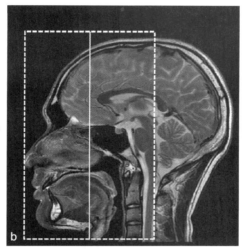

图 12-33　颌面部冠状面定位
a. 横断面 T_2WI-fs(箭头方向为扫描方向);b. 矢状面 T_2WI。

3)相位编码方向:横断面、冠状面成像采用左右方向,矢状面成像采用前后方向。

(2)增强扫描

1)对比剂用量及其注射速度:采用钆对比剂(如 Gd-DTPA),剂量为 0.1~0.2mmol/kg,静脉注射速度为 0.5~1.5ml/s,注射完对比剂后随即等速注射 15~20ml 生理盐水。

2)扫描序列和成像平面:增强后横断面、矢状面及冠状面 T_1WI-fs 序列。

3)扫描时相:注射对比剂后立即行增强扫描。

(3)鼻及鼻窦、鼻咽部、颌面部 MR 成像参数:见表 12-11。

表 12-11　鼻及鼻窦、鼻咽部、颌面部 MR 成像参数

脉冲序列	TR/ms	TE/ms	FA/°	层厚/层间距/mm	ETL	矩阵	FOV/cm	NEX/次
T_1WI	300~600	10~30	90	4~5/0.5	2~3	320×256	16~22	2~4
T_2WI	≥3 000	80	90	4~5/0.5	16~20	320×256	16~22	2~3
DWI[①]	≥3 000	60~70	90	4~5/0.5		128×96	20~22	4~6

注:①b 值选择 600~800s/mm²。

5. 图像质量要求

(1)鼻及鼻窦、鼻咽部和颌面部软组织结构显示清晰,两侧对称显示并包含病变范围。

(2)图像无明显伪影,图像符合诊断要求。

(3)标准鼻咽部 MR 图像(图 12-34)。

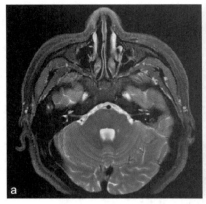
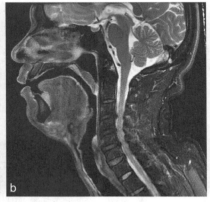
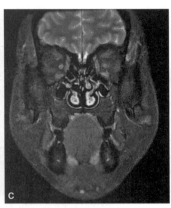

图 12-34 鼻咽部 MR 图像

a. 横断面 T_2WI-fs；b. 矢状面 T_2WI；c. 冠状面 T_2WI-fs。

三、咽喉部及颈部 MRI 检查技术

1. 适应证 包括喉部及颈部良、恶性肿瘤，颈部肉芽肿病变，颈部血管病变，颈部淋巴结及甲状腺病变。

2. 射频线圈 采用头颈部联合线圈或颈部表面线圈。

3. 检查体位及成像中心 仰卧位，头先进，取标准头颈部正位，下颌内收。成像中心对准喉结或下颌下缘，并与线圈中心重合。

4. 扫描技术与成像参数

（1）普通扫描

1）扫描序列和成像平面：采用横断面 T_2WI-fs、T_1WI 及 T_2WI 序列，冠状面 T_2WI-fs 或 T_1WI 序列，矢状面 T_2WI 序列，必要时增加横断面 DWI 序列。

2）定位方法：横断面在矢状面定位像上设置，成像层面垂直于咽喉及气管长轴，扫描方向为由上至下，在冠状面上调整扫描线双侧对称，在横断面上调整扫描范围及角度（图 12-35）。扫描范围包含病变区。颈部磁场均匀度差，对于其大范围横断面扫描，建议分段检查。

矢状面在冠状面定位像上设置，成像层面平行于气管长轴，扫描方向由右至左，在横断面定

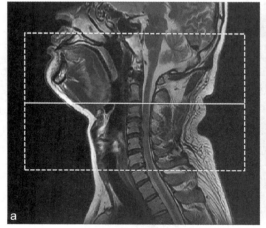
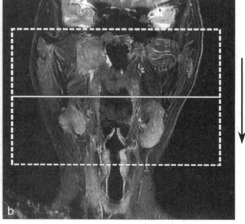

图 12-35 咽喉部及颈部横断面定位

a. 矢状面 T_2WI；b. 冠状面 T_2WI-fs（箭头方向为扫描方向）。

位像上扫描层面平行于颈部正中矢状面,在矢状面上调整扫描范围及角度(图 12-36)。扫描范围包含病变区。

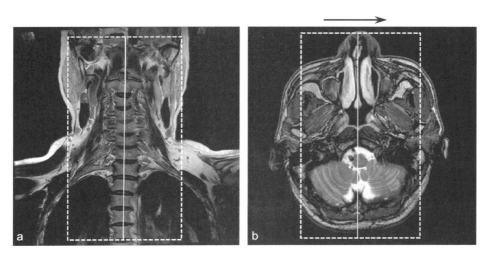

图 12-36　咽喉部及颈部矢状面定位
a. 冠状面 T_2WI;b. 横断面 T_2WI(箭头方向为扫描方向)。

冠状面在矢状面定位像上设置,成像层面平行于气管长轴(或垂直于硬腭),扫描方向从前至后。在横断面定位像上成像层面与颈部正中矢状面垂直,在冠状面上调整扫描野范围及角度(图 12-37)。扫描覆盖颈前组织或根据病变范围需要包括整个颈部软组织。

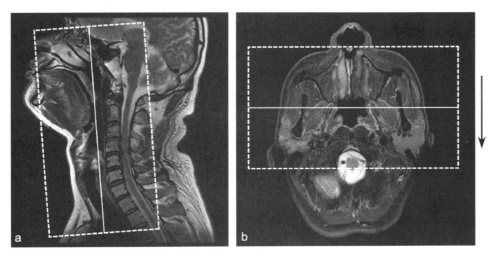

图 12-37　咽喉部及颈部冠状面定位
a. 矢状面 T_2WI;b. 横断面 T_2WI-fs(箭头方向为扫描方向)。

3)相位编码方向:横断面、冠状面成像采用左右方向,矢状面成像采用前后方向。

(2)增强扫描

1)对比剂用量及其注射速度:采用钆对比剂(如 Gd-DTPA),剂量为 0.1~0.2mmol/kg,静脉注射速度为 0.5~2.5ml/s,注射完对比剂后随即等速注射 15~20ml 生理盐水。

2)扫描序列和成像平面:增强后横断面、矢状面及冠状面 T_1WI-fs 序列。

3)扫描时相:注射对比剂后立即行增强扫描。

（3）咽喉部及颈部 MR 成像参数：见表 12-12。

表 12-12　咽喉部及颈部 MR 成像参数

脉冲序列	TR/ms	TE/ms	FA/°	层厚/层间距/mm	ETL	矩阵	FOV/cm	NEX/次
T$_1$WI	300~600	10~30	90	4~5/0.5	2~4	320×256	16~22	1~4
T$_2$WI	≥3 000	80	90	4~5/0.5	16~20	320×256	16~22	1~2
DWI[①]	≥3 000	60~70	90	4~5/0.5		128×96	16~22	4~6

注：①b 值选择 600~800s/mm^2。

5. 图像质量要求

（1）鼻咽部、口咽腔、喉腔上部、各鼻窦、颈部两侧淋巴结及软组织解剖结构对称显示。

（2）无明显伪影，图像符合诊断要求。

（3）标准咽喉部及颈部 MR 图像（图 12-38）。

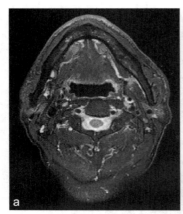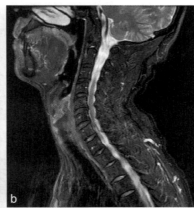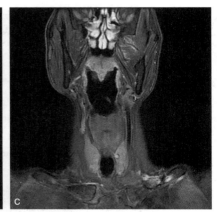

图 12-38　咽喉部及颈部 MRI
a. 横断面 T$_2$WI-fs；b. 矢状面 T$_2$WI-fs；c. 冠状面 T$_2$WI-fs。

四、耳部及内耳道 MRI 检查技术

1. 适应证　适用于耳部各种炎症性、肿瘤性病变及先天发育异常，包括中耳炎、迷路炎、听神经瘤、神经性耳聋、耳蜗先天发育异常以及人工耳蜗植入术前评估检查。

2. 射频线圈　采用头线圈、头颈联合线圈或多通道小视野环形线圈。

3. 检查体位及成像中心　仰卧位，头先进，取标准头颅正位。成像中心对准双眼连线中心，并与线圈中心重合。

4. 扫描技术与成像参数

（1）普通扫描

1）扫描序列和成像平面：采用横断面 T$_2$WI-fs、T$_1$WI 及 T$_2$WI 序列，冠状面 T$_2$WI-fs 序列。听神经检查时，需增加斜矢状面 T$_2$WI-fs 序列；观察内耳道病变时，增加横断面 3D-FIESTA 序列或 3D-TOF 序列。

2）定位方法：横断面在冠状面定位像上设置，成像层面平行于双侧内耳道结构，在矢状面定位像上成像平面平行于胼胝体嘴部与压部的连线。扫描范围包括两侧内耳和内耳道区域（图 12-39）。

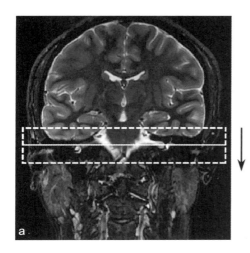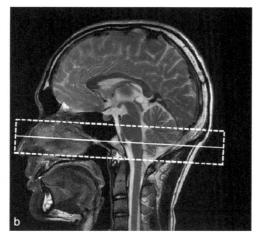

图 12-39　耳部及内耳道横断面定位
a. 冠状面 T_2WI-fs（箭头方向为扫描方向）；b. 矢状面 T_2WI。

　　冠状面在横断面定位像上设置，成像层面与两侧内耳道连线平行，在矢状面定位像上成像层面平行于脑干。扫描范围包括两侧乳突和内耳（图 12-40）。

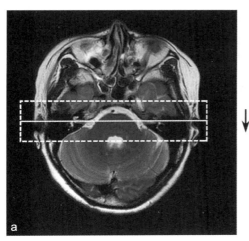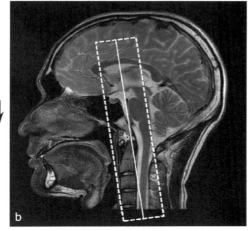

图 12-40　耳部及内耳道冠状面定位
a. 横断面 T_2WI（箭头方向为扫描方向）；b. 矢状面 T_2WI。

　　斜矢状面在横断面定位像上设置，成像层面平行于受检侧面听神经鼓室段，在冠状面上调整扫描野范围及角度。扫描范围包含受检侧颞岩骨外侧缘至面听神经干延髓端（图 12-41）。

　　内耳膜迷路横断面 3D-FIESTA 序列或 3D TOF 序列在冠状面定位像上设置，成像层面平行于双侧内耳道结构，扫描范围包含半规管及耳蜗。矢状面定位像上成像层面平行于胼胝体嘴部与压部的连线（图 12-42）。

　　3）相位编码方向：横断面、冠状面成像采用左右方向，矢状面成像采用前后方向。

　　（2）增强扫描

　　1）对比剂用量及其注射速度：采用钆对比剂（如 Gd-DTPA），剂量为 0.1~0.2mmol/kg，静脉注射速度为 0.5~2.5ml/s，注射完对比剂后随即等速注射 15~20ml 生理盐水。

　　2）扫描序列和成像平面：增强后横断面及冠状面 T_1WI-fs 序列。

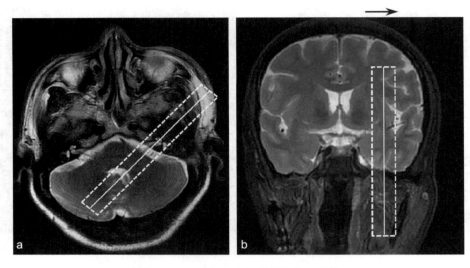

图 12-41　耳部及内耳道斜矢状面定位
a. 横断面 T_2WI；b. 冠状面 T_2WI（箭头方向为扫描方向）。

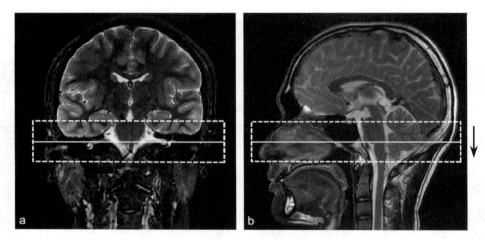

图 12-42　内耳道 3D-FIESTA 序列定位
a. 冠状面 T_2WI-fs；b. 矢状面 T_2WI（箭头方向为扫描方向）。

3）扫描时相：注射对比剂后立即行增强扫描。

（3）耳部及内耳道 MR 成像参数：见表 12-13。

表 12-13　耳部及内耳道 MR 成像参数

脉冲序列	TR/ms	TE/ms	FA/°	层厚/层间距/mm	ETL	矩阵	FOV/cm	NEX/次
T_1WI	300~600	10~30	90	4~5/0.5	2~4	320×256	16~22	2~4
T_2WI	≥3 000	80~120	90	4~5/0.5	16~20	320×256	16~22	2~4
3D-FIESTA	4~6	1~3	50~60	0.8~1/0		320×224	16~20	2~4
3D TOF	20~30	1~3	15	0.8~1.2/0		512×512	16~20	4

5. 图像质量要求

（1）对称显示双侧乳突、面听神经、耳蜗、听小骨等结构。

（2）无明显伪影，图像符合诊断要求。

（3）图像后处理：3D-FIESTA 序列或 3D TOF 序列原始图像导入工作站，需要对半规管和内耳的结构进行 MIP 和 MPR 等后处理，并保存不同角度内耳的 3D 结构图像。

（4）标准耳部及内耳道横断面图像、冠状面图像及内耳道水成像图像（图 12-43）。

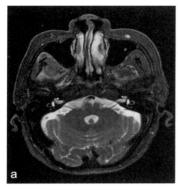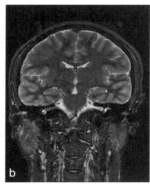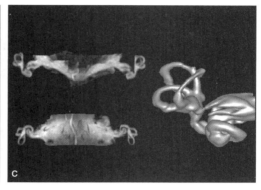

图 12-43　耳部及内耳道 MRI
a. 横断面 T$_2$WI-fs；b. 冠状面 T$_2$WI-fs；c. 内耳道水成像。

五、颈部 MRA 检查技术

1. 适应证　适用于动脉瘤、动静脉畸形、动脉斑块、动脉狭窄及阻塞等颈部血管病变的检查，颈部肿瘤的检查。

2. 射频线圈　采用头颈联合线圈或颈部线圈。

3. 检查体位及成像中心　仰卧位，头先进，取标准头颈部正位，下颌内收，双肩尽量往下。成像中心对准喉结或甲状软骨，并与线圈中心重合。

4. 扫描技术与成像参数

（1）普通扫描

1）扫描序列和成像平面：采用冠状面 2D PC-MRA、3D PC-MRA 成像，横断面 2D TOF-MRA、3D TOF-MRA 成像。

2）定位方法：冠状面在矢状面定位像上设置，成像平面平行于颈部血管走行，在横断面定位像上成像平面与颈部中线垂直，并包含颈部大血管，在横断面上调整扫描中心及扫描野范围，扫描范围从颅底至主动脉弓（图 12-44）。

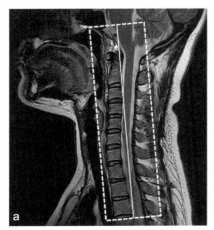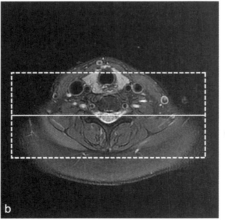

图 12-44　2D PC-MRA、3D PC-MRA 定位
a. 矢状面 T$_2$WI；b. 横断面 T$_2$WI-fs（箭头方向为扫描方向）。

由于颈部血管大致与横断面垂直,所以 2D TOF-MRA、3D TOF-MRA 采用横断面扫描,在矢状面定位像上设置,成像平面垂直颈部上下长轴,在冠状面定位像成像平面与颈部正中矢状面垂直。3D TOF-MRA 扫描层块与层块之间有足够的重叠层面,在扫描层面上方添加饱和带,使静脉信号被饱和。在横断面上调整中心及视野范围,扫描范围包括整个颈部动脉(图 12-45)。

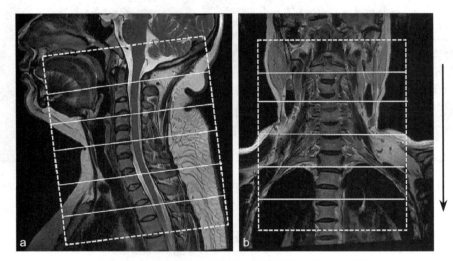

图 12-45　2D TOF-MRA、3D TOF-MRA 定位
a. 矢状面 T_2WI;b. 冠状面 T_2WI(箭头方向为扫描方向)。

3)相位编码方向:横断面及冠状面扫描采用左右方向。

(2)增强扫描

1)对比剂量及其注射速度:3D CE-MRA 需静脉注射钆对比剂,剂量 0.1~0.2mmol/kg 体重,注射速度 2.0~2.5ml/s,注射完对比剂后随即等速注射 15~20ml 生理盐水。

2)扫描序列和成像平面:采用冠状面 3D CE-MRA 序列扫描。以矢状面上 2D PC 血管像为参考定位像,成像平面与颈部大血管平行;在横断面定位像上,成像平面与颈部正中矢状面垂直,在冠状面上调整扫描中心及扫描野范围,扫描范围包括颅底至主动脉弓处(图 12-46)。

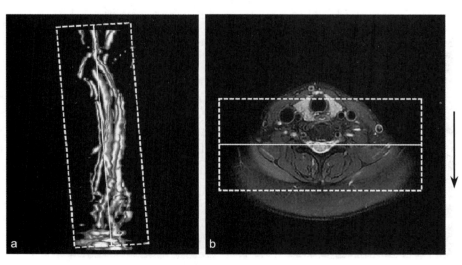

图 12-46　3D CE-MRA 定位
a. 矢状面 2D TOF-MRA;b. 横断面 T_2WI-fs(箭头方向为扫描方向)。

　　3）扫描时相:3D CE-MRA 单期扫描时间≤20 秒,至少扫描 2 个时相(颈部动脉期及静脉期像)。注射对比剂前先扫蒙片;蒙片完成后注射对比剂;利用 MR 透视技术,实时观察注射对比剂后血管的信号强度变化,在对比剂到达颈部目标动脉时即刻启动 3D CE-MRA 序列扫描。对比剂注完后注射等量生理盐水。延迟时间也可以通过小剂量测试得到。

　　（3）颈部 MRA 成像参数:见表 12-14。

表 12-14　颈部 MRA 成像参数

脉冲序列	TR/ms	TE/ms	FA/°	层厚/层间距/mm	矩阵	FOV/cm	NEX/次
2D PC-MRA	30~40	7	20	60/0	320×192	26~36	1~2
3D PC-MRA	30~40	2~8	12	1.6~2.0/0	384×256	26~36	1
2D TOF-MRA	16~20	2~4	80	4~5/0	288×196	20~22	1~2
3D TOF-MRA	30~40	2~4	20	1.4~2.4/0	288×196	20~22	1
3D CE-MRA	5~8	最短[①]	25	0.8~1.2/0	384×256	32~36	1

注:①设备允许的最短时间。

5. 图像质量要求

（1）提供 MIP、VR、MPR、SSD 等不同视角观察颈部动脉血管影像。

（2）PC 法序列分别显示相应颈部动脉像或静脉像。

（3）三维 TOF-MRA 序列应显示颈部动脉像。

（4）三维对比增强 MRA 分别显示动脉像和静脉像,动脉像尽量减少静脉像的污染。

（5）非对比剂 MRA 能显示大部分血管段。

（6）血管边缘清晰锐利,图像符合诊断要求。

（7）标准颈部血管 MR 图像(图 12-47)。

六、图像质量控制

（一）图像质量满足诊断要求

　　1. 显示范围　颈部及五官 MRI 应涵盖受检部位横断面及冠状面 T_1WI、T_2WI 及 T_2WI-fs 序列图像,能显示正常组织结构与病变组织对比。

　　2. 显示图像　脂肪抑制序列图像抑脂均匀。内耳 MIP 和 MPR 后处理图像能清晰显示半规管、内耳等结构。颈部 3D PC-MRA、3D TOF-MRA 及 3D CE-MRA 提供 MIP、VR、MPR 等图像。

（二）检查前特殊准备

　　眼部 MRI 检查前,要求受检者闭眼,勿转动眼球,必要时做控眼训练。副鼻窦及咽喉部 MRI 检查前,要求受检者勿做吞咽动作,不得咳嗽。

（三）质量控制要点

　　1. 选择恰当的扫描序列　①鉴别神经黑色素瘤时,需合并使用脂肪抑制技术,并与常规 T_1WI、T_2WI 序列对比;②颈部脂肪抑制推荐采用短反转时间反转恢复序列(short time of inversion recovery,STIR)或 DIXON 序列。

　　2. 选择合适的应用技术　颈部 MRI 检查时,应在扫描野下方施加预饱和带,以抑制颈部大血管的搏动伪影。

　　3. 合理设置扫描参数　如病灶较小时,应减小层厚,相应增加平均激励次数(NEX),以满足图像质量要求。

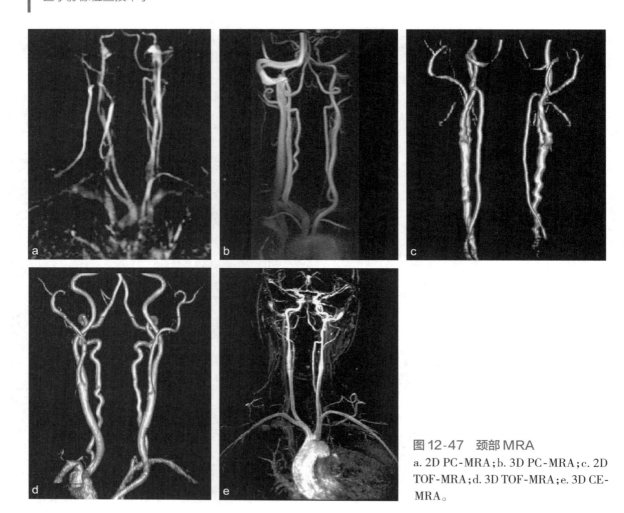

图 12-47 颈部 MRA
a. 2D PC-MRA；b. 3D PC-MRA；c. 2D TOF-MRA；d. 3D TOF-MRA；e. 3D CE-MRA。

（周学军　徐绍忠）

第十三章　胸部磁共振成像检查技术

本章内容包括肺部及纵隔 MRI 检查技术、心脏大血管 MRI 检查技术及乳腺 MRI 检查技术，主要用于肺部、纵隔、心脏与大血管、胸壁、乳腺疾病的诊断与评估，涵盖形态学和功能学成像。磁共振已经成为胸部肿瘤定位定性、心肌病变和心功能评估、乳腺病变定性及乳腺癌疗效评价的不可或缺的重要检查方法。

第一节　肺部及纵隔 MRI 检查技术

一、肺部及纵隔常规 MRI 检查技术

1. 适应证　①CT 扫描难以确定性质的肺部及纵隔病变，或患者对碘过敏而无法进行 CT 增强检查的患者；②确定病变的范围，如是否累及血管、椎体、骨髓等；③肺部肿块；④纵隔囊性病变的诊断；⑤胸腺瘤及胸腺增生的鉴别；⑥纤维素性纵隔炎与纵隔肿块的鉴别；⑦纵隔淋巴瘤治疗后残存/复发与放疗后纤维化的鉴别。

2. 射频线圈　采用多通道体部相控阵线圈。

3. 检查体位及成像中心　受检者头先进或足先进，仰卧于检查床，双手上举置于头颈部两侧。如果受检者手臂无法上举，可将双臂置于身体两侧，此时要注意预防左右卷褶伪影的出现。呼吸门控感应器放在随呼吸运动起伏最明显的腹壁或胸壁处，如果使用呼吸导航，则把导航条放在膈肌最高点。线圈覆盖整个胸部，成像中心对准第 5 肋间水平连线，并与线圈中心重合。

4. 扫描技术与成像参数

（1）普通扫描

1）扫描序列及成像平面：采用冠状面单次激发 FSE-T$_2$WI 序列、横断面 T$_1$WI、T$_2$WI 序列，合并使用脂肪抑制技术。根据病变情况，辅以矢状面或任意平面 MRI，且至少有一个序列包括整个胸部。结合序列特点，上纵隔及肺尖部病变由于受呼吸运动影响较小，一般应用快速自旋回波（FSE/TSE）T$_1$WI、T$_2$WI 序列；对于下纵隔及肺部中下野等受呼吸运动影像较大的病变，T$_1$WI 一般应用屏气三维容积内插快速扰相梯度回波（3D VIBE/3D LAVA/3D THIEVE）序列。为鉴别肺部肿块性质，增加横断面 DWI 序列。

2）定位方法：横断面在冠状面和矢状面上设置（图 13-1），成像平面与正中矢状面垂直，包全整个纵隔，在冠状定位像上调整定位线，使所得图像左右对称。如果病变在颈胸交界处或者跨越横膈，应该包全病变。

冠状面在横断面和矢状面上设置（图 13-2），成像平面与正中矢状面垂直，冠状面包全病变。

3）相位编码方向：呼吸门控触发横断面和矢状面成像采用前后方向，如心脏搏动伪影影响病变观察时，可以改变为左右方向；冠状面成像采用左右方向。

（2）增强扫描

1）对比剂用量及其注射速度：常用对比剂 GD-DTPA，常规剂量为 0.1mmol/kg 体重，使用高压注射器，注射速度为 1.5~3.0ml/s，注射完对比剂后随即等速注射 15~20ml 生理盐水。

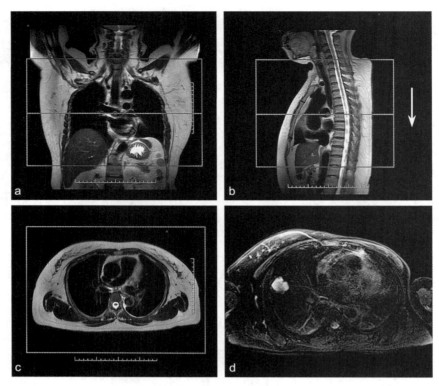

图 13-1　肺部横断面 MRI
a、b、c. 横断面定位（箭头方向为扫描方向）；d. 横断面 T$_2$WI。

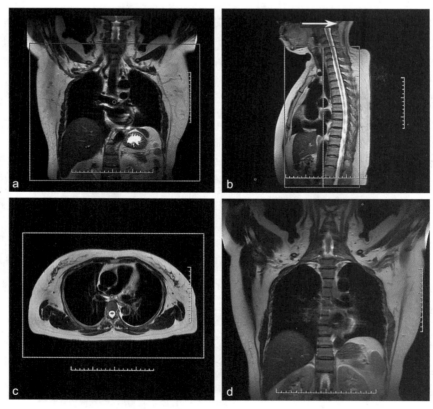

图 13-2　肺部冠状面 MRI
a、b、c. 冠状面定位（箭头方向为扫描方向）；d. 冠状面 T$_2$WI。

2）扫描序列和成像平面：采用横断面屏气三维容积内插快速扰相梯度回波 T_1WI 序列。扫描层面与平扫保持一致，且增强前后均使用脂肪抑制技术。根据病变情况增加矢状面、冠状面 T_1WI。

3）扫描时相：通常注射对比剂后扫描 3 或 4 期，包含动脉期、静脉期、平衡期或延时期等时相。成人正常循环状态下，肺部及纵隔动脉期为开始注射对比剂后 16~20 秒，静脉期为开始注射对比剂后 60~70 秒，平衡期为开始注射对比剂后 3~5 分钟。

（3）肺部及纵隔 MR 成像参数：见表 13-1。

表 13-1　肺部及纵隔 MR 成像参数

脉冲序列	TR/ms	TE/ms	FA/°	ETL	矩阵	FOV/cm	层厚/间隔/mm	NEX/次
3D VIBE	5.5	最短[②]	8		320×256	30~40	2.5/0	1
FSE T_2WI	≥4 000	80	90	12~18	320×256	30~40	5~8/1.5	2
DWI[①]	≥5 000	70~80			128×132	34	5~8/1.5	2

注：①b 值取 0，800~1 000s/mm²。
②设备可设置的最短时间。

5. 图像质量要求

（1）病变显示清晰、完整，病变与邻近组织的关系清晰。

（2）呼吸运动伪影、心脏搏动伪影及并行采集伪影控制得当，不影响病变诊断。

（3）标准肺部 MR 图像（图 13-3）。

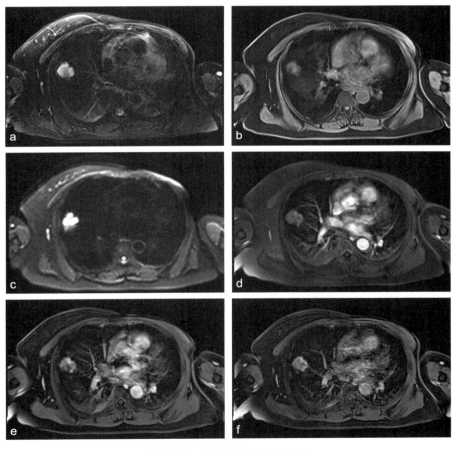

图 13-3　肺部横断面 MR 图像
a. 脂肪抑制 T_2WI；b. 脂肪抑制 T_1WI；c. DWI；d~f. 增强 T_1WI。

二、图像质量控制

（一）影像诊断要求

1. 显示范围 各序列图像均覆盖病变,较小病变可以参考 CT 定位,采用单层高分辨 TSE T₂WI 序列进行三平面扫描,显示病变内部解剖结构,诊断价值较大。至少一个序列图像包全整个胸腔。

2. 显示组织结构 横断面及冠状面图像左右基本对称。

3. 显示组织对比 病变显示清晰、完整,病变与邻近组织关系呈现良好。

（二）检查前充分准备

除一般准备外,务必与受检者充分沟通,确保检查时规律呼吸,能听从并执行屏气指令。

（三）质量控制要点

1. 成像平面选择 肺部及纵隔 MR 成像以横断面为主,根据需要增加冠状面及矢状面成像。

2. 图像后处理 肺部及纵隔常规成像一般不需要特殊后处理。

3. 新技术应用 肺部氢质子密度低,磁化率差异大,T_2/T_2^* 弛豫时间极短,常规磁共振成像（MRI）序列很难进行高分辨的结构成像。为了直接显示这些肺组织,必须选择更短的 TE 序列进行采集,零回波时间成像技术（zero echo time,ZTE）和超短回波时间成像技术（ultrashort echo time,UTE）应运而生。如图 13-4,两肺炎症并部分实变,ZTE 清晰显示肺纹理、肺部炎症性病变。

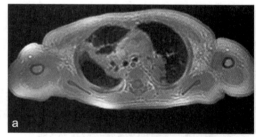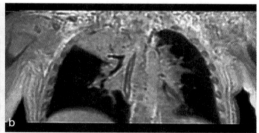

图 13-4　肺部 ZTE 图像
a. 横断面 ZTE;b. 冠状面 ZTE。

（周学军　周高峰　欧阳雪晖）

第二节　心脏大血管 MRI 检查技术

一、心脏大血管 MRI 检查

1. 适应证 ①缺血性心脏病,评估有无心肌缺血、坏死,评估有无心肌内出血和微循环障碍,评估左室重构、左室心肌瘢痕形成及弥漫性纤维化,危险度分层;②非缺血性心肌病（肥厚型心肌病、扩张型心肌病等）,评估心脏结构、心功能、心肌组织学特征及治疗效果;③心肌炎;④心脏占位性病变;⑤先天性心脏病;⑥心包疾病;⑦指导人工装置的植入手术及术后评估等。

2. 射频线圈 采用心脏专用线圈或体部多通道相控阵线圈。

3. 检查体位及成像中心 受检者仰卧位,头先进,双上肢置于身体两侧。心电门控或心电向量门控电极粘贴于胸前导联相应位置,推荐使用耦合剂,增强心电信号;脉搏门控感应器夹于手指。将呼吸门控感应器绑于受检者随呼吸运动起伏最明显的腹壁或胸壁处。线圈长轴与人体及检查床长轴方向一致,覆盖心脏及大血管起始部,并适度绑紧。定位线对准两侧锁骨中线第 3

肋间水平连线,并与线圈中心重合。

4. 扫描技术与成像参数

（1）扫描序列和成像平面:心脏大血管形态学 MR 成像包括基于快速自旋回波序列的黑血成像和基于梯度回波序列的亮血成像。序列配合心电(或脉搏)触发,K 空间采用节段填充和单次激发填充。

1）黑血成像:包括快速自旋回波序列 T_1WI 和 T_2WI 序列,必要时采用脂肪抑制技术,根据受检者的心率、心功能调整重复时间(TR)及反转时间(TI),保证黑血效果,主要用于观察解剖结构、鉴别脂肪与周围结构,特别是对致心律失常的右室心肌病,可了解右室有无脂肪浸润。T_2WI 序列通常进行脂肪抑制,为保证脂肪抑制效果,需添加局部匀场。结构成像通常采用前瞻性心电门控,需根据受检者的心率实时调整采集时相,可观察心肌水肿,并与脂肪鉴别,用于心肌炎和急性心肌梗死的诊断。

2）亮血成像:基于梯度回波序列,包括稳态自由进动(steady state free procession,SSFP)序列和扰相梯度回波(spoiled gradient echo,SPGR)序列,以稳态自由进动序列最常用。稳态自由进动序列利用心肌和血池 T_2^*/T_1 比值不同形成的血池高信号、心肌低信号进行成像;SPGR 序列利用血液流入增强效应形成的血池较高信号、心肌低信号进行成像。

黑血成像和亮血成像采用横断面和心脏专用成像平面(两腔心、三腔心、四腔心、短轴位等)。

（2）定位方法:心脏专用成像方位有两腔心、三腔心、四腔心、短轴、左室流出道、右室两腔心、右室流出道、主动脉瓣位、肺动脉瓣位、二尖瓣位、三尖瓣位等。

1）垂直左心室长轴位(vertical long axis,VLA):在最佳显示左、右心室及室间隔的横断面图像上,设定扫描层面与二尖瓣中点和心尖连线平行(图 13-5),获得"假两腔心"图像。

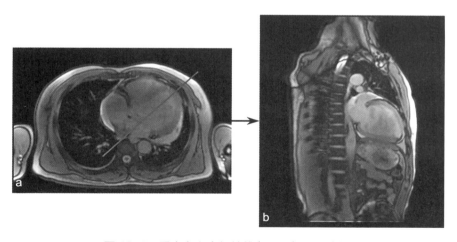

图 13-5　垂直左心室长轴位（VLA）MRI 定位
a. 胸部横断面;b. "假两腔心"。

2）平行左心室长轴位(horizontal long axis,HLA):又称"假四腔心"。在"假两腔心"图像上设定扫描线平行心尖和二尖瓣中点连线,获得"假四腔心"图像(图 13-6)。

3）短轴位(short axis,SA):以"假两腔心"和"假四腔心"图像为定位像,使成像层面垂直于二尖瓣中点和心尖连线,同时平行于二尖瓣和三尖瓣连线,范围覆盖二、三尖瓣后方至心尖前方,主要显示左室诸节段心肌、心包、乳头肌,适用于心功能分析以及评价室壁厚度、心肌质量、室壁运动、心肌血供及心肌组织学特征(图 13-7)。

4）四腔心(4-chamber,4-CH):以"假两腔心"和基底层短轴图像为定位像,使成像层面通过二尖瓣中点和心尖连线,定位线同时在短轴通过前乳头肌和右室膈角连线(经过左室中心),获得

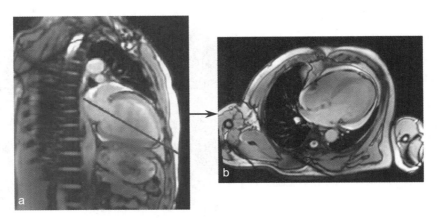

图 13-6　平行左心室长轴位（HLA）MRI 定位
a. "假两腔心"；b. "假四腔心"。

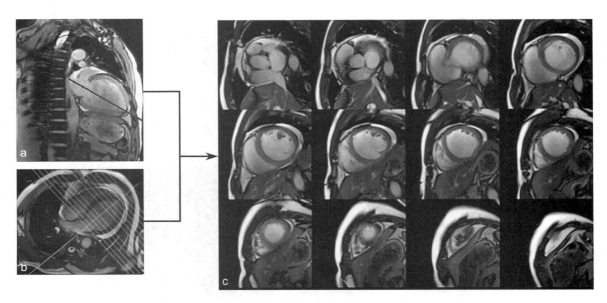

图 13-7　短轴（SA）MRI 定位
a. "假两腔心"；b. "假四腔心"；c. 短轴位。

"真四腔心"（4-CH），可显示双侧心房、心室及二尖瓣、三尖瓣，结合电影技术用于显示房间隔、室间隔缺损及二尖瓣、三尖瓣疾病以及左、右心室和心房占位性病变（图 13-8）。

5）两腔心（2-chamber，2-CH）：在"真四腔心"图像上连接二尖瓣中心与心尖，在基底层短轴图像上经过左心室中心，平行于室间隔，获得"真两腔心"（2-CH）。该方位可观察左心房、左心室、二尖瓣（图 13-9）。

6）三腔心（3-chamber，3-CH）：在同时显示左心室和主动脉瓣的短轴位基底层面，扫描线通过左心室和主动脉瓣中点并通过主动脉，平行于二尖瓣中点与心尖连线，显示左室流入、流出道，即显示主动脉瓣和二尖瓣情况，可显示左心室最大长轴径线以及测量左室前间隔壁及下侧壁厚度（图 13-10）。

7）左室流出道（left ventricular outflow tract，LVOT）冠状位：在三腔心的左室流出道上将定位线放在左室流出道中心并垂直于主动脉瓣，即可得到 LVOT 冠状位，主要显示左心室、左室流出

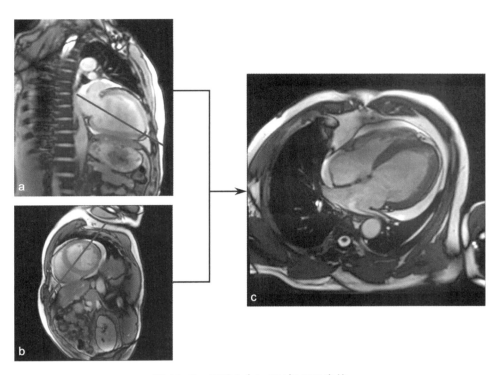

图 13-8　四腔心（4-CH）MRI 定位

a. "假两腔心"；b. 短轴位；c. 四腔心。

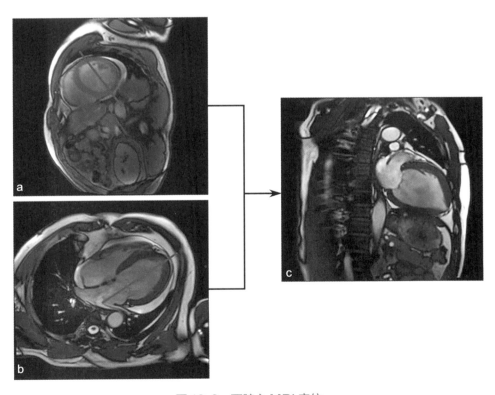

图 13-9　两腔心 MRI 定位

a. 四腔心；b. 短轴位；c. 两腔心。

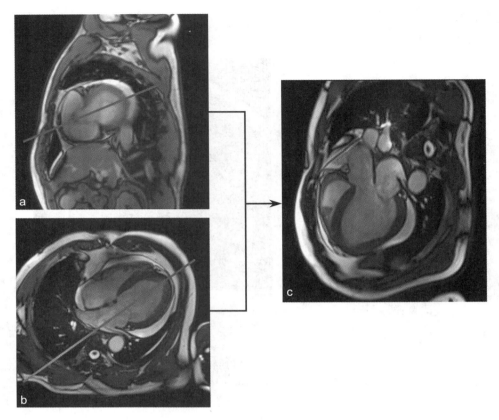

图 13-10　三腔心（3-CH）MRI 定位
a. 短轴位；b. 四腔心；c. 三腔心。

道及主动脉瓣和升主动脉情况。

　　8）右室流出道（right ventricular outflow tract，RVOT）斜矢状位：在显示肺动脉主干的标准横断面，扫描基线平行肺动脉主干并通过右室流出道，主要显示右室及其流出道和肺动脉瓣的情况。

　　9）主动弓位：在同时显示升主动脉和降主动脉的横断面作斜矢状面扫描，扫描基线尽可能同时通过升主动脉、主动脉弓和降主动脉，显示主动脉弓全程的情况，用于主动脉疾病，如主动脉夹层的显示。

　　（3）相位编码方向：垂直左心室长轴位、两腔心及短轴位成像采用左右方向；平行左心室长轴位、四腔心、三腔心成像采用前后方向。

　　（4）心脏大血管 MR 成像参数：见表 13-2。

表13-2　心脏大血管 MR 成像参数

脉冲序列	TR/ms	TE/ms	FA/°	矩阵	FOV/cm	层厚/间隔/mm	NEX/次
SSFP	36~330	1.0~1.5	30~80	192×256	30~40	6~8/2~4	1
FSE T$_2$WI	800	52	110	192×256	30~40	6~8/2~4	1

5. 图像质量要求

　　（1）心脏大血管 MR 图像无严重呼吸运动伪影、心脏搏动伪影及磁敏感伪影。

　　（2）心肌、心房、心室、瓣膜、心包等结构显示清晰，正常组织及病变信号可明显分辨。

二、心脏大血管 MRA 检查

1. 适应证　包括心脏大血管的各种病变,如主动脉夹层、主动脉瘤、主动脉狭窄、先天性心脏病等。

2. 射频线圈　采用体部多通道相控阵线圈或心脏专用线圈。

3. 检查体位及成像中心　同心脏 MRI 检查。

4. 胸段主动脉 MRA 扫描技术

（1）普通扫描

1）扫描序列和成像平面:常规采用呼吸触发横断面快速自旋回波（TSE/FSE）T_2WI 序列,屏气横断面快速自旋回波（TSE/FSE）T_1WI 序列,根据病灶辅以屏气矢状面或冠状面 T_1WI 序列。

2）定位方法:横断面在冠状面和矢状面上设定（图 13-11）,扫描平面垂直于人体正中矢状面,扫描范围包含胸主动脉。

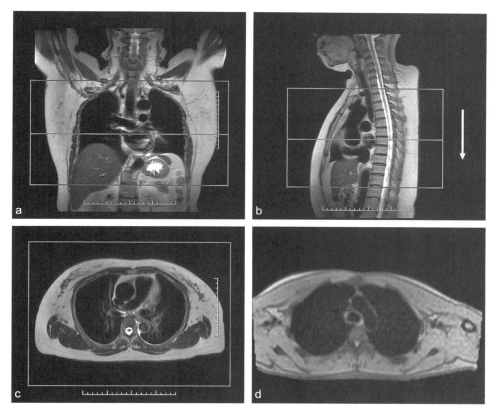

图 13-11　胸段主动脉横断面 MRI
a、b、c. 横断面定位（箭头方向为扫描方向）;d. 横断面黑血序列图像。

矢状面在冠状面和横断面上设定（图 13-12）,扫描平面平行人体正中矢状面,扫描范围包含胸主动脉。

冠状面在横断面和矢状面上设定（图 13-13）,扫描平面垂直于人体正中矢状面,扫描范围包含胸主动脉。

3）相位编码方向:横断面及矢状面成像采用前后方向;冠状面成像采用左右方向。

（2）非对比增强 MRA:包括亮血技术和黑血技术。亮血技术常采用稳态自由进动（SSFP）序列,对于升主动脉及其附近的大血管病变,建议增加心电门控的电影序列。黑血技术采用

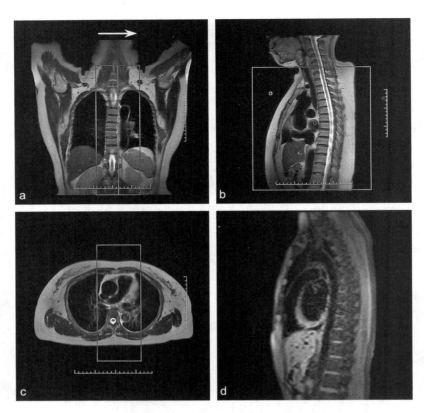

图 13-12　胸段主动脉矢状面 MRI

a、b、c. 矢状面定位（箭头方向为扫描方向）；d. 矢状面黑血序列图像。

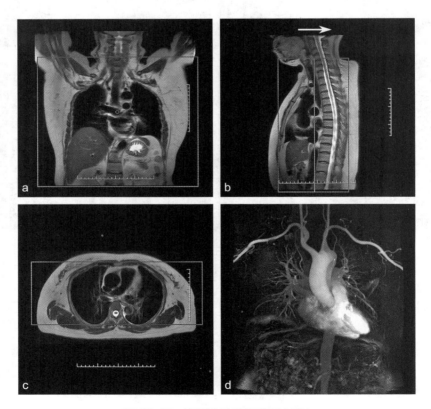

图 13-13　胸段主动脉冠状面 MRI

a、b、c. 冠状面定位（箭头方向为扫描方向）；d. 胸段主动脉冠状面 MIP。

双反转或三反转恢复（double IR/triple IR-FSE）黑血序列。成像平面通常采用横断面及矢状面。

（3）对比剂增强 MRA

1）对比剂用量及其注射速度：常用对比剂 Gd-DTPA，常规剂量 0.2~0.3mmol/kg 体重，注射速度 3ml/s，注射完对比剂后随即等速注射 15~20ml 生理盐水。

2）扫描序列和成像平面：MRA 一般采用冠状面脂肪抑制屏气三维扰相梯度回波（3D-FLASH/3D-SPGR/3D-T1-FFE）T_1WI 序列。该序列超短 TR、超短 TE（如 TR=5 毫秒，TE=2 毫秒）的参数设置饱和了血管周围背景组织，静脉注射钆对比剂 Gd-DTPA 后，血液 T_1 值明显缩短，二者形成鲜明的对比，三维成像提高了胸部大血管的空间分辨力（图 13-14）。

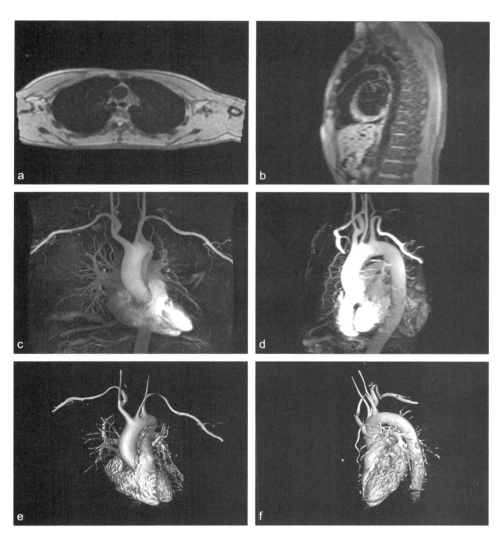

图 13-14　胸段主动脉 CE-MRA（数字彩图）
a. 胸段主动脉横断面黑血序列图像；b. 胸段主动脉矢状面黑血序列图像；c、d. 胸主动脉 MIP；e、f. 胸主动脉 VR。

3）扫描时相：通常进行 2~3 期扫描。利用 MR 透视技术，实时观察注射对比剂后靶血管的信号强度变化，在对比剂流入胸主动脉，血管变亮时，立即嘱受检者屏气，系统延迟 5 秒后自动开始扫描。2 或 3 期扫描后采用横断面三维容积内插快速扰相梯度回波 T_1WI 序列做延时增强扫描。

5. 肺动脉扫描技术

（1）普通扫描

1）扫描序列和成像平面：常规采用横断面快速自旋回波（TSE/FSE）T_2WI 及 T_1WI 序列扫描，根据病情辅以冠状面及矢状面 TSE（FSE）T_1WI 序列扫描。

2）定位方法：横断面在冠状面和矢状面上设定（图 13-15），扫描平面与人体正中矢状面垂直，扫描范围包含肺动脉。

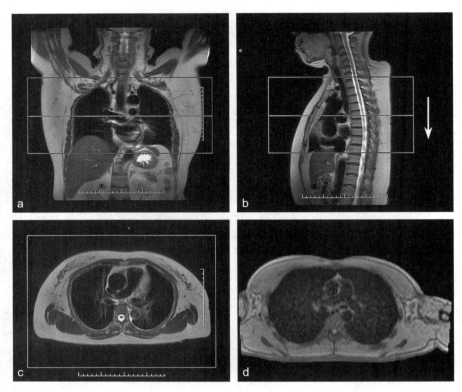

图 13-15 肺动脉横断面 MRI

a、b、c. 横断面定位（箭头方向为扫描方向）；d. 横断面黑血序列图像。

矢状面在冠状面和横断面上设定（图 13-16），扫描平面平行于人体正中矢状面，扫描范围包含双肺动脉。

冠状面在横断面和矢状面上设定（图 13-17），扫描平面垂直于人体正中矢状面，扫描范围包含双肺动脉。

3）相位编码方向：横断面及矢状面成像采用前后方向；冠状面成像采用左右方向。

（2）非对比剂增强 MRA：扫描序列与胸主动脉非对比剂血管成像一样，包括亮血序列和黑血序列。通常采用横断面及矢状面。

（3）对比剂增强 MRA

1）对比剂量及其注射速度：同胸主动脉 MRA。

2）扫描序列和成像平面：常用冠状面 CE-MRA 及 4D MRA 序列（见图 13-17）。

3）扫描时相：由于肺动静脉循环时间很短，在肺动脉对比剂增强 MRA 时，为避免静脉污染和呼吸运动伪影干扰，我们常规采用小剂量测试（test bolus）来计算对比剂达峰时间，以确定扫描开始时间。注射对比剂与计时同时开始，到达确定的扫描开始时间即启动扫描，通常进行 2~3 期扫描。

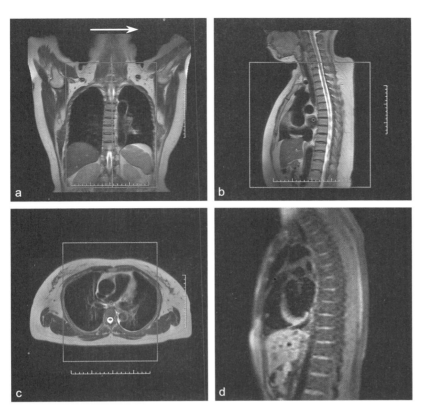

图 13-16 肺动脉矢状面 MRI

a、b、c. 矢状面定位(箭头方向为扫描方向);d. 矢状面黑血序列图像。

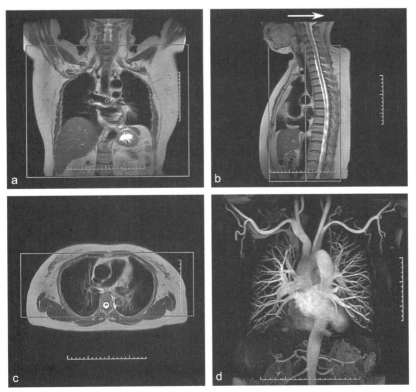

图 13-17 肺动脉冠状面 MRI

a、b、c. 冠状面定位(箭头方向为扫描方向);d. 肺动脉冠状面 MIP。

6. 心脏大血管 MRA 成像参数　见表 13-3。

表 13-3　心脏大血管 MRA 成像参数

脉冲序列	TR/ms	TE/ms	FA/°	矩阵	FOV/cm	层厚/间隔/mm	NEX/次
CE-MRA	2.9~4.4	最短[2]	20~45	416×224	40~48	1~3/0	0.5~1.0
4D MRA（TRICKS）[1]	2.8~4.0	最短[2]	20~45	384×170	34~48	1~3/0	0.5~1.0

注：①四维高时间分辨力动态增强 MR 血管成像（MR angiography using 4D time-resolved imaging of contrast kinetics，4D MRA TRICKS）。

②设备可设置的最短时间。

7. 图像质量要求

（1）无伪影或少许伪影（呼吸运动伪影、心脏搏动伪影、血管搏动伪影）不影响诊断。

（2）对比剂增强 MRA 靶血管内对比剂充盈良好，图像清晰。

三、冠状动脉 MRA 检查

根据是否使用对比剂，冠状动脉 MRA 可以分为非对比剂增强和对比剂增强冠状动脉血管成像技术；根据血管内血液的信号强度，冠状动脉 MRA 分为亮血冠状动脉成像和冠状动脉血管壁成像。

1. 适应证　①儿童冠状动脉起源及发育异常的诊断；②冠状动脉扩张或冠状动脉瘤的诊断和随访；③冠心病中低风险患者冠状动脉主干病变的筛查诊断（尤其适用于存在冠状动脉 CTA 检查禁忌证的患者）；④冠心病患者冠状动脉主干病变狭窄程度的评估及随访；⑤补充评估既往冠状动脉 CTA 中因管壁钙化明显而评估受限的冠状动脉主干管腔；⑥联合心脏多参数 MR 成像，"一站式"评价冠状动脉及心脏结构异常、心肌病变。

2. 射频线圈　可选择心脏专用线圈或体部多通道相控阵线圈。

3. 检查体位及成像中心　同心脏大血管 MRI 检查。

4. 扫描技术与成像参数

（1）普通扫描

1）扫描序列和成像平面：采用快速自旋回波（TSE/FSE）或单次激发快速自旋回波（SSFSE）序列；使用屏气、呼吸触发或导航回波常规进行胸部横断面 T_2WI 及 T_1WI；冠状面 T_2 磁化准备的 3D 非选择性真实稳态自由进动序列，合并采用膈肌导航、心电门控并追踪技术。

2）定位方法：横断面在冠状面和矢状面定位像上设定，扫描层面与胸部正中矢状面垂直，扫描范围包含感兴趣的心脏大血管。冠状面在横断面和矢状面定位像上设定，扫描层面与胸部正中矢状面垂直，扫描范围应略超出前胸、后背皮肤。

3）相位编码方向：横断面成像采用前后方向。

（2）非对比剂增强冠状动脉 MRA

1）非对比剂增强冠状动脉亮血成像：1.5T MRI 系统冠状动脉 MRA 一般采用稳态自由进动序列采集，可获得血管内血液和周围组织的良好对比。3.0T MRI 系统冠状动脉 MRA 可以获得更高的信噪比和更高的图像分辨力，但磁场的不均匀性、射频脉冲沉积作用等也随之增加，因此，目前 3.0T 冠状动脉 MRA 多采用 T_2 磁化准备的 3D 非选择性真实稳态自由进动序列进行大范围非对比剂增强血管成像，使用膈肌导航、心电门控并跟踪技术。该技术能够根据呼气末膈顶运动位置的变化，调整呼吸导航采集窗位置，以保证呼气末采集冠状动脉信号。推荐在冠状面定位像右侧膈顶设置导航中心位置。导航条长度可自行设定，通常为 10mm，建议导航条的下 2/3 放置在膈顶之下，上 1/3 放置于肺部。

　　非对比剂增强冠状动脉 MRA 采集可以分为全心采集法和目标血管法。全心采集法常采用三维横断面或冠状面采集整个心脏,扫描完成后进行冠状动脉后处理;目标血管法即根据感兴趣区血管的走行采用斜冠状面或斜矢状面采集。亮血技术能够很好地显示冠状动脉的起源、走行及是否存在狭窄。

　　2)非对比剂增强冠状动脉黑血成像:采用快速自旋回波序列、梯度回波序列或稳态自由进动序列。进行冠状动脉管壁成像时需抑制管腔内血流信号,以显示冠状动脉管壁情况,包括是否存在冠状动脉斑块,斑块的大小、形态位置以及冠状动脉斑块的易损性评估。

　　(3)对比剂增强冠状动脉 MRA

　　1)对比剂用量及其注射速度:常用对比剂 GD-DTPA,目前尚无统一的增强冠状动脉 MRA 对比剂注射方案。根据既往研究,如使用反转恢复序列成像,推荐采用滴注方式注射钆对比剂,以保证对比剂在血液中的持续浓度,钆对比剂推荐剂量为 0.1~0.2mmol/kg 体重,滴注速度为 0.2~0.3ml/s;当未配备 MR 兼容对比剂滴注设备,或需同时进行心肌灌注及延迟强化显像时,可采用常规心脏增强 MR 对比剂注射方案,于对比剂注射结束后开始冠状动脉 MRA 检查,在检查时间允许的前提下,可将冠状动脉 MRA 安排于心肌延迟强化显像前。

　　2)扫描序列和成像平面:采用横断面或冠状面自由呼吸导航 3D 扰相梯度回波序列(navigator-gated free breathing 3D gradient echo pulse sequence),可获得较高的信噪比和空间分辨力。呼吸导航和心电门控相结合,在对比剂注入后进行三维采集。

　　3)定位方法:横断面及冠状面设置如图 13-18 及图 13-19。

　　(4)冠状动脉 MR 成像参数:见表 13-4。

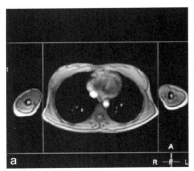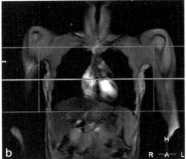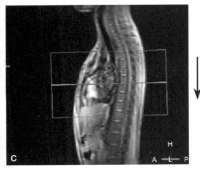

图 13-18　冠状动脉 MRA 横断面定位
a. 横断面;b. 冠状面;c. 矢状面(箭头方向为扫描方向)。

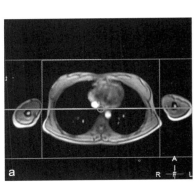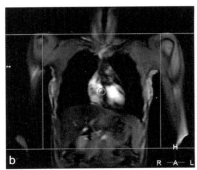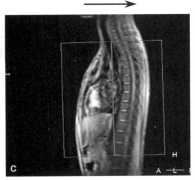

图 13-19　冠状动脉 MRA 冠状面定位
a. 横断面;b. 冠状面;c. 矢状面(箭头方向为扫描方向)。

表 13-4　冠状动脉 MR 成像参数

脉冲序列	TR/ms	TE/ms	FA/°	矩阵	FOV/cm	层厚/间隔/mm	NEX/次
快速扰相梯度回波序列	2~10	1.2~3.0	10	188×256	30~40	1.5~2.0/0	0.5~1.0

5. 图像质量要求

（1）成像范围覆盖全心冠状动脉。

（2）冠状动脉主干（重点左主干及 3 支冠状动脉近、中段管腔）无明显运动伪影，或伪影不影响诊断。

（3）对比增强冠状动脉 MR 血管成像（MR coronary angiography，MRCA）各节段图像质量评分无统一标准，多采用 4 级评分系统进行主观评价。具体如下：①4 分，优，血管显示清晰，管腔边界锐利；②3 分，良，血管显示较充分，管腔边界轻度模糊；③2 分，中，血管可见，管腔边界较模糊，影响管腔评估；④1 分，差，伪影严重，管腔无法评估。

（4）标准非对比剂增强冠状动脉成像（图 13-20）。

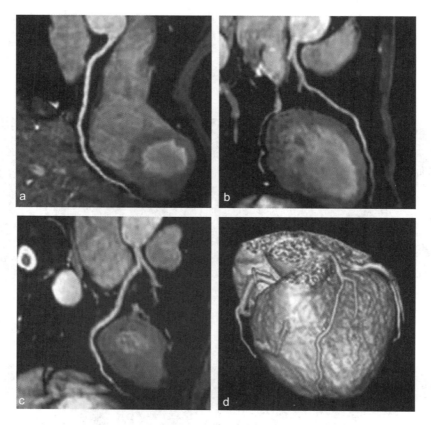

图 13-20　非对比剂增强冠状动脉成像（数字彩图）
a. 右冠状动脉（RCA）；b. 左前降支（LAD）；c. 左回旋支（LCX）；d. 容积再现（VR）。

四、MR 心功能分析、心肌灌注及心肌活性成像技术

心脏磁共振成像（cardiac MRI，CMR）已成为无创评估心脏结构及心功能的"金标准"。心脏电影成像是评估心功能最常用的序列。它可以无创、直观地观察心脏解剖结构，了解其运动幅度等特点，且误差小，测量精确。心肌灌注反映心脏的生理代谢过程，是冠心病的诊断依据，也是研

究再灌注、评价治疗疗效、评价冠状动脉搭桥术、冠状动脉扩张术后疗效的有效方法。心肌活性成像又称心肌延迟强化（late gadolinium enhancement，LGE）成像，可以用来区别缺血性和非缺血性心肌病，还可以用于评估心肌梗死的透壁程度、是否合并微循环障碍和血栓形成、心肌替代性纤维化（瘢痕）的程度。

CMR 定量序列包括 T_1 mapping、T_2 mapping、T_2^* mapping 和 $T_1\rho$ mapping，其中 T_1 mapping 可测量对比剂增强前、后心肌 T_1 值，并结合血细胞比容得到心肌细胞外容积（extracellular volume，ECV）值。

1. 适应证　各种心脏疾病的心脏结构和心功能评估以及心肌组织学特征评估，包括心肌病（如肥厚型心肌病、扩张型心肌病）、缺血性心脏病等。

2. 射频线圈　采用心脏专用线圈或体部多通道相控阵线圈。

3. 检查体位及成像中心　同心脏大血管 MRI 检查。

4. MR 心功能成像技术

（1）扫描序列和成像平面：心功能成像（电影成像）采用亮血技术，配合回顾性心电门控（或脉搏门控）采集。亮血序列及电影亮血序列基于梯度回波序列，包括稳态自由进动（SSFP）序列（1.5T MRI 仪推荐）和扰相梯度回波（FSPGR）序列（3.0T MRI 仪推荐），主要用于心功能、心室体积及心房大小评估。通常采用短轴位，成像范围包括完整的左心室、右心室，辅以心脏长轴位，如两腔心位、三腔心位、四腔心位。

（2）定位方法：先完成横断面、矢状面及冠状面定位扫描，然后在横断面图像上获得假四腔心，再依次获得假两腔心、短轴位、真四腔心、真两腔心及三腔心位，短轴范围需要从心底（即二尖瓣口、三尖瓣口）至心尖，包全左、右心室，具体定位方法详见心脏大血管 MRI 检查技术。

（3）相位编码方向：冠状面、短轴位成像采用左右方向；横断面、四腔心、三腔心、两腔心成像采用前后方向。

（4）MR 心功能成像参数：见表 13-5。

表 13-5　MR 心功能成像参数

脉冲序列	TR/ms	TE/ms	FA/°	矩阵	FOV/cm	层厚/间隔/mm	NEX/次
SSFP	5.6	1.3	40~60	192×256	30~40	6~8/2~4	1

（5）图像质量要求：①图像无伪影或少许伪影，且伪影不影响诊断；②组织结构清晰显示，心肌血池对比良好；③心内膜和心外膜边缘清晰，可准确测量心功能；④正常组织及病变信号可分辨。

（6）图像后处理：心脏磁共振成像的功能分析包括左心功能和右心功能。心功能分析需要在专业的后处理软件进行。因心房较心室形态不规则且心肌血池不易分辨，所以在临床工作中主要对心室功能进行定量分析。

心室的整体收缩功能是指心室的泵功能，由心肌的收缩能力和负荷状态决定。左心室和右心室心功能参数包括绝对值和相对值。绝对值有射血分数（ejection fraction，EF）、舒张末期容积（end diastolic volume，EDV）、收缩末期容积（end systolic volume，ESV）、每搏输出量（stroke volume，SV）、心输出量（cardiac output，CO）、左室质量（LV mass）等，相对值由绝对值除以患者体表面积（body surface area，BSA）获得。BSA 可由患者的身高、体重数据经公式运算，即 BSA（m^2）=0.006 1×身高（cm）+0.012 8× 体重（kg）−0.152 9。

5. MR 心肌灌注成像技术　通常采用快速扰相梯度回波（FGRE-ET/DYN_sTFE/Turbo Flash）序列，利用钆剂快速进入心肌后缩短其 T_1 值，正常心肌明显强化，而缺血心肌因没有钆剂快速进入而表现为信号较低，从而更好地显示增强区域与非增强区域之间的对比，用以判断心肌血流动力学变化。

（1）扫描序列和成像平面：通常采用施加饱和准备脉冲的快速梯度成像（FGRE-ET/DYN_sTFE/Turbo Flash）序列进行短轴位成像。该序列在快速 T₁WI 序列基础上，采用反转恢复快速小角度激励序列即时成像。结合静脉团注钆对比剂，显示对比剂在心肌中的灌注、分布，由于成像速度快，可以评估对比剂首次通过心肌的情况，所以被称为"首过灌注"（first pass），正常心肌灌注区呈均匀的较高信号，缺血或梗死区呈不同程度低信号。灌注扫描应该包括负荷灌注和静息灌注。静息灌注在正常生理状态下进行，负荷灌注在药物（腺苷等）或运动负荷下扫描。

（2）定位方法：先行常规的形态学扫描，再做短轴位 T₁WI、T₂WI，判断病变大致范围，取短轴位行 MR 心肌灌注成像。

（3）对比剂用量及其注射速度：对比剂用量为 0.1mmol/kg 体重，注射速度 3~5ml/s，注射完对比剂后随即等速注射 15~20ml 的生理盐水。

（4）扫描时相：在注射对比剂扫描之前，可设置 5 个时相，自由呼吸扫描，观察图像质量是否符合要求。心肌首过灌注一般扫描 50 个以上的时相，应扫描至左室心肌持续均匀强化为止，一个时相扫描时间相当于 2 个 RR 间期，扫描时长 1 分钟左右。注射开始，立即嘱患者吸气、呼气、屏住呼吸。至无法屏气时，减小呼吸幅度。

（5）相位编码方向：短轴位成像采用左右方向；四腔心位成像采用前后方向。

（6）MR 心肌灌注成像参数：见表 13-6。

表 13-6　MR 心肌灌注成像参数

脉冲序列	TR/ms	TE/ms	FA/°	矩阵	FOV/cm	层厚/间隔/mm	NEX/次
FGRE-ET	7.2	1.7	25	207×240	30~40	6~8/2~4	1

（7）灌注缺损的诊断与黑环伪影（the dark-rim artifact，DRA）的鉴别诊断

1）黑环伪影由吉布斯（Gibbs）效应所致，黑环伪影的特点：①信号很低，在对比剂完全流入心肌前就存在，宽约一个像素（1.5~3.0mm）；②多位于相位编码方向；③分布没有节段性。

2）心肌缺血引起的灌注缺损的特点：①范围以内膜下并延展至心肌全层为主；②分布呈节段性，符合冠状动脉供血区域；③宽度大于一个像素。

6. MR 心肌延迟强化（LGE）成像　延迟强化的机制是基于 Gd-DTPA 为细胞外对比剂，不能通过正常细胞膜；正常心肌细胞排列紧密，占据心肌组织的绝大部分空间，细胞间质组织所占比例很小，因而 Gd-DTPA 在正常心肌中分布稀少，而坏死的心肌内会有大量对比剂停留在细胞外。在注入对比剂（Gd-DTPA）后，正常心肌表现为快进快出的状态，而异常的心肌则表现为慢进慢出的状态，所以延迟 10~20 分钟后，正常的心肌信号降低，而有异常的心肌强化。延迟强化采用反转恢复快速扰相梯度回波（inversion recovery fast gradient recalled echo，IR-FGRE）序列和相位敏感反转恢复（phase sensitive inversion recovery，PSIR）序列。IR-FGRE 序列须利用反转脉冲，找到正常心肌的 TI（正常心肌组织反转过零点时间），这样可以抑制正常心肌信号，异常心肌因为有强化而表现为高信号，从而形成二者之间的对比度最大化。如果 TI 设置不合理，会导致正常心肌和病变心肌对比减弱，无法区分。PSIR 序列在两个 R-R 间期采集两次信号，能实现图像校正，不用计算正常心肌过零点时间。

（1）扫描序列和成像平面：延迟强化基础序列包括反转恢复快速扰相梯度回波（IR-FGRE）序列和相位敏感反转恢复（PSIR）序列，K 空间填充方式包括节段性 K 空间填充和单次激发 K 空间填充。根据受检者的具体情况选择适当的组合。成像平面通常为与电影序列一致的短轴位层面，增加长轴位（二、三、四腔心位）层面成像。

（2）定位方法：同 MR 心肌灌注成像技术。

（3）相位编码方向：四腔心位、三腔心位、两腔心位成像采用前后方向；短轴位成像采用左右方向。

（4）MR心肌延迟强化成像参数见表13-7。

表13-7 MR心肌延迟强化成像参数

脉冲序列	TR/ms	TE/ms	TI/ms	FA/°	矩阵	FOV/cm	层厚/间隔/mm	NEX/次
PSIR	700	1.36	200~350	45	141×256	30~40	6~8/2	1
IR-FGRE[①]	5.1	2.5	200~350	25	268×224	30~40	6~8/2	1

注：①ETL=4。

7. 图像质量要求

（1）图像无明显伪影。

（2）MR心肌灌注图像对比剂流入增强明显，灌注缺损和正常心肌区域可分辨。

（3）选择正确的TI，将正常心肌信号抑制为黑色的低信号，心肌延迟强化图像能清晰显示正常心肌和强化的病变心肌。

（4）标准心肌灌注及心肌延迟强化图像（图13-21）。

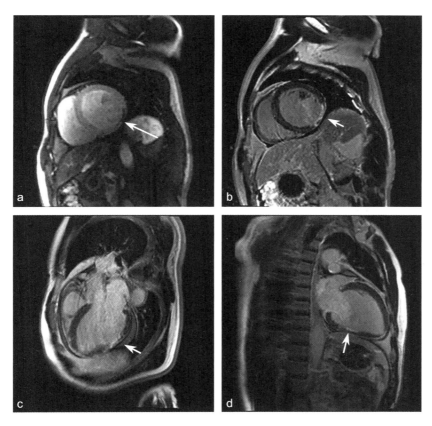

图13-21 心肌梗死灌注及心肌延迟强化（LGE）MRI
a. 左心室中间段下壁、下侧壁心肌低信号（箭头）；b. 微循环障碍（短箭头）；
c、d. 延时增强序列心内膜下透壁的高信号（短箭头）。

五、心血管系统MR血流定量分析

MR血流定量分析主是心血管磁共振成像检查的重要补充部分。它利用流体的相位效应，采用回顾性心电门控的二维相位对比（phase contrsat，PC）电影成像序列成像，并通过后处理软件处理，实现目标血管血流定量分析。其基本原理是施加双极流动相位编码梯度，即大小相同方向相反的梯度,静态组织的 H 质子在经历双极梯度后,梯度对其相位的改变得以抵消。但对于流动质子而言,由流动导致的位置变化和相位弥散并不能完全消除,而是会形成一个累加相位信息。该相位大小与流速成正比。流动越快则相位变化越明显,利用获得相位差异来显示血管影像,即得到 PC-MRA 图像。反之,通过对流速编码梯度场的调整来观察流动质子的相位变化则可能检测出流动质子的流动方向、流速和流量。PC-MRA 能够反映最大的相位变化是 180°,如果超过 180° 将被误认为是相位的反向变化,从而造成反向血流的假象。

MR 血流定量分析技术施加单向流速编码,有 2D-PC 和四维血流成像(4D flow)。流量测定时,速度编码分为"平面内"及"贯穿平面"两种序列。前者只能定性观察流速的变化;后者扫描层面垂直于血流方向,能测量垂直于扫描层面方向的血流速度。

4D flow 通过测量三个方向的流速编码和单向的流动补偿编码来进行四点扫描,从而获取图像信息。在三个空间维度中,每个具有速度信息的时间分辨 3D 成像已经证明了心脏内血流量定量的可靠性和准确性。相比于 2D-PC,4D flow 可以对流体体积定量,且有更好的可重复性。利用多种流体数据,可以更好地进行回顾性分析。目前,4D flow MRI 可视化方法已经有效识别了诸如主动脉、颈动脉和脑血管等各种血管中的血流异常变化。血池的 3D 采集也能够更好地显示和量化心脏及血管内血液的复杂状态。在量化数据采集中,4D flow 不仅提供常规的流量定量,还提供具有潜在临床应用的各种流体动力学生物标志物,例如壁剪切应力(WSS)、湍动动能(TKE)、涡量、压力梯度和脉搏波速度(PWV)。然而,4D flow 在许多领域尚缺乏与 CTA、腔内超声等方法比较的体内评估。2D-PC 法的时间分辨力高于 4D flow 法,这可能导致峰值流速上 4D flow 测得的数值小于 2D-PC 法。

1. 适应证　主动脉瓣、二尖瓣、三尖瓣、肺动脉瓣狭窄或关闭不全等瓣膜类疾病,大血管动脉瘤、大血管夹层、动静脉瘘或者血管畸形等。

2. 射频线圈、检查体位及成像中心　同心脏大血管 MRI 检查。

3. 扫描技术与成像参数

(1)扫描序列和成像平面:首先选择目标血管平行的成像平面,平面内 PC 含多个流速编码,把扫描图像导入 Flow 分析软件包,预估目标血管的流速,把这个最大值写入贯穿平面 PC。然后在垂直目标血管的平面扫描,再导入 Flow 分析软件包,测量出真实的即时血流动力学信息。2D-PC 一般需要受检者屏气配合,需要回顾性心电门控(或脉搏门控),4D flow 一般只要求受检者自由呼吸。

(2)定位方法:在三平面定位基础上,找到和目标血管平行及垂直的层面。

(3)相位编码方向:根据层面位置不同而定,偏向横断面成像采用前后相位编码方向,偏向矢状面成像采用前后相位编码方向,偏向冠状面成像则采用左右相位编码方向。

(4)推荐 2D-PC 成像参数:见表 13-8。

表 13-8　2D-PC 成像参数

脉冲序列	TR/ms	TE/ms	FA/°	矩阵	编码流速 cm/s	FOV/cm	层厚/间隔/mm	NEX/次
2D-PC	20~40	5~10	20~30	160×256	1~300*	30~40	6~8/2~4	1

注:* 根据目标血管的流速确定最大值。

4. 图像质量要求

(1)定位准确,尤其垂直目标血管的层面要求在 2 个正交平面双垂直,以保证测量准确性。

(2)预估编码流速需准确。过大则血流的相位变化太小,信号较弱;过小则容易出现反向血流的假象。

（3）图像无明显血管搏动伪影和呼吸运动伪影，检查前与受检者耐心、细致地沟通，以取得良好配合。

六、图像质量控制

（一）影像诊断要求

1. 整体要求　①被检部位心脏大血管 MRI 和 MRA 涵盖典型成像平面清晰图像，成像序列（包括 T_1WI、T_2WI 及 T_2WI-fs 等序列）齐全，能显示正常组织与病变组织；②成像范围内无明显自主运动伪影、呼吸运动伪影、血管搏动伪影、卷褶伪影等，至少不能影响目标心脏大血管的观察。

2. 扫描层面一致性　尽量保证心脏电影（cine）、T_1WI、T_2WI、STIR、T_x-mapping、首过灌注和延迟增强（PSIR）序列扫描层面的一致性，以便对应病变区域图像的显示。

3. 后处理血管图像　心脏大血管 MRA 能够提供 MIP、VR、MPR 等多种后处理血管图像。

（二）受检者特殊准备

1. 与受检者充分沟通　与其他部位的检查不同，心脏大血管检查前的准备尤为重要，检查前除了常规的 MRI 安全事项外，还要求：①受检者在检查前 12~24 小时，避免服用提高心率的食品、饮料及药物；②受检者空腹 2 小时以上，进行增强检查者需空腹 4~6 小时，以减少 MRI 检查伪影，预防发生不良反应；③与受检者充分沟通（包括检查时长、吸气屏气训练、测量心率、减少不必要的运动伪影等事项），最大程度争取受检者的配合，是成功进行心血管 MRI 检查的前提。

2. 放置心电电极　心脏大血管 MRI 检查大都需要良好的心电门控信号，正确摆放电极片的位置，尽量贴在肋间隙，电极线不要交叉，线圈不要压得太紧，避免 ST 段抬高的假象。大多数序列的扫描是依赖于屏气后的心律，识别屏气后的心律是否整齐，采用相应的方法调整。

（三）质控要点

1. 正确调整成像参数

（1）对镇静的受检者和婴幼儿进行心脏大血管 MRI 检查时，可以适当增加激励次数 3~4 次，不仅能提高信噪比，而且还能减少呼吸运动伪影和心脏搏动伪影。

（2）黑血成像的重复时间（TR）根据心电图 RR 间期实时进行调整，T_1WI 常为每 1 个 RR 间期触发采集；T_2WI 常为每 2 个 RR 间期触发采集。黑血成像进行脂肪抑制时，添加局部匀场能提高脂肪抑制的均匀性。高场强（大于等于 3.0T）脂肪抑制 T_2WI 采用翻转恢复序列图像质量更好。

（3）心律不齐受检者可以采用多种方法获得可以诊断的图像：低心率（<60 次/min）受检者采用每个 RR 间期触发采集，减少序列扫描时间，也就减少了屏气时间；高心率（>90 次/min）受检者采用每 2~4 个 RR 间期触发采集；轻度心律不齐（期前收缩、心房颤动、二联律等）的受检者，可以采用前瞻性心电门控扫描模式，过滤掉心律不齐的 RR 间期；严重心律不齐的受检者可以采用加速并行采集次数、压缩感知、深度学习等加快扫描时间，争取在 1~3 个 RR 间期扫描完成，降低心律不齐对图像的影响，或者直接采用单次激发脉冲序列。

2. 选择合适的应用技术

（1）三维冠状动脉成像包括非对比剂增强和对比剂增强冠状动脉成像。推荐自由呼吸状态下行心脏四腔心层面高时间分辨力电影成像。在一个心动周期内获取 50~100 个时相数据，观察右冠状动脉中段的运动，选择相对静止期行冠状动脉采集。合适的延迟时间和采集窗是冠状动脉 MRA 成功的关键。

（2）冠状动脉 MRA 数据采集：①覆盖全心冠状动脉范围，上缘包括肺动脉中心，下缘超过心尖 0.5~1.0cm，前后范围以心脏室间隔为中心；②推荐使用必要的防卷褶技术；③局部匀场范围要求包括全心及大血管，并尽可能不包含肺、空气及骨组织；④对全心自由呼吸冠状动脉 MRA，频率编码为前后方向以减轻运动伪影，相位编码为左右方向并进行过采样，防止卷褶伪影。

（周高峰　周学军　欧阳雪晖）

第三节　乳腺 MRI 检查技术

一、乳腺常规 MRI 检查技术

1. 适应证　①乳腺癌高危人群筛查;②乳腺癌的分期;③乳腺癌新辅助化疗疗效评估;④腋窝淋巴结转移癌;⑤原发灶不明、辅助诊断其他影像学检查手段不能确定的病灶;⑥MRI 引导下穿刺活检;⑦乳房内假体情况评估等。

2. 射频线圈　采用双侧乳腺专用相控阵线圈。

3. 检查体位及成像中心　受检者足先进或头先进,双臂弯曲前伸支撑身体,俯卧于乳腺线圈和坡垫上,身体长轴与床面长轴一致。乳腺自然悬吊于线圈内。调整乳腺位置,成像中心对准两乳头连线中点,并与线圈中心重合。

4. 扫描技术与成像参数

(1)普通扫描

1)扫描序列和成像平面:采用横断面和矢状面脂肪抑制 FSE T_2WI 序列或 STIR 序列,横断面 FSE T_1WI 序列、DWI 序列。根据病变情况,有时增加冠状面脂肪抑制 FSE T_2WI 序列。

乳房假体植入扫描方案稍有不同,采用横断面和矢状面脂肪抑制 FSE T_2WI 序列、水饱和 FSE T_2WI 序列、水饱和 STIR T_2WI 及硅抑制 STIR T_2WI 序列。必要时增加冠状面成像。水饱和 FSE T_2WI:硅胶呈高信号,脂肪呈中等信号,水呈低信号,用于观察硅胶假体内部结构;水饱和 STIR T_2WI:硅胶呈高信号,脂肪和水呈低信号,用于显示外溢、游离的假体;硅抑制 STIR T_2WI:水呈高信号,硅胶及脂肪呈低信号,利于观察假体周围渗液。

2)定位方法:横断面在冠状面和矢状面定位像上设置,成像平面垂直于胸部正中矢状面,扫描范围包括乳腺上、下缘和腋下淋巴结(图 13-22)。在冠状面定位像调整定位框,使所得图像左右对称。

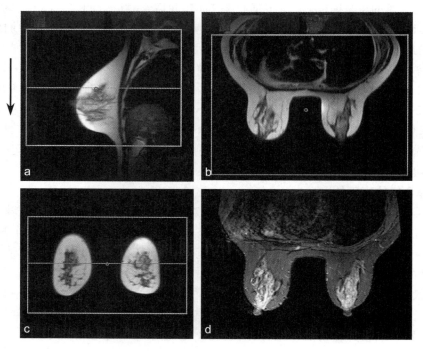

图 13-22　乳腺横断面 MRI
a、b、c. 横断面定位;d. 横断面 T_2WI。

矢状面在横断面和冠状面定位像上设置,矢状面定位以乳头至乳腺底部中点为基线,扫描平面平行于该基线,扫描范围包括单侧整个乳腺,左右两侧分开扫描(图13-23)。

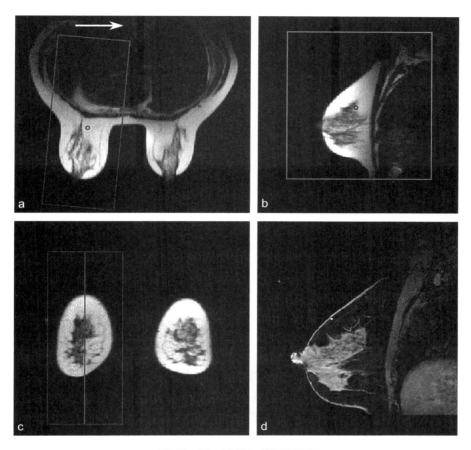

图13-23　乳腺矢状面MRI
a、b、c.矢状面定位(箭头方向为扫描方向);d.矢状面增强T_1WI。

3)相位编码方向:横断面成像采用左右方向,矢状面成像采用上下方向。横断面DWI采用前后方向。

(2)增强扫描

1)对比剂用量及其注射速度:常用对比剂Gd-DTPA,常规剂量为0.1~0.2mmol/kg体重,注射速度2~3ml/s,注射完对比剂后随即等速注射15~20ml生理盐水。

2)扫描序列和成像平面:采用横断面乳腺三维快速梯度回波序列如三维扰相梯度回波容积内插体部检查(volumetric interpolated body examination)、乳腺评估容积成像梯度回波(volume imaging for breast assessment,VIBRANT)序列、高分辨力各向同性容积激励(high resolution isotropic volume examination,Thrive-fs)T_1WI序列进行动态增强,动态扫描结束后采用高分辨力各向同性3D快速扰相梯度回波T_1WI序列进行延时增强扫描。

3)扫描时相:增强前,先扫描一期作为蒙片,注射对比剂后立即开始动态扫描,一般至少增强扫描5或6期,每期扫描60~120秒,从注射钆对比剂开始持续7~10分钟。

(3)乳腺MR成像参数:见表13-9。

表 13-9　乳腺 MR 成像参数

脉冲序列	TR/ms	TE/ms	FA/°	ETL	矩阵	FOV/cm	层厚/间距/mm	NEX/次
STIR[①]	≥5 000	85	180	10	320×200	30~32	4/(0.5~1.0)	2
FSE T_2WI	≥4 000	90	90	20	320×256	22~32	4/(0.5~1.0)	1~2
FSE T_1WI	400	10	90	2~5	320×256	30~32	4/(0.5~1.0)	2
DWI[②]	≥4 000	70~80	90		128×128	30~32	4/(0.5~1.0)	6
Vibrant	9.4	2.2	8		256×256	26~32	2/0	1
PRESS	2 000	155 或 270	90			32	20/0	28~32

注：①TI 取 180~220ms。

②b 值取 0,1 000s/mm²。

5. 图像质量要求

（1）双侧乳房及腋窝区显示完整，乳房结构清晰。

（2）脂肪抑制均匀、完全。

（3）呼吸运动伪影和心脏搏动伪影控制得当，未对病变区域造成遮挡。

（4）乳腺腺体层次丰富，软组织对比度良好。

（5）病变显示完整、清晰，病变与邻近组织关系显示良好。

（6）标准乳腺 MRI（图 13-24）。

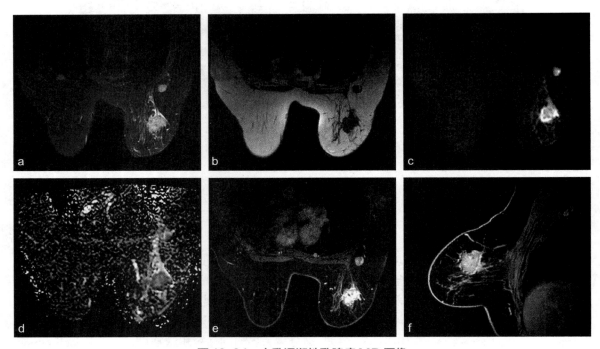

图 13-24　右乳浸润性乳腺癌 MR 图像

a. 脂肪抑制横断面 T_2WI；b. 横断面 T_1WI；c. 横断面 DWI；d. 横断面 ADC 图；e. 横断面增强 T_1WI；f. 矢状面增强 T_1WI。

二、乳腺波谱检查技术

1. 适应证　MRS 检查对乳腺肿瘤良恶性的鉴别具有辅助价值；可早期评估并辅助监测乳腺癌的疗效和判断预后。¹H-MRS 检查联合常规乳腺 MRI 及增强检查，能提高诊断的准确性。

乳腺 ^{1}H-MRS 主要测量组织的胆碱（Cho）含量。其在谱线的位置为 3.2ppm 处。Cho 及其代谢物含量反映了乳腺上皮细胞的代谢水平，主要参与细胞膜运输及扩散功能。作为活性代谢物的游离 Cho 在正常组织中浓度较低，Cho 含量升高反映细胞膜合成增加或细胞增殖加快。恶性肿瘤细胞增殖旺盛，快速的细胞分裂导致细胞增殖加快和膜转运增加，Cho 含量也随之升高；同样良性肿瘤若在短期内迅速生长，Cho 含量也可升高。^{1}H-MRS 对乳腺病变的检测敏感性依赖于肿瘤的大小，过小病灶内的胆碱峰很难被检测到。

2. 射频线圈　采用双侧乳腺专用相控阵线圈。

3. 检查体位及成像中心　同乳腺 MRI 检查技术。

4. 扫描技术与成像参数

（1）扫描序列和成像平面：采用病灶最大层面横断面乳腺单体素波谱（single voxel spectroscopy，SVS）序列点分辨波谱法（point resolved spectroscopy，PRESS）采集。

（2）定位方法：MRS 在乳腺脂肪抑制 FSE T$_2$WI 序列或增强序列的横断面及矢状面定位像上定位，找到病变最大层面，取病变实性区域作为感兴趣区，避开液化坏死、囊变、血管等区域，通常不小于 2cm×2cm×2cm。在波谱 ROI 的四周放置饱和带，与 ROI 六个角呈切线位，最大面积覆盖可能造成干扰的组织，包括皮肤、胸壁或心脏。

（3）相位编码方向：采用左右方向。

（4）推荐乳腺波谱 MR 成像参数：见表 13-9。

5. 图像质量要求

（1）MRS 波谱基线平稳。

（2）标准乳腺 MRS（图 13-25）。

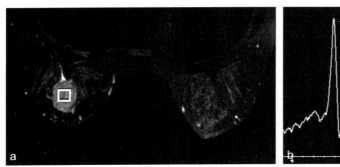

图 13-25　乳腺波谱成像

a.乳腺癌 MRS 的定位图及感兴趣区；b.MRS 谱线，其中可见位于 3.2ppm 的胆碱峰和其左侧的宽大脂峰。

三、图像质量控制

（一）影像诊断要求

1. 显示范围　各序列横断面及矢状面图像均包括双侧乳腺及腋窝区。

2. 显示组织结构　横断面及冠状面图像左右基本对称（乳房术后患者除外）。

3. 显示组织对比　病变显示清晰、完整，病变与邻近组织关系呈现良好。

4. 乳腺增强信息　乳腺增强期相准确完整，能反映不同病变的强化特征。

5. MRS 波谱基线平稳。

（二）检查前特殊准备及体位设计

1. 充分的检查前准备　乳腺 MRI 检查务必在月经开始的第 7~11 天进行。

2. 标准的体位设计　乳腺应贴紧线圈，自然悬垂于线圈内，不受任何挤压，双乳及前胸部皮肤无皱褶,乳头位于乳房的最低点,并放置于线圈中心。

（三）质量控制要点

1. 成像参数的选择 ①针对不同成像平面,正确设置相位编码方向;②横断面及矢状面定位时,FOV 应以乳房前后径为中心,而非胸腔中心;③单体素 MRS 默认体素 20mm×20mm×20mm,可根据病灶调整大小和位置,但最小不应低于边长 10mm。

2. 控制伪影 ①检查前有效沟通,确保受检者均匀呼吸,避免运动伪影;②添加非相位卷积技术,避免卷褶伪影;③扫描层面上下添加饱和带可减轻心脏搏动伪影;④为保证局部磁场均匀性,获得 MRS 良好谱线质量,感兴趣区（ROI）必须避开空气、血管、坏死区、钙化灶等干扰组织,如有必要,可在周边添加饱和带以减少干扰。

3. 图像后处理 乳腺原始图像导入工作站或 PACS 进行图像后处理。乳腺图像后处理包括生成时间-信号强度曲线（time-signal intensity curve,TIC）、多平面重组（MPR）、最大密度投影（MIP）及容积再现（VR）等。

（1）时间-信号强度曲线（TIC）:分为三种类型,分别为流入型、平台型及流出型,用以分析病变的血流动力学模式,是判断病变良恶性的依据（图 13-26）。

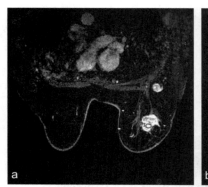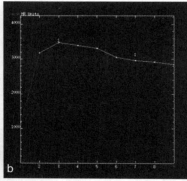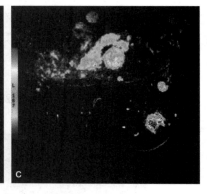

图 13-26　乳腺 MRI 时间-信号强度曲线（TIC）（数字彩图）
a. 横断面增强图像;b. 感兴趣区时间-信号强度曲线;c. 最大增强斜率（maximum slope of increase）。

（2）多平面重组（MPR）:有利于在任意方位展示病变与邻近皮肤、乳头及邻近胸大肌的关系,指导临床保乳手术（图 13-27）。

（3）最大密度投影（MIP）:选用病变强化较明显的一组图像,一般为增强后的第 2 或第 3 期做MIP,主要提供病变的相对空间位置信息,辅助定位,还可显示病变与大血管的相对关系（图 13-28）。

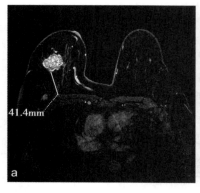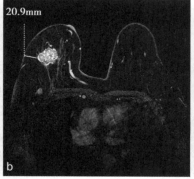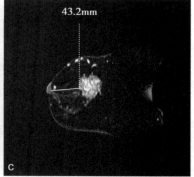

图 13-27　多平面重组（MPR）
a、b、c. 从不同方向测量距离。

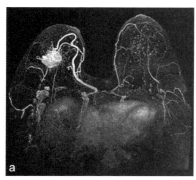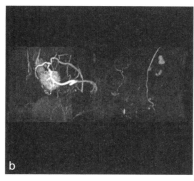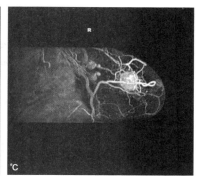

图 13-28　乳腺最大密度投影（MIP）
a、b、c. 从不同方位显示乳腺肿瘤与血管关系。

（周高峰　周学军　欧阳雪晖）

第十四章 腹部与盆腔磁共振成像检查技术

本章内容包括腹部与盆腔磁共振成像技术。多序列、多参数 MR 成像可以从不同方面反映组织和病变的内在特性。磁共振成像前的充分准备可以减少伪影,提高图像质量。腹部 MRI 扫描方案的规范和优化,对比剂多期动态增强扫描完整、准确的影像采集,可提供更多的诊断信息。盆腔小视野、高分辨力的 T_2WI 可以清晰显示直肠、子宫、前列腺等与邻近器官之间的毗邻关系,为其肿瘤病变精确分期提供影像学依据。

第一节 腹部 MRI 检查技术

一、肝、胆、脾 MRI 检查技术

1. 适应证 包括:肝脏占位性病变,如肝癌、肝血管瘤等;肝内弥散性病变,如肝硬化、脂肪肝等;胰胆管病变;脾脏病变。

2. 射频线圈 采用腹部多通道相控阵线圈或心脏相控阵线圈。

3. 检查体位及成像中心 受检者取仰卧位,足先进,身体左右居中,双臂上举于头两侧,双手不交叉。成像中心对准剑突下缘,并与线圈中心重合。

4. 扫描技术与成像参数

(1)普通扫描

1)扫描序列和成像平面:常规采用横断面呼吸触发或膈肌导航快速自旋回波(FSE)脂肪抑制 T_2WI 序列、屏气快速梯度回波水-脂同反相位(双回波)T_1WI 序列、冠状面呼吸触发快速自旋回波脂肪抑制 T_2WI 序列、平衡式稳态自由进动(FIESTA)序列。观察占位性病变时,增加横断面弥散加权成像(DWI)序列(b=0,600~800s/mm²);对于呼吸不规则受检者,增加横断面屏气单次激发快速自旋回波或快速自旋回波 T_2WI 序列;对于不能屏气的受检者,可以采用自由呼吸下呼吸触发技术或膈肌导航技术进行横断面同反相位 T_1WI 序列。低场 MRI 设备由于性能受限,可采用自旋回波 T_1WI 序列。

2)定位方法:横断面在冠状面定位像上设置,扫描层面垂直于身体正中矢状面,在冠状面、矢状面定位像上调整扫描范围(图 14-1),成像范围自膈顶至肝下缘。扫描层面上下方添加预饱和带,以消除血流搏动伪影。

3)相位编码方向:横断面和矢状面成像采用前后方向;冠状面成像采用左右方向。

(2)增强扫描

1)对比剂用量及其注射速度:采用钆对比剂,剂量为 0.1mmol/kg 体重,静脉注射速度为 2.0~2.5ml/s,随后等速续以 15~20ml 生理盐水。

2)扫描序列和成像平面:采用横断面屏气三维容积快速梯度回波脂肪抑制 T_1WI 序列如 3D-VIBE、3D-LAVA、3D-THRIVE 等行动态增强扫描。必要时,增加冠状面或矢状面屏气三维容积快速梯度回波脂肪抑制 T_1WI 序列,以多方位观察门脉高压侧支循环及门静脉内栓子情况。

3)扫描时相:常规进行动脉期、门脉期及平衡期三期扫描。成人正常循环状态下,肝脏动脉

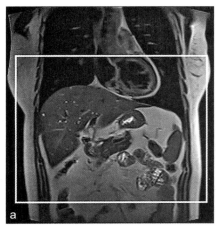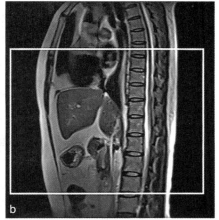

图 14-1　肝脏横断面定位

a. 冠状面 T_2WI；b. 矢状面 T_2WI（箭头方向为扫描方向）。

期为开始注射对比剂后 23~25 秒，门脉期为开始注射对比剂后 50~70 秒，平衡期为开始注射对比剂后 3~5 分钟。

如采用肝脏特异性对比剂进行增强扫描，在完成动脉期、门脉期、平衡期三期扫描后，仍须进行肝胆期延迟扫描。肝胆期的标志是肝实质信号明显高于肝血管，且胆系显影。一般延迟 10~30 分钟，肝功能不全患者可延迟至 60 分钟扫描。

（3）肝脏 MR 成像参数：见表 14-1。

表 14-1　肝脏 MR 成像参数

脉冲序列	TR/ms	TE/ms	FA/°	ETL	矩阵	FOV/cm	层厚/间隔/mm	NEX/次	脂肪抑制
FSE-T_2WI	≥3 000	80~100	90	20~30	384×224	36~38	5~7/1	2~4	是
GRE-T_1WI	100~250	同/反相位[①]	20		256×192	36~38	5~7/1	≤1	否
FIESTA	3.5~6.0	1.5~3.2	45		320×192	36~38	5~7/1	1~2	否
3D-VIBE-T_1WI	4.5	2.2	9		256×192	36~38	3~5/0	≤1	是
DWI[②]	≥4 000	60~80	90		120×100	36~38	5~7/1	2~4	是

注：①TE 设置为最短的同/反相位时间，1.5T 一般为 4.4/2.4ms，3T 一般为 2.3/1.2ms；②b 值取 0,600~800s/mm²。

5. 图像质量要求

（1）扫描范围覆盖肝、胆、脾区域 。

（2）清晰显示肝实质、肝内外血管、肝内外胆管、胆囊及肝门等解剖结构。

（3）无严重的呼吸运动伪影、血管搏动伪影及并行采集技术伪影，影像满足诊断需求。

（4）对比剂多期动态增强扫描影像完整且时相准确（图 14-2）。需要鉴别诊断时，进行延迟扫描。

二、胰腺、胃肠和腹膜后 MRI 检查技术

1. 适应证　胰腺及胃肠道肿瘤；胰腺炎性病变；急腹症；腹膜后占位性病变等；碘对比剂过敏不适宜做 CT 增强扫描者。

2. 射频线圈　采用腹部多通道相控阵线圈或心脏相控阵线圈。

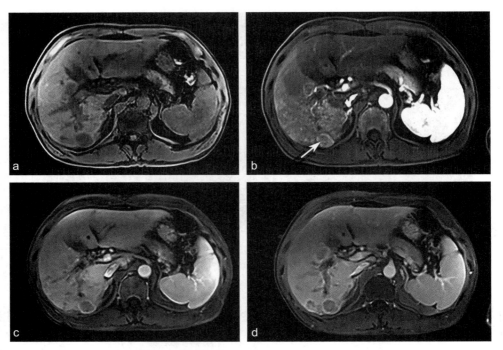

图 14-2　肝癌伴有子灶转移多期动态增强 MRI

a. 脂肪抑制 T_1WI;b. 动脉期明显不均匀强化(箭头所示为癌灶);c. 门脉期癌灶中央区见强
化减退;d. 平衡期癌灶中央区消退,但肝内多个子灶有环形强化征。

3. 检查体位及成像中心　受检者取仰卧位,足先进,身体左右居中,双臂上举置于头两侧,双手不交叉。观察胰腺时,成像中心对准胸骨剑突与脐连线中点;观察胃肠道和腹膜后,成像中心对准脐,并与线圈中心重合。胃肠道和腹膜后扫描前禁食 8~12 小时,扫描前 5~10 分钟肌注山莨菪碱 20mg 以减轻胃肠蠕动,饮水 800~1 000ml 适度充盈胃,以利病变检出。

4. 扫描技术与成像参数

(1)普通扫描

1)扫描序列和成像平面:采用横断面呼吸触发快速自旋回波 T_2WI 序列,若受检者呼吸不均匀,可采用单次激发快速自旋回波 T_2WI 序列;横断面屏气快速梯度回波水-脂同反相位(双回波)T_1WI 序列及三维容积快速梯度回波(如 3D-VIBE/3D-LAVA/3D-THRIVE)序列;冠状面平衡式稳态自由进动(FIESTA)序列、单次激发快速自旋回波(SSFSE)T_2WI 序列及呼吸触发快速自旋回波重 T_2WI 序列;辅以矢状面 T_1WI 或 T_2WI 序列。观察占位性病变时,增加横断面弥散加权成像(DWI)序列(b=0,500~800s/mm^2)。

2)定位方法:横断面在冠状面定位像上设置,扫描层面垂直于身体正中矢状面,在冠状面、矢状面定位像上调整扫描范围(图 14-3)。胰腺成像范围覆盖其走行区域(胃底至肾下极),胃部检查范围自贲门至胃窦,胃肠道检查范围自膈顶至盆底。在扫描层面上下方设置预饱和带,消除血流搏动伪影。

冠状面在矢状面定位像上设置,扫描层面垂直于身体正中矢状面,在定位像上调整扫描范围(图 14-4)。成像范围包括胃部或肠道所在区域。横断面可分三段/三次完成全腹扫描。

3)相位编码方向:横断面成像采用前后方向;冠状面成像采用左右方向。

(2)增强扫描

1)对比剂用量及其注射速度:采用钆对比剂,剂量为 0.1mmol/kg 体重,静脉注射速度为2.0~2.5ml/s,随后等速续以 15~20ml 生理盐水。

2)扫描序列和成像平面:胰腺增强采用横断面屏气三维容积快速梯度回波(如 3D-VIBE/3D-LAVA/3D-THRIVE)T_1WI 序列为主,辅以矢状面及冠状面 T_1WI 序列。胃肠和腹膜后增强采

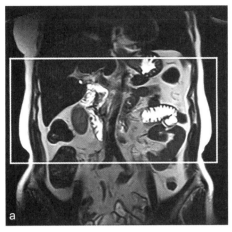
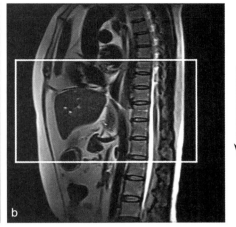

图 14-3　胰腺横断面定位
a. 冠状面 T_2WI；b. 矢状面 T_2WI（箭头方向为扫描方向）。

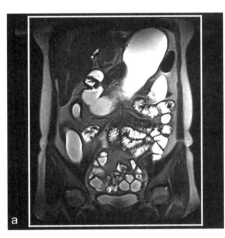
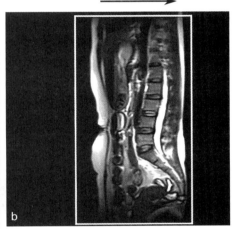

图 14-4　肠道冠状面定位
a. 冠状面 T_2WI；b. 矢状面 T_2WI（箭头方向为扫描方向）。

用冠状面屏气快速梯度回波三维容积（如 3D-VIBE/3D-LAVA/3D-THRIVE）T_1WI 序列为主，辅以矢状面及横断面 T_1WI 序列。

3）扫描时相：一般采集三期，即动脉期、静脉期及延迟期。三期分别为开始注射对比剂后 25~30 秒、80~90 秒及 180~200 秒开始扫描。

（3）胰腺、胃部、肠道 MR 成像参数：见表 14-2。

表 14-2　胰腺、胃部、肠道 MR 成像参数

脉冲序列	TR/ms	TE/ms	FA/°	ETL	矩阵	FOV/cm	层厚/间隔/mm	NEX/次	脂肪抑制
FSE-T_2WI	2 000~6 000	80~100	90	20~30	384×224	30~38	4~5/1	2~4	是
GRE-T_1WI	100~250	同/反相位	20		256×192	30~38	4~5/1	≤1	否
FIESTA	3.5~6.0	1.5~3.2	45		320×192	30~38	4~5/1	1~2	否
3D-VIBE-T_1WI	4.5	2.2	9		256×192	30~38	3~4/0	≤1	是
DWI	≥4 000	60~70	90		128×128	30~38	5~6/1	2~4	是

5. 图像质量要求

（1）胰腺扫描范围包括胃底到肾下极,覆盖其走行区域。

（2）胰腺 MRI 能清晰显示胰头、胰体、胰尾、胰腺导管、十二指肠壶腹部等结构。

（3）无严重的呼吸运动伪影、血管搏动伪影及并行采集技术伪影,影像满足诊断需求。

（4）对比剂多期动态增强扫描影像完整且时相准确。

（5）胃部成像范围自贲门至胃窦,胃肠道成像范围自胃底至盆底。

（6）胃部和肠道适度充盈,胃部和肠道黏膜皱襞、轮廓等结构清晰显示。

（7）标准胰腺多期动态增强 MRI（图 14-5）和右侧升结肠 MRI（图 14-6）。

三、MR 胰胆管成像检查技术

磁共振胰胆管成像（magnetic resonance cholangiopancreatography,MRCP）是利用磁共振水成像技术对肝内胆管、胆总管、胆囊和胰管的静态液体进行胰胆管成像,不需要使用对比剂。

1. 适应证 胆道系统病变,如肿瘤、结石、炎症等;明确肝脏、胰腺等占位性病变与胆道的关系;上消化道手术改建者;不适宜行 ERCP 检查或 ERCP 检查失败者。

2. 射频线圈 采用腹部多通道相控阵线圈/心脏相控阵线圈,婴幼儿可用头颈联合线圈/小矩形软线圈。

3. 检查体位及成像中心 受检者取仰卧位,足先进,身体左右居中,双臂上举置于头两侧,双手不交叉。成像中心对准胸骨剑突与脐连线中点。

4. 扫描技术与成像参数

（1）扫描序列和成像平面:采用冠状面 2D 单次激发厚块 MRCP,3D 呼吸触发快速自旋回波重 T_2WI 序列。

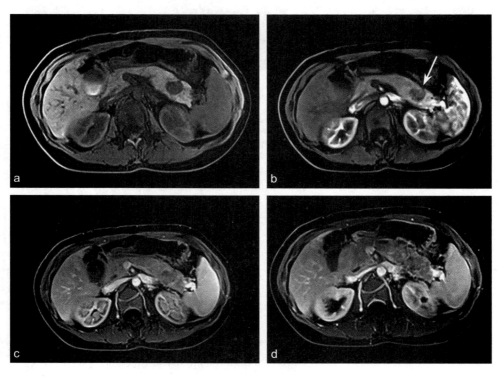

图 14-5 胰腺尾部实性假乳头状瘤多期动态增强 MRI

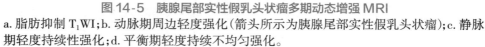
a. 脂肪抑制 T_1WI;b. 动脉期周边轻度强化(箭头所示为胰腺尾部实性假乳头状瘤);c. 静脉期轻度持续性强化;d. 平衡期轻度持续不均匀强化。

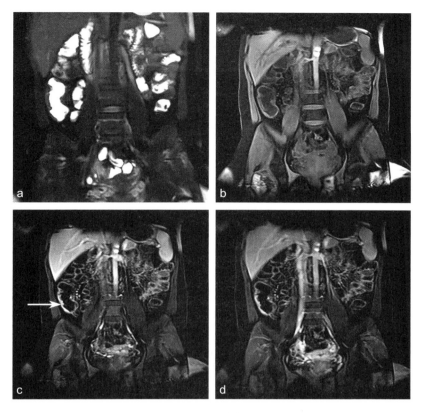

图 14-6　右侧升结肠 MRI

a.脂肪抑制 T_2WI；b.脂肪抑制 T_1WI；c.动脉期明显全层强化（箭头所指）；d.静脉期持续强化。

（2）定位方法：2D 冠状面在横断面定位像上设置，以胆总管末端为中心呈放射状定位（图 14-7a），扫描覆盖胆囊、胆总管、肝内胆管及胰管。3D 冠状面在横断面定位像上设置，扫描平面平行于胰腺走行（图 14-7b），扫描覆盖胆囊、胆总管、肝内胆管及胰管。

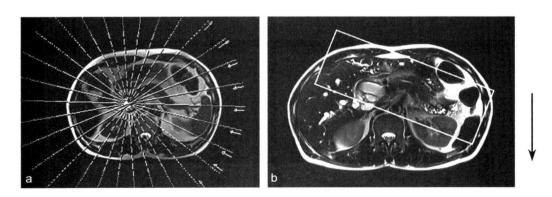

图 14-7　MRCP 定位

a. 2D 厚层 MRCP 定位；b. 3D 薄层 MRCP 定位。

（3）相位编码方向：采用左右方向。

（4）MRCP 成像参数：见表 14-3。

表 14-3 MRCP 成像参数

脉冲序列	TR/ms	TE/ms	FA/°	ETL	矩阵	FOV/cm	层厚/间隔/mm	NEX/次	脂肪抑制
2D MRCP	≥6 000	≥500	90	200	384×224	30~35	40~60/0	1	是
3D MRCP	3 000~6 000	300~600	90	180	384×224	30~35	1~2/0	2~4	是

5. 图像质量要求

（1）扫描范围完整覆盖胰胆管系统或覆盖感兴趣区胰胆管。

（2）胆道系统及胰腺解剖结构清晰显示,显示二级以上肝内胆管、肝外胆管、胆总管、胰管、胰头、十二指肠等细微结构。

（3）无严重的呼吸运动伪影、血管搏动伪影及并行采集技术伪影,满足影像诊断需求。

（4）图像后处理:3D MRCP 经 MIP 处理,裁剪与胆道重叠的组织,如胃肠、椎管及肾盂等,并多角度旋转,充分暴露显示胰胆管(图 14-8)。

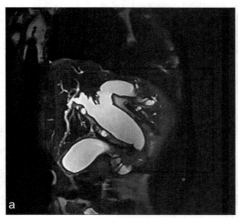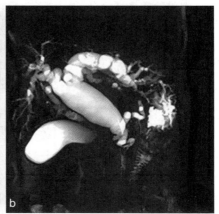

图 14-8　胆总管扩张 MRCP

a. 2D 厚层 MRCP;b. 3D 薄层 MRCP 的 MIP。

四、肾脏、肾上腺 MRI 检查技术

1. 适应证　肾实质、肾上腺占位性病变;肾脏血管性病变,如肾癌侵犯周围血管、血管内癌栓形成;碘对比剂过敏不适宜做 CT 增强扫描者。

2. 射频线圈　采用腹部多通道相控阵线圈或心脏相控阵线圈。

3. 体位及成像中心　受检者取仰卧位,足先进,身体左右居中,双臂上举置于头两侧,双手不交叉。成像中心对准剑突与脐连线中点,并与线圈中心重合。

4. 扫描技术与成像参数

（1）普通扫描

1）扫描序列和成像平面:采用横断面呼吸触发快速自旋回波（FSE）T_2WI 序列、屏气快速梯度回波水-脂同反相位(双回波)T_1WI 序列、屏气快速梯度回波脂肪抑制 T_1WI 序列,冠状面呼吸触发快速自旋回波 T_2WI 序列。观察占位性病变时,增加横断面弥散加权成像（DWI）序列（b=0,600~800s/mm²);对于呼吸不规则受检者,增加横断面屏气单次激发快速自旋回波、平衡式稳态自由进动（FIESTA）序列或快速自旋回波 T_2WI 序列;对于不能屏气的受检者,可以采用自由呼吸下呼吸触发技术进行横断面同反相位 T_1WI。低场 MRI 设备由于性能受限,可采用自旋回波 T_1WI 序列。

2）定位方法：横断面在冠状面定位像上设置（图14-9），扫描层面垂直于身体正中矢状面，在定位像上调整扫描范围，肾脏扫描范围覆盖两侧肾上极至肾下极和肾脏前后缘，肾上腺扫描范围从胃底上缘至肾门水平。在扫描层面上下方设置预饱和带，消除血流搏动伪影。

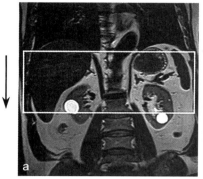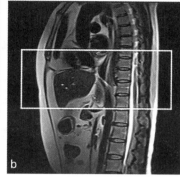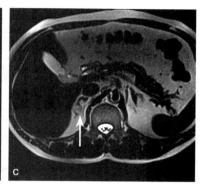

图14-9　肾上腺横断面定位

a. 冠状面 T_2WI（箭头方向为扫描方向）；b. 矢状面 T_2WI；c. 右侧肾上腺腺瘤横断面 T_2WI。

3）相位编码方向：横断面成像采用前后方向；冠状面成像采用左右方向。

（2）增强扫描

1）对比剂用量及注射速度、扫描序列和成像平面：同肝胆脾 MRI。

2）扫描时相：常规需完成肾皮质期、肾髓质期、肾盂期三期扫描。成人正常循环状态下，动脉期（肾皮质期）、肾髓质期及延迟期（肾盂期）分别为：开始注射对比剂后20~25秒、90~120秒、300~400秒。低场 MRI 不具备快速成像及三维成像功能的，可行普通增强扫描。

（3）肾脏、肾上腺 MR 成像参数：见表14-4。

表14-4　肾脏、肾上腺 MR 成像参数

脉冲序列	TR/ms	TE/ms	FA/°	ETL	矩阵	FOV/cm	层厚/间隔/mm	NEX/次	脂肪抑制
FSE-T_2WI	2 000~6 000	90~120	90	20~30	384×224	30~38	3~5/1	2~4	是
GRE-T_1WI	100~250	同/反相位	20		320×192	30~38	3~5/1	≤1	否
FIESTA	3.5~6.0	1.5~3.2	45		320×192	30~38	3~5/1	1~2	否
3D-VIBE-T_1WI	4.5	2.2	9		320×192	30~38	2~4/0	≤1	是
DWI	≥4 000	70~90	90		128×128	30~38	3~5/1	2~4	是

5. 图像质量要求

（1）肾脏扫描范围覆盖两侧肾上极至肾下极和肾脏前后缘；肾上腺扫描范围从胃底上缘至肾门水平。

（2）肾上腺、肾皮质、肾髓质、肾盂、肾盏等解剖结构应清晰显示（图14-10）。

（3）无严重的呼吸运动伪影、血管搏动伪影及并行采集技术伪影，影像满足诊断需求。

（4）对比剂多期动态增强扫描影像完整且时相准确（图14-11）。

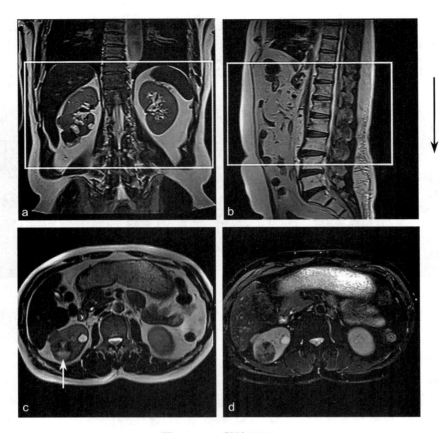

图 14-10　肾脏 MRI

a. 冠状面 T_2WI；b. 矢状面 T_2WI（箭头方向为扫描方向）；c. 横断面 T_2WI（箭头所指高信号影）；d. 脂肪抑制 T_2WI（信号降低）。

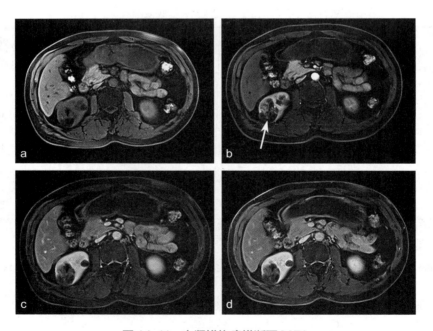

图 14-11　右肾错构瘤横断面 MRI

a. 脂肪抑制 T_1WI；b. 肾皮质期不规则强化（箭头所示为右肾错构瘤）；c. 肾髓质期不规则强化逐渐消退；d. 肾盂期不规则强化逐渐消退。

五、MR 尿路成像检查技术

磁共振尿路成像（magnetic resonance urography，MRU）是利用磁共振水成像技术对肾盂、输尿管和膀胱的尿液进行尿路成像，不需要使用对比剂。

1. 适应证　静脉肾盂造影（IVP）或逆行肾盂造影的适应证均可行 MRU 检查。腹膜后占位病变累及输尿管及肾功能损害的受检者，MRU 效果明显优于 IVP。

2. 射频线圈　采用腹部多通道相控阵线圈或心脏相控阵线圈。

3. 检查体位及成像中心　受检者取仰卧位，足先进，身体左右居中，双臂上举置于头两侧，双手不交叉。成像中心对准肚脐，并与线圈中心重合。

4. 扫描技术与成像参数

（1）扫描序列和成像平面：采用横断面呼吸触发快速自旋回波（FSE）脂肪抑制 T₂WI 序列，屏气斜冠状面单次激发厚层块 MRU 序列和 3D 斜冠状面薄层 MRU 序列。

（2）定位方法：2D 斜冠状面在矢状面定位像上设置（图 14-12a），3D 薄层 MRU 在冠状面定位像上设置（图 14-12b）；扫描范围上缘包括肾脏，下缘包括膀胱。怀疑先天性畸形或异位输尿管开口者应包括整个膀胱及尿道。

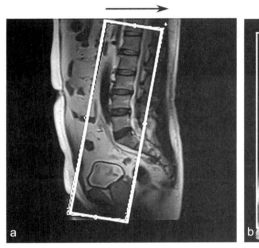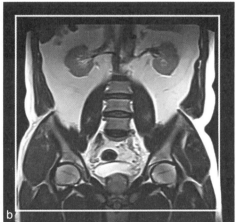

图 14-12　MRU 定位
a. 2D 厚层 MRU 定位；b. 3D 薄层 MRU 定位。

（3）相位编码方向：横断面成像采用前后方向；冠状面成像采用左右方向。

（4）尿路 MRU 成像参数：见表 14-5。

表 14-5　尿路 MRU 成像参数

脉冲序列	TR/ms	TE/ms	FA/°	ETL	矩阵	FOV/cm	层厚/间隔/mm	NEX/次	脂肪抑制
FSE-T₂WI	≥3 000	100~120	90	20~30	384×224	36~38	5~6/2	2~4	是
2D MRU	≥6 000	≥600	90	200	448×224	38~42	40~60/0	≤1	是
3D MRU	≥6 000	≥600	90	180	448×256	38~42	1~3/0	2~4	是

5. 图像质量要求

（1）扫描范围完整覆盖输尿管系统。

（2）清晰显示双侧肾盂、肾盏、输尿管、膀胱及上部尿道等解剖结构。输尿管梗阻时,应包含梗阻下段。

（3）无严重的呼吸运动伪影、血管搏动伪影及并行采集技术伪影,影像满足诊断需求。

（4）3D MRU 经 MIP 处理,裁剪与尿道重叠的组织如胃肠、椎管等,并多角度旋转,充分显示输尿管和膀胱（图 14-13）。

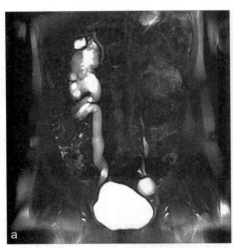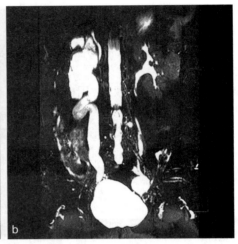

图 14-13　右侧输尿管扩张 MRU
a. 2D 厚层 MRU（箭头方向为扫描方向）;b. 3D 薄层 MRU 的 MIP。

六、腹部 MRA 检查技术

1. **适应证**　主要应用于腹主动脉、腹腔动脉、肾动脉及门脉系统等血管性病变的检查。

2. **射频线圈**　采用腹部多通道相控阵线圈或心脏相控阵线圈。

3. **检查体位及成像中心**　受检者取仰卧位,足先进,身体左右居中,双臂上举置于头两侧,双手不交叉。成像中心对准靶血管中心,并与线圈中心重合。

4. **扫描技术与成像参数**

（1）扫描序列和成像平面:采用冠状面三维超快速梯度回波（3D-CE-MRA）序列进行对比剂增强 MRA,辅助横断面非对比剂增强 MRA（IFIR-MRA）。非对比剂增强扫描 MRA 目前一般在高场高性能 MRI 设备上应用反转恢复流入增强（inflow inversion recovery,IFIR）序列或真实稳态进动快速成像（true fast imaging with steady-state precession,True FISP）序列实现。

（2）定位方法:冠状面在矢状面定位像上设置,扫描层面垂直于身体正中矢状面,并平行于腹部大血管,扫描范围包括腹主动脉及其分支、门静脉、肾动脉。横断面在矢状面和冠状面定位像上设置,扫描层面垂直于身体正中矢状面,扫描范围包括肝脏、肾脏、腹主动脉及其分支。

（3）相位编码方向:冠状面成像采用左右方向;横断面成像采用前后方向。

（4）对比剂增强 MRA。

1）对比剂用量及注射速度:采用钆对比剂,剂量为 0.1~0.2mmol/kg 体重,静脉注射速度为 2.0~2.5ml/s,随后等速续以 15~20ml 生理盐水。

2）扫描序列和成像平面:采用冠状面 3D-CE-MRA 序列。

3）扫描时相:一般注药前先扫描蒙片,注药后采集三期,即动脉期、门脉期及静脉期。延迟时间的确定,有经验估计法、团注测试法、自动触发法、MR 透视法等。常规使用 MR 透视法,即在注射对比剂后,同时开启透视序列对靶血管进行监测,当观察对比剂到达靶血管时,立即嘱受检者屏气并启动扫描序列。

（5）腹部 MRA 成像参数：见表 14-6。

表 14-6　腹部 MRA 成像参数

脉冲序列	TR/ms	TE/ms	FA/°	TI/ms	矩阵	FOV/cm	层厚/间隔/mm	NEX/次	脂肪抑制
3D-CE-MRA	≤5	≤2	25	—	384×224	40~45	1~2/0	≤1	是
True FISR	4.8	2.1	50	1 400	256×256	32~34	2/0	≤1	是

5. 图像质量要求

（1）3D-CE-MRA 扫描范围覆盖腹主动脉、腹腔动脉、肾动脉及门脉系统等血管区域。非对比剂增强 MRA 应显示靶区域局部血管影像。

（2）3D-CE-MRA 清晰显示腹部大血管及其分支血管，包括腹主动脉、腹腔动脉、肝动脉、肾动脉、门脉系统以及腹部静脉系统血管等解剖结构。

（3）无严重的呼吸运动伪影、血管搏动伪影及并行采集技术伪影，影像满足诊断需求。

（4）图像后处理：原始图像送工作站减影，经 MIP 处理，得到腹部血管影像（图 14-14）。

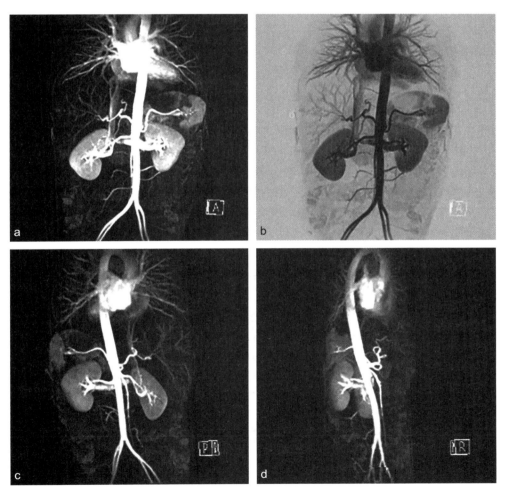

图 14-14　3D-CE-MRA

a. 腹部主动脉冠状位；b. 腹部主动脉黑白翻转冠状位；c、d. 腹部主动脉不同角度旋转。

七、图像质量控制

(一)影像质量符合要求

1. 腹部 MR 图像质量 ①各序列横断面、冠状面及矢状面图像窗技术适当,影像对比度良好;②腹部脏器及其邻近组织结构能清晰辨认;③增强 MRI 检查影像完整且时相准确;④无明显伪影,脂肪抑制图像背景均匀。

2. 满足影像诊断要求 ①腹部脏器及其周围组织对比良好,图像质量高。②能够清晰显示肝、胆、脾、胰等脏器,以及动静脉血管、肝门、胆囊、胰胆管等的解剖结构。③胃、小肠、结肠与周围结构对比明显,可评估胃、小肠、结肠的肠壁厚度、管腔大小及异常改变。④肾上腺、肾脏、输尿管及膀胱走行区域解剖结构及周围组织对比良好。⑤MRCP 能多角度清晰显示二级以上肝内胆管、肝外胆管、胆总管、胰管、胰头、十二指肠等细微结构;MRU 多角度清晰显示:双肾、输尿管、膀胱或靶区清晰显示细微结构的形态。⑥腹部 MRA 清晰显示主动脉及其主要分支的形态、结构。

(二)检查前特殊准备与体位设计

1. 检查前充分准备与沟通 对受检者进行规律呼吸和屏气训练是腹部 MRI 成功的关键。除一般禁食、禁水准备外,胃肠道扫描前 5~10 分钟肌注山莨菪碱 20mg(严重心脏病、青光眼、前列腺肥大、肠梗阻患者禁用),检查前 1 小时分次饮水 2 000ml,以充盈整个胃肠道;MRU 扫描前尽量保持膀胱充盈。

2. 严格的体位设计 除了标准的腹部正位外,应根据检查部位的不同,准确设置成像中心,确保目标部位位于磁场中心。

(三)质量控制要点

1. 规范选择扫描序列及扫描平面 ①腹部 MRI 首选横断面呼吸触发快速自旋回波(FSE)脂肪抑制 T_2WI 序列、屏气快速梯度回波水-脂同反相位(双回波)T_1WI 序列。对于呼吸不规则受检者,增加横断面屏气单次激发快速自旋回波或快速自旋回波 T_2WI 序列;对于不能屏气的受检者,采用呼吸触发技术行横断面同反相位 T_1WI,采用翻转准备的超快速梯度回波脂肪抑制 T_1WI 序列进行动态增强。②胃肠道和 3D-CE-MRA 推荐冠状面动态增强。③MRCP 覆盖胆囊、胆总管、肝内胆管及胰管。

2. 合理设置扫描参数 设置扫描参数时,既要根据受检者具体情况进行个性化设置,更要注意各参数之间的匹配关系,如:①腹部横断面扫描时,应结合受检者实际体径大小,合理设置 FOV;②胆道扩张或有胆囊、胆道结石时,应增加水成像序列,使胆总管和胰胆管充分显示为高信号影像。

3. 选择合适的动态增强时相 腹部脏器增强扫描时相的掌握是关键,成人正常循环状态下,肝脏动脉期、门脉期及延迟期为开始注射对比剂后 23~25 秒、50~70 秒、3~5 分钟。对于占位性病变,推荐采用多动脉期(如动脉早期及动脉晚期)扫描,以提高肝脏病变的诊断准确性。

4. 伪影的控制和消除 腹部 MRI 伪影主要为由受检者的呼吸运动、血管搏动伪影和操作不当造成的并行采集伪影。应严格检查步骤,合理设置成像参数等,有效减少腹部 MRI 伪影。

5. 标准的图像后处理 包括 MRCP 和 MRU 的 MIP,3D 序列的 MPR 和 3D-CE-MRA 各期图像的减影及 MIP。

(赵应满 周学军 孙静)

第二节 盆腔 MRI 检查技术

一、膀胱 MRI 检查技术

1. 适应证 ①膀胱炎性病变,如慢性膀胱炎、腺性膀胱炎、膀胱结核等;②膀胱肿瘤性病变,如膀胱癌、膀胱乳头状瘤、膀胱腺瘤等；③神经源性膀胱、膀胱结石、膀胱出血等以及精囊腺相关疾病。

2. 射频线圈　采用腹部多通道相控阵线圈或心脏专用相控阵线圈。

3. 检查体位及成像中心　受检者取仰卧位，足先进，身体左右居中，双臂上举置于头两侧，双手不交叉。成像中心对准耻骨联合上缘上2cm，并与线圈中心重合。

4. 扫描技术与成像参数

（1）普通扫描

1）扫描序列和成像平面：采用横断面、冠状面、矢状面快速自旋回波 T_2WI 序列；横断面和冠状面或矢状面脂肪抑制 T_2WI 序列；横断面三维容积快速梯度回波脂肪抑制 T_1WI 序列。观察占位性病变时，增加横断面 DWI 序列，b 值取 0，1 000~1 500s/mm²。

2）定位方法：横断面在冠状面和矢状面定位像上设置，扫描层面垂直于盆腔正中矢状面，扫描范围自膀胱上缘至下缘，扫描层面上下方添加预饱和带，消除血流搏动伪影；冠状面在横断面和矢状面定位像上设置，扫描层面垂直于盆腔正中矢状面，扫描范围包括膀胱前后缘；矢状面在横断面和冠状面定位像上设置，扫描层面平行于盆腔正中矢状面，扫描范围包全膀胱及邻近结构（图 14-15）。

3）相位编码方向：横断面和冠状面成像采用左右方向；矢状面成像采用头足方向。

（2）增强扫描

1）对比剂用量及注射速度：采用钆对比剂，剂量为 0.1mmol/kg 体重，静脉注射速度为 2.0~2.5ml/s，

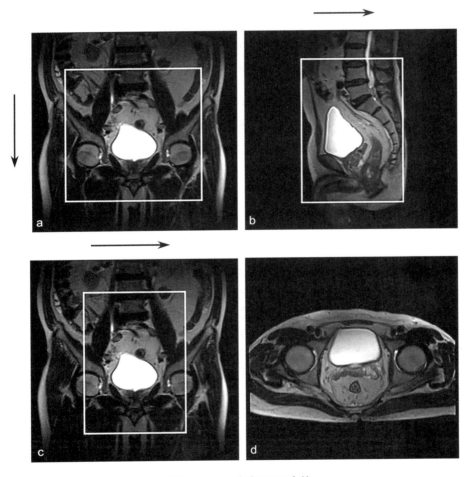

图 14-15　膀胱 MRI 定位

a. 横断面定位；b. 冠状面定位；c. 矢状面定位（箭头方向为扫描方向）；d. 横断面 T_2WI。

随后等速续以 15~20ml 生理盐水。

2）扫描序列和成像平面：采用横断面三维容积快速梯度回波（如 3D-VIBE/3D-LAVA/3D-THRIVE）T$_1$WI 序列，辅以冠状面，必要时可增加矢状面 T$_1$WI 序列。

3）扫描时相：至少采集三期，即动脉期、静脉期及延迟期。三期分别在开始注射对比剂后 30~35 秒、静脉期 80~90 秒及延迟期 300~400 秒开始扫描。

（3）膀胱 MR 成像参数：见表 14-7。

表 14-7　膀胱 MR 成像参数

脉冲序列	TR/ms	TE/ms	FA/°	ETL	矩阵	FOV/cm	层厚/间隔/mm	NEX/次	脂肪抑制
FSE-T$_2$WI	≥3 000	80~120	90	25~30	256×224	16~24	3~5/0.5	2~4	是/否
FSE-T$_1$WI	300~600	8~15	90	3~5	256×224	24~36	5~6/1.0	≤1	否
3D-VIBE-T$_1$WI	4	1.4	9		320×256	24~36	2~3/0	≤1	是
GRE-T$_1$WI	100~250	2~5	20		256×224	24~36	3~4/0.5	≤1	是
DWI[①]	≥5 000	60~80	90		128×96	30~36	4~5/1.0	2~4	是

注：①b 值取 0，1 200~1 500s/mm^2。

5. 图像质量要求

（1）扫描范围覆盖膀胱所在区域。

（2）膀胱适度充盈，可清晰显示膀胱黏膜皱襞、轮廓等解剖结构。

（3）无严重运动伪影、血管搏动伪影及并行采集伪影，影像满足诊断要求。

（4）对比剂多期动态增强扫描影像完整且时相准确。

二、前列腺 MRI 检查技术

1. 适应证　①前列腺炎；②良性前列腺增生；③前列腺癌；④前列腺结核；⑤前列腺肉瘤等。

2. 射频线圈　采用腹部多通道相控阵线圈或心脏相控阵线圈。

3. 检查体位及成像中心　体位同膀胱 MRI。成像中心对准耻骨联合，并与线圈中心重合。

4. 扫描技术与成像参数

（1）普通扫描

1）扫描序列和成像平面：采用横断面、冠状面及矢状面小视野、高分辨力快速自旋回波 T$_2$WI 序列，横断面和冠状面或矢状面脂肪抑制 T$_2$WI 序列，盆腔大范围横断面快速自旋回波 T$_1$WI 序列，横断面三维容积快速梯度回波 T$_1$WI 序列，横断面 DWI 序列。

2）定位方法：横断面在矢状面定位像上设置，扫描层面垂直于前列腺长轴，扫描范围从精囊腺上缘至耻骨联合下方；冠状面在矢状面定位像上设置，扫描层面平行于前列腺长轴，覆盖前列腺前后范围；矢状面在三维定位像上设置，扫描层面平行于前列腺正中矢状面，覆盖前列腺左右范围；在冠状面和/或矢状面定位像上，扫描层面上下方添加预饱和带，消除血流搏动伪影（图 14-16），并添加局部匀场。横断面 T$_1$WI 采用大范围扫描，应包括整个盆腔结构，以观察有无转移。

3）相位编码方向：横断面和冠状面成像采用左右方向，矢状面成像采用头足方向。

（2）增强扫描

1）对比剂用量及其注射速度：采用钆对比剂，剂量为 0.1mmol/kg 体重，静脉注射速度为 2.0~2.5ml/s，随后等速续以 15~20ml 生理盐水。

2）扫描序列和成像平面：采用横断面三维容积快速梯度回波（如 3D-VIBE/3D-LAVA/3D-THRIVE）脂肪抑制 T$_1$WI 序列；辅以矢状面和/或冠状面脂肪抑制 T$_1$WI 序列。

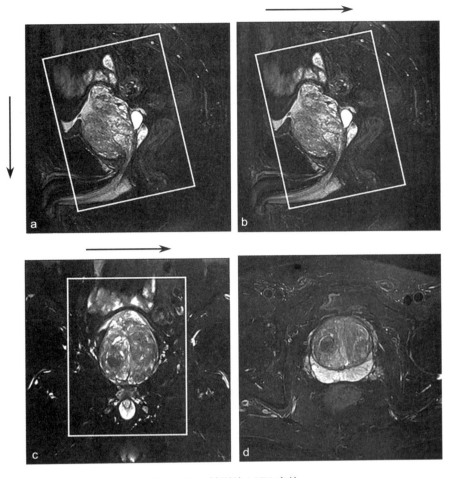

图 14-16　前列腺 MRI 定位
a. 横断面定位；b. 冠状面定位；c. 矢状面定位（箭头方向为扫描方向）；d. 横断面脂肪抑制 T₂WI。

3）扫描时相：至少采集三期，即动脉期、静脉期及延迟期，分别在开始注入对比剂后 30~35 秒、80~90 秒及 300~400 秒启动扫描。动态增强也可采用灌注（DCE）扫描序列，每期≤10 秒，25 期以上，整个动态扫描时长≥5 分钟。多期动态增强扫描可获得组织血流灌注信息。

（3）前列腺波谱成像

1）扫描序列和成像平面：选择多体素 ¹H-MRS，常采用点分辨波谱（point resolved spectroscopy，PRESS）序列行前列腺 3D MRS 检查。

2）定位方法：一般先做矢状面、冠状面及横断面脂肪抑制高分辨力 T₂WI 序列，在此三个方向图像上精确设置 3D MRSI 采集区。3D 矩形感兴趣区平面内的范围和上下界应尽量包括全部前列腺组织，且尽可能避开周围脂肪组织和直肠内气体。在横断面和矢状面的感兴趣区周围边缘各个方向逐一添加饱和带（共有 8 条饱和带）以消除周围脂肪组织、耻骨和直肠内气体等的影响。采集 MRS 数据前，先进行常规自动预扫描（包括自动匀场和抑水），后进行 MRS 数据采集。

3）数据分析：MRS 采集完成后，先对谱线进行质量评估；再使用工作站的 MRS 专用软件对扫描数据进行自动后处理，频率、相位和基线校准后，计算出总胆碱（choline，Cho）、肌酸（creatine，Cre）和枸橼酸盐（citrate，Cit）等代谢物共振峰的面积和相关代谢物共振峰值面积的比率。前列腺 MRS 数据分析有定性和半定量两个结果。比较谱线中 Cit 峰与（Cho+Cre）峰的高低和计算 Cit 峰与（Cho+Cre）峰的峰下面积的比值是常用评价方法。

（4）前列腺 MR 成像参数：见表 14-8。

表 14-8 前列腺 MR 成像参数

脉冲序列	TR/ms	TE/ms	FA/°	ETL	矩阵	FOV/cm	层厚/间隔（mm）	NEX/次	脂肪抑制
FSE-T$_2$WI	≥3 000	80~120	90	25~30	384×224	16~24	3~4/0.5	2~4	是/否
FSE-T$_1$WI	300~600	8~15	90	3~5	256×224	24~32	4~5/1.0	2~4	否
DWI[①]	4 000~6 000	80~120		110	160×128	24~32	3~4/0.5	2~6	是
^{1}H-MRS	940	145	90		16×16	7~9	40~60	4	
3D-VIBE-T$_1$WI	4	1.4	9		320×256	24~32	2~3/0	≤1	是
GRE-T$_1$WI	100~250	2~5	20		256×192	24~30	3~4/0.5	≤1	是

注:①b 值取 0,1 000~1 500s/mm^2。

5. 图像质量要求

（1）扫描范围覆盖前列腺所在区域。

（2）前列腺中央区、外周带等解剖结构应清晰显示。

（3）无严重运动伪影、血管搏动伪影及并行采集伪影,影像满足诊断需求。

（4）对比剂多期动态增强扫描影像完整且时相准确（图 14-17）。

（5）使用高场 MRI 设备进行小视野高清弥散成像（如 ZOOMit/FOCUS/izoom DWI），获得前列腺横断面高分辨力、高信噪比的 DWI（图 14-18）。

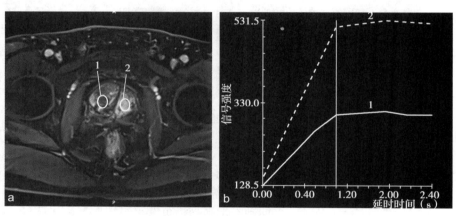

图 14-17 前列腺增生多期动态增强 MRI

a. 横断面脂肪抑制多期动态增强；T$_1$WI；b. 右侧增生结节（图中 1）和左侧正常腺体（图中 2）多期动态增强曲线。

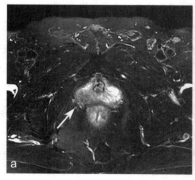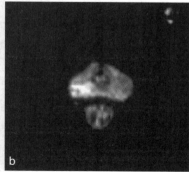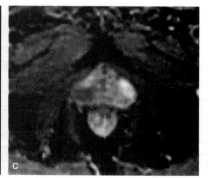

图 14-18 前列腺右侧外周带结节 DWI

a. 脂肪抑制 T$_2$WI（箭头所指低信号）；b. DWI（稍高信号）；c. ADC 图（低信号）。

三、子宫附件 MRI 检查技术

1. 适应证　①卵巢病变，如子宫内膜异位性囊肿、单纯性卵巢囊肿、浆液性及黏液性囊肿、恶性卵巢肿瘤；②子宫病变，如子宫肌瘤、子宫内膜癌、子宫颈癌。

2. 射频线圈　采用腹部多通道相控阵线圈或心脏相控阵线圈。

3. 检查体位及成像中心　检查体位同膀胱 MRI。成像中心对准耻骨联合上缘，并与线圈中心重合。

4. 扫描技术与成像参数

（1）普通扫描

1）扫描序列和成像平面：采用横断面、矢状面及冠状面小视野、高分辨力快速自旋回波 T_2WI 序列，横断面和冠状面或矢状面脂肪抑制 T_2WI 序列，盆腔大范围横断面快速自旋回波 T_1WI 序列，横断面三维容积快速梯度回波 T_1WI 序列，横断面 DWI 序列。

2）定位方法：横断面在矢状面和冠状面定位像上设置，扫描基线垂直于子宫长轴，扫描范围覆盖子宫及附件区域；冠状面在矢状面和横断面定位像上设置，扫描基线平行于子宫长轴，成像范围包括整个子宫前后缘；矢状面在横断面和冠状面定位像上设置，扫描基线平行于子宫正中矢状面，扫描方向自右向左，上下范围包全子宫及阴道全长，左右范围可只扫描子宫区域（图 14-19）。扫描层面上下方添加预饱和带，消除血流搏动伪影。对于宫颈、阴道病变，横断面、矢状面及冠状面的定位分别以宫颈管、阴道长轴为依据，如宫颈横断面需垂直于宫颈管长轴。

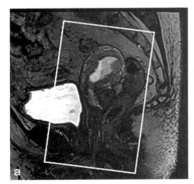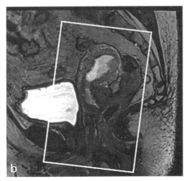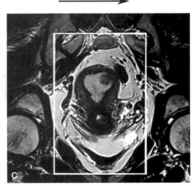

图 14-19　子宫 MRI 定位
a. 横断面定位；b. 冠状面定位；c. 矢状面定位（箭头方向为扫描方向）。

3）相位编码方向：横断面和冠状面成像采用左右方向；矢状面成像采用头足方向。

（2）增强扫描

1）对比剂用量及其注射速度：采用钆对比剂，剂量为 0.1mmol/kg 体重，静脉注射速度为 2.0~2.5ml/s，随后等速续以 15~20ml 生理盐水。

2）扫描序列和成像平面：采用横断面或矢状面三维容积快速梯度回波脂肪抑制（如 3D-VIBE/3D-LAVA/3D-THRIVE）T_1WI 序列。

3）扫描时相：至少采集三期，即动脉期、静脉期及延迟期，三期分别在开始注入对比剂后 30~35 秒、80~90 秒及 300~400 秒启动扫描。动态增强可采用灌注（DCE）扫描序列，每期控制在 10 秒以内，25 期以上，整个动态扫描时长≥5 分钟；多期动态扫描可获取子宫组织血流灌注信息。

（3）子宫附件 MR 成像参数：见表 14-9。

表 14-9　子宫附件 MR 成像参数

脉冲序列	TR/ms	TE/ms	FA/°	ETL	矩阵	FOV/cm	层厚/间隔/mm	NEX/次	脂肪抑制
FSE-T$_2$WI	≥3 000	80~120	90	25~30	384×224	16~24	3~4/0.5	2~4	是/否
FSE-T$_1$WI	400~600	8~15	90	3~5	256×224	24~30	4~5/0.5	2~4	否
3D-VIBE-T$_1$WI	4	1.4	9	—	320×256	24~30	2~3/0	≤1	是
GRE-T$_1$WI	100~250	2~5	20	—	256×224	24~30	3~4/0.5	≤1	是
DWI[①]	≥4 000	70~90		—	160×128	24~30	3~4/0.5	4~6	是

注:①b 值取 0,800~1 000s/mm²。

5. 图像质量要求

（1）扫描范围覆盖子宫附件所在区域。

（2）高分辨力 T$_2$WI 能清晰显示子宫、直肠、膀胱等解剖结构,是明确肿瘤与邻近器官比邻关系的影像学依据（图 14-20）。

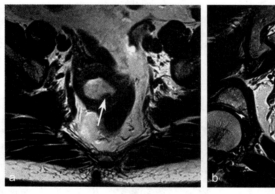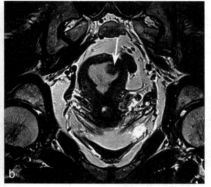

图 14-20　子宫底左后壁内膜癌 MRI（箭头所指）
a. 横断面 T$_2$WI;b. 冠状面 T$_2$WI。

（3）无严重运动伪影、血管搏动伪影及并行采集伪影,影像满足诊断需求。

（4）对比剂多期动态增强影像完整且时相准确。

四、直肠及盆底肌肉 MRI 检查技术

1. 适应证　直肠占位性病变及肛瘘,盆底肌肉撕裂,盆底器官脱垂,排便功能障碍等。

2. 射频线圈　采用腹部多通道相控阵线圈或心脏相控阵线圈。

3. 检查体位及成像中心　检查体位同膀胱 MRI。成像中心对准肚脐与耻骨联合连线中点,并与线圈中心重合。

4. 扫描技术与成像参数

（1）普通扫描

1）扫描序列和成像平面:采用横断面、矢状面及冠状面小视野、高分辨力快速自旋回波 T$_2$WI 序列;横断面和冠状面或矢状面脂肪抑制 T$_2$WI 序列;盆腔大范围横断面快速自旋回波 T$_1$WI 序列;横断面三维容积快速梯度回波 T$_1$WI 序列,横断面 DWI 序列。

2）定位方法:横断面、冠状面在矢状面定位像上设置,矢状面在冠状面定位像上设置（图 14-21),

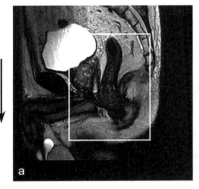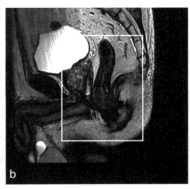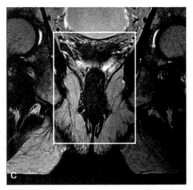

图 14-21　低位直肠癌高分辨力 T_2WI 定位

a. 横断面定位；b. 冠状面定位；c. 矢状面定位（箭头方向为扫描方向）。

横断面垂直于病变段直肠的长轴，冠状面平行于病变段直肠的长轴，矢状面平行于病变段直肠的长轴，在定位像上调整扫描范围，包括直肠或病灶所在区域。

3）相位编码方向：横断面及冠状面成像采用左右方向；矢状面成像采用头足方向。

（2）增强扫描

1）对比剂用量及其注射速度：采用钆对比剂，剂量为 0.1mmol/kg 体重，静脉注射速度为 2.0~2.5ml/s，随后等速续以 15~20ml 生理盐水。

2）扫描序列和成像平面：采用横断面三维容积快速梯度回波脂肪抑制（如 3D-VIBE/3D-LAVA/3D-THRIVE）T_1WI 序列为主，辅以矢状面、冠状面脂肪抑制 T_1WI 序列。

3）扫描时相：至少采集三期，即动脉期、静脉期及延迟期。三期分别在开始注入对比剂后 30~35 秒、80~90 秒及 300~400 秒启动扫描。动态增强可采用灌注（DCE）扫描序列，每期控制在 10 秒以内，25 期以上，整个动态扫描时长 ≥5 分钟；多期动态扫描可获取组织血流灌注信息。

（3）盆底器官脱垂或排便功能障碍的动态电影扫描：采用盆底正中矢状面超快速半傅立叶采集单次激发快速自旋回波成像（half-Fourier acquisition single-shot turbo spin echo imaging，HASTE）序列或单次激发快速自旋回波（SSFSE）序列进行不同期相扫描。分别采集静息期、最大收缩期和最大拉紧期（受检者做瓦氏动作，即深吸气后屏气，腹壁用力做呼气动作至可忍受的最大腹压状态）的盆底肌肉图像。检查技师在每个分开的序列开始之前给出指令，受检者接到指令后做瓦氏动作至少 10 秒，重复该过程以获得最理想的收缩、拉紧效果。

（4）直肠及盆底肌肉 MR 成像参数：见表 14-10。

表 14-10　直肠及盆底肌肉 MR 成像参数

脉冲序列	TR/ms	TE/ms	FA/°	ETL	矩阵	FOV/cm	层厚/间隔/mm	NEX/次	脂肪抑制
FSE-T_2WI	≥3 000	80~120	90	25~30	384×224	16~20	3~4/0.5	2~4	是/否
FSE-T_1WI	400~600	8~15	90	3~5	256×224	16~20	4~5/1	2~4	否
3D-VIBE-T_1WI	4	1.4	9		320×256	24~30	2~3/0	≤1	是
GRE-T_1WI	100~250	2~5	20		256×192	24~30	3~4/0.5	≤1	是
HASTE	1 400~2 000	100~200	160	200	320×288	30~38	8~10/2	1	否

5. 图像质量要求

（1）扫描范围覆盖直肠与膀胱所在区域。

（2）高分辨力 T_2WI 能清晰显示直肠、肛门、盆底肌肉等解剖结构,是明确肿瘤病变精准分期的影像学依据(图 14-22)。

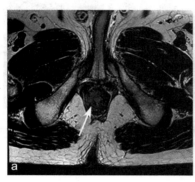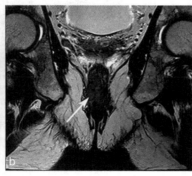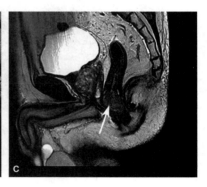

图 14-22　低位直肠癌(箭头所指)高分辨力 T_2WI
a. 横断面;b. 冠状面;c. 矢状面。

（3）无严重运动伪影、血管搏动伪影及并行采集伪影,影像满足诊断需求。

（4）对比剂多期动态增强扫描影像完整且时相准确。

五、胎儿 MRI 检查技术

1. 适应证　评价胎儿正常解剖,先天性发育疾病及发育变异等。孕妇胎儿磁共振成像非系统性筛查,应在超声提示异常且不能确诊时作为补充检查。一般建议 20 孕周及以后进行该检查。

2. 射频线圈　采用大视野相控阵线圈或两个腹部相控阵线圈。

3. 检查体位及成像中心　孕妇检查一般平卧或左侧卧位,可以足先进方式减少幽闭恐惧症的发生。成像中心对准线圈中心或胎儿感兴趣区,必要时做二次定位。

4. 扫描技术与成像参数

（1）扫描序列和成像平面:胎儿扫描序列应以快速成像序列或超快成像序列为主,常用 HASTE/SSFSE/TSE-SSH 序列或 True FISP/FIESTA/B-TFE 序列,辅以 T_1WI、DWI、SWI 序列等;采用单层采集模式,扫描范围除了针对胎儿某个部位之外,应该尽可能包括孕妇子宫的冠状面或矢状面 T_2WI 序列,用于判断胎儿的体位,以及评估子宫和胎盘的潜在风险。一般要求获得 HASTE 或 True FISP 序列感兴趣区的 3 个相互垂直的解剖学平面,即横断面、冠状面和矢状面,而 T_1WI 序列至少应包含其中一个解剖学平面。对胎儿不建议应用增强检查。

（2）定位方法:由于胎儿运动的不确定性,定位时一定要三平面实时定位,随时调整扫描定位(图 14-23);定位中心对胎儿感兴趣区,必要时做二次定位。

（3）相位编码方向:横断面及矢状面成像采用前后方向,冠状面成像采用左右方向。

（4）胎儿 MR 成像参数:见表 14-11。

表 14-11　胎儿 MR 成像参数

脉冲序列	TR/ms	TE/ms	FA/°	ETL	矩阵	FOV/cm	层厚/间隔/mm	NEX/次	脂肪抑制
HASTE-T_2WI	≥1 000	80~120	160	168~224	256×192	36~48	3~5/0.5	1~2	否
True FISP	3.5~6.0	1.5~3.2	60	—	256×192	36~48	3~5/0.5	1~2	否
3D-VIBE-T_1WI	3.32	1.14	9	—	320×256	36~48	3~5/0	1~2	否

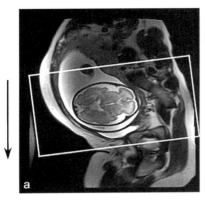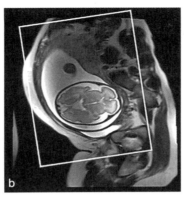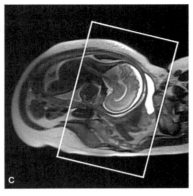

图 14-23　胎儿颅脑 MRI 定位

a. 矢状面定位；b. 冠状面定位；c. 横断面定位（箭头方向为扫描方向）。

5. 图像质量要求

（1）扫描范围覆盖胎儿、子宫与胎盘所在区域。

（2）快速 T_2WI 序列以胎儿感兴趣区部位为重点，三平面成像的图像解剖结构清晰显示（图 14-24）。

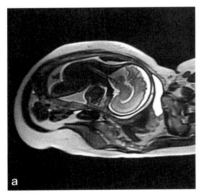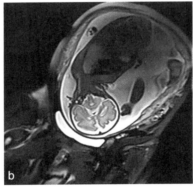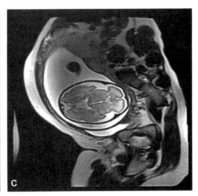

图 14-24　胎儿颅脑 MRI

a. 矢状面 T_2WI；b. 冠状面 T_2WI；c. 横断面 T_2WI。

（3）无严重运动伪影、磁敏感伪影、血管搏动伪影及并行采集伪影，影像满足诊断需求。

六、图像质量控制

（一）影像质量符合要求

1. 盆腔 MR 图像质量　①包含目标器官横断面、冠状面、矢状面的 T_2WI 和脂肪抑制 T_2WI 及 T_1WI、DWI；②增强影像完整且时相准确；③无明显伪影。

2. 满足影像诊断要求　①盆腔脏器及其周围组织对比良好，图像信噪比高；②小视野、高分辨力 T_2WI 和脂肪抑制 T_2WI 能清晰显示膀胱，前列腺、精囊、子宫、卵巢、阴道，直肠和肛门等解剖结构；③胎儿 MRI 能清晰显示胎儿感兴趣区结构及孕妇的子宫、胎盘、膀胱、直肠、阴道等解剖结构。

（二）检查前特殊准备与体位设计

1. 检查前充分准备　①检查前排便并使用肠蠕动抑制药物以减少直肠气体和粪便干扰；②膀胱适当充盈；③前列腺 3D MRSI 检查前，排便、排尿和拔除导尿管，以减少前列腺四周的杂质干扰,保证波谱基线的平稳;④孕妇胎儿 MRI 检查前告知孕妇胎儿 MRI 检查可能带来的风险和益处,并签署知情同意书。

2. 严格盆腔体位设计　肛瘘或盆底肌肉受检者应双腿微微弯曲。孕妇选择舒适体位,以减少幽闭恐惧症的发生。由于胎儿运动的不确定性,需实时定位,必要时做二次定位。

(三)质量控制要点

1. 规范选择扫描序列及扫描平面　①盆腔 MRI 首选横断面 FSE-T_2WI 序列、T_1WI 序列及动态增强序列,推荐子宫、子宫颈病变辅以矢状面成像,直肠、肛门等病变辅以冠状面成像;②小视野、高分辨力 FSE-T_2WI 序列用于直肠、子宫、前列腺等肿瘤病变精准分期,是提供肿瘤与邻近器官之间比邻关系的影像学依据;③对于盆底器官脱垂或排便功能障碍,采用正中矢状面 SSFSE 序列电影动态扫描,采集静息期、最大收缩期和最大拉紧期盆底肌肉图像,获得最理想的收缩、拉紧结果;④胎儿 MRI 首选快速或超快速的 HASTE 及 True FISP 序列,采集三个标准平面的胎儿图像。

2. 合理设置扫描参数　①对于盆腔某器官 T_1WI 高信号病灶,采用脂肪抑制技术,以鉴别是否有脂肪成分;②对于前列腺、子宫及直肠占位性病变,采用横断面小视野高清弥散成像(如 ZOOMit/FOCUS/izoom DWI),相位编码方向设置为前后方向,并注意添加局部匀场,以获得更高的图像分辨力和信噪比。

3. 选择合适的动态增强时相　①对比剂多期动态增强至少采集三期且时相准确;②采用灌注扫描序列,可获取组织血流灌注信息,提高盆腔器官病变的诊断准确性。

4. 伪影的控制和消除　正确认识伪影形成机制,尽量减小并消除盆腔 MRI 伪影的影响,如采用防卷褶技术或者过采样技术消除卷褶伪影。

5. 标准的图像后处理　①灌注扫描序列,可获取病变的时间-信号强度曲线、微循环、血液灌注、毛细血管通透性改变等;②前列腺波谱(3D MRSI)扫描序列,可获得波谱成像曲线和生化参数定量信息的诊断信息。

(赵应满　周学军　孙静)

第十五章　肌肉骨骼系统与脊柱脊髓及外周神经血管磁共振成像检查技术

本章内容包括肌肉骨骼系统 MRI 检查技术、脊柱脊髓 MRI 检查技术、外周神经及外周血管 MRI 检查技术。对于肌肉骨骼系统病变，MRI 比 X 线、CT 具有更高的敏感性和特异性，能清晰显示关节软骨、关节内积液、韧带等，结合多参数成像信息，诊断更精准；MRI 对脊柱脊髓病变的显示明显优于其他影像学检查，能清晰显示椎间盘组成结构(髓核、纤维环、透明软骨)、脊髓灰白质、椎体松质骨及其周围结构，通过分析多参数信号特点明确诊断；磁共振外周神经成像能清晰显示外周神经病变及其毗邻关系，为手术或治疗提供指导；外周血管 MRA 可用于外周血管病变的诊断。这些部位解剖结构复杂，病种繁多，正确选择检查技术成为 MRI 检查中最为重要的环节。

第一节　肌肉骨骼系统 MRI 检查技术

薄层、小视野、高分辨力成像是肌肉骨骼系统 MR 成像的关键。正确选择成像平面和扫描序列，准确设置成像参数以提高图像质量。肌肉骨骼系统 MRI 检查通常采用脂肪抑制 T_2WI 序列以凸显病灶，采用脂肪抑制 PDWI 序列显示关节软骨。有时还需要静脉或关节内注入对比剂，采用特殊序列来明确疾病诊断。

一、肩关节 MRI 检查技术

1. 适应证　外伤导致的各种急性或慢性的关节结构损伤或关节功能紊乱；骨髓病变、早期骨软骨缺血性坏死、感染性病变及肿瘤性病变等。

2. 射频线圈　首选肩关节专用线圈，也可采用包绕式表面线圈。

3. 检查体位及成像中心　受检者取头先进，仰卧位，对侧腰部和肩部垫高，使人体冠状面与床面成 30°，被检侧肩部尽量置于检查床中心，肘部垫高，肩部与上肢等高，掌心向上，以免造成冈上肌和冈下肌的重叠，被检侧手臂加沙袋或绑带固定。成像中心对准肩胛骨喙突，并与线圈中心重合。

4. 扫描技术与成像参数

（1）扫描序列和成像平面：T_1WI 序列、PDWI-fs 或 T_2WI-fs 序列是肩关节 MRI 检查中最为重要的序列。通常采用横断面 PDWI-fs 序列，斜冠状面 T_1WI、PDWI-fs 或 T_2WI-fs 序列，斜矢状面 PDWI-fs 序列，辅以横断面、斜矢状面 T_1WI 序列。

（2）定位方法：横断面在冠状面和矢状面定位像上设置(图 15-1)，成像平面垂直于关节盂，在矢状面上垂直于肱骨长轴，在横断面上调整扫描野大小。扫描范围自肩锁关节到关节盂下缘。

斜冠状面在横断面和矢状面定位像上设置(图 15-2)，成像平面垂直于关节盂或平行于冈上肌腱，在矢状面上平行于肱骨长轴，在斜冠状面上调整扫描野大小。扫描范围包含肩关节。

斜矢状面在横断面和冠状面定位像上设置(图 15-3)，成像平面平行于关节盂或垂直于冈上肌腱，在冠状面定位像上平行于肱骨长轴，在斜矢状面定位像上调整扫描野大小。扫描范围内侧包括关节盂，外侧要超过肱骨头外软组织。

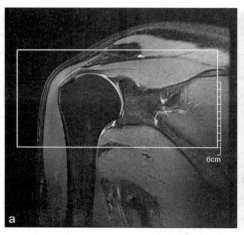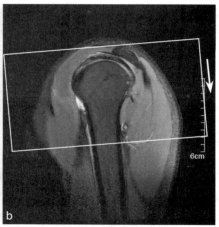

图 15-1　肩关节横断面定位

a. 冠状面 PDWI；b. 矢状面 PDWI（箭头方向为扫描方向）。

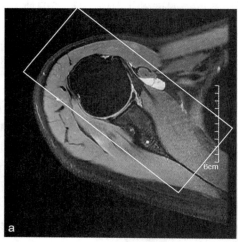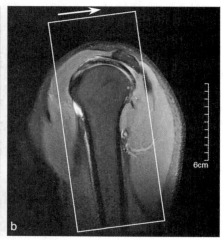

图 15-2　肩关节斜冠状面定位

a. 横断面 PDWI；b. 矢状面 PDWI（箭头方向为扫描方向）。

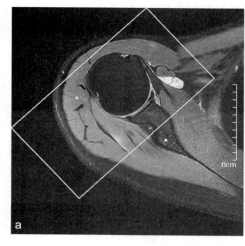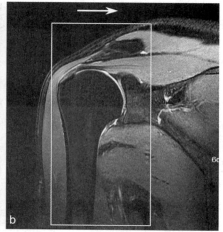

图 15-3　肩关节斜矢状面定位

a. 横断面 PDWI；b. 冠状面 PDWI（箭头方向为扫描方向）。

（3）相位编码方向：横断面和斜冠状面成像采用左右方向；斜矢状面成像采用头足方向。

（4）肩关节 MR 成像参数：见表 15-1。

表 15-1　肩关节 MR 成像参数

脉冲序列	TR/ms	TE/ms	FA/°	ETL	FOV/cm	矩阵	层厚/间隔/mm	NEX/次
FSE-T₁WI	300~600	8~15	90	2~4	16~18	320×247	4/0.4	2~4
FSE-PDWI-fs	≥2 500	30~40	90	10~20	16~18	248×208	4/0.4	2~4
FSE-T₂WI-fs	≥3 000	50~70	90	15~20	16~18	248×208	4/0.4	2~4

5. 图像质量要求

（1）肩关节位置标准，清晰显示关节唇、肱骨头、肩锁关节、冈上肌腱、冈下肌腱、肱二头肌长头肌腱等软组织解剖结构。

（2）抑脂图像信号均匀，无明显伪影。

（3）图像内侧包括关节盂，外侧要超过肱骨头外部分软组织。

（4）标准肩关节 MR 图像（图 15-4）。

二、肘关节 MRI 检查技术

1. 适应证
肘关节创伤性疾病、退行性骨关节病、感染性、肿瘤性病变等疾病的诊断与鉴别诊断。

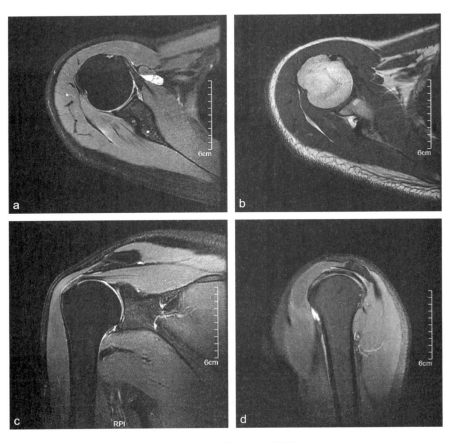

图 15-4　肩关节 MR 图像

a. 横断面 PDWI-fs；b. 横断面 T₁WI；c. 斜冠状面 PDWI-fs；d. 斜矢状面 PDWI-fs。

2. **射频线圈**　首选肘关节专用线圈,也可采用包绕式表面线圈等。

3. **检查体位及成像中心**　仰卧位为首选体位,被检侧手臂自然伸直置于躯体旁,掌心向上,手掌可适当垫高并固定,身体可偏斜卧于检查床上,使被检侧尽量靠近检查床中心。成像中心对准肘关节中心,并与线圈中心重合。

4. **扫描技术与成像参数**

(1)扫描序列和成像平面:采用横断面 PDWI-fs 序列,冠状面 PDWI-fs 序列,矢状面 T_1WI、PDWI-fs 或 T_2WI 序列,辅以横断面或冠状面 T_1WI 序列。

(2)定位方法:横断面在矢状面和冠状面定位像上设置(图 15-5),成像平面垂直于尺、桡骨长轴,在横断面定位像上调整扫描野大小。扫描范围自肱骨干骺端至桡骨结节。

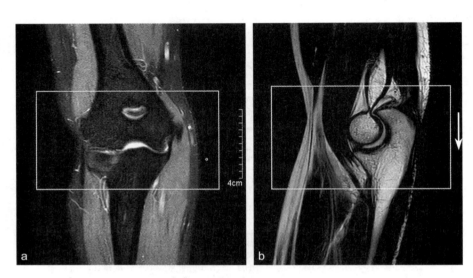

图 15-5　肘关节横断面定位
a. 冠状面 PDWI;b. 矢状面 T_2WI(箭头方向为扫描方向)。

冠状面在矢状面和横断面定位像上设置(图 15-6),成像平面平行于尺、桡骨长轴,在横断面定位像上平行于肱骨内、外上髁的连线,在冠状面定位像上调整扫描野大小。扫描范围前缘达肱肌中份,后缘含肱三头肌腱。

矢状面在冠状面和横断面定位像上设置(图 15-7),成像平面平行于尺、桡骨长轴,在横断面定位像上垂直于肱骨内、外上髁的连线,在矢状面定位像上调整扫描野大小。扫描范围自桡侧副韧带至肱骨内上髁外缘。

(3)相位编码方向:横断面和冠状面成像采用左右方向;矢状面成像采用头足方向。

(4)肘关节 MR 成像参数:见表 15-2。

表 15-2　肘关节 MR 成像参数

脉冲序列	TR/ms	TE/ms	FA/°	ETL	FOV/cm	矩阵	层厚/间隔/mm	NEX/次
FSE-T_1WI	300~600	8~20	90	2~5	13~15	280×224	3/0.6	2~4
FSE-PDWI-fs	≥2 500	30~40	90	10~20	13~15	280×208	3/0.6	1~2
FSE-T_2WI	≥3 000	50~70	90	15~20	13~15	248×208	3/0.6	2~4

5. **图像质量要求**

(1)清晰显示肘关节的解剖结构,包含肱骨远端的内外上髁、尺骨小头、尺骨鹰嘴、尺侧副韧

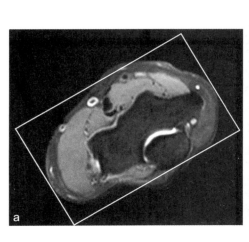
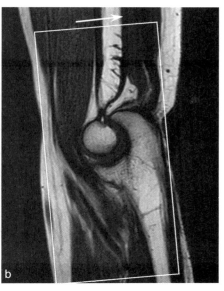

图 15-6　肘关节冠状面定位
a. 横断面 PDWI；b. 矢状面 T₁WI（箭头方向为扫描方向）。

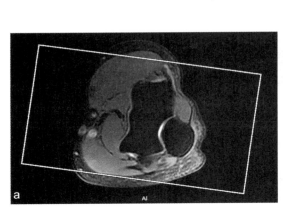
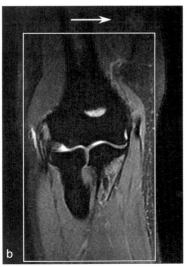

图 15-7　肘关节矢状面定位
a. 横断面 PDWI；b. 冠状面 PDWI（箭头方向为扫描方向）。

带、桡侧副韧带、桡骨环状韧带等附属韧带及肌肉等。

（2）无明显伪影。

（3）图像包括肱骨远端及尺桡骨近端。

（4）标准肘关节 MR 图像（图 15-8）。

三、腕关节 MRI 检查技术

1. 适应证　腕关节尺寸相对较小且结构复杂，临床上除了对腕关节的创伤性病变检查外，大部分排查早期类风湿关节炎。

2. 射频线圈　选用腕关节专用线圈，也可采用包绕式表面线圈或其他可替代线圈等。

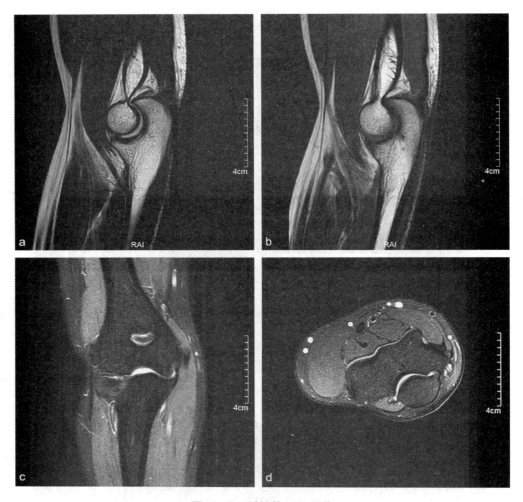

图 15-8　肘关节 MR 图像
a. 矢状面 T_2WI；b. 矢状面 T_1WI；c. 冠状面 PDWI-fs；d. 横断面 PDWI-fs。

3. 检查体位及成像中心　俯卧位，被检侧上肢上举伸过头，掌心向下，固定腕关节于检查床中央；或仰卧位，被检侧上肢放身体侧边并尽量靠近检查床中心，掌心向上或向内侧放。成像中心对尺桡骨茎突连线中点，并与线圈中心重合。

4. 扫描技术与成像参数

（1）扫描序列和成像平面：采用横断面 PDWI-fs 序列，冠状面 T_1WI、PDWI-fs 或 T_2WI-fs 序列，矢状面 PDWI-fs 序列，辅以横断面或矢状面 T_1WI 序列。

（2）定位方法：横断面在矢状面和冠状面定位像上设置（图 15-9），成像平面垂直于尺、桡骨长轴，在横断面定位像上调整扫描野大小。扫描范围自桡骨茎突至掌骨近端。

冠状面在横断面和矢状面定位像上设置（图 15-10），成像平面平行于尺、桡骨茎突的连线，在矢状面定位像上平行于尺、桡骨长轴，在冠状面定位像上调整扫描野大小。扫描范围包括腕关节前后皮肤或病变。

矢状面在横断面和冠状面定位像上设置（图 15-11），成像平面垂直于尺、桡骨茎突的连线，在冠状面定位像上平行于尺、桡骨长轴，在矢状面定位像上调整扫描野大小。扫描范围包括腕关节内外侧。

（3）相位编码方向：横断面和冠状面成像采用左右方向；矢状面成像采用头足方向。

（4）腕关节 MR 成像参数见表 15-3。

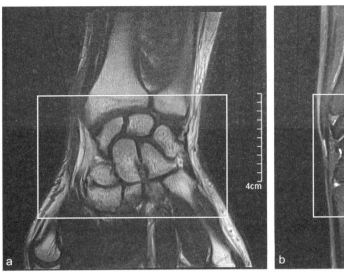
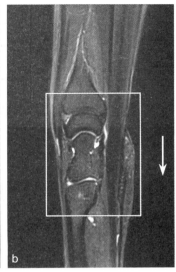

图 15-9　腕关节横断面定位
a. 冠状面 T_1WI；b. 矢状面 PDWI（箭头方向为扫描方向）。

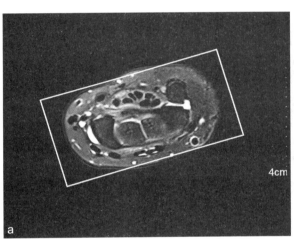
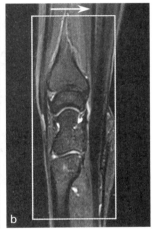

图 15-10　腕关节冠状面定位
a. 横断面 PDWI；b. 矢状面 PDWI（箭头方向为扫描方向）。

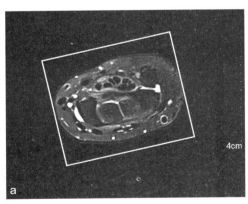
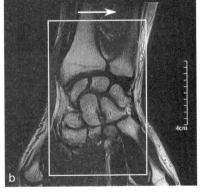

图 15-11　腕关节矢状面定位
a. 横断面 PDWI；b. 冠状面 T_1WI（箭头方向为扫描方向）。

表 15-3　腕关节 MRI 序列及成像参数

脉冲序列	TR/ms	TE/ms	FA/°	ETL	FOV/cm	矩阵	层厚/间隔/mm	NEX/次
FSE-T$_1$WI	300~600	8~15	90	2~4	10~15	280×208	3/0.6	2~4
FSE-PDWI-fs	≥2 500	30~40	90	10~20	10~15	280×208	3/0.6	1~2
FSE-T$_2$WI-fs	≥3 000	50~70	90	15~20	10~15	280×208	3/0.6	1~2

5. 图像质量要求

（1）清晰显示腕关节的解剖结构，包括尺桡骨远端，腕骨、掌骨近端及其附属韧带、肌肉等。

（2）无明显伪影。

（3）标准腕关节 MR 图像（图 15-12）。

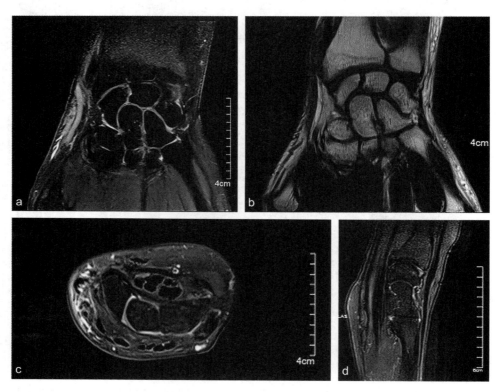

图 15-12　腕关节 MR 图像

a. 冠状面 PDWI-fs；b. 冠状面 T$_1$WI；c. 横断面 PDWI-fs；d. 矢状面 PDWI-fs。

四、手 MRI 检查技术

1. 适应证　手及手指关节尺寸相对较小且结构复杂，建议在超高场 MRI 设备检查。临床上评估：急性软组织损伤；可触及的包块，如腱鞘囊肿、脂肪瘤、腱鞘巨细胞瘤、血管球瘤、异物所致肉芽肿及其他软组织肿块；可疑感染及早期关节炎造成的骨细微变化，如骨髓水肿及细小侵蚀；系统性疾病，如类风湿关节炎等。

2. 射频线圈　双手 MRI 检查，可选用包绕式表面线圈覆盖双手或采用其他可替代线圈；单手 MRI 检查，可选用手腕专用线圈、包绕式表面线圈或其他可替代线圈；手指或指间关节 MRI 检查，可采用尽量小的环型线圈或手腕关节专用线圈。

3. 检查体位及成像中心　双手或单手 MRI 检查,取俯卧位,双上肢或患侧上肢上举伸过头侧,掌心向下,固定双手于检查床中央;单手 MRI 检查,还可取仰卧位,足先进,被检侧上肢放身体侧边并尽量靠近检查床中心,掌心向上或向内侧放。手指或指间关节 MRI 检查,检查体位可以和单手 MRI 检查相同,用环型线圈时,可取仰卧位,足先进,被检侧上肢放身体侧边并尽量靠近检查床中心,掌心向上,被检测手指或指间关节固定于环型线圈中心,以能实现手指或指间关节高分辨力、高信噪比和小视野成像。成像中心对双手、单手、手指或指间关节中心,并与线圈中心重合。

4. 扫描技术与成像参数

（1）扫描序列和成像平面:采用横断面 PDWI-fs 序列,冠状面 T_1WI、PDWI-fs 或 T_2WI-fs 序列,矢状面 PDWI-fs 或 T_2WI-fs 序列,辅以横断面、矢状面 T_1WI 序列。

（2）定位方法:横断面在矢状面和冠状面定位像上设置,成像平面垂直于掌骨、指骨长轴,在横断面定位像上调整扫描野大小。扫描范围包括全部腕骨、掌骨、指骨远端皮肤,或局部病灶。

冠状面在矢状面和横断面定位像上设置（图 15-13）,成像平面平行于掌骨、指骨长轴,在横断面定位像上平行于掌骨或指骨连线,在冠状面定位像上调整扫描野大小。扫描范围包括腕骨、掌骨、指骨前后皮肤,或局部病灶。

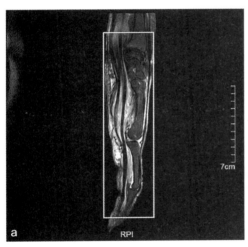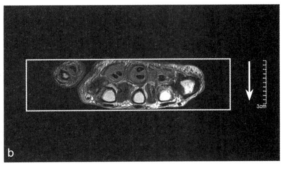

图 15-13　手冠状面定位

a. 矢状面 T_2WI-fs;b. 横断面 PDWI-fs（箭头方向为扫描方向）。

矢状面在冠状面和横断面定位像上设置（图 15-14）,成像平面平行于掌骨、指骨长轴,在横断面定位像上垂直于掌骨或指骨连线,在矢状面定位像上调整扫描野大小。扫描范围包括腕骨、掌骨、指骨左右皮肤,或局部病灶。

（3）相位编码方向:横断面和冠状面成像采用左右方向;矢状面成像采用头足方向。

（4）标准手 MR 成像参数:见表 15-4。

表 15-4　手 MR 成像参数

脉冲序列	TR/ms	TE/ms	FA/°	ETL	FOV/cm	矩阵	层厚/间隔/mm	NEX/次
FSE-T_1WI	300~600	8~15	90	2~4	10~20	256×208	3/0.6	2~4
FSE-PDWI-fs	≥2 500	30~40	90	10~20	10~20	256×208	3/0.6	2
FSE-T_2WI-fs	≥3 000	50~70	90	15~20	10~20	256×208	3/0.6	2

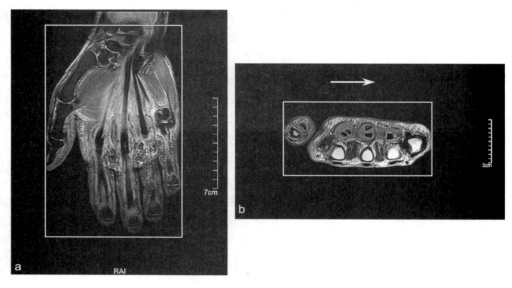

图 15-14　手矢状面定位
a. 冠状面 PDWI-fs；b. 横断面 PDWI-fs（箭头方向为扫描方向）。

5. 图像质量要求

（1）掌指骨和掌指关节、附属韧带和软组织、屈肌腱、滑车系统及侧副韧带显示清晰。

（2）图像无明显伪影。

（3）图像应显示全部掌指骨及腕关节解剖结构。

（4）手及手指 MR 图像（图 15-15）。

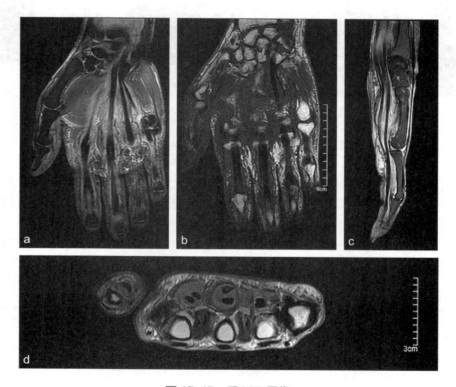

图 15-15　手 MR 图像
a. 冠状面 PDWI-fs；b. 冠状面 T₁WI；c. 矢状面 T₂WI-fs；d. 横断面 PDWI-fs。

五、髋关节及骨盆 MRI 检查技术

1. 适应证　双侧髋关节 MRI 对早期股骨头缺血坏死有极高的敏感性和特异性,对髋关节的骨髓性病变、周围软组织病变都有着较高诊断价值,对创伤性病变,如应力性骨折、隐匿性骨折、撕脱性骨折及软组织损伤有很高诊断价值;单侧髋关节 MRI 对于撞击综合征、髋臼盂唇损伤及单髋病变诊断价值尤为突出;骨盆 MRI 对骨盆的骨髓性病变、良恶性肿瘤、创伤性病变、周围软组织病变等都有着较高的诊断价值。

2. 射频线圈　采用体部多通道相控阵线圈或心脏线圈。

3. 检查体位及成像中心　受检者取仰卧位,头先进,双手放在胸部,不交叉,人体长轴与床面长轴一致,双下肢伸直,双脚尖并拢,尽量保持两侧髋关节对称。髋关节成像中心对准两侧髂前上棘连线中点与耻骨联合连线中点下 2.5cm,并与线圈中心重合;骨盆成像中心对准两侧髂嵴连线中点与耻骨联合连线中点,并与线圈中心重合。

4. 扫描技术与成像参数

（1）扫描序列和成像平面:双侧髋关节采用横断面 T_2WI-fs、T_1WI 序列,冠状面 T_2WI-fs 序列。单侧髋关节采用斜冠状面、斜矢状面及横断面 PDWI-fs 序列。

（2）定位方法:双侧髋关节横断面在冠状面定位像上设置（图 15-16）,成像平面平行于两侧股骨头中心连线,在矢状面定位像上垂直于身体长轴,在横断面定位像上调整扫描野大小。扫描范围自髋臼上缘至股骨大转子。骨盆扫描范围自双侧髂骨翼上缘至坐骨下缘。

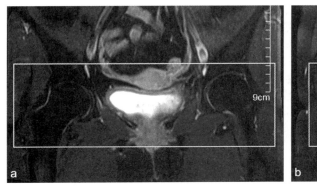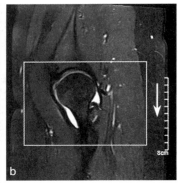

图 15-16　双侧髋关节横断面定位
a. 冠状面 PDWI-fs;b. 矢状面 PDWI-fs（箭头方向为扫描方向）。

双侧髋关节冠状面在横断面定位像上设置（图 15-17）,成像平面平行于两侧股骨头中心连线,在矢状面定位像上平行于身体长轴,在冠状面定位像上调整扫描野大小。双侧髋关节扫描范围自双侧股骨头前缘至双侧股骨大转子后缘。骨盆扫描范围自髂骨翼前缘至骶尾骨后缘。

单侧髋关节斜冠状面在横断面和矢状面定位像上设置（图 15-18a、图 15-18b）,成像平面平行于被检侧股骨颈长轴或垂直于髋臼口前后缘连线,在矢状面定位像上平行于被检侧股骨长轴,在冠状面定位像上调整扫描野大小。扫描范围自被检侧股骨头前缘至股骨大转子后缘。

单侧髋关节斜矢状面在斜冠状面和横断面像上设置（图 15-18c、图 15-18d）,成像平面平行于被检侧股骨颈长轴或垂直于髋臼前后缘连线,在横断面定位像上垂直于股骨颈长轴,在矢状面定位像上调整扫描野大小。扫描范围自被检侧股骨大转子外缘至被检侧髋臼关节面内侧。

单侧髋关节横断面在单侧髋关节斜冠状面和斜矢状面上设置（图 15-18e、图 15-18f）,成像平

373

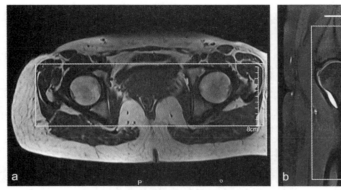
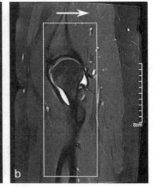

图 15-17 双侧髋关节冠状面定位

a. 横断面 T_1WI；b. 矢状面 PDWI-fs（箭头方向为扫描方向）。

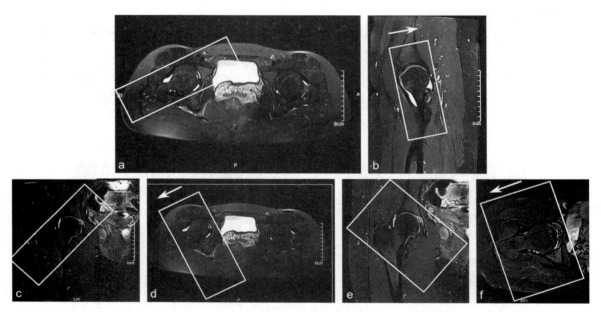

图 15-18 单侧髋关节 MRI

a、b. 单侧髋关节斜冠状面定位；c、d. 单侧髋关节斜矢状面定位；e、f. 单侧髋关节横断面定位（箭头方向为扫描方向）。

面在斜矢状面定位像上垂直于股骨颈长轴，在横断面定位像上调整扫描野大小。扫描范围自髋臼关节面内侧至股骨大转子外缘。

（3）相位编码方向：双侧髋关节横断面和冠状面成像采用左右方向；单侧髋关节矢状面成像采用前后方向。

（4）髋关节 MR 成像参数：见表 15-5。

表 15-5 髋关节 MR 成像参数

脉冲序列	TR/ms	TE/ms	FA/°	ETL	FOV/cm	矩阵	层厚/间隔/mm	NEX/次
FSE-T_1WI[①]	300~600	10~15	90	2~4	30~40	448×320	4/0.8	2~4
FSE-T_2WI-fs[②]	≥3 000	50~70	90	10~20	30~40	448×320	4/0.8	1~2
FSE-PDWI-fs[③]	≥2 500	30~40	90	10~20	16~20	320×320	4/0.8	1~2

注：①、②双侧髋关节 MR 成像。

③单侧髋关节 MR 成像。

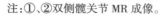

5. 图像质量要求

（1）图像包括髋关节、近端股骨，同侧坐骨、耻骨及部分髂骨翼。

（2）清晰显示股骨颈、股骨头、关节盂及髋关节周围软组织结构。

（3）骨盆 MR 图像范围自髂骨上缘至耻骨联合。

（4）骨盆 MR 图像能清晰显示髂骨、骶骨、坐骨、耻骨和两侧髋关节。

（5）图像无明显伪影。

（6）标准髋关节 MR 图像（图 15-19）

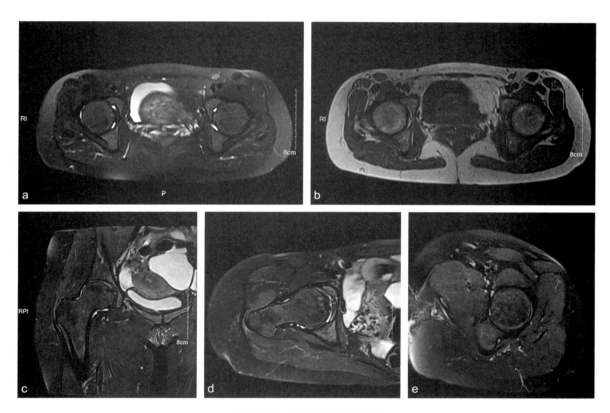

图 15-19　髋关节 MR 图像

a. 双侧髋关节横断面 T_2WI-fs；b. 双侧髋关节横断面 T_1WI；c. 单侧髋关节斜冠状面 PDWI-fs；d. 单侧髋关节斜矢状面 PDWI-fs；e. 单侧髋关节斜横断面 PDWI-fs。

六、骶髂关节 MRI 检查技术

1. 适应证　MRI 对骶髂关节的非特异性关节炎、早期急性骨髓感染、骨髓肿瘤或侵犯骨髓的转移瘤、骨关节的恶性肉瘤和良性骨关节肿瘤均有较高的诊断价值。

2. 射频线圈　采用体部多通道相控阵线圈。

3. 检查体位及成像中心　受检者仰卧位，头先进，双手放在胸部，不交叉，人体长轴与床面长轴一致，尽量保持两侧髂前上棘对称。成像中心对准两侧髂前上棘连线中点，并与线圈中心重合。

4. 扫描技术与成像参数

（1）普通扫描

1）成像平面和扫描序列：采用横断面 T_2WI-fs 序列，斜冠状面 T_2WI-fs、T_1WI 序列，辅以横断面 T_1WI 序列。

2）定位方法：横断面在冠状面和矢状面定位像上设置（图 15-20），成像平面平行于两侧髂前上棘连线，矢状面定位像上垂直于骶骨长轴，在横断面定位像上调整扫描野大小。扫描范围包含骶髂关节上下缘。

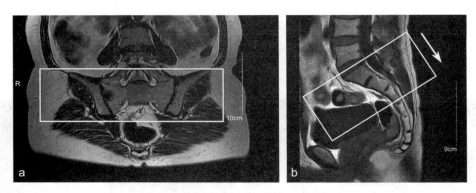

图 15-20 骶髂关节斜横断面定位
a. 冠状面 T_1WI；b. 矢状面 T_1WI（箭头方向为扫描方向）。

斜冠状面在矢状面和横断面定位像上设置（图 15-21），成像平面平行于骶骨长轴，及两侧髂前上棘连线，在冠状面定位像上调整扫描野大小。扫描范围含骶髂关节前后缘。

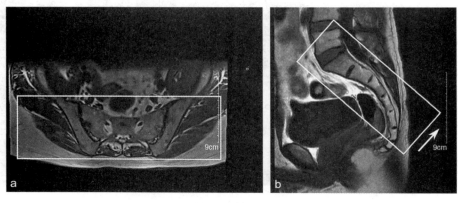

图 15-21 骶髂关节斜冠状面定位
a. 斜横断面 T_1WI；b. 矢状面 T_1WI（箭头方向为扫描方向）。

3）相位编码方向：横断面及冠状面成像采用左右方向。

（2）增强扫描

1）对比剂用量及其注射速度：采用钆对比剂，剂量 0.1mmol/kg 体重，高压注射器静脉推注，注射速度 1.5~2.2ml/s，注射完对比剂后随即等速注射 15~20ml 生理盐水。

2）扫描序列和成像平面：采用横断面、冠状面 T_1WI-fs 序列，至少有一个 T_1WI-fs 序列增强前后成像参数完全一致。

3）扫描时相：静脉注射完钆对比剂即开始增强扫描。

（3）骶髂关节 MR 成像参数：见表 15-6。

表 15-6 骶髂关节 MR 成像参数

脉冲序列	TR/ms	TE/ms	FA/°	ETL	FOV/cm	矩阵	层厚/间隔/mm	NEX/次
FSE-T_1WI	300~600	10~15	90	2~4	20~24	320×224	4/0.8	2~4
FSE-T_2WI-fs	≥3 000	50~70	90	15~20	20~24	320×224	4/0.8	2~4

5. 图像质量要求

（1）骶髂关节 MR 图像能清晰显示骶髂关节髂骨面和骶骨面及滑膜结构。

（2）无明显伪影。

（3）标准骶髂关节 MR 图像（图 15-22）。

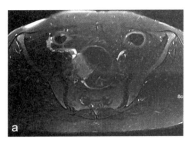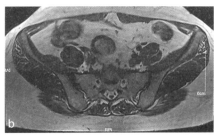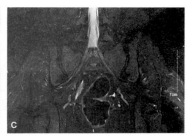

图 15-22　骶髂关节 MR 图像

a. 横断面 T_2WI-fs；b. 横断面 T_1WI；c. 冠状面 T_2WI-fs（箭头方向为扫描方向）。

七、膝关节 MRI 检查技术

1. 适应证　外伤导致的各种急性或慢性关节损伤或功能紊乱；对退行性骨关节病、骨髓病变、感染性病变、肿瘤性病变及膝关节周围软组织病变等均有较高诊断价值。

2. 射频线圈　采用多通道膝关节专用线圈，或包绕式表面线圈。

3. 检查体位及成像中心　受检者仰卧位，足先进，双手自然放于身体两侧，人体长轴与床面长轴一致，足尖向前。被检侧膝关节屈曲 10°~15°，以使前交叉韧带处于拉直状态，可用沙袋固定。被检侧膝关节尽量靠近检查床中心。成像中心对准髌骨下缘，并与线圈中心重合。

4. 扫描技术与成像参数

（1）扫描序列和成像平面：采用横断面 PDWI-fs 序列，冠状面 PDWI-fs 或 T_2WI-fs 序列，矢状面 T_1WI、PDWI-fs 或 T_2WI-fs 序列，辅以横断面、冠状面 T_1WI-fs 序列。对于关节软骨病变，采用矢状面三维扰相梯度回波（如 3D FSPGR/3D FLASH/3D T1 FFE）序列。

MR 软骨生化成像是目前研究的热点之一，常用的软骨成像序列有多回波梯度回波序列、自旋锁定（$T_1\rho$）成像、T_2 Mapping、超短 TE 序列成像（ultrashort time of echo，UTE）及钠成像等。

（2）定位方法：横断面在冠状面和矢状面定位像上设置（图 15-23），成像平面平行于股骨与胫骨的关节面，在横断面定位像上调整扫描野大小。扫描范围自髌骨上缘至腓骨小头。

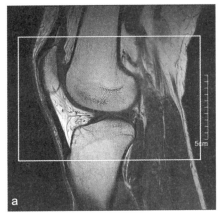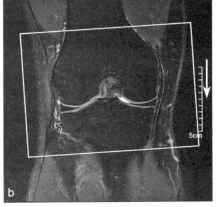

图 15-23　膝关节横断面定位

a. 矢状面 T_1WI；b. 冠状面 PDWI-fs（箭头方向为扫描方向）。

冠状面在横断面和矢状面定位像上设置(图 15-24),成像平面平行于股骨内、外侧髁后缘的连线,在矢状面定位像上平行于股骨的长轴,在冠状面定位像上调整扫描野大小。扫描范围自髌骨前缘至腘窝后软组织。

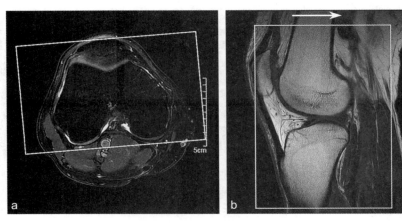

图 15-24 膝关节冠状面定位
a. 横断面 PDWI-fs;b. 矢状面 T$_1$WI(箭头方向为扫描方向)。

矢状面在横断面和冠状面定位像上设置(图 15-25),成像平面垂直于股骨内、外侧髁后缘的连线,在冠状面上定位像平行于股骨与胫骨的长轴,在矢状面定位像上调整扫描野大小。扫描范围包括股骨内侧髁和外侧髁。

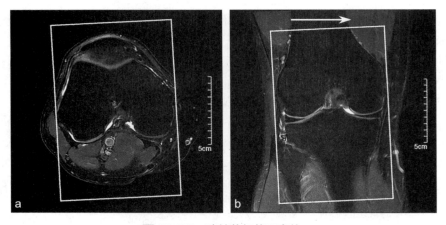

图 15-25 膝关节矢状面定位
a. 横断面 PDWI-fs;b. 冠状面 PDWI-fs(箭头方向为扫描方向)。

(3)相位编码方向:横断面和冠状面成像采用左右方向;矢状面成像采用头足方向。

(4)膝关节 MR 成像参数:见表 15-7。

表 15-7 膝关节 MR 成像参数

脉冲序列	TR/ms	TE/ms	FA/°	ETL	FOV/cm	矩阵	层厚/间隔/mm	NEX/次
FSE-T$_1$WI	300~600	8~15	90	2~3	16~18	356×290	3/0.6	2~4
FSE-PDWI-fs	≥2 500	30~40	90	10~20	16~18	280×208	3/0.6	1~2
FSE-T$_2$WI	≥3 000	50~60	90	10~14	16~18	280×208	3/0.6	2~4
3D FSPGR	20	8	25		16~18	304×304	3/0	1~2

5. 图像质量要求

（1）清晰显示股骨下端、胫骨上端、腓骨头、髌骨、前后交叉韧带、内外侧副韧带、半月板等结构。

（2）无明显伪影。

（3）膝关节 MR 图像（图 15-26）。

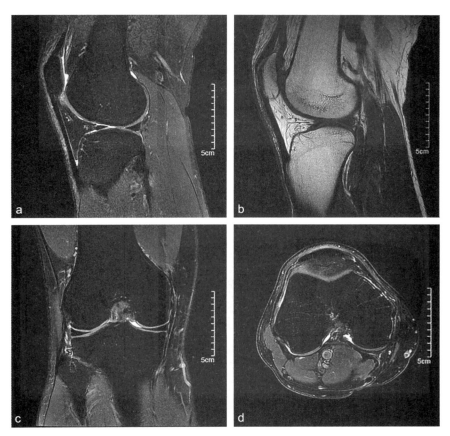

图 15-26　膝关节 MR 图像

a. 矢状面 PDWI-fs；b. 矢状面 T₁WI；c. 冠状面 PDWI-fs；d. 横断面 PDWI-fs。

八、踝关节 MRI 检查技术

1. 适应证　外伤导致的韧带、肌腱、骨及关节软骨的损伤；退行性骨关节病、感染性病变、肿瘤性病变及骨髓病变等。

2. 射频线圈　采用多通道踝关节专用线圈或包绕式表面线圈。

3. 检查体位及成像中心　仰卧位，足先进，双手自然放于身体两侧，人体长轴与床面长轴一致。被检侧踝关节自然放松，脚尖向前，踝关节自然屈曲约 90°，用沙袋固定。被检侧踝关节尽量靠近检查床中心。成像中心对准内、外踝连线中点向上 1cm，并与线圈中心重合。

4. 扫描技术与成像参数

（1）扫描序列和成像平面：采用横断面 PDWI-fs 序列、T₂WI-fs 序列，冠状面 T₁WI、PDWI-fs 或 T₂WI-fs 序列，矢状面 PDWI-fs 或 T₂WI-fs 序列，辅以横断面、矢状面 T₁WI 或 T₁WI-fs 序列。

（2）定位方法：横断面在矢状面和冠状面定位像上设置（图 15-27），成像平面平行于距骨胫

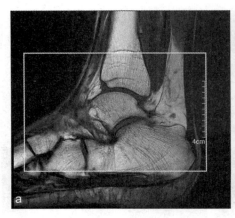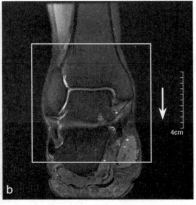

图 15-27 踝关节横断面定位
a. 矢状面 T_1WI；b. 冠状面 PDWI-fs（箭头方向为扫描方向）。

骨关节面，冠状面定位像上平行于内、外踝连线或距骨胫骨关节面，在横断面定位像上调整扫描野大小。扫描范围自胫腓关节至跟骨下缘。

冠状面在横断面和矢状面定位像上设置（图 15-28），成像平面平行于内、外踝的连线，矢状面定位像上平行于胫骨长轴，在冠状面定位像上调整扫描野大小。扫描范围自距骨前缘至跟骨后缘。

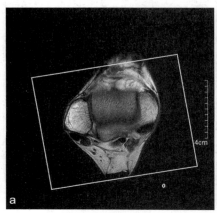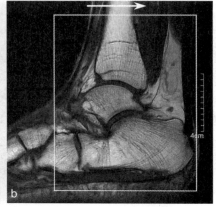

图 15-28 踝关节冠状面定位
a. 横断面 T_1WI；b. 矢状面 T_1WI（箭头方向为扫描方向）。

矢状面在横断面和冠状面定位像上设置（图 15-29），成像平面垂直于胫骨内、外踝连线，在冠状面定位像上平行于胫骨长轴，在矢状面定位像上调整扫描野大小。扫描范围包全内、外踝。

（3）相位编码方向：横断面和冠状面成像采用左右方向；矢状面成像采用头足方向。

（4）踝关节 MR 成像参数：见表 15-8。

表 15-8 踝关节 MR 成像参数

脉冲序列	TR/ms	TE/ms	FA/°	ETL	FOV/cm	矩阵	层厚/间隔/mm	NEX/次
FSE-T_1WI	300~600	10~17	90	2~4	16~18	356×290	3/0.6	2~4
FSE-PDWI-fs	≥2 500	30~40	90	10~20	16~18	280×228	3/0.6	1~2
FSE-T_2WI	≥3 000	50~70	90	15~20	16~18	280×208	3/0.6	2~4

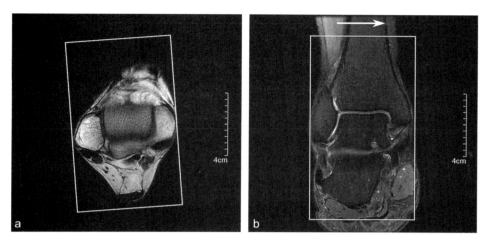

图 15-29　踝关节矢状面定位

a. 横断面 T_1WI；b. 冠状面 PDWI-fs（箭头方向为扫描方向）。

5. 图像质量要求

（1）清晰显示胫腓骨下端，跟骨，距骨，跟腓韧带，胫腓前、后韧带及跟腱等结构。

（2）无明显伪影。

（3）标准踝关节 MR 图像（图 15-30）。

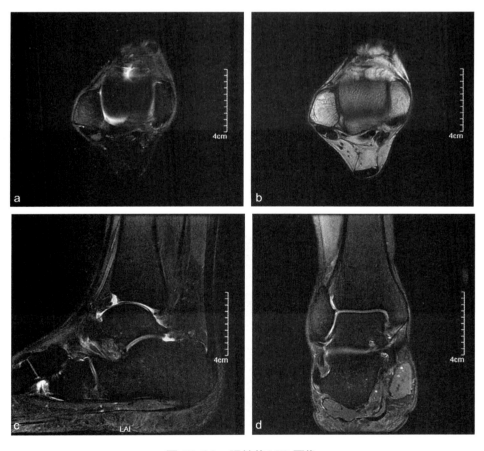

图 15-30　踝关节 MR 图像

a. 横断面 PDWI-fs；b. 横断面 T_1WI；c. 矢状面 PDWI-fs；d. 冠状面 PDWI-fs。

九、足 MRI 检查技术

1. 适应证　外伤导致的韧带、肌腱、骨及关节软骨的损伤;退行性骨关节病、痛风、感染性病变、肿瘤性病变及骨髓病变等。

2. 射频线圈　采用多通道足踝专用线圈或包绕式表面线圈、头线圈。

3. 检查体位及成像中心　受检者仰卧位,足先进,双手自然放于身体两侧,人体长轴与床面长轴一致。被检侧足自然放松,脚尖向前,用沙袋固定。被检侧足尽量靠近检查床中心。成像中心对准足背中部或病灶感兴趣区,并与线圈中心重合。

4. 扫描技术与成像参数

(1)扫描序列和成像平面:采用横断面 PDWI-fs 序列,冠状面 T_1WI、PDWI-fs 或 T_2WI-fs 序列,矢状面 T_2WI-fs 或 PDWI-fs 序列。

(2)定位方法:横断面在冠状面和矢状面定位像上设置(图 15-31),成像平面垂直于第 3 跖骨长轴,在横断面定位像上调整扫描野大小。扫描范围自足跟部至足尖,或病灶感兴趣区。

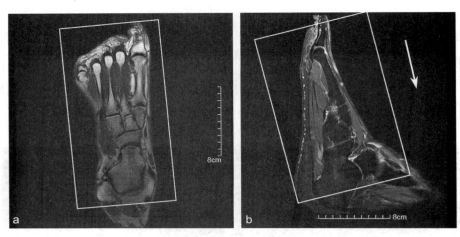

图 15-31　足横断面定位
a. 冠状面 T_1WI;b. 矢状面 PDWI-fs(箭头方向为扫描方向)。

冠状面在横断面和矢状面定位像上设置(图 15-32),成像平面平行于第 1~5 跖骨的连线,矢状面定位像上平行于第 3 跖骨长轴,在冠状面定位像上调整扫描野大小。扫描范围为足底至足背软组织,或病灶感兴趣区。

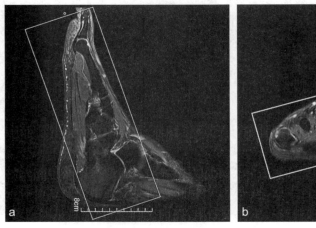
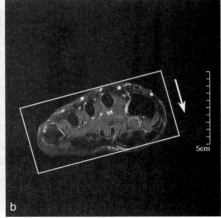

图 15-32　足冠状面定位
a. 矢状面 PDWI-fs;b. 横断面 PDWI-fs(箭头方向为扫描方向)。

矢状面在冠状面和横断面定位像上设置（图 15-33），成像平面平行于第 3 跖骨长轴，横断面上垂直于第 1~5 跖骨的连线，在矢状面定位像上调整扫描野大小。扫描范围包括足内、外侧软组织或病灶感兴趣区。

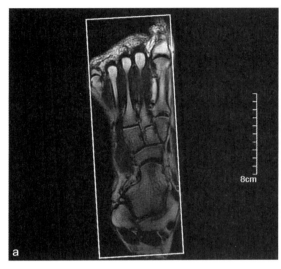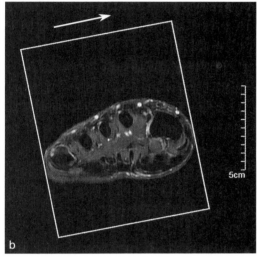

图 15-33　足矢状面定位

a. 冠状面 T_1WI；b. 横断面 PDWI-fs（箭头方向为扫描方向）。

（3）相位编码方向：横断面、冠状面成像采用左右方向；矢状面成像采用前后方向。

（4）足 MR 成像参数：见表 15-9。

表 15-9　足 MR 成像参数

脉冲序列	TR/ms	TE/ms	FA/°	ETL	FOV/cm	矩阵	层厚/间隔/mm	NEX/次
FSE-T_1WI	300~600	10~15	90	2~4	16~22	488×392	3/0.6	2~4
FSE-PDWI-fs	≥2 500	30~40	90	10~20	16~22	280×208	3/0.6	1~2
FSE-T_2WI-fs	≥3 000	50~70	90	15~20	16~22	280×208	3/0.6	1~2

5. 图像质量要求

（1）根据病灶大小及部位不同，清晰显示足部病灶结构。

（2）无明显伪影。

（3）标准足部 MR 图像（图 15-34）。

十、上下肢长骨 MRI 检查技术

1. 适应证　四肢长骨及软组织感染性、肿瘤性及骨髓病变；四肢长骨外伤；肌肉损伤，如急性肌腱损伤、肌肉出血、骨化性肌炎、肌肉疝形成、肌肉坏死、横纹肌溶解等。

2. 射频线圈　上肢采用包绕式表面线圈或体部多通道相控阵线圈；下肢可采用全下肢多通道专用线圈或包绕式表面线圈、体部多通道相控阵线圈。

3. 检查体位及成像中心　上肢检查取仰卧位，头先进，双手自然放于身体两侧，人体长轴与床面长轴一致，被检侧上肢平放，尽量靠近检查床中心，掌心向前，用沙袋固定，线圈中心对准上臂/前臂长轴中点或病灶感兴趣区中心，并与线圈中心重合；下肢检查取仰卧位，足先进，双手自然放于身体两侧，人体长轴与床面长轴一致，被检侧下肢平放，尽量靠近检查床中心，足尖朝上，

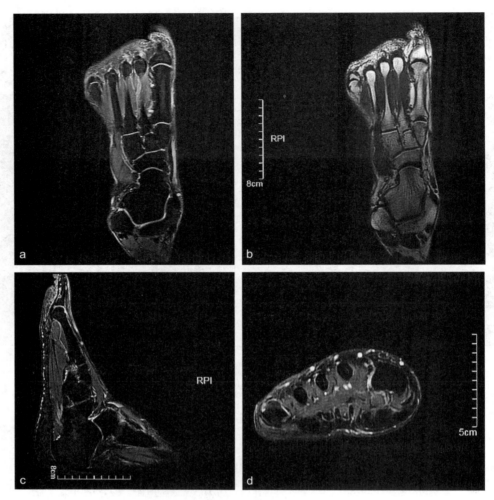

图 15-34　足 MR 图像
a. 冠状面 PDWI-fs；b. 冠状面 T_1WI；c. 矢状面 PDWI-fs；d. 横断面 PDWI-fs。

用沙袋固定,一般双下肢同时扫描,线圈中心对准大腿/小腿长轴中点或病灶感兴趣区中心,并与线圈中心重合。

4. 扫描技术与成像参数

（1）普通扫描

1）扫描序列和成像平面：采用横断面 T_2WI-fs、T_1WI 序列,冠状面 T_2WI-fs、T_1WI 序列,矢状面 T_2WI-fs、T_1WI 序列。

2）定位方法：横断面在冠状面和矢状面定位像上设置,成像平面垂直于被检长骨长轴,在横断面定位像上调整扫描野大小。扫描范围包含被检长骨全长或病灶感兴趣区。

冠状面在矢状面和横断面定位像上设置,成像平面平行于被检长骨长轴,在横断面定位像上平行于被检长骨左右径线,在冠状面定位像上调整扫描野大小。扫描范围被检长骨及其前后软组织或病灶感兴趣区,至少应包括一个邻近关节。

矢状面在冠状面和横断面定位像上设置,成像平面平行于被检长骨长轴,在横断面定位像上垂直于被检长骨左右径线,在矢状面定位像上调整扫描野大小。范围包含被检长骨及其左右软组织或病灶感兴趣区,至少应包括一个邻近关节。

3）相位编码方向：横断面和冠状面成像采用左右方向,矢状面成像采用头足方向。

（2）增强扫描

1）对比剂用量及其注射速度：对比剂采用钆对比剂，剂量 0.1mmol/kg 体重，高压注射器推注或手推，静脉注射速度 1.5~2.2ml/s。

2）扫描序列和成像平面：采用横断面、冠状面及矢状面 T_1WI-fs 序列，至少一个序列在增强前后成像参数完全一致。

3）扫描时相：静脉注射完钆对比剂后即开始增强扫描。

（3）上下肢长骨 MR 成像参数：见表 15-10。

表 15-10　上下肢长骨 MR 成像参数

脉冲序列	TR/ms	TE/ms	FA/°	ETL	FOV/cm	矩阵	层厚/间隔/mm	NEX/次
FSE-T_1WI-fs	300~600	10~20	90	2~3	30~45	448×320	5/1	2~4
FSE-T_2WI-fs	≥3 000	50~70	90	10~20	30~45	448×320	5/1	2~4

5. 图像质量要求

（1）清晰显示长骨及软组织，包括皮肤、皮下脂肪、肌肉、肌间隙、血管和神经。

（2）矢状面或冠状面需包括邻近关节。

（3）无明显伪影。

（4）标准四肢长骨 MR 图像（图 15-35）。

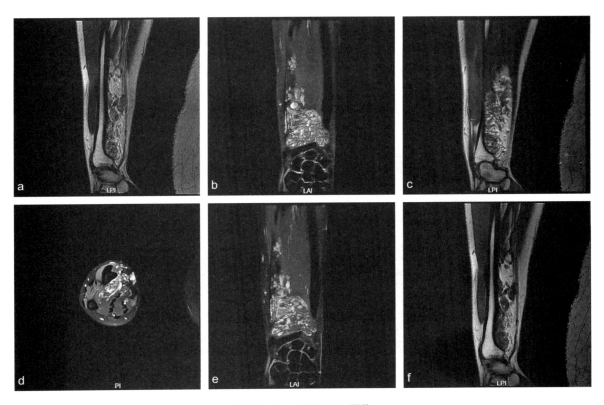

图 15-35　前臂 MR 图像

a. 矢状面 T_2WI；b. 冠状面 T_2WI-fs；c. 矢状面 T_1WI；d. 横断面增强 T_1WI-fs；e. 冠状面增强 T_1WI-fs；f. 矢状面增强 T_1WI。

（毛德旺　尚滔）

第二节　脊柱与脊髓 MRI 检查技术

一、脊柱与脊髓常规 MRI 检查技术

1. 适应证　椎管内肿瘤、椎骨肿瘤；椎管炎性、脊椎退行性变和椎管狭窄症、椎间盘突出；脊椎和脊髓外伤；脱髓鞘疾病（多发性硬化），脊髓空洞；脊椎和脊髓的先天性疾病；脊髓及椎管内病变术后复查。

2. 射频线圈　采用头颈联合线圈、脊柱相控阵线圈、全景成像矩阵（total imaging matrix，TIM）线圈。

3. 检查体位及成像中心

（1）颈椎：受检者仰卧于检查床面或颈椎线圈，肩部紧贴线圈，左右居中，下颌内收，双手置于身体两侧。成像中心对准舌骨水平（甲状软骨或喉结上方）。

（2）胸椎：受检者仰卧于检查床面或脊柱线圈，肩部紧贴线圈，左右居中，下颌内收，双手置于身体两侧。成像中心对准双乳头连线（平第 6 胸椎）。

（3）腰椎：受检者仰卧于检查床面或脊柱线圈，双手置于身体两侧，左右居中，泡沫垫置于双膝下，使腰部曲线平坦，更贴近线圈。成像中心对准第 3 腰椎。

4. 扫描技术与成像参数

（1）普通扫描

1）扫描序列和成像平面：采用矢状面 T_1WI、T_2WI 和 $T_2WI\text{-}fs$ 序列，横断面 T_2WI 序列，必要时辅以冠状面 T_1WI 或 T_2WI 序列。

2）定位方法：颈椎矢状面在其冠状面和横断面定位像上设置（图 15-36），扫描基线平行于颈椎（髓）正中矢状面，在矢状面定位像上调整扫描野大小，扫描范围覆盖 $C_1 \sim C_7$ 椎体及附件。

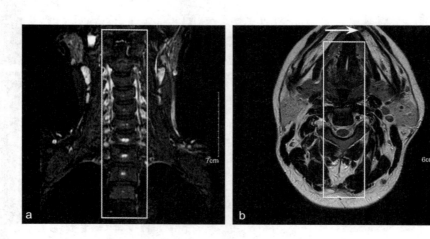

图 15-36　颈椎矢状面定位
a. 冠状面 $T_1WI\text{-}fs$；b. 横断面 T_2WI（箭头方向为扫描方向）。

颈椎横断面在矢状面和冠状面定位像上设置（图 15-37）。观察椎间盘病变时，扫描基线平行于椎间盘，每个椎间盘设置 3 或 4 层，在横断面定位像上调整扫描野大小，范围覆盖 $C_1 \sim T_1$ 之间有病变的椎间盘；观察椎体及颈髓病变时，扫描基线平行于椎体或垂直于颈髓，在横断面定位像上调整扫描野大小，扫描范围覆盖病变区域。

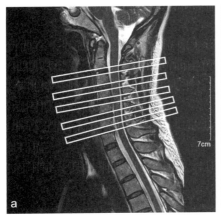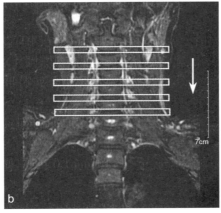

图 15-37 颈椎横断面定位
a. 矢状面 T_2WI;b. 冠状面 T_1WI-fs(箭头方向为扫描方向)。

胸椎矢状面先在冠状面定位像上定 5 层矢状面成像,扫描范围上至颅底、下至胸椎,得到颈胸椎的矢状面定位像,再在冠状面和横断面定位像上设置矢状面成像,扫描基线平行于胸椎(髓)正中矢状面,在矢状面定位像上调整扫描野大小,扫描范围覆盖胸椎及椎体两侧附件。

胸椎横断面在矢状面和冠状面定位像上设置。观察椎间盘病变时,扫描基线平行于椎间盘,范围覆盖 T_1~T_{12} 之间有病变的椎间盘;观察椎体及胸髓病变时,扫描基线平行于椎体或垂直于胸髓,扫描范围覆盖病变区域。

腰椎矢状面在冠状面和横断面定位像上设置(图 15-38),扫描基线平行于腰椎(髓)正中矢状面,在矢状面定位像上调整扫描野大小,成像范围覆盖腰椎及椎体两侧附件。

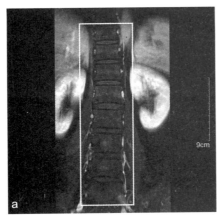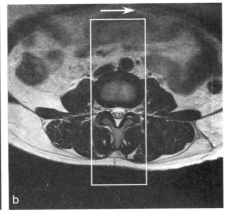

图 15-38 腰椎矢状面定位
a.冠状面 T_1WI-fs;b.横断面 T_2WI(箭头方向为扫描方向)。

腰椎横断面在矢状面和冠状面定位像上设置(图 15-39)。观察椎间盘病变扫描基线平行于椎间盘,每个椎间盘设置 3~5 层,在横断面定位像上调整扫描野大小,范围覆盖 L_1~S_1 之间有病变的椎间盘;观察椎体及腰髓病变扫描基线平行于椎体或垂直于腰髓,在横断面定位像上调整扫描野大小,扫描范围覆盖病变区域。

3)相位编码方向:矢状面成像采用头足方向;横断面和冠状面成像左右方向。

(2)增强扫描

1)对比剂用量及其注射速度:采用钆对比剂,剂量 0.1mmol/kg 体重,高压注射器静脉推注,

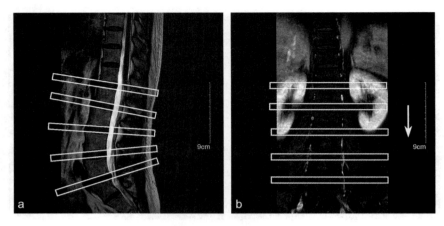

图 15-39　腰椎横断面定位
a. 矢状面 T_2WI；b. 冠状面 T_1WI-fs（箭头方向为扫描方向）。

注射速度 1.0~2.2ml/s，注射完对比剂后随即等速注射 15~20ml 生理盐水。

2）扫描序列和成像平面：采用矢状面、冠状面、横断面 T_1WI-fs 序列；至少有一个序列增强前后成像参数完全一致。

3）扫描时相：静脉注射完钆对比剂后即开始增强扫描。

（3）颈椎、胸椎、腰椎 MR 成像参数：见表 15-11。

表 15-11　颈椎、胸椎、腰椎 MR 成像参数

脉冲序列	TR/ms	TE/ms	FA/°	ETL	FOV/cm	矩阵	层厚/间隔/mm	NEX/次
FSE-T_1WI	300~600	10~17	90	2~4	22~32	384×269	3/0.3	2~3
FSE-T_2WI	≥3 000	90~110	90	10~20	20~32	384×269	3/0.3	1~3
FSE-T_2WI-fs	≥3 000	90~110	90	10~20	22~32	384×269	3/0.3	1~3

5. 图像质量要求

（1）扫描范围覆盖所需脊髓段外上、下相邻两个椎体及病变处。

（2）清晰显示各段椎骨、椎间盘、椎管、椎板、棘突、脊髓、脊膜、黄韧带等。

（3）成像层面内无明显伪影。

（4）怀疑青少年上肢远端肌萎缩（平山病）时，需增加颈椎矢状面过屈位，即头部垫高，下颌内收尽量贴近胸骨，屈曲角度大于 25°。

（5）颈椎、胸椎、腰椎 MR 图（图 15-40）。

二、MR 脊髓成像（MRM）检查技术

1. 适应证　MRM 适用于椎间盘疝、椎管狭窄、蛛网膜及神经根囊肿、神经纤维瘤、神经源性肿瘤和椎管内占位性病变的影像学辅助显示与诊断。

2. 射频线圈　采用脊柱相控阵线圈或全景成像矩阵（TIM）线圈。

3. 检查体位及成像中心　受检者仰卧于检查床面中间，双手置于身体两侧。成像中心对准被检段脊柱中心。

4. 扫描技术与成像参数

（1）扫描序列和成像平面：采用冠状面、矢状面单次激发 2D 快速自旋回波 T_2WI 序列或单次激发薄层 3D 快速自旋回波重 T_2WI 序列。

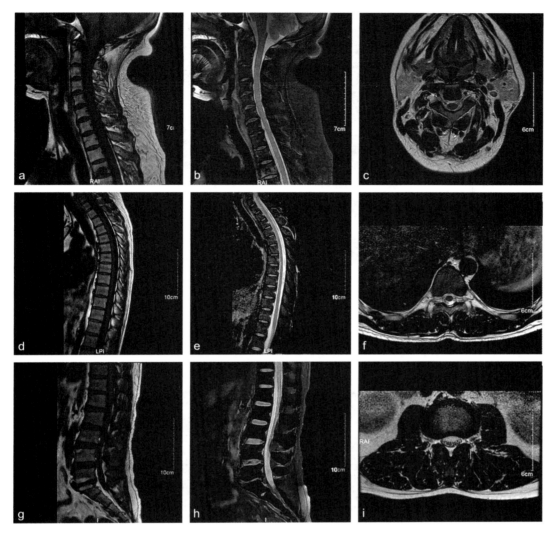

图 15-40 颈椎、胸椎、腰椎 MR 图

a. 颈椎矢状面 T_1WI；b. 颈椎矢状面 STIR；c. 颈椎横断面 T_2WI；d. 胸椎矢状面 T_1WI；e. 胸椎矢状面 T_2WI-fs；f. 胸椎横断面 T_2WI；g. 腰椎矢状面 T_1WI；h. 腰椎矢状面 T_2WI-fs；i. 腰椎横断面 T_2WI。

（2）定位方法：先行脊柱常规 MRI 检查，得到矢状面、冠状面、横断面定位像。单次激发 2D 快速自旋回波 T_2WI 序列以椎管长轴为纵轴，做绕椎管的圆周辐射扫描（图 15-41）。

单次激发薄层 3D 快速自旋回波重 T_2WI 序列在正中矢状面上定位，扫描基线平行于脊髓，在横断图像上扫描基线垂直于脊髓正中矢状面，在冠状图像上调整扫描野大小，扫描范围覆盖椎体及两侧附件（图 15-42）。

（3）相位编码方向：采用头足方向。

（4）MR 脊髓成像参数：见表 15-12。

表 15-12 MR 脊髓成像参数

脉冲序列	TR/ms	TE/ms	FA/°	ETL	FOV/cm	矩阵	层厚/间隔/mm	NEX/次
FSE-T_2WI-fs	≥800	650~700	90	269	25~35	384×260	50~80/0	1~2
3D FSE-T_2WI-fs	≥4 000	650~700	90	128	25~35	320×256	1/0	1~2

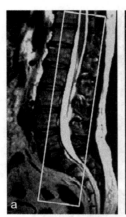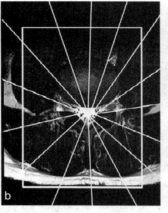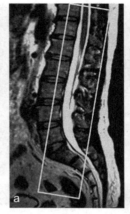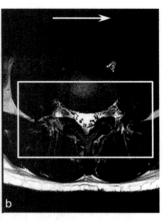

图 15-41　2D MR 脊髓成像定位
a. 矢状面 T₂WI；b. 横断面 T₂WI。

图 15-42　3D MR 脊髓成像定位
a. 矢状面 T₂WI；b. 横断面 T₂WI(箭头方向为扫描方向)。

5. 图像质量要求

（1）扫描范围覆盖所需脊髓段。

（2）图像后处理：将 3D 原始图像做最大密度投影（MIP），得到脊髓薄层及 MIP 图。

（3）清晰显示脊髓内病变和脊神经根（图 15-43）。

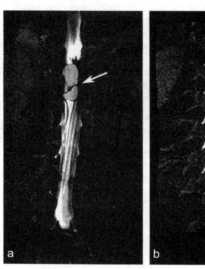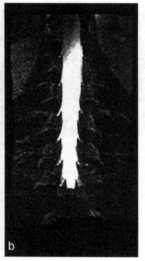

图 15-43　腰髓 MRM 图
a. 腰髓内占位(箭头)；b. 正常腰髓。

（毛德旺　尚滔）

第三节　外周神经与外周血管检查技术

一、臂丛神经 MRI 检查技术

1. 适应证　臂丛神经 MRI 检查技术适用于臂丛神经外伤、肿瘤、局部压迫、炎症、免疫性疾病等病变的定位与定性诊断及术后评估神经有无卡压。

2. 射频线圈　采用头颈联合线圈加表面线圈。

3. 检查体位及成像中心　受检者仰卧位,头先进,取标准头颈部正位,下颌内收,肩部紧贴线圈,头部适当垫高(减小颈椎曲度),双手放于身体两侧。表面线圈置于颈根部,覆盖双肩。可在两侧肩部颈根处放置米袋(减少空气和组织之间的磁化率影响)。成像中心对准舌骨水平(甲状软骨或喉结上方)。

4. 扫描技术与成像参数

(1)扫描序列和成像平面:采用矢状面、横断面 FSE T_2WI 序列,斜冠状面 T_2WI-fs 序列,斜冠状面 3D STIR 序列、3D FSE T_2WI-fs 序列及横断面 DWIBS 序列。

斜冠状面 3D STIR 脂肪抑制效果好,具有较高图像信噪比。DWIBS 序列神经纤维呈高信号,背景被抑制,但空间分辨力较差。3D FSE T_2WI-fs 序列可获得薄层图像和 MIP 图,抑脂均匀,背景抑制好,信噪比及空间分辨力高,平扫可以清晰显示神经,也可以做对比增强扫描。

(2)定位方法:先行颈椎矢状面定位,扫描范围覆盖颅底至第 3 胸椎;再行横断面定位,扫描范围覆盖第 4 颈椎至第 2 胸椎下缘;斜冠状面在正中矢状面上定位,扫描基线与第 5、6 颈椎椎体后缘平行,扫描范围覆盖第 3 颈椎上缘至第 4 胸椎下缘,包括颈椎前气管至椎管后缘,左右包括两侧腋窝(图 15-44)。

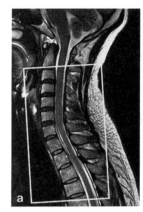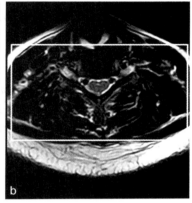

图 15-44　臂丛定位
a. 矢状面 T_2WI;b. 横断面 T_2WI。

(3)增强扫描:采用钆对比剂(如 GD-DTPA),剂量为 0.15mmol/kg 体重,以 2.0ml/s 的速度静脉注射,注射对比剂 2 分钟后开始扫描,双倍剂量背景抑制更好。

(4)相位编码方向:矢状面成像采用头足方向;横断面成像采用前后方向;斜冠状面成像采用左右方向。

(5)臂丛神经 MR 成像参数:见表 15-13。

表 15-13　臂丛神经 MR 成像参数

脉冲序列	TR/ms	TE/ms	FA/°	ETL	FOV/cm	矩阵	层厚/间隔/mm	NEX/次
FSE-T_1WI	300~600	10~15	90	2~5	15~28	259×216	3/0.6	1~2
FSE-T_2WI	≥3 000	50~80	90	10~20	15~28	267×264	3/0.6	1~2
3D FSE-T_2WI-fs	≥3 000	200~300	180	40~140	25~35	320×256	1/0	1~2

5. 图像质量要求

(1)矢状面和横断面图像清晰显示脊髓、椎间盘、神经根。显示臂丛节前神经以横断面为佳。

(2)冠状面 T_1WI 图像清晰显示椎体、脊髓及臂丛神经走行。

(3)冠状面脂肪抑制 T_2WI 层面内无伪影干扰,背景抑制好,抑脂均匀。

(4)图像后处理:3D 薄层图像经 MIP,能连续显示臂丛神经(图 15-45)。

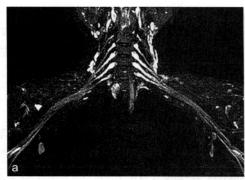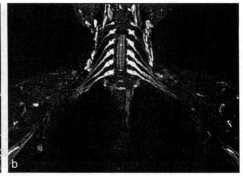

图 15-45　臂丛神经图
a、b 代表臂丛不同层面。

二、腰骶丛神经 MRI 检查技术

1. 适应证　腰骶丛神经 MRI 检查技术适用于腰椎间盘突出、神经根鞘膜囊肿、神经根变异、肿瘤累及和局部外伤等腰骶丛神经根病变检查。

2. 射频线圈　采用脊柱相控阵线圈。

3. 检查体位及成像中心　受检者仰卧于检查床面或脊柱线圈，左右居中，双手置于身体两侧，三角垫置于双膝下，使腰部曲线平坦，更贴近线圈。成像中心对准脐上 3cm（平第 3 腰椎）。

4. 扫描技术与成像参数

（1）扫描序列和成像平面：采用矢状面、横断面 FSE T$_2$WI 序列，斜冠状面 3D FSE T$_2$WI-fs 序列。

（2）定位方法：先行矢状面定位，扫描范围覆盖第 12 胸椎至尾椎；再行横断面定位，扫描范围覆盖第 1 腰椎至第 5 腰椎下缘；斜冠状面在正中矢状面图像上定位，扫描基线与第 3、4 腰椎椎体后缘平行，扫描范围自第 12 胸椎上缘至尾椎，腰椎椎体前缘至棘突，左右包括两侧股骨头（图 15-46）。

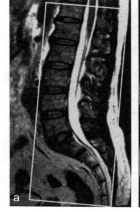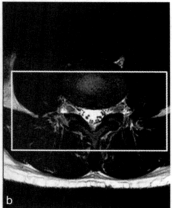

图 15-46　腰骶丛定位
a. 矢状面 T$_2$WI；b. 横断面 T$_2$WI。

（3）增强扫描：采用钆对比剂（如 GD-DTPA），剂量为 0.15mmol/kg 体重，以 2.0ml/s 的速度静脉注射，注射对比剂 3 分钟后开始扫描，双倍剂量背景抑制更好。

（4）相位编码方向：矢状面成像采用头足方向；横断面成像采用前后方向；斜冠状面成像采用左右方向。

（5）腰骶丛神经 MR 成像参数：见表 15-14。

表 15-14　腰骶丛神经 MR 成像参数

脉冲序列	TR/ms	TE/ms	FA/°	ETL	FOV/cm	矩阵	层厚/间隔/mm	NEX/次
FSE-T$_1$WI	300~600	10~15	90	2~5	15~28	259×216	3/0.6	1~2
FSE-T$_2$WI	≥3 000	50~80	90	10~20	15~28	267×264	3/0.6	1~2
3D FSE-T$_2$WI-fs	≥3 000	200~300	90	148	25~35	320×256	1/0	1~2

5. 图像质量要求

（1）矢状面和横断面图像清晰显示脊髓、椎间盘、神经根。

（2）冠状面 T_1WI 清晰显示椎体、脊髓及腰骶丛神经走行。

（3）冠状面脂肪抑制 T_2WI 层面内无伪影干扰，背景抑制好，抑脂均匀。

（4）图像后处理：3D 薄层图像经 MIP、MPR 和 CPR，能连续显示腰骶丛神经（图 15-47）。

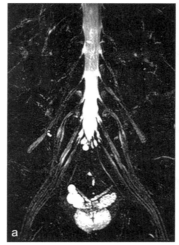
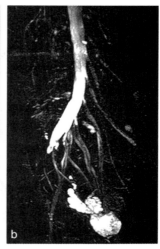

图 15-47　腰骶丛神经图
a、b 代表不同角度的腰骶丛神经。

三、全身血管 MRA 检查技术

1. 适应证　全身血管 MRA 检查技术适用于糖尿病、动脉硬化症以及大动脉炎等可能累及全身动脉的疾病，以了解全身的动脉情况，包括血管的狭窄、梗阻等病变。

2. 射频线圈　头颈联合线圈结合全身一体化表面线圈是成像最佳的线圈选择；在临床工作中头颈联合线圈结合体线圈加表面线圈的组合是较常用选择。

3. 检查体位及成像中心　受检者头先进，仰卧位，头部放平，腿部抬高 5~10cm，双手举过头顶。将全身血管分为颈胸段、腹盆段、大腿段、小腿段，成像中心对准每段中心。

4. 扫描技术与成像参数

（1）普通扫描

1）扫描序列和成像平面：采用矢状面 2D TOF 或 2D PC 序列，冠状面三维扰相梯度回波（3D SPGR）序列。

2）定位方法：分别行颈胸段、腹盆段、大腿段、小腿段扫描获得 2D 图像，经 MIP 得到矢状面图像，可精确定位前后扫描范围；在三平面定位像上确定冠状面扫描的上、下范围，各段有一定重叠（一般上下重叠5cm）；采用 3D SPGR 序列依次行颈胸段、腹盆段、大腿段、小腿段冠状面扫描（在颈胸段、腹盆段时需呼气末屏气扫描）。

3）相位编码：冠状面成像采用左右方向。

（2）增强扫描

1）对比剂量及其注射速度：①对比剂用量为 0.2mmol/kg；②注射速度分两档。前一档，注射量为 0.1mmol/kg 体重对比剂，注射速度为 2.0ml/s；后一档，余下对比剂注射完，注射速度为 0.5ml/s。注射完对比剂后再以同样速度注射等量生理盐水，可减少外周静脉血管中对比剂残留对成像的影响。

2）扫描序列和成像平面：3D SPGR 序列冠状面成像。

3）扫描时相：采用 MR 透视技术。透视下见颈内动脉明显变亮时开始颈胸段、腹盆段、大腿段、小腿段的依次扫描。

（3）全身血管 MRA 成像参数：见表 15-15。

表 15-15　全身血管 MRA 成像参数表

脉冲序列	TR/ms	TE/ms	FA/°	FOV/cm	矩阵	层厚/间隔/mm	NEX/次
3D SPGR	4.0	1.54	30	30	384×320	1/0	1~2

5. 图像质量要求

（1）各段血管靶时相准确,动脉像无静脉污染。

（2）背景抑制良好,血管对比剂浓度饱满。

（3）提供各段、各期血管 MIP 多角度旋转图像,无缝拼接的全身血管整体图像。

（4）根据病变情况提供病变区域血管局部原始图及 MPR 图。

（5）扫颈胸段和腹盆段时,时间控制在 15~18 秒,表面线圈放置于小腿部,小腿段扫描时间在 30 秒以上,便于细小血管的显示(图 15-48)。

四、下肢血管 MRA 检查技术

1. 适应证　下肢血管 MRA 检查技术适用于各种原因引起的下肢动脉血管狭窄、血管腔闭塞、血管畸形、血栓性脉管炎及动脉瘤等血管性病变。

2. 射频线圈　采用双下肢相控阵矩形线圈(最佳线圈)或体线圈和腹部相控阵线圈组合(腹部相控阵线圈置于小腿部)。

3. 检查体位及成像中心　受检者足先进,仰卧位,平躺于检查床,使用专用模具架固定双下肢(最佳方式)。若无固定架,可抬高腿部 5~10cm(使大、小腿的前后中心处于同一水平面)。双足略分开,双手举过头顶。将下肢血管分腹盆段、大腿段、小腿段,成像中心对准每段中心。

4. 扫描技术与成像参数

（1）普通扫描

1）扫描序列和成像平面:采用矢状面 2D TOF 或 2D PC 序列,冠状面 3D SPGR 序列。

2）定位方法:分别行腹盆段、大腿段、小腿段扫描获得 2D 图像,经 MIP 得到矢状面图像,可精确定位前后扫描范围;在三平面定位像上确定冠状扫描的上、下范围,各段有一定重叠(一般上下重叠 5cm);采用 3D SPGR 序列分别依次行腹盆段、大腿段、小腿段冠状扫描(在腹盆段时需呼气末屏气扫描)。

3）相位编码:冠状面成像采用左右方向。

（2）增强扫描

1）对比剂量及其注射速度、扫描序列和成像平面:同全身血管 CEMRA 检查。

2）扫描时相:采用 MR 透视技术。透视下见腹主动脉亮即行腹盆、大腿、小腿的依次扫描。

（3）下肢血管 MRA 成像参数见表 15-15。

5. 图像质量要求

（1）显示肢体末端血管。

（2）靶血管时相准确,动脉图像无静脉污染。

（3）背景抑制良好,血管对比剂浓度饱满。

（4）提供各段、各期血管 MIP 重组图。

（5）显示范围应包括双侧髂动脉起始部至足背动脉(图 15-49)。

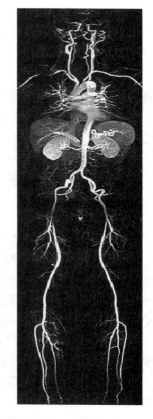

图 15-48　全身血管 MRA

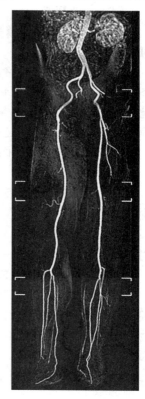

图 15-49　下肢血管 MRA 图

（毛德旺　尚滔）

第十六章 磁共振图像质量控制及融合磁共振成像技术

本章内容包括磁共振图像质量评价指标，磁共振成像硬件、磁共振成像序列及软件、成像参数对图像质量的影响，磁共振图像伪影与处理以及融合磁共振成像技术。

第一节 磁共振图像质量评价指标

评价 MR 图像质量主要有以下几个参数，信号噪声比（signal-to-noise ratio，SNR）、图像对比度及对比度噪声比（contrast-to-noise ratio，CNR）、空间分辨力（spatial resolution）、图像均匀度和 MRI 伪影（artifact）。

一、信号噪声比

（一）概念

信号噪声比简称信噪比（SNR），是指感兴趣区内组织信号强度与噪声信号强度的比值。其公式为

$$SNR=S/N \tag{16-1}$$

式中，S 为平均信号强度；N 为背景平均噪声强度。它是衡量图像质量的最主要参数之一。SNR 越高，MR 信息的检出率越高。具有一定 SNR 的 MR 图像是形成 MR 影像的基础，提高组织信号强度和最大限度地降低噪声是改善图像质量的关键。

（二）影响因素

除了 MRI 系统的设备性能和工作环境外，影响 SNR 的因素还包括被检组织的特性、体素大小、扫描参数（TR、TE、翻转角、平均采集次数等）和射频线圈等。

1. 被检组织特性 包括其质子密度、T_1 值、T_2 值等。感兴趣区内质子密度高的组织，如脑灰质和脑白质能产生较高信号，因此 SNR 高；质子密度低的肺组织产生低信号，因此 SNR 低。具有短 T_1 值和长 T_2 值的组织分别在 T_1 和 T_2 加权像上信号强度较高，从而可获得高 SNR。

2. 体素 体素大小对 SNR 的影响遵循体素内质子数目对 SNR 的影响规律。体素大小取决于 FOV、矩阵和层面厚度三个基本成像参数。体素越大，体素内所含质子数目越多，所产生的信号强度就越大，图像的 SNR 越高。层厚越厚，体素越大，SNR 越高；FOV 越大，体素越大，SNR 越高；相反，矩阵越大，体素越小，SNR 越低。

3. 扫描参数 影响 SNR 的扫描参数主要有重复时间（TR）、回波时间（TE）、翻转角（FA）以及信号采集次数、层间距和接收带宽等。它们对 MR 图像 SNR 的影响将在本章第三节详细介绍。

二、对比度噪声比

（一）概念

在评价 MR 图像质量时，SNR 是一项比较重要的技术指标。在临床上，对比度常用对比度噪声比（CNR）表示，即两种组织信号强度差值与背景噪声的标准差之比。其公式为

$$CNR=(S_A-S_B)/N \tag{16-2}$$

式中,CNR 为对比度噪声比;S_A、S_B 表示 A、B 两种组织的信号强度;N 常选择与 S_A 或 S_B 同一水平相位编码方向上无组织结构的空气区域的背景随机噪声。产生临床有用 CNR 的 MR 图像是分析 MR 影像的前提。

(二)影响因素

MR 图像的 CNR 受组织间固有差别(包括两种组织的 T_1 值、T_2 值、质子密度、运动等的差别)、成像技术(包括静磁场强度、所用序列、成像参数等)、人工对比剂的应用及背景噪声信号强度等方面的影响。

1. 组织间固有差别 组织间的固有差别越大,CNR 则越大,对比越好。

2. 成像技术 在组织间的固有差别无法改变的情况下,合理的成像技术,如选用恰当的检查技术、合适的脉冲序列并相应调整扫描参数(主要包括 TR、TE、TI 等参数)可以提高 CNR。组织的对比度是通过选择 TR、TE 等突出某种组织的加权像来产生的。

3. 人工对比 有些组织间的固有差别很小,可通过引入对比剂的方法增强两者间的 CNR。常用对比剂 Gd-DTPA 可使组织的 T_1 值,特别是病变组织的 T_1 值缩短,从而提高病变检出率。

三、空间分辨力

(一)概念

磁共振空间分辨力是指 MR 图像中可辨认肢体最小几何尺寸的能力,反映了 MR 图像对细微结构的可分辨能力。它用可辨的线对(LP/cm)或最小圆孔直径(mm)表示,是控制 MR 图像质量的主要参数之一。空间分辨力越高,图像质量越好。

(二)影响因素

1. 像素 MR 图像都是由像素组成的。MR 图像的分辨力是通过每个像素表现出来的。像素是 MR 图像的最小单元,其大小是由 FOV 和矩阵的比值确定的,即像素的尺寸 =FOV/矩阵。因此,像素的大小与 FOV 和矩阵两者密切相关。它是构成矩阵相位和频率方向上数目的最小单位。矩阵是频率编码次数和相位编码步级数的乘积,即矩阵 = 频率编码次数 × 相位编码步级数。当 FOV 一定时,改变矩阵的行数(相位方向)或列数(频率方向),像素大小都会发生变化。

2. 体素 是像素与层面厚度的乘积,它是 MRI 的最小体积单位。层面厚度实际上就是像素的厚度,所以体素的大小取决于 FOV、矩阵和层面厚度三个基本成像参数,其大小 =FOV× 层面厚度/矩阵。这三个成像参数中,只要改变其中任何一个参数都会使体素容积发生变化。层面厚度越厚,体素越大,空间分辨力越低。

四、图像均匀度

图像均匀度是指图像上均匀物质信号强度的偏差。偏差越大说明均匀度越低。均匀度包括信号强度的均匀度、SNR 均匀度、CNR 均匀度。在实际测量中,可应用水模在视野内取 5 个以上不同位置的感兴趣区进行测量。图像均匀度主要取决于磁场的均匀度和采集线圈的性能,除了在某些扫描序列中添加匀场以一定程度上保证图像质量,一般来讲每一台 MRI 设备的图像均匀度在临床操作中是不可控的。它取决于设备本身的性能及安装启动时进行匀场的过程。

五、MRI 伪影

MRI 伪影(artifact)是指在磁共振成像过程中,由于各种原因出现了一些人体本身不存在的图像信息,表现为图像变形、重叠、缺失、模糊等,与其他医学影像技术相比,MRI 是出现伪影最多的一种影像技术。有关 MRI 伪影的产生原因、图像特征及消除方法的内容将在本章第五节详细介绍。

(周学军　徐绍忠)

第二节　磁共振硬件对图像质量的影响

磁共振硬件与质量控制主要在于其本身的性能对图像造成的影响。本节从磁共振屏蔽、磁体系统、梯度系统、表面线圈及高压注射器五个方面阐述 MRI 硬件与图像质量的关系。

一、磁共振屏蔽

磁共振屏蔽包含磁屏蔽和射频屏蔽两部分。它们原理不同,对图像质量的影响方式也不同。

(一) 磁屏蔽

为了尽量减少周围散在磁场的影响,须将高场 MRI 设备的 5 高斯线所围区域限于磁体室内,除了增加磁体室的面积和高度以外,目前还广泛采用磁屏蔽。磁屏蔽是采用高饱和度的铁磁性材料或通电线圈来包容特定容积内的磁力线。它不仅可防止外部铁磁性物质对磁体内部磁场均匀性的影响,而且也能大大削减磁屏蔽外部杂散磁场的分布。因此,增加磁屏蔽是一种极为有效的磁场隔离措施。磁屏蔽包括有源屏蔽、无源屏蔽、房屋屏蔽。

(二) 射频屏蔽

发射器与接收器组成的射频单元是 MRI 系统的重要组成部分。这两部分直接关系着磁共振图像信号的产生与接收。发射器按照拉莫尔频率发射 RF 脉冲,其工作波段极易干扰邻近的无线电设备。接收器接收磁共振信号时功率为纳瓦级,容易受干扰而淹没,接收到的信号大小直接影响磁共振图像质量。因此,可利用屏蔽体对电磁波的吸收和反射作用,隔断外界与磁共振成像系统之间的电磁场耦合,以阻挡或减弱电磁波的相互干扰。

二、磁体系统

磁体系统即主磁体,临床主要使用超导型磁体。图像信噪比主要依赖于磁场强度,磁场强度越高,信噪比越高,而高信噪比是得到高质量图像的保证。如果静磁场本身均匀性欠佳,就会直接导致图像质量下降,影响图像空间分辨力。因此,静磁场的均匀性是影响图像质量的主要因素之一。高均匀度的磁场:有助于提高图像信噪比;确保 MR 信号空间定位准确性,减少伪影(特别是磁化率伪影),易于进行大视野扫描(如肩关节等偏中心部位);充分利用脂肪饱和技术进行脂肪抑制,有效区分 MRS 的不同代谢产物。磁场稳定性是指主磁场强度及其均匀性的变化程度,又称磁场漂移。磁场稳定性可以分为时间稳定性和热稳定性两种。前者指磁场随时间变化的程度,后者指磁场随温度变化的程度。虽然超导磁体的时间稳定性和热稳定性较永磁型与常导型要高得多,但其依然存在磁场漂移,磁场漂移对重复测量的回波信号的相位有影响,会导致图像失真、信噪比下降。

三、梯度系统

梯度系统性能包括梯度场强度、梯度切换率和爬升时间、梯度线性度等四个指标。梯度场强度是指梯度场能够达到的最大值。它决定了可得到的扫描层面最薄厚度,梯度场强度越大,层面越薄,图像的空间分辨力就越高。

梯度切换率和梯度爬升时间是梯度系统另外两个重要指标,它们从不同角度反映了梯度场达到某一预定值的速度。梯度爬升时间是指梯度由零上升到预设梯度强度所需的时间。梯度切换率是单位时间内梯度磁场的变化率,梯度切换率越高,则梯度的开启时间越短,梯度磁场强度爬升越快,可实现快速或超快速成像。另一方面梯度切换率与涡流密切相关,涡流可引起 MR 影像伪影,引起 MR 频谱基线伪影和频谱失真,高质量的梯度系统可以通过瞬切/缓切以减少涡流,进而降低噪声与图像伪影。

梯度线性度是衡量梯度场动态递增性能的指标。线性度越好,表明梯度场空间定位越准确,选层、翻转激发也就越精确,图像质量就越好。非线性度随着偏离磁场中心距离而增加。重建图像频率编码方向和相位编码方向均采取线性算法,如果梯度线性度欠佳,线性算法与实际场的非线性不匹配,将严重影响空间编码,在图像边缘可能产生空间和强度的畸变,导致影像几何失真,空间分辨力降低。

四、表面线圈

表面线圈接收磁共振信号时,信噪比取决于线圈内被激发的单元数目和接收线圈与被检部位的距离,接收线圈与被检部位间距离越近,所接收的信号就越强,信噪比越高。空间并行采集成像技术可以在保持较高空间分辨力的情况下,使采集时间成倍缩短,并明显改善图像质量。通道数越高,并行采集数据的能力越强。

(周学军　徐绍忠)

第三节　磁共振成像序列及软件对图像质量的影响

影响磁共振成像参数众多,又互相关联,除了硬件设备会影响图像质量以外,磁共振成像序列及软件也与图像质量息息相关。不同的扫描序列、成像条件会导致图像质量发生改变,不同的后处理软件和方法也会影响图像质量。

一、自旋回波序列

1. 自旋回波(spin echo,SE)序列　是在90°射频脉冲激发后,采用180°重聚脉冲将失去相位的质子重聚,产生自旋回波信号,该序列涉及参数 TR 和 TE,这两个参数直接决定了图像的对比度。

2. 快速自旋回波(fast spin echo,FSE)序列　FSE 是在90°脉冲后使用多个(2个以上)180°聚相脉冲,产生多个回波信号,填充到一个 K 空间内。多个回波形成一个回波链,回波链中相邻两个回波的时间称为回波间隔(echo spacing,ES),回波链的数目被称为回波链长度(echo train length,ETL)。在 FSE 序列中,第一个回波的信号最强,随后依次减弱,这种具有强度差别的信号填充在 K 空间中,在傅里叶转换时会发生相位错误,导致图像模糊。因此与 SE 序列相比,FSE 序列的组织对比会有不同程度的降低。

二、反转恢复序列

反转恢复(inversion recovery,IR)序列是在90°脉冲前利用180°反转脉冲进行激发,使组织的宏观纵向磁化矢量偏转180°,转到与主磁场相反的方向。180°反转脉冲延长了组织的纵向弛豫过程,组织之间的纵向弛豫差别将增大,T_1 对比增加。180°反转脉冲使组织纵向磁化矢量经历了从反向最大至0,再至最大的过程,利用这一特点可以有选择性地抑制特定组织的 T_1 信号。

三、梯度回波序列

梯度回波(gradient recalled echo,GRE)序列采用小角度脉冲激发,利用读出梯度场的切换产生回波。它采用小角度激发,不仅大大提升了扫描速度,而且降低了 SAR 值,并提高了宏观横向磁化矢量的效率。该序列反映组织的 T_2^* 弛豫信息而非 T_2 弛豫信息,固有信噪比低于 SE 序列,血流常呈现高信号。

四、降噪脉冲序列

磁共振成像噪声是由于梯度线圈通过快速变化的电流完成梯度场的切换,电流的快速变化产生的洛伦兹力造成了梯度线圈的移位和震荡。除了利用物理方法(佩戴耳机、耳塞等)来降低噪声以外,目前研发出的磁共振降噪序列也大大减少了噪声。

(周学军　徐绍忠)

第四节　磁共振成像参数对图像质量的影响

磁共振图像的质量取决于成像参数,参数之间既相互联系,又相互制约。

一、重复时间

重复时间(repetition time,TR)是指执行两次相邻的激发脉冲的时间间隔。

1. TR 在不同脉冲序列中的具体意义　SE 序列的 TR 是指两个相邻 90° 脉冲中点间的时间间隔;GRE 序列的 TR 是指两个相邻小角度脉冲中点之间的时间间隔;IR 序列中 TR 是指相邻两个 180° 反转预脉冲中点间的时间间隔;在单次激发序列(包括单次激发快速自旋回波和单次激发 EPI)中,由于只有一个 90° 脉冲激发,TR 等于无穷大。

2. TR 变化对图像质量的影响　增加 TR 可增加质子磁化强度,信号强度增加,可增加多层面技术中的层面数,但同时延长了检查时间,降低了 T_1 成分,流动性物体的信号强度变小。减少 TR 可缩短检查时间,增加 T_1 权重成分,流动性物体的信号强度增加,但信号变弱,减少了层面数量。

二、回波时间

回波时间(echo time,TE)是指产生宏观横向磁化矢量的脉冲中点到回波中点的时间间隔。

1. TE 在不同脉冲序列中的具体意义　SE 序列的 TE 是指 90° 射频脉冲中点到自旋回波中点的时间间隔;GRE 序列的 TE 是指小角度脉冲中点到梯度回波中点的时间间隔。

2. TE 变化对图像质量的影响　增加 TE 可增加 T_2 权重成分,增加液体的信号强度,但降低了信噪比,减少了多层面技术中的层面数。减少 TE,能减少信号延迟,增加多层面技术中的层面数,但降低了 T_2 权重成分,减少了液体的信号强度。

三、翻转角

翻转角(flip angle,FA)是指在射频脉冲的作用下,组织的宏观磁化矢量偏离平衡状态的角度。

1. FA 的大小　常用的 FA 为 90°、180° 和 GRE 序列的小角度。FA 越小,激发后组织纵向弛豫所需要的时间越短,成像速度越快。SE 序列使用 90° 射频脉冲,获得的信号强度更强,SNR 也更高。

2. 在 GRE 序列中 FA 变化对图像质量的影响　GRE 序列中,FA<20°,可得到 T_2^* 图像对比,倾向于 SE 序列 T_2WI;FA>45°,可得到 T_1WI。但 FA 过小,产生的信号太弱,图像 SNR 会降低。

四、层厚

层厚(slice thickness)取决于射频的带宽和层面选择梯度场强,在二维图像中,层厚即被激发层面的厚度。

1. 层厚对图像质量的影响　层厚增加使检查范围增大,SNR 增加,减少流动物体的信号强度,但降低了空间分辨力。层厚减小时,SNR 降低,缩小了所要检查范围。

2. 层厚的选择原则　应根据解剖部位及病变大小来决定扫描层厚。

五、层间距

层间距（slice gap）是指相邻两个层面之间的间隔或间隙，即不成像层面厚度。

1. 设置层间距的意义 为了杜绝成像层面之间的相互干扰，一般要求层间距不小于层厚的20%。如果扫描部位或病变较小，不能选择过大层间距或无层间距时，应采用间插切层采集法而不选择连续切层法，以提高 SNR。

2. 层间距对图像质量的影响 层间距增加可减少层间干扰，增大检查部位的范围，但容易遗漏位于层间距中的病变。减少层间距易于发现微小病变，但缩小了检查部位的范围，同时增加了层间干扰。

六、扫描野

视野（FOV）也称为观察野，是指扫描时采集数据的范围。它取决于频率编码和相位编码梯度强度。

1. FOV 大小对图像质量的影响 采集矩阵不变时，增大扫描野，体素增大，信噪比增加，同时也增大了检查范围，但空间分辨力降低；缩小扫描野可增加空间分辨力，但降低了信噪比，减小了解剖部位的观察范围。

2. FOV 设置原则 检查部位超出扫描野时，会产生卷褶伪影。因此，应根据检查部位大小决定 FOV。

七、矩阵

矩阵（matrix）是像素以二维方式排列的阵列图，与扫描时间和图像质量有关。在磁共振成像中指相位编码数与频率编码数的乘积。

1. 矩阵大小对图像质量的影响 扫描野不变时，增加矩阵，体素减小，增加了空间分辨力，但降低了信噪比；减少矩阵可增加信噪比，但空间分辨力降低。

2. 矩阵大小对扫描时间的影响 在频率编码方向增加采样点，可以增加空间分辨力，而不增加扫描时间；在相位编码方向增加编码数，则会增加扫描时间。

八、信号平均次数

信号平均次数（NSA）也称激励次数（NEX）或信号采集次数（NA），是指数据采集的重复次数，即在 K 空间里每一相位编码步级被重复采样的次数。增加信号平均次数可增加信噪比，通过均值作用有效地减少运动产生的伪影，但延长检查时间。减少信号平均次数，可使检查时间缩短，但降低了信噪比，增加了运动等产生的伪影。

九、回波次数

在常规 SE 序列里，90°脉冲后，使用多次 180°相位重聚脉冲而产生多个回波，称为多回波 SE 序列。一般使用最多的是 4 次回波，TE 分别为 30 毫秒、60 毫秒、90 毫秒、120 毫秒。每个 TR 周期完成 4 幅图像。如将每次回波信号峰值点连线（一次比一次低），就得到 T_2 衰减曲线。随着回波次数的增加，TE 延长，图像 T_2 对比增强，噪声增加，空间分辨力降低，图像质量下降。

十、接收带宽

接收带宽（receiving bandwidth，RBW）是指 MRI 系统采集 MR 信号时所接收的信号频率范围。它决定了采样时间，与信噪比呈负相关，即：信噪比与接收带宽的平方根成反比。接收带宽增大，可提高回波采集速度，缩短回波间隔，减轻化学位移伪影，但也会采集更多频率的噪声，使信噪比下降。过度缩小接收带宽,虽提高了信噪比,但会使回波间隔扩大,增大回波信号差别,图像模糊,T_2 对比下降。需要注意的是设定带宽数值后,实际带宽是设定值的 2 倍。比如设定 RBW=31.25kHz,实际为 ±31.25kHz。一般情况下,1.5T MRI 设备的 RBW≥31kHz,腹部为克服呼吸运动伪影,RBW ≈ 50kHz。

十一、相位编码方向

在相位编码方向上,缩小 FOV 可以减少扫描时间,因此,设置扫描方案时要注意:①相位编码方向 FOV 应放在成像平面最小径线方向,不但能节省扫描时间,又可避免产生卷褶伪影;②相位编码方向应避开运动伪影。

(周学军　徐绍忠)

第五节　磁共振图像伪影与处理

MRI 出现伪影的原因与其扫描序列以及成像参数繁多、成像过程复杂等有关。下面将分别介绍这些伪影的图像特征、产生原因及减少或消除的方法。

一、金属伪影

1. 伪影特征　如图 16-1,金属伪影主要表现为明显异常高/低/混杂信号,伴随着图像变形,

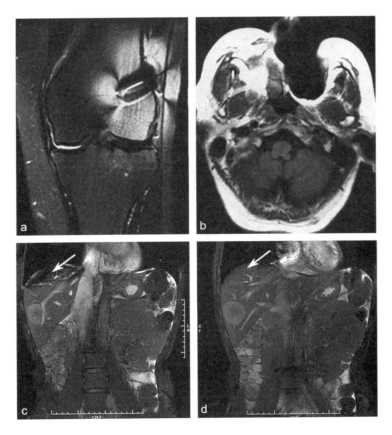

图 16-1　磁场相关伪影

a、b. 金属伪影;c. 明显磁化率伪影(未加局部匀场);d. 磁化率伪影减轻(加局部匀场)。箭头显示组织/空气出现的异常信号。

并随着层面变化而改变。

2. 产生原因 受检区域的金属异物导致磁场变形,使周围质子失相位,产生信号损失。不同序列金属伪影严重程度不同,回波平面成像(EPI)>梯度回波成像(GRE)>自旋回波成像(SE)>快速自旋回波成像(FSE)。伪影严重程度与磁力大小有关。

3. 解决办法 ①去掉受检者随身的金属物品;②尽量使用 FSE 序列;③若无法去除,尽量在低场强 MRI 仪检查;④采用可减小金属伪影的技术。

二、磁化率伪影

1. 伪影特征 如图 16-1,在组织/空气和组织/脂肪界面(包括鼻窦、颅底、蝶鞍、肝脏膈顶等部位)出现异常信号。

2. 产生原因 不同磁化率物质的交界面,磁化率差异较大会导致局部磁场环境的变形,造成自旋失相位,产生信号损失或错误描述,导致磁敏感伪影的产生。不同序列磁敏感伪影严重程度同金属伪影。

3. 解决办法 ①尽量避开磁化率差异大的部位;②增加射频带宽;③用 FSE 序列取代 GRE 序列或 EPI 序列;④对于 Fiesta 序列的 binding 伪影,可添加局部匀场。

三、化学位移伪影

1. 伪影特征 ①如图 16-2a,在较低频率的方向出现一条亮带,而较高频率的方向出现一条暗带,一般出现在频率编码方向上,EPI 序列可出现在相位编码方向;②如图 16-2b,特定 TE 所得 MR 图像中脂肪所包绕的器官周围出现一条暗的边界(黑边伪影),多见于眼眶、椎体终板、肾和其他任何脂肪结构与水结构相邻的部位;③脂肪组织与其他组织的界面与频率编码垂直时,化学位移伪影较明显;④伪影大小与主磁场呈正相关。

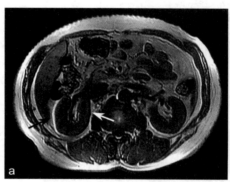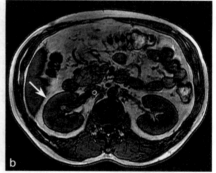

图 16-2 化学位移伪影
a. 化学位移伪影(黑箭头示高信号,白箭头示低信号);b. 黑边伪影(白箭头示黑色边界)。

2. 产生原因 水和脂肪中的氢质子以相差 3.5PPM 的共振频率进动,在梯度场内,所有的氢质子被激励后,脂肪氢质子信号来源的位置将会被错误记录。水内的质子相对向更高频率编码方向运动,而脂肪则相反。在傅里叶变换时,把脂肪中的氢质子进动的低频率误认为空间上位置的低频率,重建后的 MR 图像上的脂肪组织的信号会往低频率编码方向发生位移,位移导致信号在较低频率发生重叠,较高频率处衰减。

3. 解决办法 ①增加接收带宽;②使用脂肪抑制技术;③水脂分离成像技术;④增加图像分辨力,减小像素值;⑤交换相位编码和频率编码方向。

四、卷褶伪影

1. 伪影特征　如图 16-3,FOV 外的组织信号卷褶到对侧并重叠到图像另一侧,从而形成卷褶伪影。该伪影在频率、相位方向均可出现。由于频率方向上扩大信号空间定位编码范围,不增加采集时间,目前 MRI 设备均采用频率方向超范围编码技术,频率编码方向不出现卷褶伪影,所以卷褶伪影一般出现在相位编码方向上。3D 成像序列中,层面方向采用了相位编码,卷褶伪影也可以出现在层面方向上,表现为第一层外的组织信号卷褶到最后一层的图像中。

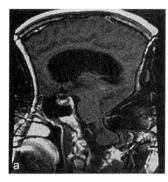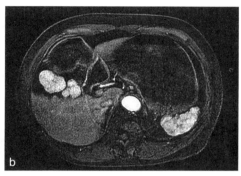

图 16-3　卷褶伪影
a. 卷褶伪影(2D 成像);b. 卷褶伪影(3D 成像)。

2. 产生原因　受检部位超出设定 FOV 大小,在 FOV 以外仍然有磁场,视野外结构将会产生一个超过视野内最高/低频率的频率,计算机不能识别超高/低的频率,视野外低频被误认为选择带宽内较高的频率,高频被误认为低频,频率混乱折叠到对侧形成了卷褶伪影。

3. 解决办法　①使用一个仅包绕 FOV 范围的线圈,得到 FOV 内信号;②增大 FOV,使之大于受检部位,这不增加采集时间;③使用过采样或非相位卷积技术;④切换频率编码与相位编码的方向,把径线较短的方向设置为相位编码方向;⑤施加空间预饱和带,给 FOV 外相位编码方向上组织区域放置一个空间预饱和带以抑制该区域组织信号;⑥3D 成像中,放弃层面选择方向上首尾几层。

五、截断伪影

1. 伪影特征　如图 16-4a,在 MR 图像的高对比界面,如颅骨与脑表面、脂肪与肌肉界面等产生信号振荡,出现交替的环形黑白条纹,即截断伪影。该伪影常见于较低空间分辨力的图像,

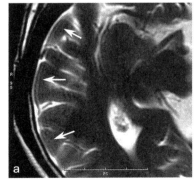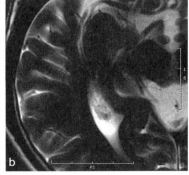

图 16-4　截断伪影
a. 截断伪影(矩阵 320×192);b. 截断伪影消失(矩阵 320×320)。

在相位编码方向多见。

2. 产生原因 该伪影是在K空间重建时产生,图像在傅里叶变换时的变换系数在边界不连续,造成复原子图像边界也不连续。相邻子图像数据在各个边界不连续造成吉布斯(Gibbs)现象,因此由复原子图像构成的整幅复原图像将呈现隐约可见的以子图像尺寸为单位的方块状结构,影响整个图像质量。相对于频率编码,相位编码方向上具有更少的像素以及更低的空间分辨力,因此截断伪影多见于相位编码方向,当子图像尺寸较小时更为严重。

3. 解决办法 ①增加采样时间(减小带宽)以减小波纹;②减小像素尺寸(增加相位编码数或减小FOV)。

六、运动与流动伪影

1. 伪影特征 如图16-5,人体的呼吸、心脏搏动、血管搏动、脑脊液流动、胃肠蠕动、吞咽动作、咳嗽抖动及受检者的躁动不配合,均可造成不同程度的图像模糊,即运动伪影。该伪影一般出现在相位编码方向,因产生原因的不同,可以表现为周期性、节律性和可控性。

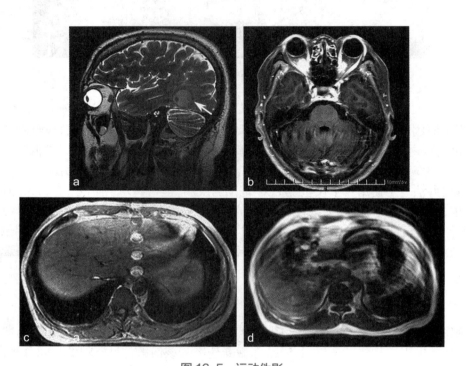

图16-5 运动伪影
a. 眼球运动伪影(箭头);b. 增强后血管搏动伪影;c. 血管搏动伪影;d. 呼吸运动伪影。

2. 产生原因 影像数据的采集最易受各种运动的干扰。无论运动是随意性还是非随意性,都会使相位信息发生偏移,错误的相位信息被当作位置信息匹配到错误的位置上。在傅里叶变换时,数据发生空间错位而导致图像模糊不清,无法辨认解剖形态和组织结构,更无法显示病变细节。这些运动包括随机自主运动(如眨眼、吞咽动作、肢体动作等)、呼吸运动、心脏搏动、血管搏动、血液流动及脑脊液流动等。

3. 解决办法 除了检查前充分沟通以取得受检者配合,施加空间预饱和技术,适当增加激励次数(NEX)采集,或采用可纠正有规律运动的应用技术,如螺旋桨(propeller)技术和刀锋(blade)技术,还应根据不同的原因,采取相应的措施。

(1)随机自主运动伪影:对于意识不清、躁动不安等无法配合检查的患者,可以给予镇静剂

（在临床医生的指导下）。

（2）呼吸运动伪影：①采用快速成像序列屏气扫描；②无法屏气者采用呼吸触发或者导航技术；③无法屏气又呼吸不均匀者采用对呼吸运动不敏感的超快速序列，如单次激发 FSE、单次激发 EPI 序列；④施加脂肪抑制技术。

（3）心脏搏动伪影：①心脏大血管 MRI 检查时，可施加心电门控或者心电触发技术；②心脏周围结构（如脊柱等）MRI 检查时，可在心脏区域施加饱和带；③切换相位编码方向。

（4）血管搏动、血液流动伪影及脑脊液流动伪影：①采用流动补偿技术；②切换相位编码方向；③施加心电门控。

七、射频场相关伪影

射频场相关伪影包括层间干扰、射频噪声干扰、拉链伪影及超高场强中的介电伪影（dielectric effect artifacts）等。

（一）层间干扰

1. 伪影特征 如图 16-6a，定位线交叉部位（或有饱和脉冲的部位）低信号或信噪比非常低。

2. 产生原因 层面内组织受到其他层面/额外的射频脉冲激发，提前饱和，不能产生信号。往往在斜位定位时出现。有时预置饱和也可能带来同样的伪影。

3. 解决办法 ①定位时注意层面交叉让开要观察的部位；②FOV 内设置饱和带，避开需要观察的部位；③改变扫描顺序，如采用间隔模式；④采用 3D 采集技术。

（二）射频噪声干扰

1. 伪影特征 如图 16-6b，沿相位编码方向排列的"拉链状"伪影。

2. 产生原因 不需要的外界射频噪声，如电视台、无线电台、闪烁的荧光灯、患者的电子监护设备。

3. 解决办法 ①改进射频屏蔽，减少外界电频率的干扰；②如果可能的话去除监护装置；③关闭扫描间的门；④请工程师维修。

（三）拉链伪影

1. 伪影特征 如图 16-6c，中心性伪影，即沿频率编码轴（在零相位）交替的亮点与暗点所组成的中心性条带。

2. 产生原因 自由感应衰减还未完全衰减之前，180° 脉冲侧峰与其重叠，产生沿频率编码方向的"拉链状"伪影。

3. 解决办法 ①延长 TE，增大自由感应衰减与 180° 射频脉冲之间的间隔；②增大层厚，通过选择更宽的射频带宽，使射频信号在时间域内变窄，降低重叠机会；③与维修工程师联系。

（四）介电伪影

1. 伪影特征 如图 16-6d，在 MR 图像上表现为局部信号有大量阴影或信号丢失，也就是介电伪影，该效应被称为"驻波效应"。

2. 产生原因 场强升高使射频能量 E 增大，射频波波长 λ 变短，穿透力下降。

3. 解决办法 ①使用高电导率材料的填充垫；②改在低场强 MRI 仪检查。

八、梯度场相关伪影

1. 伪影特征 如图 16-7，在 MR 图像上表现为明显的几何失真和扭曲变形，或明暗相间的条纹，可见于一个序列或一幅图像上，在频率编码方向或相位编码方向均会出现。

2. 产生原因 ①梯度线圈涡流补偿不足；②梯度场梯度功率下降。

3. 解决办法 联系工程师。

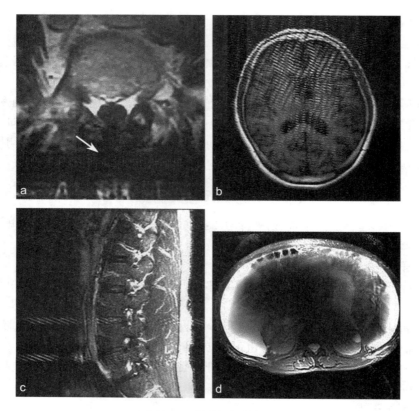

图 16-6 射频场相关伪影
a. 层间干扰（箭头）；b. 射频噪声干扰；c. 拉链伪影；d. 介电伪影。

九、鬼影

1. 伪影特征 如图 16-8，鬼影表现为多个连续重影（幽灵样影像），常出现在相位编码方向。患者运动的伪影只出现在运动的部位，而系统原因的伪影可在整个 FOV 中出现。

2. 产生原因 回波中心偏移、持续相位编码偏移或回波幅度不稳定，往往由系统不稳定或患者运动所致。

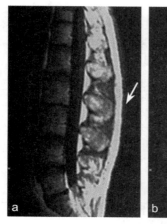
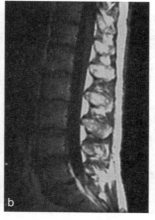
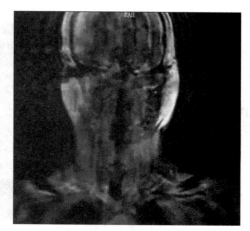

图 16-7 梯度场相关伪影
a. 腰椎明显变形（白箭头）；b. 正常腰椎。

图 16-8 鬼影

3. 解决办法 患者制动;请工程师帮助检修。

十、部分容积伪影

1. 伪影特征 如图 16-9,同一像素中显示多种组织,呈现出的信号为多种组织信号的平均值,不能代表真实组织的信号。

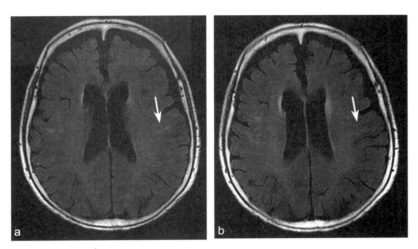

图 16-9 部分容积伪影(白箭头指示病灶显示对比)
a. 层厚 5mm;b. 层厚 7mm。

2. 产生原因 像素过大,导致像素内信号平均,使一个体素内混合多种组织对比,图像分辨力降低。低信号的病变位于高信号组织中,病变信号会比原有的信号强度高;高信号病变位于低信号组织中,其病变信号比病变原有的信号强度低。易对临床诊断造成混淆。

3. 解决办法 减小层厚。

十一、并行采集伪影

1. 伪影特征 如图 16-10,并行采集伪影类似卷褶伪影,多出现在图像中心,表现为图像中

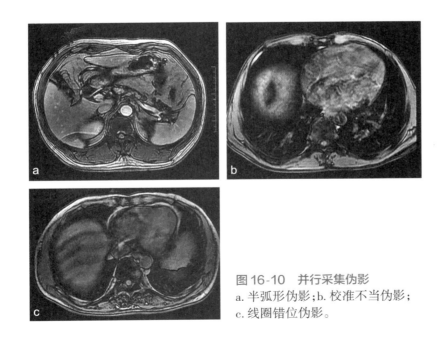

图 16-10 并行采集伪影
a. 半弧形伪影;b. 校准不当伪影;
c. 线圈错位伪影。

心条带状伪影,信噪比明显降低,可分为半弧形伪影、校准不当伪影和线圈错位伪影。

2. 产生原因 采用并行采集技术获取 K 空间数据时,在相位方向上隔行采集。每一个线圈单元采集一半的相位方向的信息,存在明显的相位卷褶,需要利用线圈敏感性数据重建图像并去掉卷褶。校准的信息与采集的信息不匹配将导致伪影。

3. 解决办法 ①并行空间采集技术,只适用于空间对称排列的相控阵线圈;②正式扫描前必须进行规范校准扫描;③增大 FOV。

(周学军　徐绍忠)

第六节　融合磁共振成像技术

一、放射治疗的磁共振成像技术

(一)临床意义与设备特性

1. 临床意义 随着越来越多影像引导放疗技术(image guide radiation therapy,IGRT)的出现,对靶区和危及器官勾画精度的要求也越来越高,传统的 CT 模拟定位对软组织的分辨力较低,尤其对头颈部、盆腔、前列腺以及其他软组织肿瘤的边界显示欠佳,这给放疗靶区的勾画带来了很大困难。MRI 有多种成像技术,软组织分辨力高,可以更清晰地显示真实肿瘤边界,分辨肿瘤和正常组织,更有助于寻找肿瘤靶区。

磁共振引导放疗将是未来主流的顶尖放疗系统(图 16-11),具有以下三个临床优势:①MRI 引导摆位与在线剂量预测。MR 影像下直接配准当前患者肿瘤与放射治疗计划系统(TPS)中的计划靶区(PTV),自动移床,并在线蒙特卡罗预测此次放疗将要投射的剂量。②自适应放疗(adaptive radio therapy,ART)。分次放疗时根据肿瘤退缩或周围器官变化做出在线自适应计划优化(仅需几分钟)。③自动 MR 影像门控。利用实时在线 MR 影像门控追踪运动肿瘤。

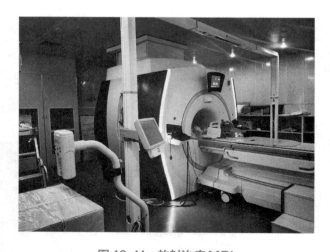

图 16-11　放射治疗 MRI

2. 设备特性 由于磁共振成像系统有强磁场,加速器系统有强电离辐射场,二者存在各自的技术特点并相互干扰,所以设计了屏蔽系统,在 MRI 系统和加速器系统之间安装有防电磁干扰的 U 形法拉第笼和主动屏蔽系统,MRI 系统内部安装有防电磁干扰的主动屏蔽线圈,以抵消相互干扰。

为了满足放疗定位的功能和作用,磁共振模拟定位机需要具备以下特色的软硬件及性能:①足够大的扫描孔径,目前设备多为 70cm;②外置的激光灯定位系统,保证准确的摆位、复位及确定空间位置坐标;③放疗专用的接收线圈桥架,保证线圈不接触人体;④放疗专用的平板床,使扫描和治疗床板保持一致;⑤放疗定位专用的扫描序列;⑥放疗专用的 MR 质控体模与质控程序,由物理师进行质控。

(二)检查前准备

每次磁共振成像扫描前,对需要进入磁体室的患者及家属进行磁共振成像安全核查。进入磁体室的仪器必须是磁共振成像兼容性设备,否则严禁带入磁体间。

　　进入磁体室的工作人员必须通过安全筛查。入室前须再次进行安全检查,以避免将随身携带的物品,如钥匙、手机、手表、硬币、磁卡等铁磁性物品带入磁体间。

(三) 检查技术

1. MRI 模拟定位扫描要求 ①扫描定位线不能调整角度;②薄层扫描或容积扫描;③对空间精准度、图像形变要求非常高;④大视野成像,扫描范围大,包括所有皮肤组织及轮廓;⑤以 3D 序列为主;⑥扫描方位均采用横断位;⑦高采集带宽,减少化学位移;⑧优先考虑图像精准度;⑨采用几何校正;⑩将受检者用体位固定装置固定,保证体位与 CT 模拟定位一致。

2. MRI 模拟定位扫描序列 主要有 3D 快速自旋回波 T_1WI、T_2WI 序列,DWI 序列,3D 梯度回波 T_1WI 序列用于增强扫描。

(四) 图像质量控制

MR 图像容易发生几何和灰度畸变,降低组织的空间位置准确性,这是 MRI 应用于放疗的障碍之一。随着硬件和软件的发展,目前图像的失真问题已经大大减少。MRI 模拟定位的序列和线圈选择以及设备日常质量控制方法也很重要。

二、核医学中的磁共振成像技术

(一) 临床意义与设备特性

1. 临床意义 PET/MRI 是将正电子发射断层显像(positron emission computed tomography, PET)和磁共振成像(MRI)技术融合而成的一种分子水平的功能和结构成像相融合的显像系统。PET/MRI 作为一种新的多模式成像设备,实现了解剖结构和功能、代谢、生化影像的实时融合。与 CT 相比,MRI 具有更高的软组织分辨力,能通过特殊序列提供功能、代谢等影像信息,且 MRI 无电离辐射,特别适用于儿童、孕妇和需要反复进行影像检查的患者。

2. 设备特性 PET/MRI 主要有三种设计。

(1) 双机房分体扫描设计:将 PET/CT 和 MRI 仪器分置在两个相邻的机房,分别进行扫描,受检者在两个扫描室之间移动所引起的运动伪影是该技术的主要问题,不能同时获取两种图像。

(2) 单机房分体扫描设计:将 PET 和 MRI 仪器放置于同一房间,受检者随扫描床在两台扫描仪器之间相继进行扫描,顺序成像的方法可相对减少 PET 设备的调整,降低技术难度,但可能增加运动带来的误差,也不能同时获取两种图像。

(3) 一体化 PET/MRI 设计:将 PET 检测线圈置于 3.0T MRI 设备的主磁体中,可同时获得 PET 和 MR 图像,减少了配准误差。目前已经推出了一体化 PET/MRI 系统,该系统的 PET 探测元件采用 MRI 兼容的新型硅光电探测器技术,具有高速重合时序解析度,可实现快速的时间飞跃法重建。它还具有高灵敏度,可以支持更低辐射剂量或相同辐射剂量下更快速的 PET 扫描(图 16-12)。

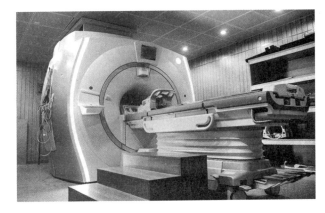

(二) 检查前准备

1. 病史采集 检查前医生会对受检者进行详细病史采集,核对申请单,确认受检者信息,了解受检者检查目的和检查方案,同时还需要确认无检查禁忌证等。

2. 安全性核查 每次磁共振成像扫描前,对需要进入磁体间的受检者及家属进行磁共振成像安全核查。进入磁体间的仪器必须是磁共振成像兼容性设备,否则严禁

图 16-12　PET/MRI

带入磁体室。进入 PET/MRI 磁体室的工作人员必须通过安全筛查。入室前需再次进行安全检查，以避免将随身携带的物品,如钥匙、手机、手表、硬币、磁卡等铁磁性物品带入 PET/MRI 磁体室。

3. 受检者准备 检查前医生需要与受检者充分沟通,介绍检查中可能的噪声及发热情况,对受检者进行严格的呼吸训练。同时使用磁共振成像兼容耳机或耳塞保护听力。

(三) 检查技术

1. 检查技术 当正式接受 PET/MRI 检查时,要求受检者仰卧位,头先进,手臂放在体部两侧以绑带固定。保证受检者平躺在病床中间位置,使用 PET/MRI 兼容的辅助垫固定受检者,使其保持不动。对于瘦弱的受检者,可在生理信号监控气囊上放置一软垫,保证呼吸信号可以被充分采集。使用专用线圈进行扫描。全身扫描时,体表定位标记为眼眶上缘,使用 MRI 扫描的全身冠状面和矢状面图像及采集的 PET 定位像进行定位。整个 PET/MRI 检查结束后,一般不建议立即离开,因为可能还会根据诊断需要,对受检者进行延迟扫描。

2. 检查方案 按照常规检查方法,注射 ^{18}F-FDG 60 分钟后采集 PET 图像,针对分体和一体化设备,有两种检查方案:一种是顺序采集,注射示踪剂后,利用 60 分钟的时间先进行 MRI 扫描,然后进行 PET 检查;另一种是同时采集 MRI 和 PET 图像,即注射示踪剂 60 分钟后,同时进行 MRI 和 PET 检查。

3. MRI 扫描序列 包括全身或局部脏器冠状面、矢状面自旋回波 T_2WI-fs 序列、STIR 序列、DWI 序列,横断面自旋回波 T_2WI、T_1WI 序列或同反相位梯度回波 T_1WI 序列。

(四) 图像质量控制

在采用 MR 成像数据的基础上,可以对 PET 成像进行组织衰减校正、运动伪影校正、局部容积校正,并进行一些性能评价。

1. 组织衰减校正 伽马射线经过受检者的身体组织时会被组织吸收而发生衰减,由于人体各部组织的密度差异很大,各部组织的衰减程度也是非均匀的,这将引起图像的严重失真和畸变,所以只有对组织衰减进行补偿才能得到可定量分析的图像。

2. 运动伪影校正 在 PET 扫描的数据采集过程中,受检者身体的运动会导致图像模糊或产生伪影。基于 MR 成像数据的运动伪影校正主要通过在 PET 扫描期间重复进行 MRI 数据采集、生成运动文件、在图像重建之前对符合事件逐个进行校正等途径实现。

3. 局部容积校正 有限的空间分辨力和组织放射性浓度过高或过低会导致部分容积(partial volume)效应。基于 MRI 数据,借助于 MRI 系统良好的软组织对比度、不同的分割(例如脑白质和灰质、脑脊液)和 PET/MRI 复合扫描得到的两套图像数据的高精度配准,可以进行部分容积校正。

三、术中磁共振成像技术

(一) 临床意义与设备特性

1. 临床意义 术中磁共振成像(intraoperative MRI,iMRI)是在手术操作过程中按照需要对术区进行实时磁共振成像,能为手术操作者提供实时图像,为手术全程提供指导性信息

2. 设备特性 术中磁共振的发展分固定磁体和移动磁体方案,分为以下三种主要类型。

(1) 低场开放式术中 MRI 设备:采用了两段式超导磁体,受检者手术位置定位于磁体等中心点,医生在两段磁体间的空隙处进行手术,能够在术中需要时连续采集人体影像。低场 MRI 设备的开放性好,便于手术开展,但是存在静磁场强度较低、均匀度较差等不利影响因素,导致图像质量不佳,而且很难实现功能性成像扫描。

(2) 术中患者转运方式:术中将患者从手术位置转运至 MR 扫描位置,佩戴好射频线圈,再进行磁共振成像。这种方案操作复杂,存在患者转运风险,且患者体位受限。

(3) 术中移动式 MRI 设备:采用移动式磁体,通过吊顶滑轨和屏蔽门联通手术室和检查室,

形成了术中磁共振复合手术室。该方案一般分为两种配置:两室(手术室-检查室)和三室(手术室-检查室-手术室);每种配置都有三个基本功能区:手术区、检查区和控制区。术中需获取患者影像时,医生打开屏蔽门,遥控磁体从检查室经滑轨移入手术室,全程保持患者位置不动。术中扫描结束后,MRI 设备移回检查室,平时可用于普通患者扫描。该方案的最大优点是无须移动患者,整个手术过程完全以患者为中心,降低了术中成像风险(图 16-13)。

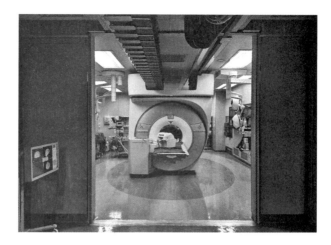

图 16-13　术中移动式 MRI

（二）检查前准备

1. 磁体室准备　iMRI 系统包括检查室及手术室,在接触磁体前,全部非磁兼容的手术设备必须撤到磁共振 5 高斯线外的安全区域,避免相关危险的发生。

2. 安全性核查　安全核查时,关注受检者及仪器设备的安全,确保检查期间麻醉的平稳。进入磁体间的工作人员必须通过安全筛查。入室前须再次进行安全检查,以避免将随身携带的物品,如钥匙、手机、手表、磁卡等铁磁性物品带入磁体室。

3. 患者准备　进入检查室患者的准备同放射科,手术医生对患者进行无菌包裹,然后严格按照复合手术室规章制度核查,将物品摆放在指定位置,医生、护士、技师、麻醉师四方要认真核查(各负其责,责任到人)并签字。

（三）检查技术

1. 检查技术　确定安全无误后,技师将屏蔽门打开,移动磁体或手术床,护士、医生协助将患者放在磁体中心;然后技师按照需求择优选择序列扫描;扫描完毕后拔掉线圈,撤回磁体或手术床,关掉屏蔽门,将扫描图像上传至导航工作站更新导航,医生判断手术情况,决定是否继续手术。

2. MRI 扫描序列　包括自旋回波 T_2WI、T_2WI-fs、T_1WI、T_1WI-fs 序列,DWI 序列,BOLD 成像、白质纤维束成像等。

（周学军　徐绍忠　毛德旺）

第十七章　核医学影像检查技术

核医学影像检查通过高灵敏显像动态监测活体的生化过程,可有效揭示机体结构、功能与疾病的相互关系。在设备进展中,SPECT/CT、PET/CT、PET/MRI 等影像融合设备的问世,使核医学进入一个新的发展阶段,为现代分子医学影像提供了先进、可靠的手段和方法。

第一节　核医学检查技术的发展及应用评价

一、核医学检查技术的发展

1951 年美国加州大学的 Cassen 研制了第一台同位素扫描仪,通过逐点打印获得器官的放射性分布图像。1952 年美国宾夕法尼亚大学的一年级医学生 David Kuhl 设计了扫描机光点打印法,1957 年 Anger 研制出第一台 γ 照相机,1959 年 David Kuhl 又研制了双探头的扫描机进行断层扫描,首先提出了发射式重建断层的技术,为日后发射计算机断层成像仪(emission computed tomography,ECT)的研制奠定了基础。1972 年 Kuhl 作为主要成员应用 ^{18}F-脱氧葡萄糖(^{18}F-FDG)测定了脑局部葡萄糖的利用率,打开了 ^{18}F-FDG 检查的大门。1978 年小型回旋加速器诞生,19 世纪 70 年代出现了 ECT、单光子发射计算机断层显像(single-photon emission computed tomography,SPECT)和正电子发射断层显像(positron-emission tomography,PET),实现了全身显像和断层显像。1991 年,旧金山大学的 Hasegawa 和 Lang 研制了 SPECT/CT。PET/MRI 融合机型问世于 19 世纪 90 年代末,至今仍在不断完善中。

目前广泛使用带衰减校正的能进行符合线路成像的双探头和三探头 SPECT/CT。随着一体化 PET/MRI 逐步应用于临床,PET/MRI 可显示更好的软组织对比及组织特征改变(如通过使用钆剂、特异性细胞标志物等技术),并且研究对象受到的辐射剂量明显减少。此外,DWI、SWI 及 MRS 等序列还可提供一些生理学功能信息。

二、核医学影像检查技术的临床应用评价

1. 功能、代谢成像　核医学显像可以提供脏器和病变的血流、功能、代谢甚至是分子水平的化学信息,还可以对影像进行定量分析,如放射性核素心肌灌注、恶性肿瘤远处转移、甲状腺显像、肺通气/灌注显像等。

2. 灵敏度、特异性高　当疾病早期处于分子水平变化阶段,核医学显像即可以发现显像异常,达到早期诊断、早期治疗的目的。其特异性高,易于鉴别病变的良、恶性。

3. 全身显像　PET 可以一次性获得全身各个区域的图像。

4. 无创性检查　所用的放射性核素物理半衰期短,显像剂化学量极微,发生毒副作用的概率极低。

5. 需要使用放射性示踪剂　常用的显像剂有脑代谢显像 ^{18}F-FDG、^{15}O$_2$、脑血流灌注显像 ^{99m}Tc-ECD、^{99m}Tc-HMPAO、心肌灌注显像 ^{201}TlCl、^{99m}Tc-MIBI、肺灌注显像 ^{99m}Tc-MAA、肿瘤非特异显像 ^{67}Ga-枸橼酸镓、^{201}TlCl、甲亢与甲状腺癌治疗 ^{131}I-NaI、肿瘤动脉栓塞治疗 ^{32}P 或 ^{90}Y-微球、^{188}Re-碘

油等。

6. 影像解剖结构清晰度较差　核医学受引入放射性活度及仪器分辨力的限制,影像清晰度远低于 CT、MR。

7. 功能与解剖相结合　PET/CT、PET/MRI 及 SPECT/CT 集功能和解剖信息于一身,诊断的敏感性、特异性和准确性均大幅提高。

8. 分子核医学　近几年来,随着分子生物学技术的迅速发展以及与核医学技术的相互融合,形成了核医学又一新的分支学科——分子核医学(molecular nuclear medicine)。分子核医学是应用核医学示踪技术,在活体内以分子或生物大分子作为靶目标,从分子水平揭示人体的生理、生化及代谢变化,富有广阔的应用前景。目前分子核医学主要应用于受体成像、基因成像、肝细胞成像等。分子核医学的关键是研制相应的分子探针,主要应用于 PET。

三、核医学检查技师的工作范畴

核医学检查技师主要负责受检者图像采集与重建工作,其主要工作范畴包括以下方面。

1. 完成核医学设备的日常质量控制工作,确保设备各项性能指标完好。

2. 利用各种核医学设备对受检者相关部位进行成像,提供临床所需的图像。

3. 依据相关法律法规做好受检者及工作人员的辐射防护工作。

(邢海群　唐鹤茵)

第二节　SPECT(SPECT/CT)影像检查技术

一、脑血流灌注显像

(一)原理

静脉注入能通过血脑屏障进入脑细胞的显像剂,其进入脑细胞的量与局部脑血流量成正比,经断层显像,可以得到分层显示局部脑血流灌注的图像,并对血流量进行定量测定。

(二)显像剂

SPECT 常用的显像剂有锝标记双半胱乙酯(^{99m}Tc-ECD),剂量为 740~1 110MBq(20~30mCi),静脉注射。PET 常用显像剂为氮[^{13}N]-NH$_3$·H$_2$O(氮[^{13}N]-氨水),剂量为 740~925MBq(20~25mCi),静脉注射。

(三)图像采集

检查前 30~60 分钟口服过氯酸钾 400mg 封闭甲状腺、脉络丛和鼻黏膜。注射前 5 分钟使受检者处于安静环境中,戴眼罩和耳塞封闭视听。图像采集时间为显像剂静脉注入后 15 分钟左右。

(四)正常影像

大脑皮质放射性分布高于白质和脑室部位,即周边放射性浓影。丘脑、基底核、脑干等灰质核团的放射性分布与皮质相近,呈"岛状"团块浓影。小脑皮质放射性分布亦高于髓质。左右两侧基本对称。影像上所见的放射性分布高低,反映不同局部脑血流灌注、脑神经细胞功能和代谢的活跃程度(图 17-1)。

二、甲状腺及甲状旁腺显像

(一)甲状腺显像

1. 原理　甲状腺静态显像是利用甲状腺组织能特异性地摄取和浓聚放射性碘或高锝酸盐(^{99m}TcO$_4^-$),通过显像了解甲状腺的位置、形态、大小及功能状态。

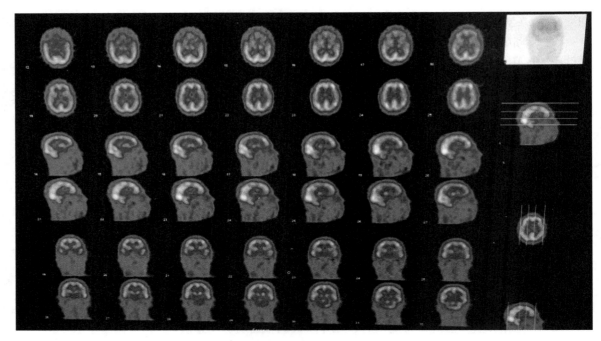

图 17-1　正常头颅灌注显像（数字彩图）
从上至下分别为头颅轴位、矢状位、冠状位图像。

2. **显像剂**　$^{99m}TcO_4^-$ 常规静脉注射剂量为 74~185MBq（2~5mCi）。^{131}I 碘化钠溶液常规口服剂量为 1.85~3.70MBq（50~100μCi），寻找甲状腺癌转移灶口服剂量为 74~148MBq（2~4mCi）。

3. **图像采集**

（1）甲状腺 $^{99m}TcO_4^-$ 显像：静脉注射显像剂后 20~30 分钟采集图像。常规采用前位平面采集，必要时增加斜位。首选针孔准直器，亦可采用低能通用或高分辨平行孔准直器。

（2）^{131}I 显像：空腹口服 ^{131}I，24 小时后行颈部显像，采用高能通用准直器；如果行甲状腺癌转移灶显像，需在空腹口服 ^{131}I 后 24~48 小时进行前位和后位全身显像，采用高能通用准直器。必要时，在服药后 72 小时再次加做全身显像。

4. **正常影像**　正常甲状腺呈蝴蝶形，分左右两叶，居气管两侧，两叶的下 1/3 由峡部相连，有时峡部缺如。双叶内放射性分布均匀，边缘基本整齐光滑。双叶发育可不一致，少数受检者可见甲状腺锥状叶变异。

5. **注意事项**　^{131}I 显像检查前需停用含碘食物及影响甲状腺功能的药物 1 周以上。

（二）甲状旁腺显像

1. **原理**　静脉注射 ^{99m}Tc-MIBI 后，与正常甲状腺组织相比，功能亢进的甲状旁腺组织在早期可摄取更多的 ^{99m}Tc-MIBI，但其清除则较慢。

2. **剂量**　显像剂 ^{99m}Tc-MIBI 剂量为 185~370MBq（5~10mCi）。

3. **图像采集**

（1）^{99m}Tc-MIBI 双时相法：采用 γ 相机或 SPECT，配备低能高分辨型或低能通用型平行孔准直器，能峰 140keV，窗宽 20%，矩阵 256×256 或 128×128，放大 2~3 倍。患者仰卧，固定头部，视野包括颈部及上胸部。静脉注射 ^{99m}Tc-MIBI 后，分别于 15 分钟和 2~3 小时进行前位早期相和延迟相采集，采集时间为 300 秒。必要时进行颈部侧位采集或断层采集。

（2）断层采集：受检者体位、准直器、能峰及窗宽同平面显像，矩阵 128×128 或 64×64，放大 1.5 倍。每 6° 采集一帧，每帧采集 40 秒，旋转 180°，共采集 30 帧。

4. **正常影像**　甲状旁腺功能正常时，由于甲状旁腺体积较小，通过目前的显像方法一般不能显示,所以表现为除甲状腺显像外,颈部及上胸部无局限性放射性浓聚灶存在。

三、唾液腺显像

(一) 原理

唾液腺小叶内导管上皮细胞具有从血液中摄取及分泌 $^{99m}TcO_4^-$ 的功能,静脉注射的 $^{99m}TcO_4^-$ 随血流到达唾液腺,被小叶细胞从周围毛细血管中摄取并积聚于腺体内,并在一定的刺激下分泌出来,随后逐渐分泌到口腔。通过唾液腺显像方式可以观察唾液腺位置、大小、形态、显像剂分布、功能及其导管的通畅情况。

(二) 显像剂

$^{99m}TcO_4^-$ 洗脱液,静脉注射给药,剂量 186~370MBq(5~10mCi)。

(三) 图像采集

1. 静态显像　注射 $^{99m}TcO_4^-$ 后 20~30 分钟显像,漱口后取前后位和双侧位图像,每帧 500k。可在注射 $^{99m}TcO_4^-$ 前 30 分钟皮下注射硫酸阿托品 0.5mg,以抑制唾液腺分泌,便于观察唾液腺形态及位置。

2. 动态显像　静脉注射 $^{99m}TcO_4^-$,同时进行采集,1min/f 或 2min/f。于 20 分钟时含服 300~500mg 维生素 C 促进唾液腺分泌,然后继续采集 10 分钟。

(四) 正常影像

前后位像,腮腺影像呈卵圆形,上稍宽,两侧对称,轮廓完整,显像剂分布均匀,腮腺导管常与口腔的显像剂影像相连。

四、心肌灌注显像

(一) 原理

正常心肌细胞有选择性摄取放射性核素显像剂的功能,其摄取量与心肌血流量成正比,与心肌细胞的功能或活性密切相关。当冠状动脉血流动力学发生改变或心肌细胞受损时,该区域放射性分布明显减少。

(二) 显像剂

目前临床常用的心肌灌注显像剂主要包括单光子显像剂 ^{201}Tl 和 ^{99m}Tc-MIBI 及正电子灌注显像剂 ^{82}Rb、^{13}N-NH_3 等。

(三) 负荷试验

心肌具有很强的代偿功能,冠状动脉狭窄部位的心肌在静息状态下心肌灌注显像可无明显异常。但在运动或药物负荷下,病变的冠状动脉血流量不能增加或增加量低于正常,从而显示心肌缺血病变。负荷试验分为运动负荷和药物负荷。次极量运动负荷和双嘧达莫、腺苷、多巴酚丁胺药物负荷是目前临床上较为常用的方法。上述负荷试验后,^{201}Tl 显像剂静脉注入 74~111MBq (2~3mCi),10 分钟和 3~4 小时进行早期和延迟或再分布显像。^{99m}Tc-MIBI 注入 740~925MBq (20~25mCi)后 1~2 小时进行显像,1~2 天进行静息显像。

(四) 图像采集

1. 心肌断层显像　静脉注入 $^{201}TlCl$ 后 10 分钟或 ^{99m}Tc-MIBI 后 1 小时应用低能通用或高分力准直器进行断层采集。探头贴近胸壁从右前斜位 45° 至左后斜位 45° 旋转 180°,每旋转 3°~6° 采集 1 帧,30~40s/f,共采集 30~60 帧。应用专用心脏断层软件进行断层重建,可获得左心室心肌短轴、水平长轴和垂直长轴断层图像。

2. 门控心肌灌注显像　^{99m}Tc-MIBI 图像较 ^{201}Tl 为好。采集方法同上。用 ECG 作为门控信号,平面像每个心动周期采集 8~16 帧,RR 窗宽为 15%,矩阵 128×128,断层像每个心动周期采集 8~12 帧,RR 窗值为 20%,矩阵为 64×64,由于每帧包含 8~12 分图,故采集时间要明显延长,以保证重建图像有足够的计数,减少统计误差对图像的影响。

(五) 正常影像

静息状态下,一般仅左心室显影,右心室及心房心肌较薄,血流量相对较低,故显影不清,负荷试验后可轻度显影。心尖部有时略稀疏,室间隔膜部放射性分布呈稀疏、缺损区,其余各心肌壁分布均匀(图 17-2)。

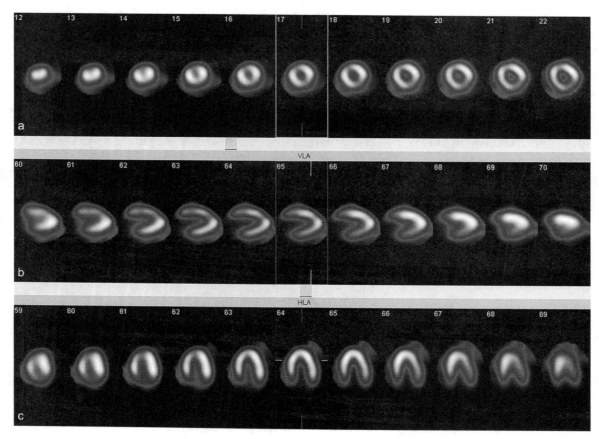

图 17-2 正常心肌灌注成像(数字彩图)
VLA:垂直长轴;HLA:水平长轴。

(六) 注意事项

1. 检查前要求患者停服有关药物,如抗心律失常或减慢心率以及硝酸酯类药物等,并取得患者合作。

2. ^{201}Tl 心肌灌注显像检查时患者空腹,在注射 ^{201}Tl 后让患者坐起,可减少腹腔内脏及肺中因 ^{201}Tl 浓聚而增加对心肌影像的干扰。

3. 若用 ^{99m}Tc-MIBI 作为显像剂,则注射后 30 分钟进食脂肪餐,以排除胆囊内放射性干扰。

4. 心率变化太大或心律失常频繁者不宜做门控心肌灌注显像。

五、心肌淀粉样变显像

(一) 原理

心肌淀粉样变(cardiacamyloidosis,CA)是由不同前体蛋白异常折叠沉积于心肌细胞间质中导致的疾病。临床中常见病理类型为轻链型 CA(light chain CA,AL-CA)和转甲状腺素蛋白相关 CA(transthyretin-related CA,ATTR-CA)。ATTR-CA 患者体内转甲状腺素蛋白(transthyretin,

TTR）错误折叠并以不溶性淀粉样原纤维的形式聚集,进而沉积在器官和软组织的细胞外间隙,心肌细胞受压变形并发生功能损伤。^{99m}Tc -PYP（焦磷酸盐）可以与游离钙相结合,因此可用于 ATTR-CA 的诊断。

（二）显像剂

^{99m}Tc -PYP 注射液,静脉注射给药,剂量为 370~740MBq（10~20mCi）。

（三）图像采集

患者注射 370~740MBq 的 ^{99m}Tc -PYP 注射液后,于 1 小时和 3 小时行心脏局部平面显像,3 小时局部平面显像完成后行 1 次心脏断层显像。

1. 心脏平面显像　患者仰卧,固定于检查床。将心脏摆放于探头视野中央,分别采集前位及左侧位图像。每帧计数 750×10^3。推荐使用 256×256 矩阵。

2. 心脏断层显像　患者仰卧,固定于检查床上,双臂上举（过头）。心脏应位于视野中心,从右前斜 45° 开始到左后斜 45° 顺时针旋转 180°,采集 40 帧,20s/f,放大倍数为 1,无须使用心电门控。应用心脏专门断层处理软件及合适的滤波进行断层重建,获得左心室心肌短轴、水平长轴和垂直长轴断层图像。

3. 全身显像　主要用于评估 ATTR-CA 患者其他脏器受累的情况。患者仰卧,固定于检查床上,双臂自然放于身体两侧。256×1 024 采集矩阵,10~20cm/min 扫描速度,采集从头到足的前后位图像。

（四）影像表现

^{99m}Tc -PYP 在软组织内分布略高,内脏仅双肾及膀胱清晰显像,心脏及肝脏因血池内部分 ^{99m}Tc -PYP 滞留可以有极轻度显影,轮廓不清晰。

六、心脏交感神经显像

（一）原理

间碘苄胍（metaiodobenzylguanidine,MIBG）与去甲肾上腺素一样可被交感神经末梢通过第一摄取途径摄取并储存于突触前囊泡中,可显示心肌内交感神经受体的分布情况。

（二）显像剂

^{131}I-间碘苄胍（^{131}I-MIBG）,静脉注射,剂量为 111MBq（3mCi）。

（三）图像采集

静脉注射 ^{131}I-MIBG 后 15 分钟和 4 小时,使用 SPECT 分别行早期及延迟平面和断层心肌显像,两次的采集条件要保持一致。采集能峰为 159keV,窗宽 20%,采集视野含有心脏。胸部前位和左前斜 45° 平面图像采集矩阵为 128×128。

（四）正常影像

正常的 ^{131}I-MIBG 影像与 ^{201}Tl 及 ^{99m}Tc-MIBI 影像相似,显示左室心肌的显像剂分布均匀。心脏与纵隔比值反映早期摄取能力,显示心脏肾上腺素能神经张力,即紧张度。

（五）注意事项

在评价心肌肾上腺素能神经功能时,建议使用心脏与纵隔比值和洗脱率等半定量指标。

七、肺灌注及肺通气显像

（一）肺灌注显像

1. 原理　静脉注射大于肺毛细血管直径的显像剂后,利用放射性颗粒在肺毛细血管内一过性嵌顿,其在肺内的分布与肺动脉量成正比,因而肺灌注显像代表着肺动脉血流分布。

2. 显像剂　^{99m}Tc 标记的大颗粒聚合人血清白蛋白（macroaggregated albumin,MAA）,常用剂量为 74~185MBq（2~5mCi）。

3. 图像采集

（1）平面显像：常规取 8 个体位，即前后位（ANT）、后位（POST）、左侧位（LL）、右侧位（RL）、左后斜位（LPO）30° 和右后斜位（RPO）30°，以及左前斜位（LAO）30° 和右前斜位（RAO）30°。将双肺同时包括在探头视野内，选用低能通用型准直器，每个体位采集计数为 500k，矩阵为 256×256。能峰为 140keV，窗宽为 20%。

（2）断层显像：探头配以低能高分辨力或低能通用型准直器，旋转 360°，每 6° 采集 1 帧，每帧采集 20~30 秒，共采集 60 帧，能峰 140keV，窗宽 20%，采集矩阵为 128×128。

4. 正常影像

两肺轮廓完整，放射性分布比较均匀，肺外带及肺尖放射性分布略稀疏。左、右两肺影之间为纵隔和心脏形成的放射性分布空白区（图 17-3）。

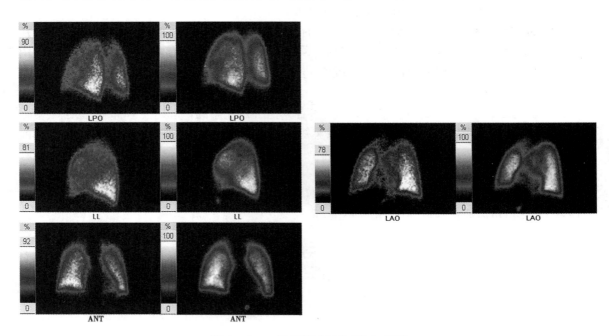

图 17-3　正常肺灌注显像（数字彩图）

5. 注意事项

（1）检查前给受检者吸氧 10 分钟，以避免肺血管痉挛所造成的局部肺放射性分布减低。

（2）^{99m}Tc-MAA 为悬浮液，抽取药时和注射前须振荡摇匀。注射速度要缓慢，特别是对肺血管床破坏严重的患者，如对慢性肺心病患者，慎用"弹丸"注射，以免引起急性肺动脉压增高造成意外。

（3）由于 MAA 入血后受重力的影响，易向肺的低下部位沉降，故注射时应采用平卧位。只有在检查是否有肺动脉高压时，才使用坐位注射。

（二）肺通气显像

1. 原理　肺通气显像是指将密闭系统中的放射性气体或气溶胶吸入气道和肺泡，随后呼出。经过多个反复过程后，使其在气道和肺泡内充盈完全并达平衡浓度时，使用 γ 相机进行显像。

2. 显像剂　常用的放射性气体为惰性气体的放射性核素，如 ^{133}Xe、^{81m}Kr；常用的放射性气溶胶为 ^{99m}Tc-DTPA 溶液。用气溶胶雾化器将 ^{99m}Tc-DTPA 溶液雾化为直径 <10μm 的颗粒（3~10μm 的颗粒沉积于细支气管，1~3μm 的颗粒可达肺泡），一次吸入的气溶胶颗粒在肺内沉积约 5%~10%，也可使用锝气体进行显像。锝气体是 ^{99m}Tc 标记的纯碳微粒超细分散体，颗粒大小为 5nm（范围 2~20nm）。由于其颗粒小且更为均匀，故中央气道沉积较少，肺组织显像质量更优。受检者通过与发生器容器连接的连接管缓慢吸入过滤后的放射性气体或放射性气溶胶。深呼吸

数次后即可达到 2 500 计数/s。

3. 图像采集 受检者仰卧,多体位采集,包全肺。探头配置低能高灵敏或通用型平行孔准直器,能峰 140keV,矩阵 256×256,窗宽 20%,放大倍数 1.0~1.5 倍。采集前位,后位,左、右侧位和左、右后 45° 斜位 6 帧图像。每帧采集 100k~500k 计数。

4. 正常影像 双肺显像剂分布较均匀,肺底部放射性要高于肺尖,大气道内显像剂分布略为增高。通气显像与肺灌注影像所见基本一致,呈现匹配特征。

八、消化道出血显像

(一)原理

由于胃肠壁含血量少,静脉注入显像剂,基本不显影。胃肠道出血时,显像剂自血管破裂处进入胃肠道,形成局部的放射性浓聚,从而可对出血位置做出大致判断。

(二)显像剂

常用显像剂有两类,^{99m}Tc 标记红细胞(^{99m}Tc-RBC)和 ^{99m}Tc-硫胶体或植酸钠。

(三)图像采集

1. 受检者准备 检查前停用止血药,特别是少量出血患者;显像前 1 小时口服过氯酸钾封闭胃黏膜。

2. 显像方法

(1)^{99m}Tc-RBC 显像:静脉注入 ^{99m}Tc-RBC 555~740MBq(15~20mCi)后,立即以 5min/f 进行动态采集至 30~60 分钟。如未能显示出血灶,则需做延迟扫描。

(2)^{99m}Tc 胶体显像:静脉注入 ^{99m}Tc-硫胶体或植酸钠 185~370MBq(5~10mCi)后,立即开始 2min/f 动态采集 20~40 分钟。

(四)正常影像

正常时胃肠壁基本不显影。

九、肝血流血池显像

(一)原理

正常情况下,肝脏在动脉期不显影,到静脉期才显影;肝脏恶性肿瘤常由动脉直接供血,故在动脉期病灶区即可见显像剂填充。根据病变区显像剂浓聚程度高于、等于或低于周围正常肝组织可鉴别肝内占位性病变的性质。

(二)显像剂

常用 ^{99m}Tc 标记的红细胞(^{99m}Tc-RBC),静脉注射给药,剂量为 740~1 110MBq(20~30mCi)。

(三)图像采集

1. 肝动脉灌注相 静脉"弹丸"式注射显像剂的同时启动显像仪进行连续动态显像。每 2 秒一帧,共计 30 帧。

2. 肝血池相 15~30 分钟后进行多体位静态显像,包括前位、后位、右侧位,每个体位采集 750k~1 000k。必要时行 1~5 小时延迟显像。

3. 断层显像 受检者取仰卧位,SPECT 准直器、能峰及窗宽同平面显像,矩阵 64×64 或 128×128,放大倍数 1.0~1.5 倍。探头旋转 360°,采集 64 帧,每帧采集时间 20~30 秒。

(四)正常影像

1. 肝动脉灌注相

(1)动脉期:右心、双肺及左心相继显影,左心显影后 2~4 秒腹主动脉显影,继续 2~4 秒双肾及脾脏出现显像剂,肝区不显影,呈现三角形分布稀疏区域。

(2)门脉期:双肾显影后 12~18 秒,肝脏开始出现显影,并见肝区放射性持续增加,逐步超过肾脏。

2. 肝血池相 静态显像可见心脏、大血管及肝、脾等血池影像,肝区显像剂分布均匀,其强度一般低于心血池和脾脏的显像剂分布。

(五) 注意事项

1. 标记红细胞时,其标记率必须达到质控要求。

2. 需进行肝胶体显像、肝动脉灌注与血池显像时,检查时间间隔不宜少于 24 小时。

十、异位胃黏膜显像

(一) 原理

胃黏膜具有快速摄取 $^{99m}TcO_4^-$ 的特性,在静脉注射显像剂后异位胃黏膜可形成放射性浓聚灶而被探测。

(二) 显像剂

$^{99m}TcO_4^-$ 静脉注射,成人剂量 370~555MBq(10~15mCi),儿童按 7.4~11.1MBq/kg(200~300μCi/kg)给药。

(三) 图像采集

患者禁食 4~6 小时,注射显像剂后每隔 15 分钟显像一次,历时 2 小时;食管显像可于病灶显示后,饮水 200~300ml,重复显像。

(四) 正常影像

早期可见胃显影。

十一、肾血流功能显像

(一) 原理

肾动态显像包括肾血流灌注显像和肾实质功能动态显像。其原理是静脉注射经肾小球滤过或肾小管上皮细胞摄取、分泌而不被再吸收的显像剂后进行连续动态采集,可获得显像剂经腹主动脉、肾动脉灌注,迅速浓聚于肾实质,随尿液逐渐流经肾盏、肾盂、输尿管并进入膀胱的全过程系列影像。

(二) 显像剂

临床常用的肾动态显像剂及剂量见表 17-1。

表 17-1　常用肾动态显像剂及剂量

显像剂类型	肾动态显像剂		剂量/MBq	
	英文缩写	中文全称	成人	儿童
肾小球滤过型	$^{99m}Tc\text{-}DTPA$	$^{99m}Tc\text{-}$二乙三胺五乙酸	185~740	74~370 或 7.4MBq/kg
肾小管分泌型	$^{99m}TcMAG_3$	$^{99m}Tc\text{-}$巯基乙酰基三甘氨酸	296~370	37~185 或 3.7MBq/kg
	$^{99m}Tc\text{-}EC$	$^{99m}Tc\text{-}$双半胱氨酸	296~370	37~185 或 3.7MBq/kg
	$^{131}I\text{-}OIH$	$^{131}I\text{-}$邻碘马尿酸钠	11.1	
	$^{123}I\text{-}OIH$	$^{123}I\text{-}$邻碘马尿酸钠	37	

(三) 图像采集

检查前 30~60 分钟喝水 300~500ml,显像前排空膀胱。受检者取坐位或仰卧位,采集后位影像,采用低能通用型准直器(^{99m}Tc 标记物为显像剂)或高能准直器(^{131}I 为显像剂),视野范围包括双肾和膀胱。肾移植患者取仰卧位,探头前置以移植肾为中心采集图像。肘静脉"弹丸"式注射显像剂,同时启动采集程序,以 1~2s/f 速度采集 60 秒,为肾血流灌注相;随后以 30~60s/f 速度采集 20~30 分钟,为肾功能动态相。

(四)正常影像

1. 血流灌注相 注射显像剂后 9~15 秒腹主动脉上段显影,约 2 秒后双肾显影,4~6 秒后肾影轮廓显示清晰,左、右肾影出现时间差 <2 秒。双肾影大小一致,放射性分布均匀。双肾 TAC 峰时差 <2 秒,峰值差 <25%。

2. 功能动态相 静脉注射示踪剂后 1 分钟双肾显影,并逐渐增强。2~4 分钟肾实质影像最清晰,呈蚕豆形,核素分布均匀对称,此期为皮质功能相。此后为清除相,随着放射性尿液离开肾实质,肾盏、肾盂处放射性聚集逐渐增高,肾皮质影像开始减弱,随后膀胱逐渐显影。20~25 分钟双肾影基本消退,大部分显像剂被清除入膀胱(图 17-4)。

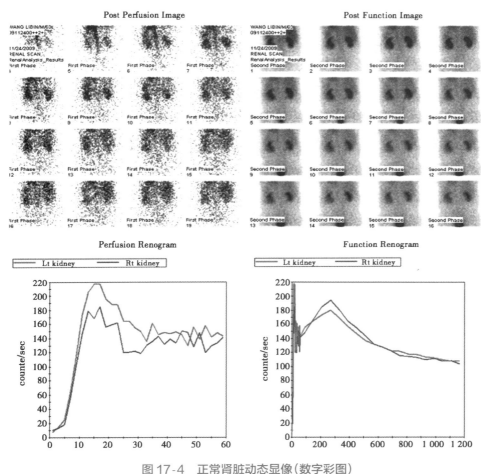

图 17-4 正常肾脏动态显像(数字彩图)
左图:肾血流灌注相;右图:肾功能动态相。

十二、肾上腺髓质显像

(一)原理

静脉注射放射性标记的碘代苄胍类化合物后,可选择性作用于肾上腺髓质肾上腺素能受体,利用显像剂发出的射线,通过 γ 相机或 SPECT 可以显示肾上腺的位置、形态、大小及其功能状态。

(二)显像剂

1. ^{131}I-MIBG 剂量 37~74MBq(1~2mCi),儿童酌减。

2. ^{123}I-MIBG　剂量 185~370MBq（5~10mCi）。^{123}I 由加速器生产，价格较贵，半衰期短（13小时），不便储存，限制了它的临床应用。

（三）图像采集

1. ^{131}I-MIBG 显像　仪器为 γ 相机或 SPECT，配置高能平行孔准直器，能峰 364keV，窗宽 20%，矩阵 64×64 或 128×128，放大 1.0 倍。患者取仰卧位。缓慢静脉注射（注射时间应大于 30 秒）^{131}I-MIBG 1~2mCi 后分别于 24、48、72 小时行后位和前位显像，显像前嘱患者排空膀胱，每帧图像采集 50k~100k 计数或 300 秒，显像的范围应包括胸部、腹部和膀胱区。必要时加斜位、侧位、前后位全身显像。

2. ^{123}I-MIBG 显像　仪器为 γ 相机或 SPECT，配置低能通用型平行孔准直器，能峰 159keV，窗宽 20%，矩阵 64×64 或 128×128，放大 1.0 倍。患者取仰卧位，缓慢注射 ^{123}I-MIBG 185~370MBq（5~10mCi）后分别于 24 小时和 48 小时行前位和后位肾上腺平面显像，每个投影采集时间为 24 小时采集 10 分钟，48 小时采集 15 分钟，显像前嘱患者排空膀胱，显像的范围应包括胸部、腹部和膀胱区。必要时加斜位、侧位、前后位全身显像。

（四）正常影像

1. 大多数正常人肾上腺髓质不显影，少数人可在注射 ^{131}I-MIBG 48~72 小时后双侧肾上腺髓质隐约显影，两侧大致对称。

2. 部分正常人腮腺、脾脏和心肌显影。

3. 肝脏及膀胱均可显影。

（五）注意事项

1. 检查前应封闭甲状腺；检查前 3 天开始口服复方碘溶液，每天 3 次，每次 5~10 滴，直至检查结束，以减少甲状腺摄取游离放射性碘。

2. 检查前 1 周停用酚苄明、利舍平、苯丙胺、可卡因、去甲伪麻黄碱、生物碱、6-羟基多巴胺、胰岛素及三环抗抑郁剂等药物。

3. 在注射 ^{131}I-MIBG 或 ^{123}I-MIBG 时必须密切观察患者情况，速度不能过快。若有不适反应，应暂缓或停止注射。

4. 显像前 1 天晚上应服用缓泻剂，显像前应排空膀胱。

十三、全身显像

全身显像包括全身骨显像、全身骨髓显像、全身淋巴结显像等。此处以全身骨显像为例。

（一）原理

静脉注入 ^{99m}Tc 标记的磷酸盐与骨骼中的羟基磷灰石晶体发生化学吸附浓聚于骨组织。骨骼显像剂在骨骼中浓聚的多少主要与骨的血流量、骨代谢和成骨细胞活跃程度有密切关系，从而对骨骼疾病提供定位、定量及定性的诊断依据。

（二）显像剂

SPECT 常用的显像剂为 ^{99m}Tc 标记的亚甲基二膦酸盐（^{99m}Tc-MDP）。PET 骨显像剂目前常用 ^{18}F-NaF（氟化钠）。

（三）图像采集

1. 骨动态显像（三时相显像）　静脉"弹丸"式注射 ^{99m}Tc-MDP 成人剂量 555~740MBq（15~20mCi）后立即开始图像采集。探头配以低能通用型准直器，能峰 140keV，窗宽 20%，矩阵 128×128。首先 1~2s/f，连续采集 20 帧获得血流灌注像，即"血流相"；"血池相"在注射后 1~5 分钟采集，（1~2min/f）共 1~2 帧；2~4 小时后采集的静态影像为"延迟相"。

2. 骨静态显像

（1）全身骨显像：静脉注射 ^{99m}Tc-MDP 成人剂量 740~1 110MBq（20~30mCi）后 3~6 小时进行显像。

探头配以低能高分辨准直器,能峰 140keV,窗宽 20%,矩阵 256×1 024,扫描速度为 10~20cm/min,采集获得全身骨骼前后位像和后前位像。

(2)局部骨显像:显像方法与全身骨相同,但矩阵一般为 128×128,每帧采集 500k~1 000k,根据病变部位不同选用不同体位。

3. 骨断层显像和融合显像 探头配以低能高分辨力或低能通用型准直器,旋转 360°,每 6° 采集 1 帧,每帧采集 20~25 秒,共采集 60 帧,能峰 140keV,窗宽 20%,采集矩阵 128×128。采集后通过 SPECT/CT 或 PET/CT 的同机 CT 定位图像对局部病变进行融合显像。

(四)正常影像

全身各部位的骨骼由于松质骨含量不同,血供和代谢旺盛程度不同,所以骨吸收显像剂的程度存在差异。"血流相"可见大血管走向,软组织轮廓逐渐显示;"血池相"软组织显影更加清晰。放射性分布基本均匀对称;"延迟相"骨骼影显像基本清晰,软组织影消退(图 17-5)。

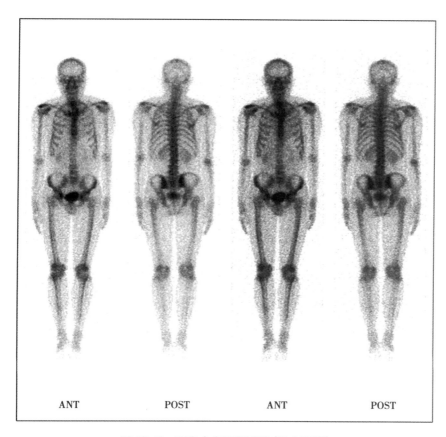

图 17-5 正常全身骨骼显像(数字彩图)

(邢海群 唐鹤菡)

第三节 PET/CT 影像检查技术

一、临床意义与相关准备

正电子发射断层显像(PET)的技术基础是对正、负电子"湮灭"所发出的两个方向相反的

511keV 光子的"符合"检测。PET/CT 是 PET 与 CT 系统相融合的显像设备,一次检查可同时获得 PET 提供的病灶功能与代谢信息及 CT 提供的精确解剖定位。同时使用 CT 数据代替棒源透射扫描对 PET 图像进行衰减校正,提高衰减校正精度,缩短扫描时间。

PET/CT 可早期发现肿瘤,鉴别肿瘤良恶性,评估肿瘤的分期和预后,定位癫痫灶,诊断帕金森病、阿尔茨海默病等神经系统疾病;同时,可用于心肌梗死后存活心肌的判断、心肌缺血范围与程度的诊断等多方面研究。

PET/CT 检查前 1~2 天,受检者应避免剧烈活动和寒冷等刺激,检查前空腹 4~6 小时,控制血糖水平,在注射 ^{18}F-FDG 之前血糖水平应在 11mmol/L(200mg/dl)以下。医生应了解检查目的,采集受检者资料,包括有无糖尿病、妊娠或哺乳情况及体重等。

二、人体相关部位的检查技术

(一) ^{18}F-FDG 肿瘤代谢显像

1. 原理 ^{18}F-FDG(2-fluorine-18-fluoro-2-deoxy-D-glucose,2-氟-18-氟-2-脱氧-D-葡萄糖)是一种广泛应用于临床的葡萄糖代谢显像剂。结构类似于葡萄糖,可通过葡萄糖转运蛋白进入肿瘤细胞并被己糖激酶磷酸化,但由于 2-位碳原子上的羟基被 ^{18}F 取代,不能进一步降解,从而滞留在细胞内。其在细胞内的浓聚量与葡萄糖的代谢水平呈正相关。绝大多数肿瘤细胞具有葡萄糖高代谢的特点,因而经 PET/CT 显像可显示肿瘤的部位、形态、大小、数量及肿瘤内放射性分布。

2. 显像剂 ^{18}F-FDG,成人一般剂量为 5.18~8.14MBq/kg,儿童酌情减量。

3. 图像采集

(1)受检者的准备:受检者检查前应排空膀胱,去除金属物品,仰卧位,双臂上举抱头,图像采集过程中保持体位不动,平静均匀呼吸。

(2)采集方法:^{18}F-FDG 注射 60~90 分钟进行全身扫描,通过采集定位片确定扫描范围,常规体部采集应包括从颅底至股骨中段,先进行 CT 扫描(当 CT 仅用于衰减校正和解剖定位时,可选择低管电流设置,减少受检者辐射剂量;用于诊断时,可参考本教材前文 CT 章节的内容),后行 PET 数据采集,采集参数参考有关设备的推荐方法。必要时可对可疑病灶区域进行延迟显像。

4. 正常影像 正常情况下,脑是积聚 ^{18}F-FDG 最多的器官;软腭、咽后壁及扁桃体、唾液腺可见规整的对称性生理性浓聚;双肺放射性分布低而均匀,纵隔呈轻度摄取;肝、脾和骨髓会摄取少量的 ^{18}F-FDG;胃及肠道可见不同程度的放射性摄取,呈连续性,与消化道走行一致;心肌的 ^{18}F-FDG 摄取量与葡萄糖水平关系密切。^{18}F-FDG 主要通过泌尿系排泄,因此,双肾、输尿管及膀胱可见放射性浓聚,全身其他部位轮廓及层次较清晰(图 17-6)。

5. 注意事项

(1)注射放射性药物时应选择病灶对侧肘静脉进行注射。

(2)受检者上机检查前应排空膀胱,适量喝水或纯牛奶,使胃部充盈。

(3)为避免膀胱内放射性尿液滞留的影响,PET 图像采集应选择由下至上的方向。

(二) ^{18}F-FDG 脑代谢显像

1. 原理 脑的能量代谢绝大部分(>90%)来自糖的有氧代谢,葡萄糖几乎是脑组织的唯一能量来源。^{18}F-FDG 在脑组织中的分布情况可反映脑局部的葡萄糖的代谢状态。很多脑部疾病会影响脑的不同区域对葡萄糖的能量代谢,从而形成异常的脑部 ^{18}F-FDG 图像。通过图像上特异性的 ^{18}F-FDG 浓聚或缺损,可对脑部疾病进行诊断与评估。

2. 显像剂 ^{18}F-FDG,成人一般剂量为 1.85~3.70MBq/kg,儿童酌情减量。

3. 图像采集

(1)受检者的准备:受检者双臂自然下垂于身体两侧,余同前文所述。

(2)采集方法:^{18}F-FDG 注射 40~60 分钟进行扫描,单床位采集 8~10 分钟,采集参数参考有

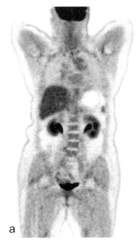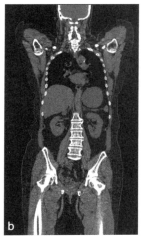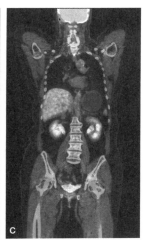

图 17-6　PET/CT 图像（数字彩图）

a. PET 图像；b. CT 图像；c. 融合图像。

关设备的推荐方法。

4. 正常影像　正常 ^{18}F-FDG 影像示灰质放射性摄取明显高于白质区，且两侧基本对称。皮质摄取连续，在沟回转折处和功能皮质（如视皮质）可相对略高。老年人可能会出现皮质变薄，沟回增宽，基底节摄取相对略增高现象，属于老年性改变。

5. 注意事项　受试者注射 ^{18}F-FDG 后应封闭视听，安静休息，等候检查。

（三）^{18}F-FDG 心肌代谢显像

1. 原理　正常生理条件下，葡萄糖和脂肪酸均是心肌细胞代谢的主要能量底物。心肌细胞可根据血浆中底物浓度不同而利用不同的能源物质。空腹时，血浆胰岛素水平下降，心肌细胞摄取葡萄糖减少，脂肪酸利用增多，占心脏所需能量的 40%~60%；而在碳水化合物饮食或葡萄糖负荷后，血浆胰岛素水平增高，脂质代谢被抑制，心肌细胞则转为以葡萄糖为主要能量来源。心肌缺血条件下，由于局部氧含量减少，脂肪酸氧化代谢受抑制，心肌细胞主要利用无氧糖酵解产生能量，葡萄糖就成为唯一可利用的能源物质参与糖酵解。如果缺血进一步加重，心肌细胞坏死，代谢停止。^{18}F-FDG PET/CT 显像用于检测存活心肌时，多在碳水化合物饮食或葡萄糖负荷下进行，这样可刺激机体分泌适量胰岛素，增强存活心肌摄取 ^{18}F-FDG，而坏死心肌无明显放射性分布。

2. 显像剂　^{18}F-FDG，剂量为 185~370MBq。

3. 图像采集

（1）受检者的准备：血糖控制，检查前禁食 12 小时以上。测定空腹血糖，对于血糖 <8.3mmol/L（150mg/dl）的患者，在显像前 1 小时口服葡萄糖 50~75g。

（2）采集方法：^{18}F-FDG 注射 45 分钟后进行扫描，单床位采集 10~15 分钟，采集参数参考有关设备的推荐方法。

4. 结果判读　^{18}F-FDG 心肌代谢图像一般与静息或负荷心肌灌注显像结果联合判读。葡萄糖负荷后，在心肌灌注减低节段，^{18}F-FDG 摄取正常或相对增加（灌注-代谢不匹配），提示心肌缺血但仍然存活；反之，如相应节段 ^{18}F-FDG 无摄取（灌注-代谢匹配），则提示心肌细胞坏死。

5. 注意事项　血糖直接影响心肌细胞对 ^{18}F-FDG 的摄取与分布，必须严格控制血糖水平。对于糖尿病患者，可用胰岛素将血糖控制在 6.66~8.88mmol/L（120~160mg/dl）。

三、图像质量控制

（一）正电子放射性药物的质量控制

正电子放射性药物由于半衰期短，必须及时对受检者给药，给药前不可能进行彻底的质量检验,所以正电子放射性药物的理化性质及生物学检验取决于切实可行的生产工艺流程、快速的质量控制流程和一些溯源性试验。

每批药品在使用前,应至少对如下项目进行质量检验。

1. 性状。

2. pH。

3. 放射化学纯度。

4. 放射性活度。

(二) PET/CT 设备的质量控制

PET/CT 的质量控制包括三个方面的内容,PET 的性能测试、CT 的性能测试及 PET 和 CT 图像融合精度的测试。

1. PET 性能测试　首先具备测试模型和放射源。测试模型是一个由纯聚甲基丙烯酸甲酯构成的正圆柱体,可注入水和放置内插件(包括线源插件、水和空气插件、实心圆柱体插件)。放射源包括直径不大于 2mm 的可灌注点源及长度至少等于 PET 的轴向视野、直径小于 2mm 的可灌注线源。PET 主要性能指标包括空间分辨力、散射测定、均匀性、灵敏度、计数丢失和随机符合校正精度测试、衰减校正精度测定、PET 总体性能测试。测试所用核素为可发出正电子的核素,常用 ^{18}F-FDG。每日常规质量控制必须做的是仪器的本底计数率及均匀性。

(1)空间分辨力:探测器在 X、Y、Z 三个方向能分辨最小物体的能力。它用放射源图像在 X、Y、Z 三个方向的空间分布函数曲线的半高宽(FWHM)表示。空间分辨力的好坏直接影响设备对病变的检出能力。

(2)均匀性测定:对视野中任何位置的均匀放射源具有相同的探测能力。由于计数的统计涨落以及探头的非均匀性响应,在均匀放射源的图像上会有计数偏差,偏差越小,均匀性越好。

(3)散射测定:正电子湮灭产生的 γ 射线引起的散射会导致假的位置符合事件,用散射分数(scatter fraction,SF)表示。散射分数指散射符合计数在总符合计数中所占的百分比。散射分数越小,系统剔出散射符合的能力越强。

(4)灵敏度测定:在忽略计数率丢失的前提下,对一定活度的正电子核素放射源所探测到的符合事件率,是衡量探测器在相同条件下获得的计数多少的能力。灵敏度高的 PET 探测器获得相同质量的图像所需要的时间较短或所需要的显像剂活度较小。

(5)计数丢失和随机符合测试:主要用来评价 PET 系统对高活度源的测量精度和重复性。

(6)衰减校正:通过数学算法的转换,应用 CT 数据进行衰减校正,提高校准精度。

2. CT 性能测试　主要包括激光定位的精度、诊断床进位精度、CT 值及噪声、空间分辨力、密度分辨力和 CT 值线性测试。

3. PET 和 CT 图像融合精度测试　利用同机融合技术使 CT 与 PET 重建图像精准配准。

(邢海群　唐鹤菡)

第四节　PET/MRI 影像检查技术

一、序列特性与相关准备

PET 与 MRI 系统的整合面临一系列技术难题,最主要的问题是要解决 MRI 静磁场、射频磁场和梯度磁场与 PET 系统的互相影响。与 PET/CT 不同,最新的 PET/MRI 采用固态阵列式光电转换器[硅光电倍增管(silicon photomultipliers,SiPM)]代替传统光电倍增管,解决了磁场干扰的问题。迄今,一体化 PET/MRI 已经发展到了第三代。它以 MRI 设备为基础,将 PET 探测器环(同时具有磁兼容性和 TOF 技术）与 MRI 设备中的体线圈进行有机整合，能够获得同空间、同中心和同时间的 PET 及 MR 影像，实现真正意义上的 PET 和 MRI 同步扫描。

MRI 可提供良好的软组织对比度，使得 PET/MRI 在软组织相关的疾病中有独特的优势。此外，MRI 还可以通过灌流技术、弥散技术和波谱技术等提供功能性信息，可广泛应用于神经系统疾病的研究。

MRI 利用脉冲序列采集信号，脉冲序列一般由五部分组成，即射频脉冲、层面选择梯度场、相位编码梯度场、频率编码梯度场（读出梯度场）及 MR 信号。通常，按采集信号类型将脉冲序列分为如下四类。

（1）自由感应衰减类序列：指采集到的 MR 信号是自由感应衰减信号（free induction decay，FID），如饱和恢复（saturation recovery，SR）序列等。这类序列在射频脉冲激发后产生横向磁化矢量，在横向磁化矢量发生自由感应衰减过程中利用接收线圈直接记录其衰减过程。如果一种组织射频脉冲激发后横向磁化矢量大，其产生的 FID 信号较强，在图像中表现为相对高信号；反之则表现为相对低信号。

（2）自旋回波类序列：指采集到的 MR 信号是利用 180° 聚焦脉冲产生的自旋回波，包括经典自旋回波（SE）序列及其衍生序列等。在一次 90° 射频脉冲激发后利用 180° 聚焦脉冲采集自选回波信号。由于 180° 脉冲可剔除主磁场不均匀造成的横向磁化矢量衰减，所以对磁场不均匀性不敏感。

（3）梯度回波类序列：梯度回波（GRE）序列亦被称为快速小角度激励，是临床常用的一组脉冲序列。梯度回波序列采用小于 90° 的射频脉冲对成像组织进行激发，利用读出梯度场切换采集回波信号。其成像速度快，与 SE 序列相比，由于没有 180° 聚焦脉冲，不能剔除主磁场的不均匀造成的质子失相位，梯度回波序列获得的是组织的 T_2^* 弛豫信息。梯度回波类序列包括稳态梯度回波序列、扰相梯度回波序列等。

（4）杂合序列：指采集到的 MR 信号有两种以上的回波，通常是自旋回波和梯度回波，如平面回波成像（echo planar imaging，EPI）序列等。EPI 是在梯度回波的基础上发展而来的，它在一次射频脉冲激发后，利用读出梯度场的连续正反向切换，每次切换产生一个梯度回波，由多个梯度回波组成梯度回波链，是目前最快的 MR 信号采集方式。EPI 技术需要结合一定的准备脉冲才能成为成像序列，如梯度回波 EPI（GRE-EPI）序列、自旋回波 EPI 序列和反转恢复 EPI（inversion recovery EPI，IR-EPI）序列。

PET/MRI 检查前的相关准备除应参照本章前文 PET/CT 部分所述的内容外，还应更注意 MRI 检查的安全性及禁忌证。

二、人体相关部位的检查技术

PET/MR 全身扫描是一体化 PET/MRI 与单模式 MRI 设备临床扫描流程中最大的不同。本节以 uPMR790 型 PET/MR 为例，介绍 PET/MR 全身扫描的检查技术。

与 PET/CT 使用 CT 数据进行图像的衰减校正不同，MR 衰减校正序列（MRAC）和 PET 集成在一个序列里，MRAC-WFI 是水脂分离（WFI）序列，横断位，扫描时间 33 秒，可重建出水信号图像、脂肪信号图像、正相位和反相位图像，通过 AI 智能算法最终实现五组织的分割（空气、肺部、脂肪、肌肉和骨头），用于 PET 图像的衰减校正，拼接后还可与 PET 融合，能为诊断提供更多信息。

（一）显像剂

^{18}F-FDG，成人一般剂量为 2.96~4.44MBq/kg，儿童酌情减量。

（二）图像采集

1. 受检者的准备 受检者应于检查前获悉磁共振检查的禁忌证，去除身上所有金属物品。检查过程中部分 MR 序列需要受检者呼气末屏气，以保持膈肌位置相对恒定，在检查开始前应做好呼吸练习。戴耳塞、眼罩,头先进,仰卧位,双臂放置于身体两侧,在腹部呼吸最明显处外加呼吸门控。患者放置于头颈线圈及两个体部线圈内,且两个体部线圈并排摆放。使用激光定位灯对准下颌位置后,移动检查床至扫描中心位。

2. 采集方法 依据受检者身高,PET 通常采集 4~5 个床位,根据 MR 扫描方案,确定 PET 采集时间。MR 主要的扫描序列包括:快速全身定位像(PMR_Scout-WB-5bed)、T₁ 水脂分离序列(T₁-WFI3d-MRAC,同时可用于 PET 衰减校正)、横断位 T₂ FSE 抑脂序列(T₂-FSE-TRA-FS/STIR-FSE-TRA)和横断位弥散加权序列(EPI-DWI-TRA)。在胸部和上腹部两个床位,T₂ FSE 抑脂序列采用呼吸门控或膈肌导航技术,T₁-WFI 序列使用呼气末屏气扫描,DWI 序列各床位均为自由呼吸扫描。在 PET/MRI 检查过程中,同一床位的 MR 序列和 PET 扫描同步进行,并且可以与 PET 图像融合(图 17-7),只有当前床位的 PET 扫描和 MR 序列扫描全部完成后,才会自动移至下一床位并开始扫描。全部序列扫描完成共需 30~50 分钟。

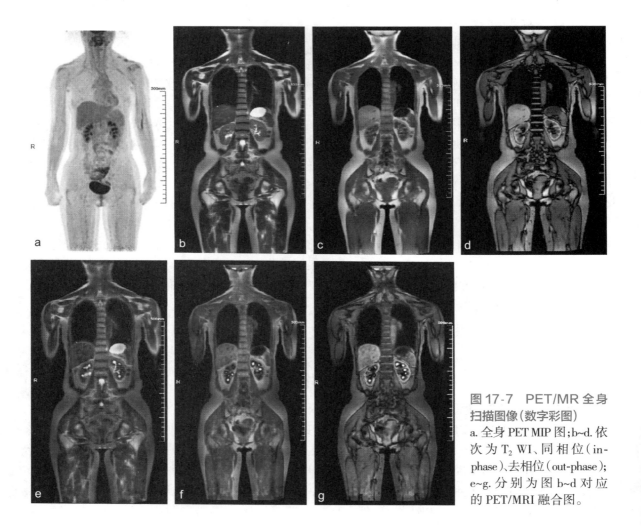

图 17-7 PET/MR 全身扫描图像(数字彩图)
a. 全身 PET MIP 图;b~d. 依次为 T₂ WI、同相位(in-phase)、去相位(out-phase);e~g. 分别为图 b~d 对应的 PET/MRI 融合图。

全身 PET/MRI 扫描完成之后可根据需要额外增加全身冠状位或矢状位扫描及其他可增加诊断信息的序列,例如颅脑 FLAIR 序列、颈部抑脂序列等。

(邢海群 唐鹤菡)

第五节 骨密度检查技术

一、临床意义

骨质疏松是由骨密度下降、骨结构改变及骨退行性变所导致骨强度的降低,继而引发骨折风险增加的全身系统性骨骼疾病,它以骨量减少为特征,其临床症状表现为四肢关节痛、腰痛、行走困难等。随着人口老龄化,骨质疏松现已成为全球性公共健康问题。

骨密度,也称为骨矿密度(bone mineral density,BMD),指单位面积或体积内骨矿物质含量,该指标从骨量角度反映了骨强度,是临床上反映骨质疏松程度,预测骨折危险性的重要依据。

二、检查技术

(一)原理

骨密度检测的基本原理:通过测定各种放射源释放的 γ 射线或 X 线穿透人体(骨骼)后所剩的射线和被吸收的射线多少,计算出骨矿物质的含量及骨密度。测定 BMD 方法有很多种,包括 X 线吸收法、单光子吸收法、双光子吸收法、双能 X 线吸收法(dual energy X-ray absorptiometry,DEXA)。本节以 DEXA 为例。

(二)检查前准备

患者脱去不必要的相关衣物,禁止携带金属物品和其他大密度物质,例如硬币、钥匙、手机等。

(三)检查体位

患者取平卧位,脊柱平直于扫描床,对扫描方位准确定位,将双手置于扫描范围外。

(四)扫描参数

选取骨密度仪标准模式从头侧向足侧运动并进行扫描,对患者正位腰椎、髋关节、上肢前臂中的两个部位的骨密度进行测定。

(五)骨密度测量

1. 用 DEXA 测定 BMD 时,应选择正常、无肌肉神经损伤的非优势肢体;检测部位包括腰椎($L_2 \sim L_4$)、股骨近端及全身,周围骨亦可测量,尤其对 BMD 含量相对恒定的小梁骨和皮质骨,如股骨颈、沃德三角(Ward's triangle)、桡骨远端 1/3 处等。

2. 检查脊柱前后位($L_2 \sim L_4$)时使受检者双膝成 90° 抬起(有专用垫),以使脊柱与检查床密切接触;检查股骨近端时,使受检者双足内展(有专用支架),以使股骨颈充分显露,并使股骨小粗隆位于股骨后方。做全身检查时,均不需使用垫子和支架。

3. 启动计算机检查程序,按操作要求(仪器的说明书)进行数据采集、数据分析、图像显示,打印出报告。

(六)注意事项

1. 在检查患者前应先将仪器通电约半小时,使 X 线管预热良好,并对仪器进行每日质检校正,只有检验结果在允许范围内,方可开始检查患者。

2. BMD 值会受多种因素的影响,除了仪器因素外,骨质呈高密度者(如骨质增生)会使骨质疏松的 BMD 值被抵消而呈正常值,对此应加以注意。对于椎体界限分辨不清或定位较困难的患者,应参照 X 线腰椎平片加以确认。

3. 妊娠妇女如无必要,禁行此检查。

4. 近期有钡剂检查或放射性核素检查者会影响检查结果;受检部位含有外置植入高密度物质(如内固定金属板或支架)者,不适于此项检查。

三、图像质量控制

骨密度质量控制是指为确保 BMD 测量工作正常进行,而在每一次检测过程中必须采取的各种措施。它是质量保证的一部分,表明每一步操作产生的可信结果。检测骨密度后提供准确的检测值,是每一次检测的最高宗旨。

(一) 设备可靠性检测

1. 检测前准备工作 包括仪器的检测、操作人员的培训以及对原始记录的标准化,建立数据分析模型,保证检测的顺利完成和及时发现问题,进行前期预防。

2. 检测控制 目的是确保检测结果的稳定性。在每一次正式检测开始前,均须连续 10 次扫描体模。建立短期的标准值基线。随后,再根据扫描值的动态变化,不断纠正基线值。根据发现异常值出现的频率,确定扫描体模的间隔期。

3. 绘制休哈特(Shewhart)控制图 如果仅仅依靠经验进行判断,容易出现失误,因此需要寻找其他手段来帮助判断,如休哈特控制图,根据对照值的改变重新调校仪器。

4. 得出结论 对所有数据进行统计学分析和讨论。

(二) 受检者相关因素

1. 患者的检查前准备对图像质量的影响

(1)在测定前 3 天内口服或注射了影响图像显影的药物或肠道内不能吸收的药物,如钡剂、钙剂、椎管对比剂等,容易导致测量误差。

(2)检查前进行了放射性核素检查,如 ^{99m}Tc-MDP 骨扫描(48 小时内)、^{99m}Tc-MAA 肺扫描(24 小时内)、^{99m}Tc-SC 肝扫描(48 小时内)、^{131}I 扫描大于 100μCi(48 小时)等,均会导致测量不准确。

2. 患者检查配合对图像质量的影响

(1)患者于检查前应去除身上的金属物,如纽扣、硬币、挂钩、拉锁等。

(2)患者须能够平躺于检查台上,并且保持至少 5 分钟的静止状态。否则容易导致伪影的产生。

3. 患者个体差异对图像质量的影响

(1)患者的骨内外密度增加,如主动脉钙化、骨畸形、骨增生(如椎间增生硬化、骨折骨痂等),会导致测量数据误差。

(2)X 线在穿透人体时,若受检者过胖,则易产生散射的穿透误差。

(三) 操作者相关因素

1. 摆位 对患者的摆位要标准,若出现腰椎体位偏斜、腰椎间隙定位有误、近端股骨干外展过度、近端股骨干内收过度、股骨近端内旋不足等,均会影响测量结果。

2. 测量感兴趣区 测量时,感兴趣区的大小要适中。

3. 关于随访

(1)患者的后期随访,建议在同一台机器上进行。

(2)随访测量的间隔时间应视临床患者具体状况而定,通常是用药后一年或更换药物时。

(邢海群　唐鹤菡)

推 荐 阅 读

［1］余建明,李真林.实用医学影像技术学［M］.2 版.北京:人民卫生出版社,2021.

［2］余建明.医学影像技术学［M］.5 版.北京:科学出版社,2023.

［3］燕树林.乳腺 X 线摄影与质量控制［M］.北京:人民军医出版社,2008.

［4］杨正汉,冯逢,郑卓肇.磁共振成像技术指南［M］.2 版.北京:中国协和医科大学出版社,2023.

［5］中华医学会放射学分会/中国医师协会放射医师分会.对比剂使用指南(第 1 版)［J］.中华放射学杂志,2008,42(3):
320-325.

［6］中华医学会放射学分会对比剂安全使用工作组.碘对比剂使用指南(第 2 版).中华放射学杂志,2013,47(10):
869-872.

［7］汪登斌.乳腺 MRI 检查最佳序列选择及扫描参数优化［J］.磁共振成像,2011,2(3):177-181.

［8］余建明,黄小华,吕发金.医学影像检查技术学(案例版)［M］.北京:科学出版社,2022.

［9］余建明.医学影像技术手册［M］.北京:人民卫生出版社,2014.

［10］燕树林,牛延涛.医学影像技术学术语详解［M］.北京:人民军医出版社,2010.

［11］李萌,余建明.医学影像技术学·X 线造影检查技术卷［M］.北京:人民卫生出版社,2011.

［12］余建明,牛延涛.CR、DR 成像技术学［M］.北京:中国医药科技出版社,2009.

［13］石明国,王鸣鹏,余建明.放射师临床工作指南［M］.北京:人民卫生出版社,2013.

［14］张云亭,于兹喜.医学影像检查技术学［M］.3 版.北京:人民卫生出版社,2010.

［15］王振常.医学影像学［M］.北京:人民卫生出版社,2012.

［16］黄小华.医学影像技术实验教程［M］.北京:科学出版社,2013.

［17］李真林,宋彬,刘荣波.多层螺旋 CT 成像技术［M］.北京:人民卫生出版社,2014.

［18］雷子乔,李真林,牛延涛.实用 CT 血管成像技术［M］.北京:人民卫生出版社,2020.

［19］徐克,龚启勇,韩萍.医学影像学［M］.8 版.北京:人民卫生出版社,2018.

中英文名词对照索引